中华医学百科全书

中医药学

方剂学

国家出版基金项目
NATIONAL PUBLICATION FOUNDATION

中国协和医科大学出版社

北 京

图书在版编目（CIP）数据

中华医学百科全书·方剂学 / 李冀主编 . —北京：中国协和医科大学出版社，2021.2
ISBN 978-7-5679-1588-6

Ⅰ . ①方… Ⅱ . ①李… Ⅲ . ①方剂学—百科全书 Ⅳ . ① R289-61

中国版本图书馆 CIP 数据核字（2021）第 020394 号

中华医学百科全书·方剂学

主　　编：李　冀

编　　审：呼素华

责任编辑：李亚楠

出版发行：**中国协和医科大学出版社**
（北京市东城区东单三条 9 号　邮编 100730　电话 010-6526 0431）

网　　址：www.pumcp.com

经　　销：新华书店总店北京发行所

印　　刷：北京雅昌艺术印刷有限公司

开　　本：889×1230　1/16

印　　张：20.25

字　　数：598 千字

版　　次：2021 年 2 月第 1 版

印　　次：2021 年 2 月第 1 次印刷

定　　价：298.00 元

ISBN 978-7-5679-1588-6

《中华医学百科全书》编纂委员会

总顾问　吴阶平　韩启德　桑国卫

总指导　陈　竺

总主编　刘德培　王　辰

副总主编　曹雪涛　李立明　曾益新　吴沛新

编纂委员（以姓氏笔画为序）

丁　洁	丁　樱	丁安伟	于中麟	于布为	于学忠	万经海
马　军	马　进	马　骁	马　静	马　融	马安宁	马建辉
马烈光	马绪臣	王　伟	王　辰	王　政	王　恒	王　铁
王　硕	王　舒	王　键	王一飞	王一镗	王士贞	王卫平
王长振	王文全	王心如	王生田	王立祥	王兰兰	王汉明
王永安	王永炎	王成锋	王延光	王华兰	王旭东	王军志
王声湧	王坚成	王良录	王拥军	王茂斌	王松灵	王明荣
王明贵	王金锐	王宝玺	王诗忠	王建中	王建业	王建军
王建祥	王临虹	王贵强	王美青	王晓民	王晓良	王高华
王鸿利	王维林	王琳芳	王喜军	王晴宇	王道全	王德文
王德群	木塔力甫·艾力阿吉	尤启冬	戈　烽	牛　侨	毛秉智
毛常学	乌　兰	卞兆祥	文卫平	文历阳	文爱东	方　浩
方以群	尹　佳	孔北华	孔令义	孔维佳	邓文龙	邓家刚
书　亭	毋福海	艾措千	艾儒棣	石　岩	石远凯	石学敏
石建功	布仁达来	占　堆	卢志平	卢祖洵	叶　桦	叶冬青
叶常青	叶章群	申昆玲	申春悌	田家玮	田景振	田嘉禾
史录文	舟茂盛	代　涛	代华平	白春学	白慧良	丛　斌
丛亚丽	包怀恩	包金山	冯卫生	冯希平	冯泽永	冯学山
边旭明	边振甲	匡海学	邢小平	达万明	达庆东	成　军
成翼娟	师英强	吐尔洪·艾买尔	吕时铭	吕爱平	朱　珠
朱万孚	朱立国	朱华栋	朱宗涵	朱建平	朱晓东	朱祥成
乔延江	伍瑞昌	任　华	任钧国	华　伟	伊河山·伊明
向　阳	多　杰	邬堂春	庄　辉	庄志雄	刘　平	刘　进
刘　玮	刘　强	刘　蓬	刘大为	刘小林	刘中民	刘玉清
刘尔翔	刘训红	刘永锋	刘吉开	刘芝华	刘伏友	刘华平

刘华生	刘志刚	刘克良	刘更生	刘迎龙	刘建勋	刘胡波
刘树民	刘昭纯	刘俊涛	刘洪涛	刘献祥	刘嘉瀛	刘德培
闫永平	米玛	米光明	安锐	祁建城	许媛	许腊英
那彦群	阮长耿	阮时宝	孙宁	孙光	孙皎	孙锟
孙少宣	孙长颢	孙立忠	孙则禹	孙秀梅	孙建中	孙建方
孙建宁	孙贵范	孙洪强	孙晓波	孙海晨	孙景工	孙颖浩
孙慕义	严世芸	苏川	苏旭	苏荣扎布	杜元灏	杜文东
杜治政	杜惠兰	李飞	李方	李龙	李东	李宁
李刚	李丽	李波	李勇	李桦	李鲁	李磊
李燕	李冀	李大魁	李云庆	李太生	李日庆	李玉珍
李世荣	李立明	李永哲	李志平	李连达	李灿东	李君文
李劲松	李其忠	李若瑜	李泽坚	李宝馨	李建初	李建勇
李映兰	李思进	李莹辉	李晓明	李凌江	李继承	李森恺
李曙光	杨凯	杨恬	杨勇	杨健	杨硕	杨化新
杨文英	杨世民	杨世林	杨伟文	杨克敌	杨甫德	杨国山
杨宝峰	杨炳友	杨晓明	杨跃进	杨腊虎	杨瑞馥	杨慧霞
励建安	连建伟	肖波	肖南	肖永庆	肖培根	肖鲁伟
吴东	吴江	吴明	吴信	吴令英	吴立玲	吴欣娟
吴勉华	吴爱勤	吴群红	吴德沛	邱建华	邱贵兴	邱海波
邱蔚六	何维	何勤	何方方	何绍衡	何春涤	何裕民
余争平	余新忠	狄文	冷希圣	汪海	汪静	汪受传
沈岩	沈岳	沈敏	沈铿	沈卫峰	沈心亮	沈华浩
沈俊良	宋国维	张泓	张学	张亮	张强	张霆
张澍	张大庆	张为远	张世民	张永学	张华敏	张宇鹏
张志愿	张丽霞	张伯礼	张宏誉	张劲松	张奉春	张宝仁
张建中	张建宁	张承芬	张琴明	张富强	张新庆	张潍平
张德芹	张燕生	陆华	陆林	陆小左	陆付耳	陆伟跃
陆静波	阿不都热依木·卡地尔		陈文	陈杰	陈实	陈洪
陈琪	陈楠	陈薇	陈士林	陈大为	陈文祥	陈代杰
陈尧忠	陈红风	陈志南	陈志强	陈规化	陈国良	陈佩仪
陈家旭	陈智轩	陈锦秀	陈誉华	邵蓉	邵荣光	武志昂
其仁旺其格	范明	范炳华	林三仁	林久祥	林子强	林江涛
林曙光	杭太俊	郁琦	欧阳靖宇	尚红	果德安	
明根巴雅尔	易定华	易著文	罗力	罗毅	罗小平	罗长坤
罗颂平	帕尔哈提·克力木		帕塔尔·买合木提·吐尔根			

图门巴雅尔	岳伟华	岳建民	金玉	金奇	金少鸿	金伯泉
金季玲	金征宇	金银龙	金惠铭	周兵	周永学	周光炎
周灿全	周良辅	周纯武	周学东	周宗灿	周定标	周宜开
周建平	周建新	周春燕	周荣斌	周福成	郑一宁	郑志忠
郑金福	郑法雷	郑建全	郑洪新	郑家伟	郎景和	房敏
孟群	孟庆跃	孟静岩	赵平	赵群	赵子琴	赵中振
赵文海	赵玉沛	赵正言	赵永强	赵志河	赵彤言	赵明杰
赵明辉	赵耐青	赵临襄	赵继宗	赵铱民	赵靖平	郝模
郝小江	郝传明	郝晓柯	胡志	胡大一	胡文东	胡向军
胡国华	胡昌勤	胡晓峰	胡盛寿	胡德瑜	柯杨	查干
柏树令	柳长华	钟翠平	钟赣生	香多·李先加		段涛
段金廒	段俊国	侯一平	侯金林	侯春林	俞光岩	俞梦孙
俞景茂	饶克勤	施慎逊	姜小鹰	姜玉新	姜廷良	姜国华
姜柏生	姜德友	洪两	洪震	洪秀华	洪建国	祝庆余
祝㼆晨	姚永杰	姚克纯	姚祝军	秦川	袁文俊	袁永贵
都晓伟	晋红中	栗占国	贾波	贾建平	贾继东	夏照帆
夏慧敏	柴光军	柴家科	钱传云	钱忠直	钱家鸣	钱焕文
倪健	倪鑫	徐军	徐晨	徐云根	徐永健	徐志云
徐志凯	徐克前	徐金华	徐建国	徐勇勇	徐桂华	凌文华
高妍	高晞	高志贤	高志强	高金明	高学敏	高树中
高健生	高思华	高润霖	郭岩	郭小朝	郭长江	郭巧生
郭宝林	郭海英	唐强	唐向东	唐朝枢	唐德才	诸欣平
谈勇	谈献和	陶广正	陶永华	陶芳标	陶·苏和	陶建生
黄钢	黄峻	黄烽	黄人健	黄叶莉	黄宇光	黄国宁
黄国英	黄跃生	黄璐琦	萧树东	梅亮	梅长林	曹佳
曹广文	曹务春	曹建平	曹洪欣	曹济民	曹雪涛	曹德英
龚千锋	龚守良	龚非力	袭著革	常耀明	崔蒙	崔丽英
庾石山	康健	康廷国	康宏向	章友康	章锦才	章静波
梁萍	梁显泉	梁铭会	梁繁荣	谌贻璞	屠鹏飞	隆云
绳宇	巢永烈	彭成	彭勇	彭明婷	彭晓忠	彭瑞云
彭毅志	斯拉甫·艾白		葛坚	葛立宏	董方田	蒋力生
蒋建东	蒋建利	蒋澄宇	韩晶岩	韩德民	惠延年	粟晓黎
程伟	程天民	程仕萍	程训佳	童培建	曾苏	曾小峰
曾正陪	曾学思	曾益新	谢宁	谢立信	蒲传强	赖西南
赖新生	詹启敏	詹思延	鲍春德	窦科峰	窦德强	赫捷

蔡　威　　裴国献　　裴晓方　　裴晓华　　廖品正　　谭仁祥　　谭先杰
翟所迪　　熊大经　　熊鸿燕　　樊飞跃　　樊巧玲　　樊代明　　樊立华
樊明文　　樊瑜波　　黎源倩　　颜　虹　　潘国宗　　潘柏申　　潘桂娟
薛社普　　薛博瑜　　魏光辉　　魏丽惠　　藤光生　　B·吉格木德

《中华医学百科全书》学术委员会

主任委员　巴德年

副主任委员（以姓氏笔画为序）

汤钊猷　　吴孟超　　陈可冀　　贺福初

学术委员（以姓氏笔画为序）

丁鸿才	于是凤	于润江	于德泉	马　遂	王　宪	王大章
王之虹	王文吉	王正敏	王邦康	王声湧	王近中	王政国
王晓仪	王海燕	王鸿利	王琳芳	王锋鹏	王满恩	王模堂
王德文	王澍寰	王翰章	毛秉智	乌正赉	尹昭云	巴德年
邓伟吾	石一复	石中瑗	石四箴	石学敏	平其能	卢世璧
卢光琇	史俊南	皮　昕	吕　军	吕传真	朱　预	朱大年
朱元珏	朱晓东	朱家恺	仲剑平	刘　正	刘　耀	刘又宁
刘宝林（口腔）		刘宝林（公共卫生）		刘敏如	刘景昌	刘新光
刘嘉瀛	刘镇宇	刘德培	闫剑群	江世忠	汤　光	汤钊猷
阮金秀	孙　燕	孙汉董	孙曼霁	纪宝华	严隽陶	苏　志
苏荣扎布	杜乐勋	李亚洁	李传胪	李仲智	李连达	李若新
李钟铎	李济仁	李舜伟	李巍然	杨　莘	杨圣辉	杨宠莹
杨瑞馥	肖文彬	肖承悰	肖培根	吴　坚	吴　坤	吴　蓬
吴乐山	吴永佩	吴在德	吴军正	吴观陵	吴希如	吴孟超
吴咸中	邱蔚六	何大澄	余森海	谷华运	邹学贤	汪　华
汪仕良	沈竞康	张乃峥	张习坦	张月琴	张世臣	张丽霞
张伯礼	张金哲	张学文	张学军	张承绪	张洪君	张致平
张博学	张朝武	张蕴惠	陆士新	陆道培	陈子江	陈文亮
陈世谦	陈可冀	陈立典	陈宁庆	陈在嘉	陈尧忠	陈君石
陈育德	陈治清	陈洪铎	陈家伟	陈家伦	陈寅卿	邵铭熙
范乐明	范茂槐	欧阳惠卿	罗才贵	罗成基	罗启芳	罗爱伦
罗慰慈	季成叶	金义成	金水高	金惠铭	周　俊	周仲瑛
周荣汉	赵云凤	胡永华	胡永洲	钟世镇	钟南山	段富津
侯云德	侯惠民	俞永新	俞梦孙	施侣元	姜世忠	姜庆五
恽榴红	姚天爵	姚新生	贺福初	秦伯益	贾继东	贾福星
夏惠明	顾美仪	顾觉奋	顾景范	徐文严	翁心植	栾文明
郭　定	郭子光	郭天文	郭宗儒	唐由之	唐福林	涂永强
黄洁夫	黄璐琦	曹仁发	曹采方	曹谊林	龚幼龙	龚锦涵

盛志勇　　康广盛　　章魁华　　梁文权　　梁德荣　　彭名炜　　董　怡
程天民　　程元荣　　程书钧　　程伯基　　傅民魁　　曾长青　　曾宪英
温　海　　裘雪友　　甄永苏　　褚新奇　　蔡年生　　廖万清　　樊明文
黎介寿　　薛　淼　　戴行锷　　戴宝珍　　戴尅戎

《中华医学百科全书》工作委员会

主任委员　吴沛新

副主任委员　李　青

顾问　罗　鸿

编审（以姓氏笔画为序）

司伊康　　张之生　　张立峰　　陈　懿　　陈永生　　呼素华　　郭亦超
傅祚华　　谢　阳

编辑（以姓氏笔画为序）

于　岚　　王　霞　　尹丽品　　孙文欣　　李元君　　李亚楠　　吴翠姣
沈冰冰　　陈　佩

工作委员

蔡洁艳　　谢　阳　　张　凌　　左　谦　　韩　鹏　　张　宇　　吴　江
李志北　　陈　楠

办公室主任　吴翠姣

办公室副主任　孙文欣　　沈冰冰

中医药学

总主编

王永炎　　中国中医科学院

曹洪欣　　中国中医科学院

本卷编委会

主　编

李　冀　　黑龙江中医药大学

学术委员

段富津　　黑龙江中医药大学

康广盛　　黑龙江中医药大学

副主编

连建伟　　浙江中医药大学

周永学　　陕西中医药大学

阮时宝　　福建中医药大学

贾　波　　成都中医药大学

樊巧玲　　南京中医药大学

编　委（以姓氏笔画为序）

于　洋　　广州中医药大学

于永杰　　北京中医药大学

王　迪　　长春中医药大学

左铮云　　江西中医药大学

龙一梅　　宁夏医科大学

冯　泳　　贵州中医药大学

毕珺辉　　黑龙江中医药大学

年　莉　　天津中医药大学

刘蔚雯　　福建中医药大学

闫润红	山西中医药大学
许二平	河南中医药大学
阮时宝	福建中医药大学
李冀	黑龙江中医药大学
李胜志	黑龙江中医药大学
杨勇	北京中医药大学
杨力强	广西中医药大学
连建伟	浙江中医药大学
肖洪彬	黑龙江中医药大学
吴红彦	甘肃中医药大学
吴建红	湖北中医药大学
陈宝忠	黑龙江中医药大学
范颖	辽宁中医药大学
周永学	陕西中医药大学
赵雪莹	黑龙江中医药大学
胡晓阳	黑龙江中医药大学
贺又舜	湖南中医药大学
秦竹	云南中医药大学
贾波	成都中医药大学
高长玉	黑龙江中医药大学
高彦宇	黑龙江中医药大学
章健	安徽中医药大学
梁华	黑龙江中医药大学
葛鹏玲	黑龙江中医药大学
韩涛	山东中医药大学
韩向东	上海中医药大学
樊巧玲	南京中医药大学

前　言

　　《中华医学百科全书》终于和读者朋友们见面了！

　　古往今来，凡政通人和、国泰民安之时代，国之重器皆为科技、文化领域的鸿篇巨制。唐代《艺文类聚》、宋代《太平御览》、明代《永乐大典》、清代《古今图书集成》等，无不彰显盛世之辉煌。新中国成立后，国家先后组织编纂了《中国大百科全书》第一版、第二版，成为我国科学文化事业繁荣发达的重要标志。医学的发展，从大医学、大卫生、大健康角度，集自然科学、人文社会科学和艺术之大成，是人类社会文明与进步的集中体现。随着经济社会快速发展，医药卫生领域科技日新月异，知识大幅更新。广大读者对医药卫生领域的知识文化需求日益增长，因此，编纂一部医药卫生领域的专业性百科全书，进一步规范医学基本概念，整理医学核心体系，传播精准医学知识，促进医学发展和人类健康的任务迫在眉睫。在党中央、国务院的亲切关怀以及国家各有关部门的大力支持下，《中华医学百科全书》应运而生。

　　作为当代中华民族"盛世修典"的重要工程之一，《中华医学百科全书》肩负着全面总结国内外医药卫生领域经典理论、先进知识，回顾展现我国卫生事业取得的辉煌成就，弘扬中华文明传统医药璀璨历史文化的使命。《中华医学百科全书》将成为我国科技文化发展水平的重要标志、医药卫生领域知识技术的最高"检阅"、服务千家万户的国家健康数据库和医药卫生各学科领域走向整合的平台。

　　肩此重任，《中华医学百科全书》的编纂力求做到两个符合。一是符合社会发展趋势：全面贯彻以人为本的科学发展观指导思想，通过普及医学知识，增强人民群众健康意识，提高人民群众健康水平，促进社会主义和谐社会构建。二是符合医学发展趋势：遵循先进的国际医学理念，以"战略前移、重心下移、模式转变、系统整合"的人口与健康科技发展战略为指导。同时，《中华医学百科全书》的编纂力求做到两个体现：一是体现科学思维模式的深刻变革，即学科交叉渗透/知识系统整合；二是体现继承发展与时俱进的精神，准确把握学科现有基础理论、基本知识、基本技能以及经典理论知识与科学思维精髓，深刻领悟学科当前面临的交叉渗透与整合转化，敏锐洞察学科未来的发展趋势与突破方向。

　　作为未来权威著作的"基准点"和"金标准"，《中华医学百科全书》编纂过程中，制定了严格的主编、编者遴选原则，聘请了一批在学界有相当威望、具有较高学术造诣和较强组织协调能力的专家教授（包括多位两院院士）担任大类主编和学科卷主编，确保全书的科学性与权威性。另外，还借鉴了已有百科全书的编写经验。鉴于《中华医学百科全书》的编纂过程本身带有科学研究性质，还聘请了若干科研院所的科研管理专家作为特约编审，站在科研管理的高度为全书的顺利编纂保驾护航。除了编者、编审队伍外，还制订了详尽的质量保证计划。编纂委员会和工作委员会秉持质量源于设计的理念，共同制订了一系列配套的质量控制规范性文件，建立了一套切实可行、行之有效、效率最优的编纂质量管理方案和各种情况下的处理原则及预案。

《中华医学百科全书》的编纂实行主编负责制，在统一思想下进行系统规划，保证良好的全程质量策划、质量控制、质量保证。在编写过程中，统筹协调学科内各编委、卷内条目以及学科间编委、卷间条目，努力做到科学布局、合理分工、层次分明、逻辑严谨、详略有方。在内容编排上，务求做到"全准精新"。形式"全"：学科"全"，册内条目"全"，全面展现学科面貌；内涵"全"：知识结构"全"，多方位进行条目阐释；联系整合"全"：多角度编制知识网。数据"准"：基于权威文献，引用准确数据，表述权威观点；把握"准"：审慎洞察知识内涵，准确把握取舍详略。内容"精"："一语天然万古新，豪华落尽见真淳。"内容丰富而精练，文字简洁而规范；逻辑"精"："片言可以明百意，坐驰可以役万里。"严密说理，科学分析。知识"新"：以最新的知识积累体现时代气息；见解"新"：体现出学术水平，具有科学性、启发性和先进性。

《中华医学百科全书》之"中华"二字，意在中华之文明、中华之血脉、中华之视角，而不仅限于中华之地域。在文明交织的国际化浪潮下，中华医学汲取人类文明成果，正不断开拓视野，敞开胸怀，海纳百川般融入，润物无声状拓展。《中华医学百科全书》秉承了这样的胸襟怀抱，广泛吸收国内外华裔专家加入，力求以中华文明为纽带，牵系起所有华人专家的力量，展现出现今时代下中华医学文明之全貌。《中华医学百科全书》作为由中国政府主导，参与编纂学者多、分卷学科设置全、未来受益人口广的国家重点出版工程，得到了联合国教科文等组织的高度关注，对于中华医学的全球共享和人类的健康保健，都具有深远意义。

《中华医学百科全书》分基础医学、临床医学、中医药学、公共卫生学、军事与特种医学和药学六大类，共计144卷。由中国医学科学院/北京协和医学院牵头，联合军事医学科学院、中国中医科学院和中国疾病预防控制中心，带动全国知名院校、科研单位和医院，有多位院士和海内外数千位优秀专家参加。国内知名的医学和百科编审汇集中国协和医科大学出版社，并培养了一批热爱百科事业的中青年编辑。

回览编纂历程，犹然历历在目。几年来，《中华医学百科全书》编纂团队呕心沥血，孜孜矻矻。组织协调坚定有力，条目撰写字斟句酌，学术审查一丝不苟，手书长卷撼人心魂……在此，谨向全国医学各学科、各领域、各部门的专家、学者的积极参与以及国家各有关部门、医药卫生领域相关单位的大力支持致以崇高的敬意和衷心的感谢！

《中华医学百科全书》的编纂是一项泽被后世的创举，其牵涉医学科学众多学科及学科间交叉，有着一定的复杂性；需要体现在当前医学整合转型的新形式，有着相当的创新性；作为一项国家出版工程，有着毋庸置疑的严肃性。《中华医学百科全书》开创性和挑战性都非常强。由于编纂工作浩繁，难免存在差错与疏漏，敬请广大读者给予批评指正，以便在今后的编纂工作中不断改进和完善。

刘德培

凡　例

一、《中华医学百科全书》（以下简称《全书》）按基础医学类、临床医学类、中医药学类、公共卫生类、军事与特种医学类、药学类的不同学科分卷出版。一学科辑成一卷或数卷。

二、《全书》基本结构单元为条目，主要供读者查检，亦可系统阅读。条目标题有些是一个词，例如"处方"；有些是词组，例如"方剂配伍方法"。

三、由于学科内容有交叉，会在不同卷设有少量同名条目。例如《方剂学》《中药药理学》都设有"白虎汤"条目。其释文会根据不同学科的视角不同各有侧重。

四、条目标题上方加注汉语拼音，条目标题后附相应的外文。例如：

桂枝汤（guizhi decoction）

五、本卷条目按学科知识体系顺序排列。为便于读者了解学科概貌，卷首条目分类目录中条目标题按阶梯式排列，例如：

方剂与治法 ···

　八法 ···

　　汗法 ···

　　和法 ···

　　下法 ···

　　消法 ···

六、本卷选方原则：选取基础方、代表方、常用方，包括各版《方剂学》教材方剂，中医内、外、妇、儿、骨伤、耳鼻喉、眼科等临床各科方剂，《伤寒杂病论》《备急千金要方》《外台秘要》《太平惠民和剂局方》《医方集解》等古籍中方剂，以及《中华人民共和国药典·一部》（2020年版）所载现代临床常用方剂。

七、编写体例：每首方剂后注明分类、出处，下列组成、规格（《中华人民共和国药典》方剂）、用法、功用、主治、方义。历代度量衡多有变异，尤其是唐代以前的方剂，古方用药分量与现代差异较大。录其古方原著之用量，冀以领悟古方的配伍意义、组方特点，并作为今人临证用药配伍比例之参考。另外，部分古方原著未标用量，或方中本分药物未标用量，因其具有代表性，亦收录书中。

八、各学科都有一篇介绍本学科的概观性条目，一般作为本学科卷的首条。介绍学科大类的概观性条目，列在本大类中基础性学科卷的学科概观性条目之前。

九、条目之中设立参见系统，体现相关条目内容的联系。一个条目的内容涉及其他条目，需要其他条目的释文作为补充的，设为"参见"。所参见的本卷条目的标题在本条目释文中出现的，用蓝色楷体字印刷；所参见的本卷条目的标题未在本条目释文中出现的，在括号内用蓝色楷体字印刷该标题，另加"见"字；参见其他卷条目的，注明参见条所属学科卷名，如"参见□□□卷"或"参见□□□卷□□□□"。

十、《全书》医学名词以全国科学技术名词审定委员会审定公布的为标准。同一概念或疾病在不同学科有不同命名的，以主科所定名词为准。字数较多，释文中拟用简称的名词，每个条目中第一次出现时使用全称，并括注简称，例如：中华人民共和国药典（简称中国药典）。个别众所周知的名词直接使用简称、缩写，例如：DNA。药物名称参照《中华人民共和国药典》2020 年版和《国家基本药物目录》2018 年版。

十一、《全书》量和单位的使用以国家标准 GB 3100—1993《国际单位制及其应用》、GB/T 3101—1993《有关量、单位和符号的一般原则》及 GB/T 3102 系列国家标准为准。援引古籍或外文时维持原有单位不变。必要时括注与法定计量单位的换算。

十二、《全书》数字用法以国家标准 GB/T 15835—2011《出版物上数字用法》为准。

十三、正文之后设有内容索引和条目标题索引。内容索引供读者按照汉语拼音字母顺序查检条目和条目之中隐含的知识主题。条目标题索引分为条目标题汉字笔画索引和条目外文标题索引，条目标题汉字笔画索引供读者按照汉字笔画顺序查检条目，条目外文标题索引供读者按照外文字母顺序查检条目。

十四、部分学科卷根据需要设有附录，列载本学科有关的重要文献资料。

目 录

方剂学 ……………………………… 1	药力 ……………………………… 9
方剂 ……………………………… 2	君药 ……………………………… 9
单方 …………………………… 2	臣药 ……………………………… 9
复方 …………………………… 3	佐药 ……………………………… 9
验方 …………………………… 3	使药 ……………………………… 9
秘方 …………………………… 3	方剂配伍方法 …………………… 9
经方 …………………………… 3	相辅相成 ……………………… 10
时方 …………………………… 3	相反相成 ……………………… 10
祖方 …………………………… 3	寒热并用 ……………………… 11
类方 …………………………… 4	辛开苦降 ……………………… 11
处方 …………………………… 4	清上泻下 ……………………… 11
中成药 ………………………… 4	补泻兼施 ……………………… 11
食疗方 ………………………… 4	培土生金 ……………………… 11
偏方 …………………………… 4	滋水涵木 ……………………… 11
禁方 …………………………… 4	清金制木 ……………………… 12
膏方 …………………………… 4	扶土抑木 ……………………… 12
方证 ……………………………… 5	金水相生 ……………………… 12
方剂与治法 ……………………… 5	方剂组成变化 …………………… 12
八法 …………………………… 5	药味增减变化 ………………… 12
汗法 ………………………… 6	药量增减变化 ………………… 12
和法 ………………………… 6	剂型变化 ……………………… 13
下法 ………………………… 6	方剂剂型 ………………………… 13
消法 ………………………… 6	汤剂 …………………………… 13
吐法 ………………………… 6	散剂 …………………………… 13
清法 ………………………… 6	丸剂 …………………………… 13
温法 ………………………… 7	膏剂 …………………………… 14
补法 ………………………… 7	酒剂 …………………………… 14
方剂与中药 ……………………… 7	丹剂 …………………………… 14
方以药成 ……………………… 7	酊剂 …………………………… 14
方药离合 ……………………… 7	露剂 …………………………… 14
方剂分类 ………………………… 7	糖浆剂 ………………………… 15
七方 …………………………… 8	茶剂 …………………………… 15
十剂 …………………………… 8	条剂 …………………………… 15
八阵 …………………………… 8	锭剂 …………………………… 15
方剂组成 ………………………… 8	片剂 …………………………… 15
组方原则 ……………………… 8	冲剂 …………………………… 15

栓剂 …………………………………………… 15
线剂 …………………………………………… 15
搽剂 …………………………………………… 15
胶囊剂 ………………………………………… 15
气雾剂 ………………………………………… 16
口服液 ………………………………………… 16
注射液 ………………………………………… 16
方剂用法 ……………………………………… 16
内服法 ……………………………………… 16
煎药法 …………………………………… 16
煎药用具 ……………………………… 16
煎药用水 ……………………………… 16
煎药火候 ……………………………… 16
煎药方法 ……………………………… 17
先煎 ………………………………… 17
后下 ………………………………… 17
包煎 ………………………………… 17
烊化 ………………………………… 17
冲服 ………………………………… 17
单煎 ………………………………… 17
服药法 …………………………………… 17
服药时间 ……………………………… 17
服用方法 ……………………………… 17
药后调护 ……………………………… 18
外用法 ……………………………………… 18
解表剂 ………………………………………… 18
麻黄汤 ……………………………………… 18
三拗汤 ……………………………………… 19
华盖散 ……………………………………… 19
加减麻黄汤 ………………………………… 19
大青龙汤 …………………………………… 19
大青龙加黄芩汤 …………………………… 19
九味羌活汤 ………………………………… 20
小青龙汤 …………………………………… 20
二柴胡饮 …………………………………… 20
大羌活汤 …………………………………… 20

加味香苏散 ………………………………… 20
止嗽散 ……………………………………… 20
正柴胡饮 …………………………………… 21
风寒咳嗽颗粒 ……………………………… 21
万通炎康片 ………………………………… 21
竹叶柳蒡汤 ………………………………… 21
双黄连口服液 ……………………………… 21
升麻葛根汤 ………………………………… 21
午时茶颗粒 ………………………………… 22
小儿感冒茶 ………………………………… 22
小儿感冒颗粒 ……………………………… 22
小儿解表颗粒 ……………………………… 22
人参败毒散 ………………………………… 22
再造散 ……………………………………… 23
仓廪散 ……………………………………… 23
加减葳蕤汤 ………………………………… 23
桂枝加厚朴杏子汤 ………………………… 23
桂枝汤 ……………………………………… 23
桂枝加葛根汤 ……………………………… 24
辛夷散 ……………………………………… 24
香苏散 ……………………………………… 24
射干麻黄汤 ………………………………… 24
香苏葱豉汤 ………………………………… 24
麻黄杏仁薏苡甘草汤 ……………………… 25
金沸草散 …………………………………… 25
麻黄加术汤 ………………………………… 25
连翘败毒散 ………………………………… 25
越婢加半夏汤 ……………………………… 25
越婢加术汤 ………………………………… 25
越婢汤 ……………………………………… 26
葱豉桔梗汤 ………………………………… 26
麻黄杏仁甘草石膏汤 ……………………… 26
银翘散 ……………………………………… 26
银翘汤 ……………………………………… 26
清震汤 ……………………………………… 26
桑菊饮 ……………………………………… 27

桔梗散 …………………………………… 27
柴葛解肌汤 ……………………………… 27
宣毒发表汤 ……………………………… 27
参苏饮 …………………………………… 27
葱白七味饮 ……………………………… 27
葱豉汤 …………………………………… 28
荆防败毒散 ……………………………… 28
麻黄附子甘草汤 ………………………… 28
麻黄附子汤 ……………………………… 28
麻黄细辛附子汤 ………………………… 28
败毒散 …………………………………… 28
葳蕤汤 …………………………………… 29
桂枝加附子汤 …………………………… 29
辛芩颗粒 ………………………………… 29
复方草珊瑚含片 ………………………… 29
柴胡口服液 ……………………………… 29
桑菊感冒片 ……………………………… 29
羚羊感冒片 ……………………………… 30
银翘双解栓 ……………………………… 30
银翘解毒丸 ……………………………… 30
黄氏响声丸 ……………………………… 30
催汤丸 …………………………………… 30
感冒退热颗粒 …………………………… 31
感冒清热颗粒 …………………………… 31
感冒舒颗粒 ……………………………… 31
解肌宁嗽丸 ……………………………… 31
鼻炎片 …………………………………… 31
鼻渊舒口服液 …………………………… 31
鼻窦炎口服液 …………………………… 32
银黄口服液 ……………………………… 32
通窍鼻炎片 ……………………………… 32
保济丸 …………………………………… 32
独圣散 …………………………………… 32
泻下剂 …………………………………… 33
大承气汤 ………………………………… 33
小承气汤 ………………………………… 33

大陷胸汤 ………………………………… 33
大陷胸丸 ………………………………… 33
三化汤 …………………………………… 33
大黄附子汤 ……………………………… 34
三物备急丸 ……………………………… 34
白散 ……………………………………… 34
五仁丸 …………………………………… 34
更衣丸 …………………………………… 34
承气养荣汤 ……………………………… 34
二气汤 …………………………………… 34
十枣汤 …………………………………… 35
甘遂半夏汤 ……………………………… 35
三花神佑丸 ……………………………… 35
防己椒目葶苈大黄丸 …………………… 35
导水丸 …………………………………… 35
舟车丸 …………………………………… 35
复方大承气汤 …………………………… 36
调胃承气汤 ……………………………… 36
宣白承气汤 ……………………………… 36
温脾汤 …………………………………… 36
济川煎 …………………………………… 36
润肠丸 …………………………………… 36
麻子仁丸 ………………………………… 37
润燥汤 …………………………………… 37
禹功散 …………………………………… 37
控涎丹 …………………………………… 37
疏凿饮子 ………………………………… 37
浚川丸 …………………………………… 37
浚川散 …………………………………… 38
厚朴七物汤 ……………………………… 38
麻仁丸 …………………………………… 38
麻仁润肠丸 ……………………………… 38
黄龙汤 …………………………………… 38
新加黄龙汤 ……………………………… 38
白虎承气汤 ……………………………… 39
大黄牡丹汤 ……………………………… 39

和解剂 ……………………………… 39
　小柴胡汤 ………………………… 39
　一柴胡饮 ………………………… 39
　四兽饮 …………………………… 40
　乙肝宁颗粒 ……………………… 40
　升阳散火汤 ……………………… 40
　丹栀逍遥散 ……………………… 40
　升降散 …………………………… 40
　白术芍药散 ……………………… 41
　奔豚汤 …………………………… 41
　半夏泻心汤 ……………………… 41
　甘草泻心汤 ……………………… 41
　达原饮 …………………………… 41
　何人饮 …………………………… 41
　蒿芩清胆汤 ……………………… 42
　截疟七宝饮 ……………………… 42
　柴胡加龙骨牡蛎汤 ……………… 42
　柴胡桂枝干姜汤 ………………… 42
　柴胡桂枝汤 ……………………… 42
　柴胡陷胸汤 ……………………… 42
　柴胡枳桔汤 ……………………… 43
　柴胡达原饮 ……………………… 43
　柴平汤 …………………………… 43
　济生汤 …………………………… 43
　黑逍遥散 ………………………… 43
　逍遥散 …………………………… 43
　附子泻心汤 ……………………… 44
　黄连汤 …………………………… 44
　舒肝和胃丸 ……………………… 44
　护肝片 …………………………… 44
　清脾汤 …………………………… 44
表里双解剂 ………………………… 44
　大柴胡汤 ………………………… 45
　防风通圣散 ……………………… 45
　儿童清肺丸 ……………………… 45
　双解汤 …………………………… 45

双解散 …………………………… 45
麻黄连轺赤小豆汤 ……………… 46
增损双解散 ……………………… 46
桂枝人参汤 ……………………… 46
桂枝加大黄汤 …………………… 46
小儿金丹片 ……………………… 46
葛根黄芩黄连汤 ………………… 47
五积散 …………………………… 47
小儿至宝丸 ……………………… 47
清热剂 …………………………… 47
　白虎汤 …………………………… 48
　白虎加人参汤 …………………… 48
　白虎加苍术汤 …………………… 48
　白虎加桂枝汤 …………………… 48
　竹叶石膏汤 ……………………… 48
　五汁饮 …………………………… 48
　泻心汤 …………………………… 49
　化斑汤 …………………………… 49
　化斑解毒汤 ……………………… 49
　小儿热速清口服液 ……………… 49
　一清颗粒 ………………………… 49
　三黄片 …………………………… 49
　功劳去火片 ……………………… 50
　抗感颗粒 ………………………… 50
　二丁颗粒 ………………………… 50
　牛黄降压丸 ……………………… 50
　牛黄消炎片 ……………………… 50
　牛黄解毒丸 ……………………… 50
　牛黄至宝丸 ……………………… 50
　明目上清片 ……………………… 51
　板蓝根颗粒 ……………………… 51
　西瓜霜润喉片 …………………… 51
　利咽解毒颗粒 …………………… 51
　五福化毒丹 ……………………… 51
　如意金黄散 ……………………… 52
　六神丸 …………………………… 52

石膏汤 …………………………………… 52

白降雪散 ………………………………… 52

三金片 …………………………………… 53

卫生防疫宝丹 …………………………… 53

冰硼散 …………………………………… 53

口炎清颗粒 ……………………………… 53

大黄黄连泻心汤 ………………………… 53

千柏鼻炎片 ……………………………… 53

小儿化毒散 ……………………………… 53

五味消毒饮 ……………………………… 54

六应丸 …………………………………… 54

导赤散 …………………………………… 54

导赤丸 …………………………………… 54

泻心导赤散 ……………………………… 54

导赤承气汤 ……………………………… 54

泻白散 …………………………………… 55

泻青丸 …………………………………… 55

泻黄散 …………………………………… 55

左金丸 …………………………………… 55

戊己丸 …………………………………… 55

龙胆泻肝汤 ……………………………… 55

当归龙荟丸 ……………………………… 55

甘桔汤 …………………………………… 56

石决明散 ………………………………… 56

山菊降压片 ……………………………… 56

小儿清热片 ……………………………… 56

二辛煎 …………………………………… 56

大黄清胃丸 ……………………………… 56

升麻清胃汤 ……………………………… 56

玉女煎 …………………………………… 57

玉液煎 …………………………………… 57

芍药汤 …………………………………… 57

白头翁汤 ………………………………… 57

白头翁加甘草阿胶汤 …………………… 57

治痢第一方 ……………………………… 57

治痢第二方 ……………………………… 58

治痢第三方 ……………………………… 58

小儿肺热咳喘口服液 …………………… 58

小儿清热止咳口服液 …………………… 58

芩术汤 …………………………………… 58

苇茎汤 …………………………………… 58

当归六黄汤 ……………………………… 59

清营汤 …………………………………… 59

犀角地黄汤 ……………………………… 59

清瘟败毒饮 ……………………………… 59

清经散 …………………………………… 59

清络饮 …………………………………… 59

增损三黄石膏汤 ………………………… 60

普济消毒饮 ……………………………… 60

黄连解毒汤 ……………………………… 60

清心凉膈散 ……………………………… 60

清心莲子饮 ……………………………… 60

珠黄散 …………………………………… 60

凉膈散 …………………………………… 61

清宫汤 …………………………………… 61

连梅汤 …………………………………… 61

黄连泻心汤 ……………………………… 61

清胃散 …………………………………… 61

清胆汤 …………………………………… 61

清咽甘露饮 ……………………………… 61

清咽利膈汤 ……………………………… 62

清热泻脾散 ……………………………… 62

香连丸 …………………………………… 62

洗心汤 …………………………………… 62

黄芩加半夏生姜汤 ……………………… 62

黄芩汤 …………………………………… 62

黄芩芍药汤 ……………………………… 62

黄芩泻白散 ……………………………… 63

清中汤 …………………………………… 63

清宁散 …………………………………… 63

封髓丹 …………………………………… 63

栀子豉汤 ………………………………… 63

青蒿鳖甲汤 ………………………………… 63
淡竹茹汤 …………………………………… 63
清骨散 ……………………………………… 64
通关丸 ……………………………………… 64
秦艽鳖甲散 ………………………………… 64
黄芪鳖甲散 ………………………………… 64
金嗓散结丸 ………………………………… 64
青果丸 ……………………………………… 64
复方瓜子金颗粒 …………………………… 65
复方黄连素片 ……………………………… 65
栀子金花丸 ………………………………… 65
穿心莲片 …………………………………… 65
健民咽喉片 ………………………………… 65
桂林西瓜霜 ………………………………… 65
消食退热糖浆 ……………………………… 66
消糜栓 ……………………………………… 66
烧伤灵酊 …………………………………… 66
狼疮丸 ……………………………………… 66
梅花点舌丸 ………………………………… 67
清开灵注射液 ……………………………… 67
清火栀麦片 ………………………………… 67
清咽丸 ……………………………………… 67
清胃黄连丸 ………………………………… 67
清音丸 ……………………………………… 67
清热解毒口服液 …………………………… 68
清喉利咽颗粒 ……………………………… 68
清喉咽合剂 ………………………………… 68
清瘟解毒丸 ………………………………… 68
羚羊清肺丸 ………………………………… 68
野菊花栓 …………………………………… 69
黄连羊肝丸 ………………………………… 69
雅叫哈顿散 ………………………………… 69
新清宁片 …………………………………… 69
北豆根片 …………………………………… 69
桔梗汤 ……………………………………… 69
热炎宁颗粒 ………………………………… 70

益气清金汤 ………………………………… 70
芩连片 ……………………………………… 70
四味珍层冰硼滴眼液 ……………………… 70
五虎汤 ……………………………………… 70
川贝枇杷糖浆 ……………………………… 70
一捻金散 …………………………………… 71
麝香痔疮栓 ………………………………… 71
消银片 ……………………………………… 71
柿蒂汤 ……………………………………… 71
平胃散 ……………………………………… 71
拨云散 ……………………………………… 71
祛暑剂 ……………………………………… 71
四味香薷饮 ………………………………… 72
五物香薷饮 ………………………………… 72
四正丸 ……………………………………… 72
一物瓜蒂汤 ………………………………… 72
十滴水 ……………………………………… 72
六一散 ……………………………………… 72
六合定中丸 ………………………………… 73
人丹 ………………………………………… 73
十味香薷散 ………………………………… 73
香薷散 ……………………………………… 73
新加香薷饮 ………………………………… 73
清暑汤 ……………………………………… 74
鸡苏散 ……………………………………… 74
益元散 ……………………………………… 74
桂苓甘露饮 ………………………………… 74
春泽汤 ……………………………………… 74
黄连香薷饮 ………………………………… 74
碧玉散 ……………………………………… 74
清暑益气汤 ………………………………… 74
藿胆丸 ……………………………………… 75
痧药 ………………………………………… 75
温里剂 ……………………………………… 75
小建中汤 …………………………………… 75
当归建中汤 ………………………………… 75

当归生姜羊肉汤 …………………… 76
大建中汤 …………………………… 76
内补当归建中汤 …………………… 76
干姜人参半夏丸 …………………… 76
吴茱萸汤 …………………………… 76
中满分消汤 ………………………… 76
白通汤 ……………………………… 77
白通加猪胆汁汤 …………………… 77
回阳救急汤 ………………………… 77
四味回阳饮 ………………………… 77
四逆汤 ……………………………… 77
四逆加人参汤 ……………………… 78
四维散 ……………………………… 78
四柱散 ……………………………… 78
三建膏方 …………………………… 78
安中片 ……………………………… 78
八味黑神散 ………………………… 79
当归四逆汤 ………………………… 79
当归四逆加吴茱萸生姜汤 ………… 79
阳和汤 ……………………………… 79
理中丸 ……………………………… 79
黄芪建中汤 ………………………… 80
连理汤 ……………………………… 80
附子理中丸 ………………………… 80
固真汤 ……………………………… 80
参附汤 ……………………………… 80
通脉四逆汤 ………………………… 80
急救回阳汤 ………………………… 81
黄芪桂枝五物汤 …………………… 81
香砂养胃丸 ………………………… 81
桂附理中丸 ………………………… 81
理中化痰丸 ………………………… 81
虚寒胃痛颗粒 ……………………… 81
代温灸膏 …………………………… 82
桂枝加桂汤 ………………………… 82
桂枝加芍药汤 ……………………… 82

补肝汤 ……………………………… 82
芪附汤 ……………………………… 82
半硫丸 ……………………………… 82
桂枝甘草汤 ………………………… 83
附子汤 ……………………………… 83
暖肝煎 ……………………………… 83
白术附子汤 ………………………… 83
桂枝附子汤 ………………………… 83
失笑散 ……………………………… 83
补益剂 ……………………………… 84
四君子汤 …………………………… 84
异功散 ……………………………… 84
六君子汤 …………………………… 84
七味白术散 ………………………… 84
补中益气汤 ………………………… 84
升阳益胃汤 ………………………… 85
玉屏风散 …………………………… 85
生脉散 ……………………………… 85
人参胡桃汤 ………………………… 85
人参健脾丸 ………………………… 85
人参蛤蚧散 ………………………… 86
补天大造丸 ………………………… 86
补气通脬饮 ………………………… 86
儿康宁糖浆 ………………………… 86
八仙汤 ……………………………… 86
升陷汤 ……………………………… 86
小儿腹泻宁糖浆 …………………… 87
中和汤 ……………………………… 87
无比山药丸 ………………………… 87
四物汤 ……………………………… 87
四物补肝汤 ………………………… 87
当归补血汤 ………………………… 87
当归芍药散 ………………………… 88
小营煎 ……………………………… 88
过期饮 ……………………………… 88
当归丸 ……………………………… 88

归脾汤 …………………………… 88
妇科十味片 ……………………… 88
妇科调经片 ……………………… 89
芍药甘草汤 ……………………… 89
补肝汤 …………………………… 89
八珍汤 …………………………… 89
八珍益母丸 ……………………… 89
圣愈汤 …………………………… 89
加味圣愈汤 ……………………… 90
佛手散 …………………………… 90
七福饮 …………………………… 90
人参养荣汤 ……………………… 90
八宝坤顺丸 ……………………… 90
十四友丸 ………………………… 91
定坤丹 …………………………… 91
乌鸡白凤丸 ……………………… 91
龙牡壮骨颗粒 …………………… 91
安冲汤 …………………………… 91
安胎饮 …………………………… 92
两仪膏 …………………………… 92
肠宁汤 …………………………… 92
六味地黄丸 ……………………… 92
杞菊地黄丸 ……………………… 92
明目地黄丸 ……………………… 93
知柏地黄丸 ……………………… 93
补肾地黄汤 ……………………… 93
归芍地黄丸 ……………………… 93
大补阴丸 ………………………… 93
左归丸 …………………………… 93
左归饮 …………………………… 94
一阴煎 …………………………… 94
百合固金汤 ……………………… 94
两地汤 …………………………… 94
补肺阿胶汤 ……………………… 94
加减一阴煎 ……………………… 94
炙甘草汤 ………………………… 95

加减复脉汤 ……………………… 95
二甲复脉汤 ……………………… 95
二至丸 …………………………… 95
一贯煎 …………………………… 95
七味地黄丸 ……………………… 95
二冬汤 …………………………… 96
人参麦冬散 ……………………… 96
当归地黄饮 ……………………… 96
三才封髓丹 ……………………… 96
石斛夜光丸 ……………………… 96
耳聋左慈丸 ……………………… 96
月华丸 …………………………… 97
四阴煎 …………………………… 97
甘露饮 …………………………… 97
生发神效黑豆膏 ………………… 97
百令胶囊 ………………………… 97
阴虚胃痛颗粒 …………………… 97
扶桑丸 …………………………… 98
更年安片 ………………………… 98
补肾益脑片 ……………………… 98
一炁丹 …………………………… 98
加味肾气丸 ……………………… 98
右归丸 …………………………… 99
右归饮 …………………………… 99
十补丸 …………………………… 99
沉香鹿茸丸 ……………………… 99
内补丸 …………………………… 99
安肾丸 …………………………… 100
七宝美髯丹 ……………………… 100
大营煎 …………………………… 100
五子衍宗丸 ……………………… 100
寿胎丸 …………………………… 100
抗骨增生丸 ……………………… 101
抗骨增生胶囊 …………………… 101
地黄饮子 ………………………… 101
三宝胶囊 ………………………… 101

调中益气汤 …………………………… 102
益气聪明汤 …………………………… 102
益黄散 ………………………………… 102
资生丸 ………………………………… 102
资生健脾丸 …………………………… 102
举元煎 ………………………………… 103
缓肝理脾汤 …………………………… 103
黄芪六一汤 …………………………… 103
健固汤 ………………………………… 103
香砂六君子汤 ………………………… 103
保胎资生丸 …………………………… 103
保元汤 ………………………………… 104
参苓白术散 …………………………… 104
驻车丸 ………………………………… 104
滋血汤 ………………………………… 104
调肝汤 ………………………………… 104
桑麻丸 ………………………………… 105
黄芪当归散 …………………………… 105
胶艾汤 ………………………………… 105
胶艾四物汤 …………………………… 105
养精种玉汤 …………………………… 105
清肝止淋汤 …………………………… 105
泰山磐石散 …………………………… 105
清魂散 ………………………………… 106
固下益气汤 …………………………… 106
通乳丹 ………………………………… 106
送子丹 ………………………………… 106
保真汤 ………………………………… 106
毓麟珠 ………………………………… 106
荡鬼汤 ………………………………… 106
保产无忧散 …………………………… 107
保产神效方 …………………………… 107
育阴汤 ………………………………… 107
清血养阴汤 …………………………… 107
益阴煎 ………………………………… 107
麦味地黄丸 …………………………… 108

金刚丸 ………………………………… 108
滋阴地黄丸 …………………………… 108
虎潜丸 ………………………………… 108
保阴煎 ………………………………… 108
滋水清肝饮 …………………………… 109
都气丸 ………………………………… 109
顺经汤 ………………………………… 109
胎元饮 ………………………………… 109
还少丹 ………………………………… 109
肾气丸 ………………………………… 109
青娥丸 ………………………………… 110
温胞饮 ………………………………… 110
赞育丹 ………………………………… 110
龟鹿二仙胶 …………………………… 110
龟鹿补肾丸 …………………………… 110
鹿茸丸 ………………………………… 111
参茸白凤丸 …………………………… 111
参茸保胎丸 …………………………… 111
参精止渴丸 …………………………… 111
固本咳喘片 …………………………… 112
金水宝胶囊 …………………………… 112
前列舒丸 ……………………………… 112
复方扶芳藤合剂 ……………………… 112
复方皂矾丸 …………………………… 112
首乌丸 ………………………………… 112
健步丸 ………………………………… 113
桂附地黄丸 …………………………… 113
益气养血口服液 ……………………… 113
益肾灵颗粒 …………………………… 113
益心通脉颗粒 ………………………… 113
蚕蛾公补片 …………………………… 113
调经促孕丸 …………………………… 114
通乳颗粒 ……………………………… 114
强阳保肾丸 …………………………… 114
滋心阴口服液 ………………………… 114
十全大补汤 …………………………… 114

胃舒宁颗粒 …………………… 115
白术散 ………………………… 115
黄芪汤 ………………………… 115
固阴煎 ………………………… 115
玉泉丸 ………………………… 115
木瓜丸 ………………………… 115
加味阿胶汤 …………………… 116
固涩剂 ………………………… 116
牡蛎散 ………………………… 116
九仙散 ………………………… 116
赤石脂禹余粮汤 ……………… 116
扶脾丸 ………………………… 117
肠胃宁片 ……………………… 117
水陆二仙丹 …………………… 117
千金止带丸 …………………… 117
易黄汤 ………………………… 117
安老汤 ………………………… 117
升阳除湿汤 …………………… 118
升举大补汤 …………………… 118
温粉 …………………………… 118
真人养脏汤 …………………… 118
桃花汤 ………………………… 118
金锁固精丸 …………………… 119
缩泉丸 ………………………… 119
桑螵蛸散 ……………………… 119
桂枝加龙骨牡蛎汤 …………… 119
固冲汤 ………………………… 119
固经丸 ………………………… 119
洋参保肺丸 …………………… 120
锁阳固精丸 …………………… 120
纯阳真人养脏汤 ……………… 120
清带汤 ………………………… 120
安神剂 ………………………… 120
朱砂安神丸 …………………… 121
七珍丸 ………………………… 121
生铁落饮 ……………………… 121

二阴煎 ………………………… 121
二丹丸 ………………………… 121
夜宁糖浆 ……………………… 121
定志丸 ………………………… 122
安神补心丸 …………………… 122
安神补脑液 …………………… 122
导赤清心汤 …………………… 122
甘麦大枣汤 …………………… 122
镇心牛黄丸 …………………… 122
七叶神安片 …………………… 123
妙香散 ………………………… 123
平补镇心丹 …………………… 123
仁熟散 ………………………… 123
天王补心丹 …………………… 124
孔子大圣知枕中丹 …………… 124
十味温胆汤 …………………… 124
乌灵胶囊 ……………………… 124
交泰丸 ………………………… 124
桂枝甘草龙骨牡蛎汤 ………… 124
真珠丸 ………………………… 124
磁朱丸 ………………………… 125
珍珠母丸 ……………………… 125
养心汤 ………………………… 125
酸枣仁汤 ……………………… 125
黄连阿胶汤 …………………… 126
柏子养心丸 …………………… 126
刺五加片 ……………………… 126
脑乐静 ………………………… 126
参芪五味子片 ………………… 126
琥珀抱龙丸 …………………… 126
龙齿镇心丹 …………………… 127
半夏汤 ………………………… 127
开窍剂 ………………………… 127
万氏牛黄清心丸 ……………… 127
牛黄清心丸 …………………… 127
牛黄承气丸 …………………… 127

牛黄镇惊丸 …………………… 127

安宫牛黄丸 …………………… 128

至宝丹 ………………………… 128

行军散 ………………………… 128

抱龙丸 ………………………… 128

红灵散 ………………………… 129

苏合香丸 ……………………… 129

十香返生丸 …………………… 129

开关散 ………………………… 129

紫雪 …………………………… 129

急痧至宝丹 …………………… 130

紫金锭 ………………………… 130

暑症片 ………………………… 130

小儿回春丹 …………………… 130

菖蒲丸 ………………………… 131

通关散 ………………………… 131

独圣散 ………………………… 131

理气剂 ………………………… 131

四七汤 ………………………… 131

七制香附丸 …………………… 131

气滞胃痛颗粒 ………………… 132

安胃片 ………………………… 132

分心气饮 ……………………… 132

半夏厚朴汤 …………………… 132

五膈宽中散 …………………… 132

四磨汤 ………………………… 133

五磨饮子 ……………………… 133

六磨饮子 ……………………… 133

瓜蒌薤白半夏汤 ……………… 133

瓜蒌薤白白酒汤 ……………… 133

良附丸 ………………………… 133

开郁种玉汤 …………………… 133

四海舒郁丸 …………………… 134

川楝汤 ………………………… 134

六味木香散 …………………… 134

正气天香散 …………………… 134

导气汤 ………………………… 134

下乳涌泉散 …………………… 134

十五味沉香丸 ………………… 135

沉香化气丸 …………………… 135

十香止痛丸 …………………… 135

木香大安丸 …………………… 135

木香分气丸 …………………… 135

木香顺气散 …………………… 136

木香流气饮 …………………… 136

启膈散 ………………………… 136

三层茴香丸 …………………… 136

九气拈痛丸 …………………… 137

天台乌药散 …………………… 137

乌药汤 ………………………… 137

乌药顺气散 …………………… 137

乌药散 ………………………… 137

加味乌药汤 …………………… 137

天仙藤散 ……………………… 138

苏子降气汤 …………………… 138

定喘汤 ………………………… 138

宝咳宁颗粒 …………………… 138

十六味冬青丸 ………………… 138

丁香柿蒂汤 …………………… 139

丁香柿蒂散 …………………… 139

丁香透膈散 …………………… 139

大半夏汤 ……………………… 139

小半夏汤 ……………………… 139

生姜半夏汤 …………………… 139

紫苏饮 ………………………… 139

解肝煎 ………………………… 140

柴胡疏肝散 …………………… 140

柴胡清肝饮 …………………… 140

橘核丸 ………………………… 140

枳实薤白桂枝汤 ……………… 140

越鞠丸 ………………………… 140

散聚汤 ………………………… 141

枳实消痞丸 ……………………………… 141
枳术汤 …………………………………… 141
枳术丸 …………………………………… 141
厚朴三物汤 ……………………………… 141
厚朴温中汤 ……………………………… 141
厚朴大黄汤 ……………………………… 141
金铃子散 ………………………………… 142
厚朴麻黄汤 ……………………………… 142
橘皮竹茹汤 ……………………………… 142
蛤蚧散 …………………………………… 142
葶苈大枣泻肺汤 ………………………… 142
旋覆代赭汤 ……………………………… 142
新制橘皮竹茹汤 ………………………… 142
柿蒂汤 …………………………………… 143
乳块消片 ………………………………… 143
冠心苏合丸 ……………………………… 143
乳疾灵颗粒 ……………………………… 143
枳实理中丸 ……………………………… 143
胆乐胶囊 ………………………………… 143
胆宁片 …………………………………… 144
茴香橘核丸 ……………………………… 144
香附丸 …………………………………… 144
香砂枳术丸 ……………………………… 144
柴胡舒肝丸 ……………………………… 144
桂龙咳喘宁胶囊 ………………………… 145
猴头健胃灵胶囊 ………………………… 145
舒肝丸 …………………………………… 145
蛤蚧定喘丸 ……………………………… 145
四制香附丸 ……………………………… 145
蠲哮片 …………………………………… 145
通宣理肺丸 ……………………………… 146
胃肠安丸 ………………………………… 146
大七气汤 ………………………………… 146
平肝舒络丸 ……………………………… 146
理血剂 …………………………………… 147
丹参片 …………………………………… 147

丹参饮 …………………………………… 147
加味四物汤 ……………………………… 147
八物汤 …………………………………… 147
血府逐瘀汤 ……………………………… 147
会厌逐瘀汤 ……………………………… 148
少腹逐瘀汤 ……………………………… 148
下瘀血汤 ………………………………… 148
抵当丸 …………………………………… 148
抵当汤 …………………………………… 148
代抵当丸 ………………………………… 148
补阳还五汤 ……………………………… 149
完胞饮 …………………………………… 149
生化汤 …………………………………… 149
失笑散 …………………………………… 149
延胡索汤 ………………………………… 149
延胡索散 ………………………………… 149
妇宝颗粒 ………………………………… 150
妇科通经丸 ……………………………… 150
坤顺丹 …………………………………… 150
安阳精制膏 ……………………………… 150
加味生化颗粒 …………………………… 151
乐脉颗粒 ………………………………… 151
冬葵子散 ………………………………… 151
当归养血丸 ……………………………… 151
七厘散 …………………………………… 151
八厘散 …………………………………… 151
九分散 …………………………………… 152
三七片 …………………………………… 152
三七伤药片 ……………………………… 152
少林风湿跌打膏 ………………………… 152
克伤痛搽剂 ……………………………… 152
双丹口服液 ……………………………… 153
伤痛宁片 ………………………………… 153
红药贴膏 ………………………………… 153
十一味能消丸 …………………………… 153
五虎散 …………………………………… 153

牛膝汤 ……………………………… 153

大黄䗪虫丸 …………………………… 154

化癥回生丹 …………………………… 154

四乌鲗骨一藘茹丸 …………………… 154

产复康颗粒 …………………………… 154

女真丹 ………………………………… 155

牡丹散 ………………………………… 155

三棱煎 ………………………………… 155

心宁片 ………………………………… 155

心通口服液 …………………………… 155

地奥心血康胶囊 ……………………… 155

灯盏细辛注射液 ……………………… 156

血栓心脉宁胶囊 ……………………… 156

血康口服液 …………………………… 156

夺命散 ………………………………… 156

手拈散 ………………………………… 156

十灰散 ………………………………… 156

四生丸 ………………………………… 157

竹茹汤 ………………………………… 157

小蓟饮子 ……………………………… 157

乌贝散 ………………………………… 157

益母草膏 ……………………………… 157

逐瘀止血汤 …………………………… 157

解毒活血汤 …………………………… 158

催生立应散 …………………………… 158

催生安胎救命散 ……………………… 158

黄芪赤风汤 …………………………… 158

癫狂梦醒汤 …………………………… 158

脱花煎 ………………………………… 158

醒消丸 ………………………………… 158

清热调血汤 …………………………… 159

神效催生丹 …………………………… 159

桃红四物汤 …………………………… 159

通瘀煎 ………………………………… 159

桃仁承气汤 …………………………… 159

通窍活血汤 …………………………… 159

振颓丸 ………………………………… 159

温经汤 ………………………………… 160

膈下逐瘀汤 …………………………… 160

涌泉散 ………………………………… 160

桃核承气汤 …………………………… 160

桂枝茯苓丸 …………………………… 160

身痛逐瘀汤 …………………………… 161

活络效灵丹 …………………………… 161

陈氏七圣散 …………………………… 161

复元活血汤 …………………………… 161

咳血方 ………………………………… 161

槐角丸 ………………………………… 161

槐角地榆丸 …………………………… 161

脏连丸 ………………………………… 162

茜根散 ………………………………… 162

黄土汤 ………………………………… 162

柏叶汤 ………………………………… 162

槐花散 ………………………………… 162

棕蒲散 ………………………………… 162

保妇康栓 ……………………………… 163

冠心丹参片 …………………………… 163

复方丹参滴丸 ………………………… 163

复方滇鸡血藤膏 ……………………… 163

宫血宁胶囊 …………………………… 163

活血止痛散 …………………………… 163

独一味胶囊 …………………………… 163

胃康灵胶囊 …………………………… 164

夏天无片 ……………………………… 164

根痛平颗粒 …………………………… 164

消栓通络片 …………………………… 164

益心酮片 ……………………………… 164

脑得生片 ……………………………… 164

荷丹片 ………………………………… 165

荷叶丸 ………………………………… 165

通天口服液 …………………………… 165

通心络胶囊 …………………………… 165

断血流颗粒 …………………………… 165
银杏叶片 …………………………… 165
颈复康颗粒 ………………………… 166
黄杨宁片 …………………………… 166
震灵丹 ……………………………… 166
麝香祛痛气雾剂 …………………… 166
痛经丸 ……………………………… 166
舒心口服液 ………………………… 167
痛经宝颗粒 ………………………… 167
舒胸片 ……………………………… 167
跌打活血散 ………………………… 167
跌打镇痛膏 ………………………… 167
精制冠心颗粒 ……………………… 167
调营丸 ……………………………… 168
神效达生散 ………………………… 168
生地黄汤 …………………………… 168
艾附暖宫丸 ………………………… 168
芦根汤 ……………………………… 168
芎归胶艾汤 ………………………… 168
加参生化汤 ………………………… 169
女金丸 ……………………………… 169
救母丹 ……………………………… 169
柏子仁丸 …………………………… 169
华佗再造丸 ………………………… 169
趁痛散 ……………………………… 169
芫花散 ……………………………… 170
枳实芍药散 ………………………… 170
旋覆花汤 …………………………… 170
调营散 ……………………………… 170
独圣散 ……………………………… 170
灵宝护心丹 ………………………… 170
柿蒂散 ……………………………… 171
治风剂 ……………………………… 171
川芎茶调散 ………………………… 171
大秦艽汤 …………………………… 171
小活络丹 …………………………… 171

大活络丹 …………………………… 171
当归饮子 …………………………… 172
小续命汤 …………………………… 172
玉真散 ……………………………… 172
壮骨关节丸 ………………………… 172
壮骨伸筋胶囊 ……………………… 172
狗皮膏 ……………………………… 173
国公酒 ……………………………… 173
白花蛇酒 …………………………… 173
白花蛇散 …………………………… 174
五味麝香丸 ………………………… 174
天麻钩藤饮 ………………………… 174
天麻首乌片 ………………………… 174
四物消风饮 ………………………… 174
风引汤 ……………………………… 174
小定风珠 …………………………… 175
大定风珠 …………………………… 175
全天麻胶囊 ………………………… 175
三甲复脉汤 ………………………… 175
建瓴汤 ……………………………… 175
松龄血脉康胶囊 …………………… 175
牛黄抱龙丸 ………………………… 176
牛黄千金散 ………………………… 176
小儿惊风散 ………………………… 176
菊花茶调散 ………………………… 176
摄风散 ……………………………… 176
清空膏 ……………………………… 176
消风散 ……………………………… 177
牵正散 ……………………………… 177
阿胶鸡子黄汤 ……………………… 177
解语汤 ……………………………… 177
羚角钩藤汤 ………………………… 177
镇肝熄风汤 ………………………… 177
资寿解语汤 ………………………… 178
羚羊角汤 …………………………… 178
钩藤饮 ……………………………… 178

复方牵正膏 …………………… 178
脑立清丸 ……………………… 178
清眩丸 ………………………… 179
清脑降压片 …………………… 179
羚羊角胶囊 …………………… 179
癣湿药水 ……………………… 179
疏风定痛丸 …………………… 179
舒筋丸 ………………………… 179
舒筋活络酒 …………………… 180
苍耳子散 ……………………… 180
蔓荆子散 ……………………… 180
四神散 ………………………… 180
镇惊丸 ………………………… 180
三痹汤 ………………………… 181
牛黄清心丸 …………………… 181
救急十滴水 …………………… 181
天麻丸 ………………………… 181
回天再造丸 …………………… 182
治燥剂 ………………………… 182
杏苏散 ………………………… 182
玉液汤 ………………………… 182
百合知母汤 …………………… 183
川贝雪梨膏 …………………… 183
瓜蒌瞿麦丸 …………………… 183
生津四物汤 …………………… 183
生津甘露饮 …………………… 183
清燥救肺汤 …………………… 184
翘荷汤 ………………………… 184
桑杏汤 ………………………… 184
养阴清肺汤 …………………… 184
益胃汤 ………………………… 184
养金汤 ………………………… 184
琼玉膏 ………………………… 184
增液汤 ………………………… 185
增液承气汤 …………………… 185
通幽汤 ………………………… 185

麦门冬汤 ……………………… 185
金果含片 ……………………… 185
消渴灵片 ……………………… 185
三才汤 ………………………… 186
沙参麦冬汤 …………………… 186
玄麦甘桔颗粒 ………………… 186
半夏汤 ………………………… 186
祛湿剂 ………………………… 186
平胃散 ………………………… 186
六和汤 ………………………… 187
一加减正气散 ………………… 187
二加减正气散 ………………… 187
三加减正气散 ………………… 187
四加减正气散 ………………… 187
五加减正气散 ………………… 188
不换金正气散 ………………… 188
中满分消丸 …………………… 188
木瓜丸 ………………………… 188
八正散 ………………………… 188
三仁汤 ………………………… 188
甘露消毒丹 …………………… 189
三味蒺藜散 …………………… 189
二妙散 ………………………… 189
三妙丸 ………………………… 189
当归拈痛汤 …………………… 189
分清五淋丸 …………………… 190
五淋散 ………………………… 190
石韦散 ………………………… 190
石淋通片 ……………………… 190
止带方 ………………………… 190
妇炎净胶囊 …………………… 190
妇科千金片 …………………… 190
妇科分清丸 …………………… 191
立效散 ………………………… 191
小儿肝炎颗粒 ………………… 191
利胆排石片 …………………… 191

木通散 ……………………………………… 191
四苓散 ……………………………………… 191
五苓散 ……………………………………… 192
元戎五苓散 ………………………………… 192
泽泻汤 ……………………………………… 192
五皮饮 ……………………………………… 192
五皮散 ……………………………………… 192
防己黄芪汤 ………………………………… 192
防己茯苓汤 ………………………………… 193
白带丸 ……………………………………… 193
术附汤 ……………………………………… 193
甘草干姜茯苓白术汤 ……………………… 193
实脾散 ……………………………………… 193
完带汤 ……………………………………… 193
血脂宁丸 …………………………………… 194
血脂灵片 …………………………………… 194
羌活胜湿汤 ………………………………… 194
三两半药酒 ………………………………… 194
昆明山海棠片 ……………………………… 194
大防风汤 …………………………………… 194
防风汤 ……………………………………… 194
甘草附子汤 ………………………………… 195
史国公药酒 ………………………………… 195
天麻丸 ……………………………………… 195
乌头汤 ……………………………………… 195
五痹汤 ……………………………………… 195
风湿马钱片 ………………………………… 196
冯了性风湿跌打药酒 ……………………… 196
老鹳草软膏 ………………………………… 196
妙济丸 ……………………………………… 196
香砂平胃散 ………………………………… 196
洁白丸 ……………………………………… 197
苦参丸 ……………………………………… 197
藿香正气散 ………………………………… 197
黄芩滑石汤 ………………………………… 197
连朴饮 ……………………………………… 197

硝石矾石散 ………………………………… 197
藿朴夏苓汤 ………………………………… 198
普济解毒丹 ………………………………… 198
蚕矢汤 ……………………………………… 198
茵陈蒿汤 …………………………………… 198
宣痹汤 ……………………………………… 198
栀子柏皮汤 ………………………………… 198
胃苓汤 ……………………………………… 199
鲤鱼汤 ……………………………………… 199
猪苓汤 ……………………………………… 199
茵陈五苓散 ………………………………… 199
茯苓导水汤 ………………………………… 199
萆薢渗湿汤 ………………………………… 199
真武汤 ……………………………………… 199
桂枝生姜枳实汤 …………………………… 200
茵陈四逆汤 ………………………………… 200
茵陈术附汤 ………………………………… 200
鸡鸣散 ……………………………………… 200
桂枝加黄芪汤 ……………………………… 200
苓桂术甘汤 ………………………………… 200
萆薢分清饮 ………………………………… 201
独活寄生汤 ………………………………… 201
蠲痹汤 ……………………………………… 201
桂枝芍药知母汤 …………………………… 201
除湿蠲痹汤 ………………………………… 201
复方仙鹤草肠炎胶囊 ……………………… 202
祛风舒筋丸 ………………………………… 202
胡蜂酒 ……………………………………… 202
药艾条 ……………………………………… 202
骨刺消痛片 ………………………………… 202
排石颗粒 …………………………………… 202
清淋颗粒 …………………………………… 203
癃清片 ……………………………………… 203
神解散 ……………………………………… 203
矾石丸 ……………………………………… 203
青叶胆片 …………………………………… 203

纯阳正气丸 …………………… 203
风湿骨痛胶囊 …………………… 204
樗皮丸 …………………… 204
马钱子散 …………………… 204
独圣散 …………………… 204
冬葵子散 …………………… 204
祛痰剂 …………………… 204
二陈汤 …………………… 204
导痰汤 …………………… 205
杏仁止咳合剂 …………………… 205
牡荆油胶丸 …………………… 205
五味沙棘散 …………………… 205
竹沥汤 …………………… 205
竹沥涤痰汤 …………………… 205
羊胆丸 …………………… 205
贝羚胶囊 …………………… 206
小陷胸汤 …………………… 206
芦根汤 …………………… 206
芩暴红止咳片 …………………… 206
二母宁嗽汤 …………………… 206
贝母瓜蒌散 …………………… 206
冷哮丸 …………………… 207
半夏白术天麻汤 …………………… 207
定痫丸 …………………… 207
一物前胡丸 …………………… 207
白金丸 …………………… 207
三生饮 …………………… 208
医痫丸 …………………… 208
五生丸 …………………… 208
涤痰汤 …………………… 208
茯苓丸 …………………… 208
金水六君煎 …………………… 208
温胆汤 …………………… 209
橘半桂苓枳姜汤 …………………… 209
黄连温胆汤 …………………… 209
滚痰丸 …………………… 209

礞石滚痰丸 …………………… 209
清金化痰汤 …………………… 210
清金降火汤 …………………… 210
桑白皮汤 …………………… 210
青竹茹汤 …………………… 210
清气化痰丸 …………………… 210
苓甘五味姜辛汤 …………………… 210
神仙解语丹 …………………… 211
金嗓利咽丸 …………………… 211
复方川贝精片 …………………… 211
复方鲜竹沥液 …………………… 211
急支糖浆 …………………… 211
消咳喘糖浆 …………………… 211
清肺抑火丸 …………………… 212
清肺消炎丸 …………………… 212
橘红丸 …………………… 212
橘红痰咳液 …………………… 212
满山红油胶丸 …………………… 212
青州白丸子 …………………… 212
子龙丸 …………………… 213
黑锡丹 …………………… 213
加味温胆汤 …………………… 213
小儿百部止咳糖浆 …………………… 213
黛蛤散 …………………… 214
金蒲胶囊 …………………… 214
蛇胆川贝散 …………………… 214
太极丸 …………………… 214
龙马自来丹 …………………… 214
三子养亲汤 …………………… 214
蛇胆陈皮散 …………………… 215
洗心汤 …………………… 215
华山参片 …………………… 215
旋覆花汤 …………………… 215
竹茹汤 …………………… 215
消导化积剂 …………………… 215
大山楂丸 …………………… 215

曲麦枳术丸 …………………………… 216
沉香化滞丸 …………………………… 216
一捻金 ………………………………… 216
木香槟榔丸 …………………………… 216
六味安消散 …………………………… 216
化积丸 ………………………………… 216
化积口服液 …………………………… 217
五味清浊散 …………………………… 217
小儿化食丸 …………………………… 217
山楂化滞丸 …………………………… 217
三子散 ………………………………… 217
大安丸 ………………………………… 217
启脾丸 ………………………………… 218
槟榔四消丸 …………………………… 218
枳实导滞丸 …………………………… 218
疳积散 ………………………………… 218
保和丸 ………………………………… 218
健脾丸 ………………………………… 219
烧针丸 ………………………………… 219
香棱丸 ………………………………… 219
保赤散 ………………………………… 219
胃肠安丸 ……………………………… 219
香苏正胃丸 …………………………… 219
健胃消食片 …………………………… 220
乳癖消片 ……………………………… 220
伐木丸 ………………………………… 220
葛花解酲汤 …………………………… 220
蟾砂散 ………………………………… 221
阿魏化痞膏 …………………………… 221
鳖甲煎丸 ……………………………… 221
驱虫剂 ………………………………… 221
乌梅丸 ………………………………… 221
安蛔汤 ………………………………… 221
化虫丸 ………………………………… 222
布袋丸 ………………………………… 222
连梅安蛔汤 …………………………… 222

肥儿丸 ………………………………… 222
理中安蛔汤 …………………………… 222
一笑散 ………………………………… 223
涌吐剂 ………………………………… 223
三圣散 ………………………………… 223
瓜蒂散 ………………………………… 223
参芦饮 ………………………………… 223
盐汤探吐方 …………………………… 223
救急稀涎散 …………………………… 223
定吐丸 ………………………………… 224
独圣散 ………………………………… 224
痈疡剂 ………………………………… 224
一煎散 ………………………………… 224
三品一条枪 …………………………… 224
仙方活命饮 …………………………… 224
仙方救命汤 …………………………… 225
四妙勇安汤 …………………………… 225
二味拔毒散 …………………………… 225
生肌玉红膏 …………………………… 225
生肌散 ………………………………… 225
代刀散 ………………………………… 225
白降丹 ………………………………… 226
内托黄芪散 …………………………… 226
托里定痛散 …………………………… 226
托里透脓汤 …………………………… 226
红升丹 ………………………………… 226
红棉散 ………………………………… 226
拔毒膏 ………………………………… 227
一点雪 ………………………………… 227
九一散 ………………………………… 227
马应龙麝香痔疮膏 …………………… 227
化痔栓 ………………………………… 227
消瘰丸 ………………………………… 227
消瘿丸 ………………………………… 228
薏苡附子败酱散 ……………………… 228
海藻玉壶汤 …………………………… 228

消瘿五海饮 ················ 228

枯痔散 ·················· 228

鸡眼膏 ·················· 229

神效吹喉散 ················ 229

顾步汤 ·················· 229

清肠饮 ·················· 229

透脓散 ·················· 229

诸疮一扫光 ··············· 229

滴耳油 ·················· 229

夏枯草膏 ················· 230

消痔丸 ·················· 230

蟾酥丸 ·················· 230

紫草软膏 ················· 230

牛蒡解肌汤 ··············· 230

犀黄丸 ·················· 230

小金丹 ·················· 230

拨云丹 ·················· 231

拨云退翳丸 ··············· 231

牙痛一粒丸 ··············· 231

二仙散 ·················· 231

九圣散 ·················· 231

二海丸 ·················· 231

索引 ·················· 233

　条目标题汉字笔画索引 ·········· 233

　条目外文标题索引 ············ 250

　内容索引 ················ 266

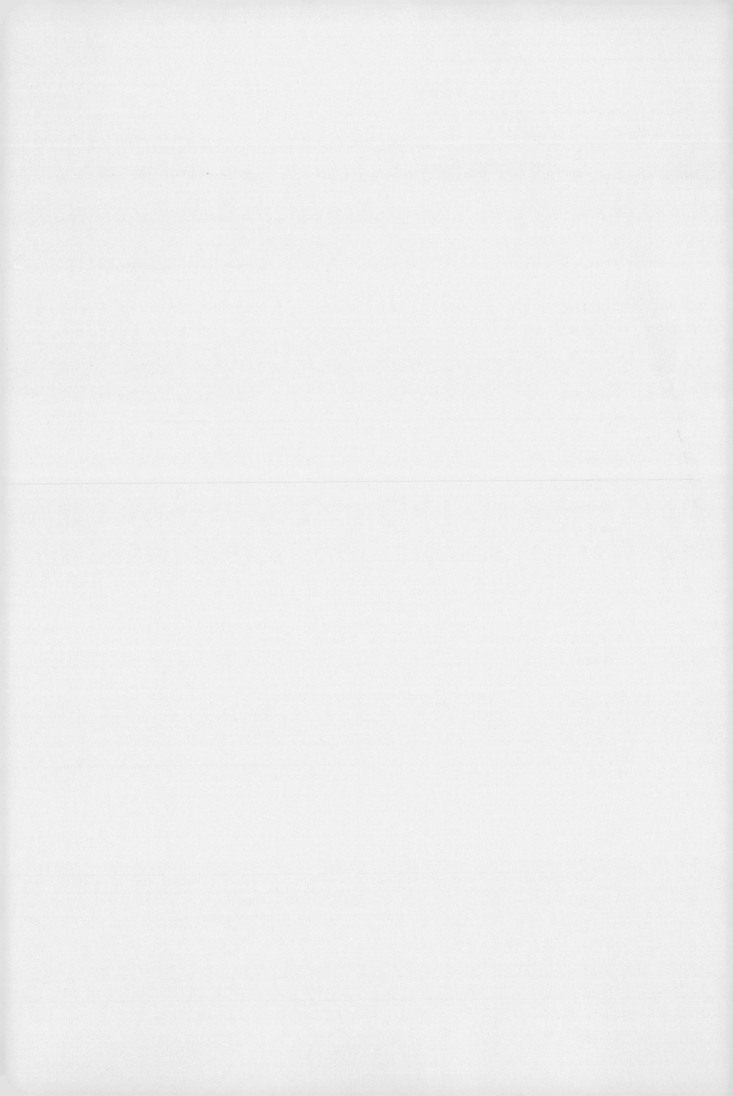

fāngjìxué

方剂学（formulas of Chinese materia medica）

研究治法和方剂组方原理、配伍规律理论及其临床运用的学科。是中医学中与临床各科联系最为密切的基础学科，是中医学理、法、方、药的重要组成部分。

简史 方剂即药物的配伍组合。是在辨证审因、确定治法后，遵循组方原则，选择适宜的药物，明确用量，并酌定剂型、用法而拟定的中药治疗处方。方剂的出现与应用历史悠久，从"神农尝百草"到"伊尹制汤液"经历了漫长的历史过程。早在原始社会时期，人们就在生产实践的过程中发现了药物。最初只是用单味药治病，经过长期的经验积累，认识到几味药配合应用其疗效优于单味药，于是便逐渐形成了方剂。晋·皇甫谧在《针灸甲乙经·序》中云："伊尹以亚圣之才，撰用神农本草以为汤液。"后世多以此为方剂之始萌。随着社会的发展，条件的改善，火的应用，制陶、冶炼业的发展，烹饪技术的提高，以及哲学、自然科学的进步等，从单味药的应用，到形成多味药的配伍组合，包含着量的变化与质的升华。药物的运用，由单味到多味，从生食到汤液，从对病到辨证，在这一漫长的发展过程中，逐渐形成了方剂。先秦至两汉时期，是方剂学理论构架的萌芽时期。此间，随着社会的进步，文化逐步繁荣，使长期以来先人治病疗疾的经验得以总结并加以保存。时至战国时期，方剂已重点从单味药发展到多味药的配伍应用，并依据证候加减化裁，体现出方剂依据辨证施治而灵活变通的特征。东汉时期，是方剂学理论构架的形成期。此期以东汉·张仲景融理法方药于一体之《伤寒杂病论》为代表，该书可谓依据辨证论治示人以"方之精，变也"之典范。魏晋隋唐宋时期，随着社会政治、文化、经济的日益发展，方剂学亦随之进入了快速发展与繁荣时期。突出表现在以下三个方面：方剂数量迅猛增加；方剂学理论的升华与提高；临床各科方剂研究成果的积累与经验总结。自宋至金元，中医学术研究蔚然成风，百家争鸣，流派纷呈。各流派医家在继承前人经验的基础上又从不同角度，阐幽发微，创新发挥，独辟蹊径，补前人所未备。明清时期，方剂学研究无论在深度还是广度上较之唐宋时期均有长足的进步。清代，由于温病学迅速发展，温病方剂的研究与创新达到了新的高度，给中医方剂学的发展注入了新的生机和活力。且运用组成原则对方剂阐发及论述有关组方原理、特点等医家、著作层出不穷，为现代方剂学学科发展奠定了坚实的理论基础。明清以降，外治方的应用已达较高水平，无论在理论认识方面，还是在制剂研究方面，均已日臻成熟完善。自晚清历经民国至新中国建立之前，由于西方医学思想的逐步渗透，中医学领域出现变革图新的趋势，中医方剂学亦受到"中西医药汇通"思潮的影响。中华人民共和国成立以来，中医学从师承传授为主改为以院校教育为主的传习形式，遂使方剂学作为中医药理论体系中举足轻重的独立学科。随着中医药事业的振兴，尤其是近20年来，方剂学的研究取得了令人瞩目的成就。在文献整理方面，大批古籍方书经点校或重印而广为流传，历代中医药著作中的方剂，经全面的梳理和研究已荟萃为工具书得以出版。

研究方法 在教学研究方面，随着中医药高等教育的发展与要求，各种面向不同层次的《方剂学》教材与专著的出版，使方剂学的概念与理论系统化与规范化，为培养中医药高级人才发挥了积极的作用。在临床应用方面，系统地观察与验证了一批古代名方的临床疗效，并阐发了部分古方的临床新用途；创制了许多确有效验的新方。当然，随着科学技术的发展，人类从单一定性，到逐步定量的转变，社会的评价标准追求客观化的现实，则方剂的实验研究也不可避免地伴随着现代社会思维观念与方式方法应运而生。试图通过多学科交叉渗透进行研究，以阐明方剂的药效、作用机理、配伍剂量以及物质基础等方面的客观指标。此外，方剂尤其是行之有效的古方成为新药创制的重要资源。通过化裁、精简、筛选古方，或改革传统剂型而研制新药已成为中药新药开发的主要途径。方剂学的现代研究只有50多年时间，相对于方剂数千年悠久的历史非常短暂，然而，却已成为中医现代研究最为活跃的学科领域。

研究范围 方剂学主要阐明方剂与病证、治法之间的关系，揭示构成方剂的诸要素与功效之间的关系。研究范围主要是以古人经典方剂的组方原理为主线，探讨经典方剂的组方原理、组方思路、配伍意义、服用方法等方面的理论，揭示方剂中药物配伍的主次关系和功效，与主治病证病机相关的配伍原理，方剂适应范围，使用要点，加减变化及剂型选择的规律等。方剂是中医临床防治疾病的主要方法，是中医辨证论治思维的结晶。方剂的组成、用法、功用、主治、应用等每一环节都与中医临床密切相关，是中医辨证论治思想的具体体现，也是中医现代研究的热点，是中药新药研发的主要来源。在庞大的中医药学体系中，方剂学将中医学基础与临床各科、将传统医学理论与现代药学研究联结起来，在中医学体系中具有重要的地位与作用。

应用和有待解决的重要课题 方剂学知识体系涉及中医药学的多个方面，因而，方剂学研究注重在传统中医临床观察、文献整理、逻辑分析的基础上，引入现代多学科方法。不仅在方剂剂型改革、中药新药方面的研究仍有待深入研究，而且在方剂实质方面的研究亦亟待有所突破。由于方剂对于所治证候呈现出多组分、多途径、多靶点的整体调节作用，加之方剂与治法、证候表现为非线性的、多维的、多层次的复杂系统，因而有关方剂实质的研究难以通过药理、药化等单一的实验方法或有关指标而揭示。学界引入基因-蛋白组学及代谢组学技术，利用生物芯片分析技术，从动态角度在分子水平上认识方剂疗效的化学与生物学基础，希冀阐明其现代科学内涵。

（樊巧玲）

fāngjì

方剂（prescription） 单味药物的配伍组合。是在辨证审因、确定治法后，遵循组方原则，选择适宜的药物，明确用量，并酌定剂型、用法而拟定的中药治疗处方。

历史沿革 "方剂"一词，首见于唐·姚思廉所著之《梁书·陆襄传》。其云："襄母卒病心痛，医方须三升粟浆……忽有老人诣门货浆，量如方剂。"方，即医方、药方、处方。汉·王充著《论衡·定贤》云："譬医之治病也……方施而药行。"《隋书·经籍志》云："医方者，所以除疾疢、保性命之术者也。"方又有规矩之意。如《周礼·考工记》云："圆者中规，方者中矩。"《孟子·离娄上》云："不以规矩，不能成方圆。"剂，古与"齐"通，有整齐之意，又作"调和"解。《汉书·艺文志·方技略》云："调百药齐，和之所宜。"

方剂的应用历史悠久。早在原始社会时期，我们的祖先在生产和生活实践中逐渐发现了药物并用于治疗疾病，最初只是使用单味药，经过长期的实践探索与医疗经验积累，观察到将数味药物配合起来治疗疾病往往可以收到更好的疗效，于是多味药的组合逐渐成为中药应用的主要形式。

1973年湖南长沙马王堆汉墓出土的帛书《五十二病方》载方近300首，东汉早期的《治百病方》中记载了36首方剂，反映了复方的应用在汉代已非常普遍。东汉末年张仲景著《伤寒杂病论》，创造性地融理、法、方、药于一体，被后世尊为"方书之祖"，书中所载方剂大多配伍严谨，疗效卓著，示以规矩，教以权变，被后世医家奉为经典，誉之为"经方"。与此相对，后世诸家的医方则被称为"时方"。中医方剂浩如烟海。据不完全统计，截至清末有方名的中医古方已达十万首之多，这些方剂又被称之为"成方"。

临床意义 药物配伍是方剂组成的基础，方剂是药物配伍的具体应用，遵循君臣佐使理论遣药制方是合理配伍的重要原则。

药物配伍主要体现相辅相成、相反相成两类关系。方剂正是利用药物之间的相互协同或相互制约关系，或增强疗效、适应复杂病情，或调其偏性、制其毒性，从而最大限度地发挥其治疗作用，最大限度地消除或减缓对人体的不利影响，使群药成为配伍严谨的有机整体。古今方剂中蕴含着医家们的学术思想精华与临床诊疗经验，具有十分丰富的内涵。方剂既是中医临床防治疾病的主要工具，也是探索药效机制、研究中医理论的切入点和中药新药研发的主要来源，提高方剂的应用与研究水平对于促进中医学理论的发展与临床疗效的提高具有非常重要的现实意义。

（樊巧玲）

dānfāng

单方（simple recipe） 一首方剂。是相对于二首或二首以上合并使用的复（重）方而言。在中医药学的始萌阶段，仅用一味药物调解或治疗病证，并将作用明确者记录延传，且古籍中有专属名称，称作"单方"。随着药物应用知识的丰富和实践经验的积累，一味以上的药物组合，即方剂逐渐成为药物应用的主流。《五十二病方》《黄帝内经》等早期医学著作中收载的方剂确有一些为单方（一味药物），反映了由单药治病向多药配伍应用发展的过渡轨迹。至东汉末年张仲景《伤寒杂病论》的问世，标志着一味以上的方剂已成为方剂的主体，遂使方剂的本质内涵日渐明晰。当然，古籍中记载了某些一味药物的所谓"单方"，确具备药简力专等特点，如《伤寒杂病论》之甘草汤、猪肤汤、文蛤散，《医学集成》之独参汤，《丹溪心法》之大补丸等，故后世亦有将此称为"单方"

者，然其缺少作为方剂的核心要素"配伍"。

（樊巧玲）

fùfāng
复方 （compound prescription）

由两首或两首以上的成方组成的方剂，是相对于单方而名之。古人对于复方内涵的阐述其义有二：①指两首或两首以上方剂的先后迭用，此说源于《素问·至真要大论》"奇之不去则偶之，是谓重方"。金·成无己《伤寒明理论·药方论序》将"重方"改称为"复"方，明·张介宾解释道："此示人以圆融通变也。如始也用奇，奇之而病不去，此其必有未合，乃当变而为偶，奇偶迭用，是曰重方，即后世所谓复方也。"（《类经·论治类·治有缓急方有奇偶》）②指两首或两首以上方剂的组合应用，如李时珍引张从正云："有二方三方及数方相合之复方，如桂枝二越婢一汤，五积散之属是也；有本方之外别加余药，如调胃承气加连翘、薄荷、黄芩、栀子为凉膈散之属是也。"（《本草纲目·序例》）清·唐容川《中西汇通医经精义》又详释曰："复方，重复之义，两证并见，则两方合用；数证相杂，则化合数方而为一方也。"

（樊巧玲）

yànfāng
验方 （experiential effective recipe）

经临床实践证明确有效验的方剂。一般多指流传于民间疗效确切的秘方、偏方等。"验者，效也"（见《淮南子·主术训》"验在近而求之远"之高诱注文），故"验方"从字面理解指的是临床有效方剂，然而综观古今医书中记载的验方，多为流传于民间的秘方、偏方等，有些散见于各类医书中，也有被辑入验

方专著中者。以收录民间验方为主的代表性古代方书较早的有晋·葛洪的《肘后救卒方》，以采集救治急症、简便易行方剂为特点。此后的验方专书则以清代为众，如赵学敏的《串雅内编》与《串雅外编》汇集整理走方医的有效方剂，陶承熹集家传及自己多年行医经验积累著成《惠直堂经验方》，鲍相敖专采药少价廉、方便易行之剂编成《验方新编》，华岫云收录叶桂临证效验方撰为《种福堂公选良方》等。

（樊巧玲）

mìfāng
秘方 （secret recipe）

临床有效而秘不外传的方剂。一般多为家传或师授之方。秘者，秘而不宣之意。秘方，古又称"禁方"，即秘传而不可公开的药方。《史记·扁鹊仓公列传》中有古代名医长桑君将禁方秘传扁鹊的记载："我有禁方，年老，欲传公，公毋泄。"由于秘方多由家庭世代相传承袭，故又有"祖传秘方"之称，其中不乏行之有效之方。

（樊巧玲）

jīngfāng
经方 （classical prescriptions）

指张仲景《伤寒论》《金匮要略》中记载的方剂。经方之名较早见于《汉书·艺文志·方技略》。其云："经方者，本草石之寒温，量疾病之浅深，假药味之滋，因气感之宜，辨五苦六辛，致水火之齐，以通闭解结，反之于平。"此"经方"之意是指针对不同疾病施以恰当的药物治疗而使机体阴阳气血归于平和者。书中还列举了汉代以前记载方剂的医书"经方十一家"，据此经方又有汉以前医书所载之方以及经验方二种说法。东汉末年张仲景著《伤寒杂病论》，其中所载方剂

配伍严谨，疗效卓著，示以规矩，教以权变。是书经宋代林亿等的校刊，尤其是经金人成无己的注解后，《伤寒论》得以风行弗替，张仲景被尊为"医圣"，《伤寒论》《金匮要略》被奉为医经，书中所载诸方亦被誉为"经方"，现代中医学界仍多宗此说。清·徐大椿就此论曰："其方则皆上古圣人历代相传之经方，仲景间有随症加减之法，真乃医方之经也。"（《医学源流论·金匮论》）"惟仲景则独祖经方，而集其大成，惟此两书，真所谓经方之祖。"（《金匮心典·徐序》）

（樊巧玲）

shífāng
时方 （non-classical prescriptions）

东汉张仲景之后医家所创制的方剂，是与经方相对而言。"时方"一词较早见于元·戴良的《丹溪翁传》："时方盛行陈师文、裴宗元所定大观二百九十方。"清·陈念祖《时方妙用》指出："唐宋以后始有通行之时方。"可见时方是指相对于经方（古方）的后世新方，一般是指唐宋之后的方剂。时方和经方都是前辈医家在长期医疗实践中积累的宝贵经验，在某种意义上似可认为经方是时方的基础，时方是经方的发展。

（樊巧玲）

zǔfāng
祖方 （ancestral prescriptions）

针对某种典型证候而拟定的基本方。再将与其主要药物或主要配伍及主要功用相同或相近的方剂附属其后，附属之系列方称为该方的类方。以祖方进行分类的方法，源于明末医家施沛所撰之《祖剂》；而祖方之名出自清·张璐的《张氏医通》。《祖剂》"首冠素灵二方，次载伊尹汤液一方

以为宗；而后系以仲景之方为祖；其《局方》二陈、四物、四君子等汤，以类附焉"，意在推其演变，溯源穷流，使后人借以了解古今方剂承前启后的发展脉络。其归类思路，或以同一方剂加减而相附，或以方剂名称相近而相属，或以方中主药相同而相归，或以方剂功效相似而相类，开创了类方研究之先河。由于其中也有部分祖方之成方年代晚于类方，难免混淆其源流之始末。

(樊巧玲)

lèifāng

类方 (similar to the prescription) 特定研究范围内在组成、功效或主治上具有相似性的方剂。类方一般多指在药物组成上具有一定相似性的方剂集合，有时也包括在功效或适应证候方面具有相似性的方剂集合。如四君子汤类方、解表类方、治痛经类方等。古籍中类方较早见于明·戴元礼的《证治要诀类方》、王肯堂的《杂病证治类方》、施沛的《祖剂》，及清·徐大椿的《伤寒论类方》、张璐的《张氏医通》。近现代有左季云的《伤寒论类方汇参》、刘渡舟的《新编伤寒论类方》等。由于不同分类依据所得到的类方既存在一定的共性，也涵括各方的特性，因而类方的研究不仅有助于溯其源流、探其法度、推其演变、究其运用，而且通过研究其共性与个性之间的关系，对于发现方证病机和方药配伍的关联特点，指导临床辨证论治具有较高的学术价值。

(樊巧玲)

chǔfāng

处方 (prescription) 医疗和药剂配制的重要书面文件。又称药方。狭义的处方是指由注册的执业医师和执业助理医师在诊疗活动中为患者开具的、由取得药学专业技术职务任职资格的药学专业技术人员审核、调配、核对，并作为患者用药凭证的医疗文书。处方是医生对病人用药的书面文件，是药剂人员调配药品的依据，具有法律、技术、经济责任。广义而言，凡制备任何一种药剂的书面文件，均可称为处方。

中药饮片处方的书写，一般应当按照"君、臣、佐、使"的顺序排列；调剂、煎煮的特殊要求注明在药品右上方，并加括号，如布包、先煎、后下等；对饮片的产地、炮制有特殊要求的，应当在药品名称之前写明。

(樊巧玲)

zhōngchéngyào

中成药 (Chinese patent medicine) 在中医药学理论指导下，以中药材为原料，遵循方剂的组成原则配伍组方，按照一定的制备工艺成批生产的中药制剂。又称"成药"。

中成药具备便于服用、携带和贮存等特点。常用的有丸剂、散剂、冲剂、酒剂、酊剂、膏剂、口服液等多种剂型。由于中成药不具备汤剂随症加减的优势，因而多用于慢性疾病且病情较为稳定的阶段，或是用于疾病的预防与亚健康人群的养生保健。此外，亦有因方中含有贵重特殊药材等，或为便于某些急重病证临床随时取用，而制为中成药者。

(樊巧玲)

shíliáofāng

食疗方 (therapeutic prescription) 在中医药学理论指导下，根据病证、体质、季节的不同，选用合适的药食两用品，依据其性能、功用特点，结合现代营养学知识，配以合适的食物，经适当加工而以一定的药膳形式呈现的方剂应用的特殊形式。又称药膳。一般性味平和，主要适宜于慢性虚弱性疾病的日常调理、大病之后的康复以及体质偏颇人群的调养。

早在《黄帝内经》中已有"五谷为养，五果为助，五畜为益，五菜为充，气味合而服之，以补益精气"(《素问·藏气法时论》)的论述，主张通过合理膳食养生保健，并且强调在疾病的康复阶段，宜以"谷肉果菜，食养尽之"，奠定了食疗方剂的理论基础。《神农本草经》中收载了诸如薏苡仁、大枣、芝麻、山药、百合等众多药食两用品。古代方书中载有许多有效的食疗方剂，如《伤寒论》治疗下利咽痛的猪肤汤、《金匮要略》治疗寒疝腹痛的当归生姜羊肉汤、《济生方》治疗肺肾两虚之久咳气喘的人参核桃汤等。此外，尚有食疗方剂专著刊行，如元·忽思慧的《饮膳正要》、清·王士雄的《随息居饮食谱》、费伯雄的《食鉴本草》等。

(樊巧玲)

piānfāng

偏方 (folk prescription) 流传于民间，可用于防治某种疾病的方剂。偏方多未载入方书中，而在民间口口相传。其所用药材或地域特色突出，或采用一些非常用之药，或其中不乏存在着药物使用不当、配伍禁忌等问题者，故有可能导致服药者的不良反应。

(樊巧玲)

jìnfāng

禁方 (disable prescription) 见*秘方*。

gāofāng

膏方 (paste formula) 将药材加水反复煎煮，去渣取液浓缩后，加炼蜜或炼糖制成的半流体制剂。又称膏滋。

历史沿革 膏方属于内服膏剂中的煎膏，是中医药传统制剂之一。膏方的应用起于汉唐，兴于宋元，盛于明清。如唐代《备急千金要方》苏子煎、《外台秘要》的"煎方六首"的制备及应用已与现代膏方基本一致。宋代《洪氏集验方》琼玉膏，明代《摄生总要》龟鹿二仙膏、《景岳全书》两仪膏等皆为流传广泛的著名膏方。清代宫廷中使用膏方非常广泛，《慈禧光绪医方选议》载有内服膏方近30首。晚清时膏方组成渐复杂，如张聿青《膏方》中用药往往已达二三十味，甚至更多，收膏时常选加阿胶、鹿角胶等，并强调辨证而施，对后世医家影响极大。

基本含义 膏方的拟定当以中医理论为指导，以辨证论治为原则，以综合调理为依据，处方多由20余味中药组成，包含若干首基本方剂，属于中医之大方、重方。膏方药性甘润滋补，又名膏滋。因经浓缩后制成，体积小、浓度高，口味甜美，服用方便，一般适用于年老体弱以及慢性虚弱性疾病，需要较长时间服药者。服用膏方的季节因人而异，慢性病或久病体弱需要长期服药者，四季皆可制膏服用；一般人群的养生保健以及体质偏颇的调理，根据中医学"秋收冬藏"的养生理论则宜在冬季服用膏方。

（樊巧玲）

fāngzhèng

方证 （prescription symptoms）

以方剂的功效进行证候命名。基于"方从法出""法随证立"的中医辨证论治思维，方剂与其适应证候间存在着直接的对应关系，在中医临床实践中常以方剂命名证候，如麻黄汤证、桂枝汤证、小柴胡汤证等。

历史沿革 马王堆汉墓出土的《五十二病方》体现了据病用方的思维，武威汉简《治百病方》出现辨证论治思想萌芽，东汉·张仲景《伤寒杂病论》所载113方皆以方名证，方随证出，方证一体，有是证必有是方，方证相应思维由斯肇始。此后，唐·孙思邈《千金翼方》采取"方证同条，比类相附"的方法对《伤寒论》方剂进行整理；宋·朱肱将方证称之为"药证"；清·柯韵伯提出"仲景之方，因症而设，非因经而设，见此症便与此方，是仲景活法"（《伤寒论翼·阳明病解第二》），其所著《伤寒来苏集》即以方类证，以方名证；徐灵胎《伤寒论类方》主张"不类经而类方"，将仲景方进一步归为桂枝汤、麻黄汤、葛根汤等12类。

基本含义 辨证论治是中医学理论的核心内容，方与证是其中最为精华的部分。分析疾病重在"识证"，治疗疾病要在"制方"。一首方剂中的药物及其配伍关系与其所治证候病机间具有高度相关性，方随证立，证由方名，证随机转，方因证变，因而有关"方证"的研究涉及辨证论治、方证相关、制方机理、证候实质等领域。

（樊巧玲）

fāngjì yǔ zhìfǎ

方剂与治法 （formula and governing law）

中医学理、法、方、药体系的重要组成部分。临床辨证论治是一个由分析问题到解决问题的连续过程。只有辨证正确，治法的针对性才能明确和具体，根据治法遣药组方才能获得预期的疗效。因此，治法是联系辨证理论和遣药组方的纽带，也是运用方剂不可缺少的基础。

基本含义 治法，是指在辨清证候，审明病因、病机之后，有针对性地采取的治疗法则。其主要内容，可以归纳为两个层次。首先，具有一定概括性的、针对某一类病机共性所确立的治法，称为治疗大法，如表证用汗法、寒证用温法、热证用清法、虚证用补法、实证用泻法等，如"八法"即属这一层次。其次，是针对具体证候所确定的治法，即具体治法。每首方剂的"功用"即体现了该方的具体治法。

临床含义 治法是在长期临床积累的方药运用经验基础上，在不断丰富、完善过程中，逐步总结而成的，是后于方药形成的一种理论。但是当治法由经验上升为理论之后，就成为遣药组方和运用成方的指导原则。例如，一个感冒病人，经过四诊合参，审证求因，确定其为风寒所致的表寒证后，根据表证当用汗法、治寒当以温法的治疗大法，决定用辛温解表法治疗，选用相应的有效成方加减，或自行选药组成辛温解表剂，如法煎服，以使汗出表解，邪去人安。否则，辨证与治法不符，组方与治法脱节，必然治疗无效，甚至使病情恶化。由此可见，在临床辨证论治的过程中，辨证的目的在于明确病机病证，依据病证确立治法，依据治法遣药组方，方剂是体现和完成治法的主要手段。故有"方从法出，法随证立"之说。此外，方剂与治法的关系亦可概括为"以法统方"，即"以法组方""以法遣方""以法类方""以法释方"四个方面。

（贾波）

bāfǎ

八法 （eight methods）

汗、和、下、消、吐、清、温、补八种治法。语出清·程钟龄《医学心悟》。治法的沿革历史悠久，早在《黄帝内经》中已有丰富的记载。如针对病因，有"寒者热之，热者寒之……坚者削之，客者除之，劳者温之，结者散之，留者攻之，燥者濡之（《素问·至真要大论》）"；针对病位，有"其高者，因而越之；其下者，引而竭之；中满者，泻之于内。其有邪者，渍之以为汗；其在皮者，汗而发之"（《素问·阴阳应象大论》）。历代医家经长期实践总结使之内容不断丰富。遂至清代，医家程钟龄从治疗大法的层面，概括性地将治法归类总结为"八法"。《医学心悟·医门八法》云："论病之源，从内伤外感四字括之。论病之情，则以寒、热、虚、实、表、里、阴、阳八字统之。而论治病之方，则又以汗、和、下、消、吐、清、温、补八法尽之。"

（贾 波）

hànfǎ

汗法（diaphoresis method）通过开泄腠理、调畅营卫、宣发肺气等作用，使在表的外感六淫之邪随汗而解的治法。八法之一，该法的主要作用是解表，主治各种表证，可缓解恶寒发热，头身疼痛，鼻塞流涕，苔薄脉浮等症。表邪虽有风、寒、暑、湿、燥、火之别，但其临床表现主要有表寒、表热之异，故汗法又有辛温、辛凉之不同。此外，汗法尚有透邪、祛湿、消肿之功，可用于治疗麻疹初起，疹点隐而不透；或风湿痹证，肢体酸楚疼痛；或水肿腰以上肿甚者，以及疮疡、痢疾初起而有寒热表证等。由于邪气有兼夹，体质有强弱，故汗法常与补法、下法、消法、清法、温法等其他治法结合运用。使用汗法应注意取汗之"度"，切勿

"过汗伤正"，或"汗后复感"，即所谓"汗而勿伤"。

（贾 波）

héfǎ

和法（reconcile method）通过和解与调和的作用，使半表半里之邪，或脏腑、阴阳、表里失和之证得以解除的治法。八法之一，该法始见于《伤寒论》小柴胡汤证，原为和解少阳而设，主治往来寒热，胸胁苦满，默默不欲饮食，心烦喜呕，口苦，咽干，目眩，舌苔薄白，脉弦等少阳证。由于少阳证的病变特点是邪在半表半里，治疗当疏透与清解之药相伍，恰入半表半里之地，和解少阳。后世随着对和法应用的逐步拓展，不断总结出其尚可治疗肝脾不和、肠寒胃热、气血营卫失和等证。清·戴天章云："寒热并用之谓和，补泻合剂之谓和，表里双解之谓和，平其亢厉之谓和。"（《广瘟疫论》）可见，和法具有调和作用，是一种既能祛除病邪，又能调整脏腑功能的治法，多无明显寒热补泻之偏，主要分类有和解少阳、调和肝脾、调和肠胃等。使用和法应注意"和而勿泛"。

（贾 波）

xiàfǎ

下法（purgative method）通过荡涤肠胃，排泄大便的作用，使停留于胃肠的有形积滞从下窍而出的治法。八法之一，该法的主要作用是泻下通便，主治燥屎、冷积、宿食等有形之邪滞于肠胃所致的大便不通，脘腹胀满腹痛等。下法之通便，可导邪外出，故痰饮、瘀血及热邪为患，证属邪正俱实者，亦可应用。由于积滞有寒热，正气有盛衰，病邪有兼夹，所以本法又有寒下、温下、润下、逐水、攻补兼施之别，以

及与其他治法的配合运用。使用下法应注意"下而勿损"。

（贾 波）

xiāofǎ

消法（resolving method）通过消食导滞、行气活血、化痰利水、祛虫等作用，使气、血、痰、食、水、虫等所结聚而成的有形之邪渐消缓散的治法。八法之一，基于上述邪气致病又各有特点，为使治疗更加明确，消法则有行气、活血、祛湿、祛痰、消食、消癥、驱虫之分，治疗气滞、血瘀、水湿、痰饮、食停、癥瘕、虫积等病证。本法常与补法、下法、温法、清法等其他治法配合运用。使用消法应注意"消而勿伐"。

（贾 波）

tùfǎ

吐法（emesis method）通过涌吐的方法，使停留在咽喉、胸膈、胃脘的痰涎、宿食或毒物从口中吐出的治法。八法之一，适用于中风痰壅、宿食壅阻胃脘、毒物尚在胃中以及痰涎壅盛之癫狂、喉痹等。使用吐法的基本条件是病位居上，病势急暴，内蓄实邪，体质壮实。因吐法易伤胃气，故体虚气弱、妇人新产、孕妇均应慎用。

（贾 波）

qīngfǎ

清法（clearing method）通过清热、泻火、解毒、凉血、清虚热等作用，使在里之热邪得以解除的治法。八法之一，适用于里热证、火证、热毒证以及虚热证等里热病证。里热证有因外邪入里化热，或五志过极化火所致，其临床见症以发热、口渴、心烦、苔黄、脉数为特点，亦有因内伤久病，阴液耗损，虚热内生引起，一般见有骨蒸潮热、唇红颧赤、舌红少苔、脉细数等。

由于里热证有实热与虚热之分；实热又有热在气分、营分、血分、热壅成毒以及热在某一脏腑之异，因而该法有清气分热、清营凉血、清热解毒、清脏腑热、清虚热的不同。热证最易伤阴，大热又易耗气，因而清法或与补法配合运用。

（贾　波）

wēnfǎ

温法（warming method）　通过温里祛寒的作用，使在里之寒邪得以消散，阳气得以恢复的一类治法。适用于里寒之证。八法之一，里寒证的形成，有外感内伤的不同，或由寒邪直中于里，或因失治误治而损伤人体阳气，或因素体阳气虚弱，以致寒从中生。临床主要表现为畏寒、肢冷、口不渴、面色苍白、舌淡苔白、脉沉迟等。根据里寒证有轻重缓急的差别，发病部位有在脏腑在经络的不同，故本法相应分为温中祛寒、回阳救逆和温经散寒三类。由于里寒证形成和发展过程中，往往阳虚与寒邪并存，故温法或与补法配合运用。

（贾　波）

bǔfǎ

补法（tonifying method）　通过补益脏腑气血阴阳的不足，使人体诸虚损病证得以康复的一类治法。适用于各种虚证。八法之一，补法通过药物补益气血阴阳以复正气，使脏腑功能得以增强，则机体正气御邪或祛邪之功得以加强或维系。此外，在正虚不能祛邪外出时，也可以用补法扶助正气，并配合其他治法，达到助正祛邪的目的。虽然补法有时可收到间接祛邪的效果，但一般是在无外邪时使用，以避免"闭门留寇"之弊。补法的具体内容甚多，既有补益气、血、

阴、阳的不同，又有分补五脏之侧重，但较常用的治法分类仍以补气、补血、补阴、补阳为主。

（贾　波）

fāngjì yǔ zhōngyào

方剂与中药（formula and Chinese medicine）　方剂与中药的相互关系。纵观中医药发展史，可知，中药的始萌之时，亦即方剂（单方）的萌蕴之期，二者形神相依。随着中医药学的发展，使二者逐渐分化为两个独立学科。但内在的理论渊源又使二者的发展相互促进。一方面，伴随本草书籍中所载中药数量的增加，药性表述的变化，使方剂据证遣药的范围扩大，方剂的数量亦随之而增长。另一方面，伴随方剂在临床的运用日趋丰富，尤其是通过方剂中药物配伍的无穷变化，使之对中药功效的认识更加深刻、全面。如黄芩安胎之功效，始见于汉代《金匮要略》治疗胎动不安的当归散，故明代《本草纲目》谓："黄芩得白术，安胎。"方剂组成的基础与中药的功效密不可分，而方剂中药物配伍后应用于临床，亦在某些方面加深和扩大了对中药功效的新认识。如柴胡升举清阳之功效，与明·李杲的补中益气汤、升阳益胃汤、升阳顺气汤等诸方的应用相关。方与药在配伍运用中的关系可归纳为方以药成与方药离合。

（贾　波）

fāngyǐyàochéng

方以药成（prescription medication composition）　方剂是以单味中药的性质、功效为依据构成。方剂是由中药构成的，单味药性能及功效特点是临床遣药组方的依据。即方剂在辨证论治确定治法的基础上选择功效恰当的中药，遵循君、臣、佐、使组方

原则组成方剂。

（贾　波）

fāngyào líhé

方药离合（separation and consistency of prescription drugs）　方剂的功效是单味药物功效的集结或各药之间相互作用的效能。从药物的性能效用角度对方药关系的概括，包括"方与药合"与"方与药离"两方面。①方与药合：组方用药可使单味药的功效在方中得以体现，此时方中药物基本上保留或发挥其原有的性能效用而成为全方功用的一部分，表现出方与药在效用上的趋同或集合。如主治三焦火毒证之黄连解毒汤，方中黄连、黄芩、黄柏、栀子皆有泻火解毒功效，四药各有所长，黄芩清上焦之火，黄连泻中焦之火，黄柏泻下焦之火，栀子清泻三焦之火，相须为用，全方泻火解毒之功颇著。②方与药离：方剂功效不是方中各单味药物功效的简单相加或集合，而是方中诸多药物的综合体现，且药物通过配伍可使方剂产生单味中药不能产生的新的功效。如桂枝汤，用桂枝解肌发表，芍药益阴敛营，生姜解表止呕，大枣益气补中，甘草调和药性，合用功能解肌发表，调和营卫，而调和营卫之效既非桂枝、生姜之功，也非芍药、大枣、甘草之能，乃方中五味药物配伍后产生的功用。

（贾　波）

fāngjì fēnlèi

方剂分类（prescription classification）　根据方剂的特点，将其分门别类。古今有关方剂之分类方法主要有七方、十剂、十二剂、二十四剂、八阵及按病证（脏腑、病因）分类、按类方分类、按治法（功用）分类及综合分类、笔画分类等。临床可依据方剂的组

成、功用、主治等特点进行归类，以利于方剂的理解运用。

（贾 波）

qīfāng

七方（seven kinds of prescriptions） 大方、小方、缓方、急方、奇方、偶方、重方7类方剂合称。方剂分类方法之一。"七方"之说，始于《黄帝内经》。《素问·至真要大论》曰："君一臣二，制之小也。君一臣三佐五，制之中也。君一臣三佐九，制之大也"；"君一臣二，奇之制也。君二臣四，偶之制也。君二臣三，奇之制也。君二臣六，偶之制也"；"补上治上制以缓，补下治下制以急，急则气味厚，缓则气味薄"；"近而奇偶，制小其服，远而奇偶，制大其服。大则数少，小则数多，多则九之，少则二之。奇之不去则偶之，是谓重方。"这是"七方"说的最早记载。其根据病邪的微甚、病位的表里、病势的轻重、体质的强弱以及治疗的需要，概括制方之法。金·成无己《伤寒明理论》云："制方之用，大、小、缓、急、奇、偶、复七方是也"，自此明确提出"七方"之名，并将《内经》的"重"改为"复"。后世学界将"七方"视为最早的方剂分类法。

（贾 波）

shíjì

十剂（ten kinds of prescriptions） 宣剂、通剂、补剂、泄剂、轻剂、重剂、滑剂、涩剂、燥剂、湿剂10类方剂的合称。方剂分类方法之一，属治法分类范畴，亦称功能分类。始于北齐·徐之才《药对》（原书已佚），据《本草纲目·序例》记载：徐之才曰："药有宣、通、补、泄、轻、重、滑、涩、燥、湿十种"，并于"宣可去壅""通可去滞""补可

去弱""泄可去闭""轻可去实""重可去怯""滑可去著""涩可去脱""燥可去湿""湿可去枯"之下，各举数药为例。徐氏所归纳的"十种"，原是针对药物按功用分类的一种方法。宋·赵佶《圣济经》于每种之后加一"剂"字，如《圣济经·审剂篇》云："故郁而不散为壅，以宣剂散之。"金·成无己《伤寒明理论》则云："制方之体，宣、通、补、泄、轻、重、滑、涩、燥、湿十剂是也。"至此在方书中方有"十剂"之名。但以十剂尚不足以概括临床常用方药，故后世各家又有增益，如宋·寇宗奭《本草衍义》之"十二剂"十剂加寒、热二剂；明·缪希雍之"十二剂"即十剂加升、降二剂。明·徐思鹤之《医家全书》在十剂基础上，又增加了调、和、解、利、寒、温、暑、火、平、夺、安、缓、淡、清十四剂，后世称之为二十四剂。

（贾 波）

bāzhèn

八阵（eight tactical arrays） 补阵、和阵、攻阵、散阵、寒阵、热阵、固阵、因阵8类方剂的合称。方剂分类方法之一，属治法分类范畴。始见于明·张介宾《景岳全书》之"新方八阵"与"古方八阵"。张氏提出"八阵"，"鉴于古方之散列于诸家者，既多且杂，或互见于各门，或彼此重复"，因而"类为八阵，曰补、和、攻、散、寒、热、固、因"。并在《景岳全书·新方八略引》中云："补方之剂，补其虚也"；"和方之剂，和其不和也"；"攻方之剂，攻其实也"；"用散者，散表证也"；"寒方之剂，为清火也，为除热也"；"热方之剂，为除寒也"；"固方之剂，固其泄也"；"因方之制，因其可因者

也"。共选古方1516首，自制新方186首，皆按"八阵"分类。

（贾 波）

fāngjì zǔchéng

方剂组成（prescription composition） 方剂是由药物组成的，药物通过合理的配伍，增强或改变原来的功用，调其偏胜，制其毒性，消除或减缓其对人体的不良反应，发挥药物间相辅相成或相反相成等综合作用，使各具特性的药物组合成为一个整体，从而发挥更好的预防与治疗疾病的作用。内容包括组方原则和配伍方法两个方面。清·徐大椿在《医学源流论·方药离合论》中云："药有个性之专长，方有合群之妙用。""方之与药，似合而实离也，得天地之气，成一物之性，各有功能，可以变易血气，以除疾病，此药之力也。然草木之性与人殊体，入人肠胃，何以能如人之所欲，以致其效。圣人为之制方，以调剂之，或用以专攻，或用以兼治，或相辅者，或相反者，或相用者，或相制者。故方之既成，能使药各全其性，亦能使药各失其性。操纵之法，有大权焉，此方之妙也。"其组方原则就是君、臣、佐、使。

（阮时宝）

zǔfāng yuánzé

组方原则（the principle of prescription） 根据病情和治法的需要，选择合适药物，组成的方剂符合君、臣、佐、使基本结构的用药法则。方剂是由药物组成的，药物通过合理的"配伍"，增强或改变其原有功用，调其偏胜，制其毒性，消除或减缓其对人体的不良反应，发挥药物间相辅相成或相反相成等综合作用，使各具特性的药物组合成为一个整体，从而发挥更好的预防与治疗疾病

的作用。明·张介宾在《类经·方剂君臣上下三品》中云："主病者，对证之要药也，故谓之君，君者味数少而分量重，赖之以为主也。佐君者谓之臣，味数稍多而分量稍轻，所以匡君之不逮也。应臣者谓之使，数可出入而分量更轻，所以备通行向导之使也。此则君臣佐使之义。"其组方原则就是君臣佐使的组方原则，既强调方剂组成应以君药为核心，臣药、佐药、使药为从属；又说明某些方剂君药作用有赖于臣、佐、使药的协助、制约，其疗效才能得以增强，毒副作用方能减轻或消除。方剂中君、臣、佐、使药之分，主要以药物在方中的药力大小为依据。在遣药组方时并没有固定的模式，既不是臣、佐、使药都必须具备，也不是每味药只任一职，当视病情和治法的需要，以及所选药物的功效而定。一般而言，一首方剂，君药是必备的，而臣、佐、使药并非齐备。有些方剂的君药或臣药本身就兼具佐药或使药的作用，在这类方中就不需另配佐药或使药。君药一般只用一、二味，臣药可多于君药，佐药常多于臣药，而使药则只有一、二味。一首方剂的药味多少，以及臣、佐、使药是否齐备，应依病情和治法的需要，并与所选药物的功用、药性密切相关，这样才能发挥药物通过配伍组合成方剂的优势与疗效。

（阮时宝）

yàolì

药力（drug dfficacy）　在方剂中，药物本身与它药相比较而言的效力。判定药力的前提是在方中，药物在方剂中的作用是由药物自身在方中的药力大小所决定，药物的药力大小亦只有在方中才能有所体现。辨析方中药物的药

力大小，即能准确分别其君、臣、佐、使，进而充分把握功用与主治证。因而，判定君臣佐使的依据是药力。组方原则的核心理念是通过方中药物相互配伍之后，能最大限度地表达制方者希冀于每味药物适宜病证所需之药力得以充分表达。中医学对药力的认识由来已久，早在金代，张元素提出"力大者为君"，明确方中"药力"最大者为君药，其在方中所能发挥出的作用乃为该方作用之主旨。随着科技的进步和发展，临床中，急需给"药力"以定量化标准，然由于当下认识手段、水平之所限，尚处于只能"定性"，难以准确"定量"之阶段。20世纪90年代，学者提出"药力判定公式"，采用线性形式表达为："药力＝药性＋药量＋配伍＋剂型＋服法＋……"。药力的大小，首先决定于药物自身的属性，即药性；药量是调控药物在方中药力大小的直接因素；配伍是调控药物在方中作用趋向、药力大小的间接因素；剂型、服法等因素，亦可在某种程度上影响药物在方中的药力。在熟知药性的前提下，抓住药力这一关键环节，掌握药力与药量、配伍间的关系，即可执简驭繁，方剂学诸多理论争议亦可迎刃而解。

（毕珺辉）

jūnyào

君药（sovereign drug）　方剂中针对主病或主证起主要治疗作用的药物。其药力居方中之首，用量较臣、佐药药量要大。在一首方剂中，君药是首要的，是不可缺少的药物。

（阮时宝）

chényào

臣药（minister drug）　方剂中，辅助君药加强治疗主病、主证，

或对兼病、兼证起治疗作用的药物。药力小于君药。

（阮时宝）

zuǒyào

佐药（assistant drug）　方剂中协助君、臣药以治疗兼证与次要症状，或制约君、臣药的毒性与烈性，或用作反佐的药物。有三种意义：①佐助药。即协助君、臣药以加强治疗作用，或直接治疗次要兼证的药物。②佐制药。即制约君、臣药的峻烈之性，或减轻或消除君、臣药毒性的药物。③反佐药。即根据病情需要，于方中配伍少量与君药性味或作用相反而又能在治疗中起相成作用的药物。药力小于臣药，一般用量较轻。

（阮时宝）

shǐyào

使药（envoy drug）　方剂中能引导方中诸药直达病所，或具有调和诸药作用的药物。有两种意义：①引经药。即能引导方中诸药以达病所的药物。②调和药。即具有调和诸药作用的药物。使药在方中的药力较小，用量亦轻。

（阮时宝）

fāngjì pèiwǔ fāngfǎ

方剂配伍方法（compatibility method）　根据病情的需要及依此所确定的治法要求，选择药性适宜的两种或两种以上的药物组合同用的用药法则。是方剂学的核心理论之一。

基本内容　配伍方法是方剂学组方遣药的核心要素，对指导临床用药以及丰富和发展方剂学理论具有重要意义。中医处方时遵循"君、臣、佐、使"组方原则，所体现药物间的相互关系也属配伍方法的具体运用。它是从单味药物发展而来的。在医药萌芽时期，治疗疾病一般为单味药，

然随着药物的增多与对疾病认识的逐渐深化，两种及两种以上药物的配伍应用方法应运而生。前人从本草学角度将药物的应用及药与药之间的关系，总结归纳为单行、相须、相使、相畏、相杀、相恶、相反等，称之为"七情"，其中除"单行"外，其他六种属配伍方法范畴。①单行：只用一味药物单独发挥作用。②相须：性能功效相类似的药物配合应用，能增强其原有功效，如大黄与芒硝合用，增强攻下泻热作用。③相使：性能和功效方面有某种共性的药物配合应用，而以一种药物为主，另一种药物为辅，能提高主药物的疗效，如黄芩与大黄合用，大黄能提高黄芩清热泻火之力。④相畏：一种药物的毒性反应或副作用，能被另一种药物减轻或消除，如生半夏、生南星的毒性，能被生姜减轻或消除，所谓半夏畏生姜。⑤相杀：一种药物能减轻或消除另一种药物的毒性或副作用，如生姜能减轻或消除生半夏和生南星的毒性与副作用，所谓生姜杀生半夏和生南星之毒。由此可知，相畏、相杀即从不同角度对同一配伍关系的两种提法。⑥相恶：两种药物合用，能相互牵制而使作用降低甚至丧失药效，如人参恶莱菔子等。⑦相反：两种药物合用，能产生毒性反应或剧烈的副作用，如甘草与海藻、大戟、芫花、甘遂合用等。"七情"除单行外，其余均属对药物配伍关系的最早表述及概括。相须、相使，即有些药物同用后，可产生协同作用，能增进疗效，是常用之配伍方法。相畏、相杀是对同一配伍关系的两种提法，即有些药物同用后，能减轻或消除另一种药物的毒性或副作用，属应用具有毒性、烈性

药物时之配伍方法。相恶，说明合用的药物因相互拮抗而使原有功效减弱或消除，属一般常规遣药组方时应尽量避免之配伍方法。相反，说明有些本来单味应用毒性较小或无害的药物，与它药合用后，能增强或产生毒性或强烈的副作用，属除特殊需要以"相反相成"之法取"激发药力"之效外，遣药组方时，属于不宜或禁止使用之配伍方法。

自汉以降，配伍方法伴随方剂及方剂学的发展轨迹，在立足遵从临证实效的前提下，于"七情"（除单行外）之主体构架的基础上，不断完善、细化、创新，并已渐成体系。

临床指导意义　配伍的主旨：①利用药物与药物之间的相互作用，使其增强作用，提高疗效。②使药物互相抑制，减轻不良反应。③使药物互相协同，产生新功用。④控制多功效的单味药在方中发挥功效的取向，从而突出某一功效的发挥。

（阮时宝）

xiāngfǔxiāngchéng

相辅相成（be both supplementary and complementary）　遣药组方时两种或两种以上药物相配，一种药物辅佐另一种药物，以提高主要药物疗效的方法。是方剂最常用的配伍方法。主要有两类：①性能功效相近的药物配合应用产生协同增效作用。此类配伍一般二味（或二味以上）药物在主旨功效方面是相同的，多有"药力"之别，此外尤宜选用力小之药不仅能增强其同主旨功效，而且尚可弥补为突显主旨功效需避免的副效应，或应具有之其他功效。如麻黄配桂枝，主旨在发汗解表散风寒，然麻黄为发汗之峻药，独重用之，则"只开不阖"，

故配伍桂枝，既发其汗，又温通卫阳，以合卫气。又如大黄配芒硝，主旨为泻下热结通便，然大黄号称"将军"，具"推墙倒壁"之力，但无润结之功，芒硝虽泻下之力不及大黄，但能弥补其泻下而无润下燥结之不足。②药物主要功效不同，但据临证病机等方面之需要，通过其相互关联的功用以增强治疗效果。如治湿痰证，主以半夏燥湿化痰，配陈皮理气，既加强燥湿化痰之力，又可行气以达"气顺痰消"之功。此外，依据中医学整体动态观，运用相关五行、脏腑、经络、六淫特点等，尚有滋水涵木、金水相生、火郁发之、脏病治腑等配伍方法，亦有许多属此范畴。

（阮时宝）

xiāngfǎnxiāngchéng

相反相成（be both opposite and complementary）　遣药组方时用四气五味、升降浮沉、有毒无毒等药性相反的药物配伍应用，通过互补、相助、调其偏性、制其毒性等，以达到疗效提高，或产生新的功效的方法。如治疗少阴病之白通加猪胆汁汤，方中重用辛热之附子回阳救逆，少佐与之药性相反之苦寒猪胆汁，引辛热之品直达阴寒之地，以防拒药不纳。又如治疗肾虚便秘之济川煎，方中重用肉苁蓉、牛膝、当归等温补润肠之品，又伍以少量升麻升清阳，清阳得升，浊阴得降，有"欲降先升"之妙。再如治疗留饮脉伏之甘遂半夏汤，甘遂攻逐水饮，伍以与之相反之甘草，激发药力，相反相成。方剂配伍中常用的寒热并用、补泻兼施、散收同用、升降并调等均属此类。

（阮时宝）

hánrèbìngyòng

寒热并用（cold and heat） 遣药组方时属性寒凉与属性温热的药物配伍使用的方法。属一类相反相成配伍法。如二妙散中黄柏配苍术，黄柏苦寒，清热泻火；苍术苦温，燥湿健脾，二者合用，呈清热燥湿之功，使湿去热清，治疗湿热下注之证。交泰丸中肉桂配黄连，肉桂温热，温肾助阳，引火归原；黄连苦寒，清热泻火，二者相配，水火互济，呈交通心肾之效，治心火偏亢，心肾不交之证。左金丸中黄连配吴茱萸，黄连苦寒，清热泻火；吴茱萸辛热，散寒止痛，降逆止呕，二者配伍，呈清泻肝火，降逆止呕之功，主治肝火犯胃证。在寒热并用的配伍中，常用的寒凉药有黄连、黄芩、黄柏、栀子、大黄、石膏等；常用温热药有附子、干姜、桂枝、肉桂、细辛、川椒、吴茱萸等。

（阮时宝）

xīnkāikǔjiàng

辛开苦降（using descending and opening with drugs bitter and pungent in flavor） 遣药组方时将辛温与苦寒两种不同性味的药物配伍使用的方法。此法源于汉·张仲景之《伤寒论》。二者一辛一苦，一热（温）一寒，一升一降，升散之中寓通泄，通泄之中寄升散，清热不增寒，散寒不助热，相反相成，调整气机，平衡阴阳。组方中辛开苦降法以苦寒之黄连与辛热之干姜为多见，黄连味苦，性寒，苦能泻下，寒能清热，功善清泻实火，干姜味辛，性热，辛能行散，热则祛寒，功善振奋中阳。黄连得干姜，则清邪热而不伤脾阳，虽寒而无阴凝之弊；干姜得黄连，则逐寒而不耗胃阴，虽热而无燎原之虑。黄连配干姜，寒热并用，并行不悖，各得其所，尤善治杂病之寒热错杂证。

（阮时宝）

qīngshàngxièxià

清上泻下（clear the upper diarrhea the lower） 遣药组方时属性寒凉、入上焦的中药与属性寒凉、入下焦的中药配伍使用的方法。既清解上焦邪热，又泻下焦实邪，且可寄泻下焦之功而助清上焦火热之效。如上中二焦脏腑炽热证，症见身热面赤，口渴，口舌生疮，胸膈烦热，便秘溲赤者，治以凉膈散。方用寒凉入上中焦之连翘、黄芩、栀子等清上中二焦之火热，然恐已日久便秘，泻下焦之症，其力不为，故与性寒趋下之泻下药大黄、芒硝相伍，以助上中焦之火得解。

（阮时宝）

bǔxièjiānshī

补泻兼施（using complement and diarrher together） 遣药组方时扶正药与祛邪药一同应用的药物配伍使用的方法。补是指补益人体气血阴阳之不足，泻从广义上说是指祛除客犯于人体的各种病邪。内伤杂病虽多，然其要不外虚实两端。《素问·通评虚实论篇》："邪气盛则实，精气夺则虚。"虚实乃邪正盛衰在临床表现上的具体反映。邪实是指侵入人体的外感六淫或由气化障碍所产生的水湿、痰饮、湿热、瘀血等病理产物以及脏腑气机失调所产生的气机阻滞等；正虚或原于先天禀赋不足，或继发于后天各种致病因素的长期影响，以致气血阴阳等不足。一般而言，初病多实，久病多虚。然而，邪正虚实乃相对概念，往往错杂相兼。如虚体感冒，治当扶正解表；久病亦可伴气滞、痰饮、水湿、瘀血等。故在治疗时常需补法与泻法（祛邪法）配合使用，即具体体现为方中补泻之品同用，以达到补泻兼施之效。如枳实配白术，白术健脾祛湿，助脾运化，枳实下气化滞，消痞除满，寓消于补，消补兼施，治疗脾胃虚弱之饮食停滞。再如人参配大黄，大黄泻下热结，人参补中益气，泻下与补益并用，祛邪而又扶正，用于里实积结而正气内虚者。

（阮时宝）

péitǔshēngjīn

培土生金（make up the soil to nourish gold） 遣药组方时运用脏腑五行相生理论，即用补脾益气之药补益脾土，以生肺金而治肺的药物配伍使用的方法。又称补脾益肺。脾属土，肺属金，脾肺为母子之脏，脾土为母，肺金为子，脾土生肺金。脾主运化水谷精微，为气血生化之源；肺主一身之气。若脾虚不能生化水谷精微以养肺，所谓"土不生金"，则肺气亦虚，常谓母病及子。若肺脏先病，耗伤气津，累及脾胃，谓子盗母气。此法适宜始于脾胃虚弱，不能滋养肺气，以致肺气虚之证。临床常见咳嗽日久，痰多清稀，兼见食欲减退、大便溏薄、四肢无力，舌淡脉弱等脾弱肺虚之候。常用人参、白术、茯苓等为主组方，或少佐桔梗等入肺之品，方如参苓白术散等。

（阮时宝）

zīshuǐhánmù

滋水涵木（nourish the water raised wood） 遣药组方时运用脏腑五行相生理论，即用滋肾阴而达到涵养肝阴的药物配伍使用的方法。又称滋肾养肝、滋补肝肾、补益肝肾。用于肾肝阴虚、肝阳上亢之证。肾为肝之母，肾水生肝木。肾阴亏损，则不能滋养肝木，而致肝阴不足，即水不涵木，则易肝阳上亢。多见头目眩晕、眼干发涩、耳鸣颧红、口干、五心烦热、腰膝酸软，男子遗精，妇女月经不调，舌红苔少，脉细弦数等症。常以地黄、山茱萸、枸杞子、玄参、龟甲、女贞子、何首乌等为主组方，或佐入菊花等，常用方如杞菊地黄丸等。

（阮时宝）

清金制木 （clear gold restraint wood）

遣药组方时运用脏腑五行相克理论，即用清肃肺气与泻肝相合的药物配伍使用的方法。又称清肺泻肝。用于肺金因热而失于肃降，肝木失克而升发太过之证。肺属金，居上焦，司呼吸而主一身之气，其性肃降，吸入之气以下行为顺。肝属木，居下焦，司疏泄，其性升发。在正常生理状态下，清肃下行之肺气，可以制约升发太过之肝木相火，使其不卑不亢，上下协调。肝升肺降（金克木）的功能活动，反映了脏腑之间的协调统一，对气血津液的升降出入起着相互协调和制约作用。如木气过旺，肝火偏盛，上冲于肺，肺气不得下降，则称"木侮金""木火刑金"或肝火犯肺，常以头晕目眩、口干舌燥、五心烦热、胁痛咳血、烦躁易怒；或以高热汗出与手足抽搐并见，或以喘息为主证等。凡此皆可用本法治之。常选青黛、瓜蒌仁、山栀子、海浮石、石膏、黄芩、麦门冬、栀子、丹皮、羚羊角等药为主组成方剂，如咳血方等。

（阮时宝）

扶土抑木 （nourish the soil restraint wood）

遣药组方时运用脏腑五行相生理论，即运用健脾柔肝药治疗脾虚肝旺的药物配伍使用的方法。肝属木，主疏泄；脾属土，主运化，其气主升，以升为健。生理情况下，肝的疏泄能够协助脾气的运化和升清，肝木条达则脾土不致壅滞，运化功能健旺。若情志不遂，肝失疏泄，郁而不畅，进而肝木克伐（乘）脾土，致脾失健运，形成肝脾不和证。多见纳减腹胀，腹痛泄泻等。常以陈皮、白术等配白芍等组方，如痛泻要方。

（阮时宝）

金水相生 （gold and water to help each other）

遣药组方时运用五行相生理论，即运用滋补肺肾之阴药同时治疗肺阴虚和肾阴虚的药物配伍使用的方法。又称肺肾相生、肺肾同治。肺属金，肾属水，五行中肺金和肾水乃母子关系，两者在生理上互相滋生（金生水），病变时互相影响。故肺肾虚损者，常见咳嗽气逆、咳血、音哑、骨蒸潮热、口干、盗汗、遗精、腰酸腿软、身体消瘦，舌红苔少，脉细数等。常以沙参、天冬、麦冬、玉竹、百合、生地、熟地、女贞子、枸杞子、墨旱莲等配伍组方，如麦味地黄丸等。

（阮时宝）

方剂组成变化 （modification of a prescription）

包括药味增减变化、药量增减变化和剂型变化。方剂的组成，既有严格的原则性，又有一定的灵活性。在临床组方时，应根据病情的需要，以及患者体质、性别、年龄之不同，并参佐季节与气候的变化、地域的差异等因素而确定。因此，遣药组方时，必须因病、因人、因时、因地制宜，将原则性和灵活性相结合，进行合理的加减变化，使方药与病证丝丝入扣，做到师其法而不泥其方，从而实现治疗的"个体化"主旨。正所谓"方之精，变也"。

（陈宝忠）

药味增减变化 （modification of herbs）

方剂中君药不变，增减其他药物，以适应病情变化。药味增减变化有两种情况：①臣药的增减。这种变化改变了方剂的主要配伍关系，使方剂的功用发生较大变化。②佐使药的增减。佐使药在方中的药力较小，不会导致功用的根本改变，这种增减是在主症不变的情况下，对某些药物进行增减，以适应一些次要兼症的需要。方剂是由药物组成的，药物是通过配伍关系体现其自身药性，其体现的程度，即为该药在方中之药力。药物间的配伍关系是决定药物在方中药力大小及如何发挥作用的重要因素之一，是决定方剂功用的主要因素。增加或减少方剂中的药物，必然使方中药物间的配伍关系发生变化，进而使方剂功用发生相应改变。

（陈宝忠）

药量增减变化 （modification of dosage）

当方剂的组成药物相同，用量不相同时，会发生药力变化，从而导致配伍关系及君臣佐使相应变化。药量是药物在方中药力大小的重要标识之一。如果药量增减变化，没有改变药物的君臣地位，则方剂的功用及主治病证不会发生根本改变；如果改变了君臣地位，则方剂的功用及主治病证会发生较大改变。

（陈宝忠）

剂型变化 jìxíng biànhuà（modification of preparation forms）

方剂的用药及用量完全相同，根据具体病情，选择不同的剂型。方剂的剂型各有所长，同一方剂，剂型不同，作用亦异。这种差异是药力大小和峻缓的区别，在主治病情上有轻重缓急之分。

（陈宝忠）

方剂剂型 fāngjì jìxíng（forms of prescriptions）

方剂组成以后，根据病情与药物的特点制成一定的形态。

历史沿革 方剂剂型历史悠久，历代医家在医疗实践中不断创新改进。1973 年马王堆汉墓出土的帛书《五十二病方》中已经出现了酒剂、洗剂及饼、曲、油、药浆等方剂剂型。春秋战国时期的《黄帝内经》虽载方只有 13 首，但已有汤、丸、散、膏、酒、丹等剂型，而且首次出现了方剂名称与剂型名称，对方剂剂型的发展奠定了基础。至东汉·张仲景《伤寒论》问世，已有煎剂、浸剂、酒剂、浸膏剂、糖浆剂、软膏剂、栓剂、熏洗剂等多种，并首次记载了使用动物胶汁、炼蜜和淀粉糊作丸剂的赋形剂。同时《金匮玉函经》（《伤寒论》传本之一）中系统地总结了汉代以前方剂剂型的成就，对方剂剂型理论进行了论述，推动了方剂剂型的发展，如《金匮玉函经·证治总例》"若欲治疾，当先以汤洗涤五脏六腑，开通经脉，理导阴阳，破散邪气，润泽枯槁，悦人皮肤，益人气血。水能净万物，故用汤也。若四肢病久，风冷发动，次当用散，散能逐邪风湿痹，表里移走，居处无常处者，散当平治。""丸能逐沉冷，破积聚，消诸坚癥，进饮食，调营卫"详细论述了各剂型的作用特点，适应范围，为临证方药剂型的选择提供了理论依据。之后历代医家经过长期实践，又创制了许多剂型，丰富了它的内容，如药露、锭、饼、条、线、熏烟、熏洗、滴耳、灌肠、坐药等剂型，明·李时珍《本草纲目》所载剂型已达 40 余种。随着现代制药工业的发展，又增添了如冲剂、片剂、胶囊、滴丸、软胶囊及注射剂等，寓于了方剂剂型的时代印迹。

临床指导意义 方剂剂型的选择，直接影响着其功用能否尽然发挥。梁·陶弘景《神农本草经集注·序录》："疾有宜服丸者，宜服散者，宜服汤者，宜服酒者，宜服膏者，亦兼参用所病之源以为其制耳。"金代的李杲指出："汤者荡也，去大病用之；散者散也，去急病用之；丸者缓也，不能速去而缓治之也。"（《汤液本草·东垣先生用药心法》）可见，剂型因素是影响方剂疗效的主要因素之一，因此针对不同疾病，合理选择剂型，是提高中医临床疗效的重要手段之一。

（周永学）

汤剂 tāngjì（decoction）

将药物饮片加水或酒浸泡后，再煎煮一定时间，去渣取汁而制成的液体剂型。又称煎剂，古称汤液。汤剂剂型历史悠久，早在两千多年前的《黄帝内经》中就有记载："夫上古作汤液，故为而弗服也。中古之世，道德稍衰，邪气时至，服之万全。"（《素问·汤液醪醴论》）汤剂是中医临床上最常用的剂型之一，根据患者的病情，有内服与外用两种。内服为煎煮取汁后，遵医嘱口服；外用多作洗浴、熏蒸或含漱。汤剂的特点是药液吸收快，能迅速发挥药物疗效。尤其是医生可随时根据病情的变化，或个体差异，灵活加减，彰显中医药无限度满足临证个体需求的独特优势的特点，是充分体现"方之精，变也"观念的主要剂型。汤剂煎煮时，医生对某些药物有先煎、后下、包煎、烊化等要求，同时，根据病情对煎煮的时间、服用时间、药后调护等也有不同要求，应按医嘱严格执行，否则会影响疗效。

（周永学）

散剂 sǎnjì（powder）

将配好的方药粉碎，混合均匀，制成干燥粉末状制剂。散剂剂型是中医临证常用剂型之一，其历史悠久，早在两千多年前的《黄帝内经》中就有记载。之后的医家分别对散剂的适应证和作用特点进行了论述。东汉·张仲景："风冷发动，次当用散，散能逐邪风湿痹，表里移走，居处无常处者，散当平治。"（《金匮玉函经·证治总例》）金·李杲："散者，散也，去急病用之。"（《汤液本草·东垣先生用药心法》）。散剂临床分为内服和外用两种，内服散剂末细量少者，可直接冲服，如七厘散；末粗量多者，则加水煎煮后取汁饮服，如银翘散等。外用散剂多作为外敷或撒于疮面用，如生肌散、金黄散等；亦有作点眼、吹喉等外用者，如推云散、冰硼散等。散剂的优点是制作简便，便于服用、携带，吸收较快，节省药材，不易变质。

（周永学）

丸剂 wánjì（pill）

将配好的方药研成细粉或药材提取物，加适宜的黏合剂制成球形的固体剂型。丸剂为方剂主要传统剂型之一，自古至今使用十分广泛。历代关于丸剂在药性及临床应用方面的论述颇多。如梁·陶弘景《神农本草经集注·序录》指出："药性有宜丸者"。汉·张仲景《金匮玉函经·证治总例》论述丸剂的作用谓"丸能逐沉冷，破积聚，消诸坚癥，进饮食，调营卫"。元·王好古《汤液本草·东垣先生用药心法》中提出："丸者，缓也，不能速去也。其用药之舒缓而治之意也。"丸剂具有相对吸收缓慢，药效持久，节省药材，体积小，便于服用、携带、贮存等优点。丸剂一般适用于慢性、虚弱性疾病，如六味地黄丸、补中益气丸等。亦有用于急救，但方中含有芳香性药物，不宜加热煎煮者，如安宫牛黄丸、苏合香丸等。某些峻烈药品，为使其缓缓发挥药效，或不宜作汤剂煎服者，也可作丸剂用，如舟车丸、抵当丸等。丸剂按其制备方法可分为泛制丸、塑制丸、滴制丸。临床常用的丸剂有蜜丸、水丸、糊丸、浓缩丸、蜡丸、水蜜丸、微丸、滴丸等。

(周永学)

gāojì

膏剂（decocted extract） 将药物用水或植物油煎熬去渣浓缩而成的剂型。有内服和外用两种。内服膏剂有流浸膏、浸膏、煎膏三种；外用膏剂又分软膏和硬膏两种。膏剂为中医传统剂型之一，应用广泛。内服之流浸膏服用量小，溶媒的副作用亦小；浸膏没有溶媒的副作用，而且浓度高，体积小，服用剂量小，便于服用；煎膏（又称膏滋）体积小，含量高，便于服用，味甜而营养丰富，有滋补作用等优点，适合久病体虚者服用。外用之软膏有一定的黏稠性，涂于皮肤或黏膜能渐渐软化，有效成分可被缓慢吸收，持久发挥疗效，其作用是局部的，

适用于外科疮疡疖肿等疾病；硬膏多用于跌打损伤、风湿痹痛和疮疡肿毒以及腰痛、腹痛等。

(周永学)

jiǔjì

酒剂（medicated liquor） 以酒为溶媒，一般以白酒或黄酒浸制药物，或加温同煮，去渣取液所得的澄清浸出液。古称"酒醴"，后世称"药酒"。供内服或外用。酒剂为起源较早的传统剂型，已有数千年历史，始载于《五十二病方》。书中记载了酒煮和酒渍两种方法，如"去杞本长尺，大如指，削，舂木皿中，煮以酒"。又如"取茹芦本，火无之，以酒渍之，后日一夜，而以涂之"。《素问·汤液醪醴论》载有"上古圣人作汤液醪醴"，"醪醴"即治病之药酒。自宋代以降，已普遍用浸泡法制造药酒，使药物有效成分浸出充分，药酒疗效亦有较大程度提高。以酒为溶媒，不仅有利于有效成分浸出，且易于发散、以行药势。临证多用于体虚补养，风湿疼痛或跌打扭伤等。

(周永学)

dānjì

丹剂（dan） 以汞及硝、矾、硫磺等无机物原料经高温烧炼制成的不同结晶形状的无机化合物制片。亦称丹药。丹本意为"巴越之赤石"（《说文解字》），后改称"丹砂"，即中药朱砂。由于道家炼药多用丹砂为原料，故称其炼药过程为"炼丹"。中医丹剂历史悠久，东汉·魏伯阳《周易参同契》是一部炼丹专著，被世界公认为炼丹术和化学药发展的前身，是制药化学之祖，对推动丹剂的应用和发展起到了历史性作用。宋代《太平惠民和剂局方》《圣济总录》记载了许多以"丹"命名的方剂，表明此时丹剂的应

用已较为普遍。外用丹剂主要用于疮疖、痈疽、疔、瘘等外科诸疾的治疗，如白降丹等。丹剂除外用外，某些内服方剂亦名"丹"，但实际上并非真正的丹剂，它没有固定的剂型，其中有丸剂，也有散剂等，每以药品贵重或药效显著而名之曰"丹"，此与外用丹剂含义迥异，如大活络丹、小活络丹、至宝丹等。

(周永学)

dīngjì

酊剂（tubcture） 将药物用规定浓度的乙醇浸出或溶解而制成的澄清液体制剂。亦可用流浸膏稀释制成，供内服或外用，属现代剂型。酊剂的浓度随药材性质而异，除另有规定外，含毒性药的酊剂每 100ml 相当于原药材 10g，有效成分明确者，应根据其半成品的含量加以调整，使符合相应品种项下的规定；其他酊剂，每 100ml 相当于原药材 20g。酊剂制备简单，易于保存。但溶剂中含有较多乙醇，因此临床应用有一定的局限性，儿童、孕妇、心脏病患者及高血压患者等不宜内服使用。酊剂可分为中草药酊剂、化学药物酊剂和中草药与化学药物合制的酊剂三类。中草药酊剂又分为毒剧药材酊剂和其他药材酊剂。

(周永学)

lùjì

露剂（medicinal rew） 用蒸馏法将含有挥发性成分的新鲜药物制成芳香气味的澄明水溶液。亦称药露。露剂属芳香水剂范畴，多具有原药材之芳香味，常用作清凉解热剂。馏液收集量与药材量之比一般为 4:1，但因药材中挥发油含量的差异，而相应调整。因挥发油的组成复杂，且容易氧化变质，水剂又易于霉变，故不

宜大量配制和久贮。

(周永学)

tángjiāngjì
糖浆剂（syrup） 将药物煎煮去渣取汁后，加入适量蔗糖溶解制成的浓蔗糖水溶液。糖浆剂在中国早有应用，清·赵学敏《本草纲目拾遗》中收载的"舍里别"，即糖浆剂拉丁名 Syrupi 的译音。糖浆剂具有味甜量小，服用方便，吸收较快等特点，尤适合儿童服用。除另有规定外，糖浆剂含糖量应不低于 60%（g/ml）。

(周永学)

chájì
茶剂（medicinal tea） 由药物粗粉与黏合剂混合制成的固体制剂。置于有盖的适宜容器中，以沸水泡汁或煎汁代茶服用。茶剂外形并无一定，常制成小方块形或长方块形，亦有制成饼状或制成散剂定量装置纸袋中。茶剂具有制法简单，服用方便的特点。

(周永学)

tiáojì
条剂（stripe formula） 将桑皮纸上先涂一极薄层凡士林或其他药膏（古代用麻油）后，搓捻成条状，并截取一定长度，再黏附药物细粉而制成的剂型。又称纸捻、药捻。条剂为传统剂型，尤其在中医外科应用广泛。其制法简便，多由外科医护人员自制。捻条用时插入疮口或瘘管内，具有引流脓液，拔毒去腐，生肌收口等功效。此外，亦有将艾叶和药研为粗末，用纸裹制成圆条，供灸治时使用之"艾条"亦属此类。

(周永学)

dìngjì
锭剂（pastille） 将药物研为细末，单独或与赋形剂混合后制成不同形状的固体制剂。锭剂形状各异，或为圆柱形，或为长方形，或为条形等，旨在应用方便，外形美观。锭剂可供外用或内服，内服多研末调服或磨汁服，外用多研细用醋或酒调敷，也可作嗅入或外擦药用，常用者有紫金锭、万应锭、蟾酥锭等。

(周永学)

piànjì
片剂（tablet） 将药物细粉或药材提取物与辅料混合压制而成的片状制剂。中药片剂通常分为粉末片、半浸膏片、全浸膏片及提纯片四类。中药片剂用量准确、质量稳定、体积小、便于服用。具有特殊气味的药物经压片后可再包糖衣，使之易于吞服。如需要在肠中起作用或遇胃酸易被破坏的药物，则可包肠溶衣，使之在肠道中崩解。此外，尚有口含片、泡腾片等。

(周永学)

chōngjì
冲剂（granules） 将中药提取物加适量赋形剂（淀粉、山药粉、糊精等）或部分药物细粉制成的干燥颗粒状或块状制剂。又称颗粒剂。用时以开水冲服。颗粒状冲剂应用最为广泛，故冲剂有时亦称为"颗粒剂"。按溶解性能，冲剂可分为可溶性、混悬性及泡腾冲剂。冲剂作用较迅速，相对体积小、重量轻，易于运输携带，且服用简便，适用多种疾病。但易于吸潮，应置密闭容器中保存，一般用塑料袋分剂量包装备用。

(周永学)

shuānjì
栓剂（suppository） 将药物细粉与基质混合制成一定形状的固体制剂。古称坐药或塞药，为局部用药剂型，用于腔道并在其间融化或溶解而释放药物，有杀虫止痒、润滑、收敛等作用。汉·张仲景《伤寒杂病论》中曾有蛇床子散坐药及蜜煎导法，即最早的阴道栓与肛门栓。明·李时珍《本草纲目》中也有耳用栓、鼻用栓、阴道栓、尿道栓、肛门栓的记载。栓剂可用以治疗全身性疾病。它的特点是通过置栓局部黏膜吸收，有 50%~70% 的药物不经过肝脏而直接进入大循环，减少药物在肝脏中的"首过效应"，防止药物对肝脏的毒性和副作用。还可以避免胃肠液对药物的影响和药物对胃黏膜的刺激。

(周永学)

xiànjì
线剂（thread formula） 将丝线或棉线浸泡于药液中，并与药液同煮，经干燥而成的外用制剂。亦称药线。线剂为传统剂型。清代《医宗金鉴·外科心法要诀》关于痔疮的治疗就有"顶大蒂小，用药线勒于痔根，每日紧线，其痔脱落"的记载。线剂利用所含药物的轻微腐蚀作用和药线的机械紧扎，切断痔核的血液供应，使痔脱落，用于治疗瘘管、痔疮或赘生物。亦有以线剂结扎法与局部外用药膏相结合的治疗方法。

(周永学)

chájì
搽剂（liniment） 药物与适宜溶媒制成的专供揉搽皮肤表面或涂于敷料贴用的溶液型、乳状液或混悬液制剂。凡有镇痛、消炎及抗刺激作用的搽剂多用乙醇作溶媒，使用时用力搓搽，可增加药物的穿透性；凡起保护皮肤作用的搽剂，多以植物油、液体石蜡为溶媒，搽用时润滑，无刺激性。

(周永学)

jiāonángjì
胶囊剂（capsule） 将药物盛装于空胶囊中而制成的制剂。胶囊分软胶囊、硬胶囊、肠溶性胶囊。

硬胶囊是由明胶制成的一种质地较硬又具弹性的、由底和盖两头套合的空胶囊，多填装固体药物的干燥粉末。软胶囊是一种球形或椭圆形的弹性较强的胶囊，又称胶丸，多填装油性或非水溶性的液体药物和混悬液，亦有装药粉者。肠溶性胶囊指硬胶囊或软胶囊经药用高分子处理或用其他适宜方法加工而成，其囊壳不溶于胃液，但能在肠液中崩解、溶化、释放胶囊中的药物。胶囊剂具有掩盖药物的不良气味、药物相对稳定性高、或可定时定位释放药物等优点。

(周永学)

qìwùjì

气雾剂（aerosol） 药物和抛射剂同装封在带有阀门的耐压容器中，使用时借抛射剂（液化气体或压缩气体）的压力，将内容物以雾状形式喷出的液体制剂。古代用莨菪加热水置于瓶中，以其气雾治疗牙虫；胡荽加水煮沸，用其香气治疗痘疹等，均为气雾剂的雏形。气雾剂可直接到达作用部位或吸收部位，起效快，剂量小，使用方便。主要用于呼吸道及肺心疾患，如喉炎、咽炎、气管炎、支气管炎、心绞痛等。此外，还可用于皮肤黏膜的清洁消毒、创面保护、局麻、止血等。

(周永学)

kǒufúyè

口服液（oral liquid） 将药物用水或其他溶剂提取，经精制而成的内服液体制剂。口服液具有剂量较少、吸收较快、服用方便、口感适宜等优点。

(周永学)

zhùshèyè

注射液（injection） 将中药经过提取、精制、配制等步骤而制成的灭菌溶液、无菌混悬液或供配制成液体的无菌粉末，供皮下、肌内、静脉等注射的制剂。俗称针剂。具有剂量准确、作用迅速、适于急救、给药方便、药物不受消化液和食物的影响、能直接进入人体组织等优点。

(周永学)

fāngjì yòngfǎ

方剂用法（usage on priscriptions） 方剂组成后，根据病情的需要、方剂中药物的性质等，采用不同的使用方法。正确使用方剂，有助于更好地发挥乃至增强治疗效果。临床处方用药所采用的剂型，除制成固定剂型外，仍以汤剂最为常见。方剂用法主要指汤剂的使用方法，包括煎药法和服药法。方剂的煎煮及服用方法是否得当，对临床疗效产生很重要的影响。

(连建伟)

nèifúfǎ

内服法（internal treatment method） 口服药物的方法。方剂经口服，其药效通过消化吸收而发挥治疗作用，是方剂使用时最常用的给药途径，是相对于外用法而言的方剂运用方法。

(连建伟)

jiānyàofǎ

煎药法（methods of decocting drugs） 将药物放入容器中，并加入适量的溶媒，在火上煎煮，待适时取汁的方法。

基本方法 煎药前，先将药物放在容器内用水浸泡20～30分钟后再煎煮，以便有效成分易于煎出。煎药用具一般以瓦罐、砂锅为好，搪瓷器具亦可。煎药溶媒可用洁净的冷水，如自来水、井水、蒸馏水均可，根据药物的特点和疾病的性质，也有用酒或水酒等合煎者。煎药火候，有"武火""文火"之分。一般先用武火，沸腾后改用文火。每剂药一般煎煮2～3次，然后将药汁混合，分2次或多次服用。

应用 煎药法是汤剂最常用的制法。对某些特殊药物应按要求煎煮，包括先煎、后下、包煎、单煎、烊化（溶化）、冲服等。

(连建伟)

jiānyào yòngjù

煎药用具（utensil for decocting drugs） 以瓦罐、砂锅为主的煎煮中药的器皿。前贤认为"银器为上，磁者次之"，不主张用锡、铁锅煎煮。因有些药物用锡、铁锅煎煮会发生沉淀，降低溶解度，甚至会引起化学变化，产生副作用。通用的煎药用具多为有盖之陶瓷砂锅，搪瓷器皿亦可。煎具的容量宜大些，以利于药物的翻动，并可避免药液外溢。

(连建伟)

jiānyào yòngshuǐ

煎药用水（water for decocting drugs） 煎煮中药所用的水。煎药所用之水以水质纯净为原则。前人常用流水、甘澜水（亦称劳水）、米泔水、酒水等。现在煎药除处方有特殊规定外，皆以水质纯净为原则，如自来水、井水或蒸馏水等。用水量视药量大小而定，一般漫过药面3～5cm为宜。

(连建伟)

jiānyào huǒhòu

煎药火候（firer for decocting drugs） 对煎药用火的称谓。前人有"武火""文火"之分，急火煎之谓"武火"，慢火煎之谓"文火"。盖"急煎取其生而疏荡，久煎取其熟而停留。"一般多开始用武火，煎沸后用文火。同时应根据药物性味及所需时间的要求，酌定火候。如解表与泻下之剂，煎煮时间宜短，其火宜急；补益之剂，煎煮时间宜长，其火宜慢，水量略多。如将药物煎煮焦枯，则应弃之不用，以防发生不良反应。

（连建伟）

jiānyào fāngfǎ
煎药方法（methods for decocting drugs）
煎药前，先将药物放入容器内，加冷水漫过药面，浸泡20~30分钟后再煎煮，则有效成分易于煎出。煮沸后改用微火，以免药液溢出及过快熬干。煎药时不宜频频打开锅盖，减少挥发成分的耗散。对某些要求特殊煎法的药物，应在处方中加以注明。如对解表药、清热药、芳香类药，宜武火急煎，以免药性挥发，药效降低，甚至改变；厚味滋补药，宜文火久煎，使药效尽出。又如乌头、附子、狼毒等毒性药，亦宜慢火久煎，以减低毒性。

（连建伟）

xiānjiān
先煎（decoct first）
比其他药物早15~20分钟煎煮的煎药法。先煎煮方剂中某些药物，煮沸15~20分钟后，再加入其他药物。介壳类、矿物类药物，如龟板、鳖甲、代赭石、石决明、生牡蛎、生龙骨、磁石、生石膏等，因其质地坚硬，应打碎先煎，煮沸后10~20分钟再下其他药物，以使药力充分煎出。泥沙多的药物，如灶心土、糯稻根等，以及质轻且在方中用量较大的植物药，如芦根等，亦宜先煎取汁澄清，然后以其药汁代水煎其余药。

（连建伟）

hòuxià
后下（decoct later）
在其他药物煎成前5~10分钟时，投入煎煮的煎药法。以缩短方剂中个别药物的煎煮时间。气味芳香的药物，如薄荷等，宜在一般药物即将煎好时下，煎四五分钟即可，

以防其药力散失。用大黄取其攻下时，一般煎10~15分钟即可。后下药物均应先进行浸泡再煎。

（连建伟）

bāojiān
包煎（decoct drugs wrapped）
指用纱布等先将方剂中个别药物包好后再与其他药物同煎的煎药法。某些药物煎后使药液混浊，或对咽喉、消化道有刺激作用，如赤石脂、滑石、旋覆花等，应先用纱布将药包好，再放入锅内与其他药物一同煎煮。

（连建伟）

yánghuà
烊化（melt by heating）
方剂中个别药物不需煎煮，而单独溶化后再加入煎好的药液中服用，或单独服用的方法。又称"溶化"。胶质、黏性大而且易溶解的药物，如阿胶、鹿角胶、蜂蜜、饴糖等，用时应先单独加温溶化，再加入去渣的药液中煎煮或趁热搅拌，使之溶解，混合均匀，顿服或分服。因此类药物同煎则易粘锅煮焦，且黏附他药，影响药效。

（连建伟）

chōngfú
冲服（infure for oral use）
将药物加入药液或水中混匀口服的方法。因方中某些芳香或贵重药物，不宜加热煎煮的，应研为细末，用药液或温水冲服。散剂、丹剂、小丸、自然汁等亦须冲服。如牛黄、麝香、沉香末、肉桂末、至宝丹、生藕汁等。

（连建伟）

dānjiān
单煎（decoct separately）
方剂中某药单独煎煮取汁的方法。又称"另炖""另煎"。用于方中某些贵重药物，或有特殊功用要求的药物。如野山参，可单煎取汁服或与其他药的药汁兑服；又

如羚羊角等，则应切成小薄片另煎取汁服，或用水磨汁或锉成细粉调服等。

（连建伟）

fúyàofǎ
服药法（methods of taking drugs）
方剂服用的方法。包括服药时间、服药方法、药后调护等与方剂服用相关要素。为了充分发挥方剂功效，应根据不同的病情、方药的功用特点等，采用不同的服药法。

（连建伟）

fúyào shíjiān
服药时间（time for taking drugs）
服用方剂的具体时间。应根据病位、药性、病情和治疗要求确定不同的服药时间。①根据病位：《神农本草经》云："病在胸膈以上者，先食后服药；病在心腹以下者，先服药而后食。"一般而言，病在上焦，宜食后服；病在下焦，宜食前服。②根据药性：补益药与泻下药宜空腹服；驱虫剂宜在早晨空腹服；对胃肠有刺激的药物宜在饭后服；治疟疾方药宜在发作前两小时服；安神剂宜在睡前服。③根据病情：急证重病可不拘时间服用；慢性病应定时服用。此外，某些方剂尚有明确的特殊服药时间要求，如鸡鸣散应在天明前空腹冷服、十枣汤应平旦空腹服等。

（连建伟）

fúyòng fāngfǎ
服用方法（methods of taking drugs）
方剂的日服用次数、每次服用剂量及温度等的要求。一般服用汤剂，1日1剂，分2~3次温服。此外，尚应根据病情的需要和药物的性能决定具体服法，或1日只服1次，或1日服用数次。服发汗解表剂除温服外，药后须温覆避风，使遍身微微有汗

为佳。热证用寒药宜冷服，寒证用热药宜热服。但若寒热格拒，出现拒药不纳，如真寒假热，则宜热药冷服；或真热假寒，则宜寒药热服。一般服药呕吐者，宜加入少许姜汁，或用鲜生姜擦舌，或嚼少许陈皮，然后再服汤药；或采用冷服、少量频饮的方法。如遇昏迷病人及吞咽困难者，可用鼻饲法给药。对于使用峻烈或毒性药，宜先进小量，逐渐增加，得效即止，慎勿过量，以免出现不良反应。

（连建伟）

yàohòu tiáohù

药后调护 （drugs after nursing）

服药后的调养与护理。服药后的调养与护理不仅直接影响药效，而且关系到病体的康复。一般服解表剂，应取微汗，不可大汗，然亦不能汗出不彻，汗后避风。服泻下剂应中病即止，并应注意饮食，不宜进生冷及不易消化的食物，以免影响脾胃的健运。服药后的饮食宜忌有两方面因素。①疾病对饮食的宜忌：如水肿病宜少食盐，消渴病宜忌糖，下利慎油腻，寒证禁生冷等。②药物对饮食的宜忌：如含有地黄的方药应忌食萝卜，有土茯苓的方药忌茶叶等。凡服药，不可多食生蒜、胡荽、生葱、诸果、诸滑滞之物。其他尚有汗后避风，以及慎劳逸、戒房事、节恚怒等，以防"劳复""食复"或影响治疗效果。

（连建伟）

wàiyòngfǎ

外用法 （external treatment method）

运用外用药或外用剂以治疗皮肤病、疮疡肿毒或跌打损伤等病证或某些内证亦特殊需要外用方的治法。通过体表或黏膜起作用的药物，称作外用药；

凡通过体表或黏膜起作用的方剂，称作外用剂。

基本内容 外用方只宜外用，不作内服，但某些内服方亦可作局部熏洗时的外用。治疗外科痈疽肿毒、皮肤科疥癣湿疹、伤科跌打损伤等证，有时须配合内服方药，内外并治，以提高疗效。故在运用时，可根据证候的寒热虚实而选用治痈疮的有关内服方剂。如痈疮肿毒属热证、实证者，治法主要是清热解毒、消肿散结、行气活血，可选用仙方活命饮、五味消毒饮等；如迁延日久，毒盛而正气已虚者，即宜托毒排脓，可用透脓散等。若阴疽痰核属寒证、虚证者，治法主要是温补阳气、散寒通滞，或化痰祛湿、祛瘀通络，可选用阳和汤等。

注意事项 使用外用方剂应当注意以下两点：①外用剂型有多种，其使用方法各有要求，应用时当遵照医嘱执行，以确保疗效。外用的油膏剂、水剂多用涂敷法，即将患处洗净后，把药均匀地涂抹于患处，如獾油、癣药水、三黄膏等。外用生肌、止血、收敛、止痛的散剂多用撒布法，即将药粉直接均匀地撒布于患处，如真珠散、生肌散等。外用散剂还可以用调敷法，即将药物用酒、醋、茶水等液体调成糊状敷布于患处，如七厘散、如意金黄散等。有的散剂也可用吹布法，即取一质地较硬的纸片卷成细筒，一端剪成斜口，挑起少许药粉，用口吹之，使之布于患处，多用于吹耳、吹喉、吹牙龈等，如红棉散、锡类散、冰硼散等。眼部疾患可用眼用散剂，直接将药用所附小玻璃棒蘸凉开水点眼角，如拨云散等，或用锭剂以水蘸之点于眼角，如瓜子眼药等。耳、鼻及阴道和肛门的疾患可用塞法，即将药物

以纱布裹之扎紧，或将药物制成锭剂填塞于孔窍中，如蛇床子外用片等（用于阴道、肛门者，称为坐药）。外用黑膏药常用贴敷法，即将患处洗净，将黑膏药加热烘软，贴于患处，如狗皮膏、追风膏等。②某些外用药物具有毒性，如砒石、轻粉、铅丹、蟾酥、斑蝥、马钱子等，使用不慎易引起中毒，或局部发疱等，故在使用时，必须严格控制剂量，且注意应用时限。孕妇禁用或慎用。

（连建伟）

jiěbiǎojì

解表剂 （exterior-releasing prescriptions）

具有发汗、解肌、透疹等作用，用于治疗表证的方剂。属于八法中之汗法。以解表药为主组成。

解表剂是根据《素问·阴阳应象大论》之"其在皮者，汗而发之"的原则立法，一般分为辛温解表、辛凉解表、扶正解表三类，分别适用于风寒表证、风热表证、素体正虚而外感风邪者。代表方如麻黄汤、桂枝汤、桑菊饮、银翘散、败毒散等。解表剂多作汤剂，不宜久煎；汤药宜温服，服药后应避风寒，使遍身微微出汗以助祛邪。服药期间禁食生冷及不易消化之物，以免影响药物吸收和药效发挥。若表邪未尽又见里证者，一般应先解表后治里；表里并重者，则当表里双解（见表里双解剂）；若外邪已入于里，或麻疹已透，或疮疡已溃，或虚证水肿，均不宜再用。

（樊巧玲）

máhuángtāng

麻黄汤 （mahuang decoction）

解表剂，东汉·张仲景《伤寒论·辨太阳病脉证并治中》方。

组成 麻黄（去节）三两，桂枝（去皮）二两，甘草（炙）

一两,杏仁(去皮尖)七十个。

用法 上四味,以水九升,先煮麻黄,减二升,去上沫,内诸药,煮取二升半,去滓,温服八合。覆取微似汗,不须啜粥,余如桂枝法将息。

功用 发汗解表,宣肺平喘。

主治 太阳病,头痛发热,身疼腰痛,骨节疼痛,恶风无汗而喘者。

方义 麻黄开腠理、透毛窍,发汗祛在表之风寒,又轻宣肺气,宣散肺经风寒而平喘;桂枝解肌发表,透达营卫,助麻黄发汗散风寒之力;杏仁利肺平喘,与麻黄相伍,一宣一降,以复肺气宣降之权;炙甘草既调和诸药,又缓麻、桂峻烈之性,使汗出而不致耗伤正气。

(葛鹏玲)

sān'àotāng

三拗汤(san'ao decoction) 解表剂,宋·太平惠民和剂局《太平惠民和剂局方·卷二》方。

组成 甘草(不炙),麻黄(不去根、节),杏仁(不去皮、尖)。

用法 上等分,㕮咀为粗散。每服五钱,水一盏半,姜钱五片,同煎至一盏,去滓,通口服,以衣被盖覆睡,取微汗为度。

功用 宣肺解表。

主治 治感冒风邪,鼻塞声重,语音不出;或伤风伤冷,头痛目眩,四肢拘倦,咳嗽多痰,胸满气短。

方义 麻黄发汗解表,宣肺平喘;杏仁降利肺气,与麻黄配合,一宣一降,以复肺的宣降功能;甘草调和药性。

(阮时宝)

huágàisǎn

华盖散(huagai powder) 解表剂,宋·太平惠民和剂局《太平惠民和剂局方·卷四》方。

组成 紫苏子(炒)、赤茯苓(去皮)、桑白皮(炙)、陈皮(去白)、杏仁(去皮尖,炒)、麻黄(去根节)各一两,甘草(炙)半两。

用法 上七味为末,每服二钱,水一盏,煎至七分,去滓,温服,食后。

功用 宣肺解表,祛痰止咳。

主治 素体痰多,风寒袭肺证。咳嗽上气,胸膈痞满,项背拘急,声重鼻塞,头昏目眩,吐痰色白,呀呷有声。

方义 麻黄解表散寒,宣肺平喘;苏子、杏仁降利肺气,祛痰止咳;陈皮燥湿化痰,理气行滞,桑白皮泻肺利水,平喘止咳,茯苓健脾渗湿;炙甘草调和药性,又可缓和麻黄峻烈之性。

(韩 涛)

jiājiǎn máhuángtāng

加减麻黄汤(jiajian mahuang decoction) 解表剂,南宋·杨士瀛《仁斋直指方·卷八》方。

组成 麻黄(去节)一两,辣桂、甘草(炙)各半两,杏仁(去皮尖,微炒,别研)五十枚,陈皮、半夏(制)各半两。

用法 上细锉,拌和杏仁,每服三钱,加紫苏三叶,姜四片,煎服。

功用 散寒宣肺,止咳化痰。

主治 风寒袭肺证。恶寒发热,咳嗽痰多色白。

方义 麻黄发散风寒,解表宣肺;桂枝解肌和营,温经散寒;杏仁配麻黄宣利肺气而止咳,陈皮、半夏理气化痰,苏叶、生姜助麻黄、桂枝解表散寒;甘草调和诸药,且能止咳。

(杨 勇)

dàqīnglóngtāng

大青龙汤(daqinglong decoction) 解表剂,东汉·张仲景《伤寒论·辨太阳病脉证并治中》方。

组成 麻黄(去节)六两,桂枝(去皮)二两,甘草(炙)二两,杏仁(去皮尖)四十枚,生姜(切)三两,大枣(擘)十枚,石膏(碎)如鸡子大。

用法 上七味,以水九升,先煮麻黄,减二升,去上沫,纳诸药,煮取三升,去滓,温服一升。取微似汗。汗出多者,温粉扑之,一服汗者,停后服。若复服,汗多亡阳,恶风烦躁,不得眠。

功用 发汗解表,兼清里热。

主治 外感风寒,内有郁热证。恶寒发热,头身疼痛,无汗,烦躁,口渴,脉浮紧。

方义 麻黄、桂枝辛温发汗,重用麻黄,则发汗之力尤峻,与生姜为伍发越水气;甘草配大枣、生姜和脾胃,调营卫,且资汗源;石膏清解里热;杏仁伍麻黄宣降肺气,以利表邪外出。

(贾 波)

dàqīnglóng jiā huángqíntāng

大青龙加黄芩汤(daqinglong jia huangqin decoction) 解表剂,元·吴恕《伤寒图歌活人指掌·卷四》方。

组成 麻黄二两,桂枝六钱二字半,甘草六钱二字半,杏仁四十个,生姜一两,大枣十二枚,石膏二鸡子大,黄芩六钱二字半。

用法 每服五钱,水煎,温服,取汗。

功用 辛温解表,清解里热。

主治 外感风寒,内有蕴热证。恶风,头痛,身热,无汗,烦躁,口渴,脉浮数。

方义 麻黄、桂枝发汗解表;杏仁利肺气,伍麻黄宣降肺气;石膏、黄芩清解里热;生姜、大枣调和脾胃,调和营卫;甘草益气和中,调和诸药,缓和药力。

(贾 波)

jiǔwèi qiānghuótāng

九味羌活汤 （jiuwei qianghuo decoction） 解表剂，元·王好古《此事难知·卷上》引张元素方。

组成 羌活、防风、苍术、细辛、川芎、香白芷、生地黄、黄芩、甘草。

用法 㕮咀，水煎服，若急汗热服，以羹粥投之；若缓汗温服，而不用汤投之也。

功用 发汗祛湿，兼清里热。

主治 外感风寒湿邪，内有蕴热。恶寒发热、恶寒、头项强痛、肢体酸楚疼痛、口苦、微渴、舌苔白或微黄、脉浮。

方义 羌活散表寒，祛风湿，利关节，止痹痛；防风祛风除湿，散寒止痛，苍术发汗除湿，两药相合，协助羌活祛风散寒，除湿止痛；细辛、白芷、川芎祛风散寒，宣痹止痛，其中细辛善止少阴头痛、白芷擅解阳明头痛、川芎长于止少阳、厥阴头痛；生地、黄芩清泄里热，并防诸辛温燥烈之品伤津；甘草调和诸药为使。

（连建伟）

xiǎoqīnglóngtāng

小青龙汤 （xiaoqinglong decoction） 解表剂，东汉·张仲景《伤寒论·辨太阳病脉证并治中》方。

组成 麻黄（去节）、芍药、细辛、干姜、甘草（炙）、桂枝（去皮）各三两，五味子半升，半夏（洗）半升。

用法 上八味，以水一斗，先煮麻黄，减二升，去上沫，内诸药，煮取三升，去滓，温服一升。

功用 解表散寒，温肺化饮。

主治 外寒内饮证，恶寒发热，无汗，头身疼痛，喘咳，痰涎清稀而量多，胸痞，或干呕，或痰饮喘咳，不得平卧，或身体疼重，头面四肢浮肿，舌苔白滑，脉浮。

方义 麻黄、桂枝、芍药解表散寒，宣肺平喘，调和营卫；干姜、细辛、半夏燥湿化痰，温肺化饮；五味子敛肺止咳；炙甘草益气和中，调和诸药。

（樊巧玲）

èrcháihúyǐn

二柴胡饮 （erchaihu drink） 解表剂，明·张介宾《新方八阵·散阵》方。

组成 陈皮一钱半，半夏二钱，细辛一二钱，厚朴一钱半，生姜三五七片，柴胡一钱半或二三钱，甘草八分。

用法 水一盅半，煎七八分，温服。

功用 解表散寒，理气化痰。

主治 外感风寒兼内有痰饮轻证。

方义 柴胡辛散表邪；细辛祛风寒，止疼痛；半夏、厚朴燥湿化痰；陈皮理气健脾消痰；生姜辛温发散，既助柴胡、细辛解表，又助半夏、陈皮温化寒痰；甘草调和诸药。

（周永学）

dàqiānghuótāng

大羌活汤 （daqianghuo decoction） 解表剂，明·董宿《奇效良方·卷十》方。

组成 防风、羌活、独活、防己、黄芩、黄连、苍术（制）、白术、甘草（炒）、川芎、细辛各三钱，知母、地黄各一两。

用法 上㕮咀，每服秤半两，水二大盏，煎至一盏半，去滓，得清药一大盏，热饮之，不解再服，三四解之亦可，病愈则止。

功用 发散风寒，祛湿清热。

主治 外感风寒湿邪兼有里热证。头痛身重，发热恶寒，口干烦满而渴，舌苔白腻，脉浮数。

方义 羌活、独活发散风寒，祛湿止痛；防风、苍术、川芎、细辛祛风除湿，散寒止痛；防己、白术健脾利水祛湿；黄芩、黄连清泻里热，生地、知母清热生津，并防诸辛温燥烈之品伤津；甘草调和诸药。

（贾波）

jiāwèi xiāngsūsǎn

加味香苏散 （jiawei xiangsu powder） 解表剂，清·程国彭《医学心悟·卷二》方。

组成 紫苏叶（一钱五分）、陈皮、香附（各一钱二分）、甘草（炙）七分，荆芥、秦艽、防风、蔓荆子各一钱，川芎五分，生姜三片。

用法 上锉一剂，水煎，温服，微覆似汗。

功用 疏风解表，理气和血。

主治 四时感冒。恶寒发热，无汗，头身疼痛，胸胁满闷，咳嗽有痰。

方义 紫苏疏风散寒，理气宽胸；香附、川芎理气和血，祛风散寒止痛；陈皮理气化痰，荆芥、防风疏风解表；秦艽祛风除湿，宣痹止痛；蔓荆子祛风止痛；生姜辛温发散，甘草和中调药。

（杨勇）

zhǐsòusǎn

止嗽散 （zhisou powder） 解表剂，清·程国彭《医学心悟·卷三》方。

组成 桔梗（炒）、荆芥、紫菀（蒸）、百部（蒸）、白前（蒸）各二斤，甘草（炒）十二两，陈皮（水洗，去白）一斤。

用法 上为末，每服三钱，食后、临卧开水调下；初感风寒，生姜汤调下。

功用 止咳化痰，疏表宣肺。

主治 诸般咳嗽。

方义 紫菀、百部止咳化痰；桔梗宣利肺气而止咳；白前降气祛痰；陈皮理气化痰；荆芥疏风解表；甘草利咽止咳，调和诸药。

（范　颖）

正柴胡饮（zhèngcháihúyǐn）（zhengchaihu drink）

解表剂，明·张介宾《景岳全书·新方八阵》方。

组成　柴胡一二三钱，防风一钱，陈皮一钱半，芍药二钱，甘草一钱，生姜三五片。

用法　水一盅半，煎七、八分，热服。

功用　解表散寒。

主治　外感风寒轻证。微恶风寒，发热，无汗，头痛身痛，舌苔薄白，脉浮。

方义　柴胡辛散表邪；防风祛风寒，止疼痛；陈皮行气，以助祛邪外出；芍药益阴和营，防辛散太过而伤阴；生姜辛温发散，助柴胡、防风解表透邪；甘草调和诸药。

（许二平）

风寒咳嗽颗粒（fēnghán késòu kēlì）（fenghan kesou granules）

解表剂，国家药典委员会《中华人民共和国药典·一部》（2020 年版）方。

组成　陈皮 100g，生姜150g，法半夏 150g，青皮 100g，苦杏仁 100g，麻黄 100g，紫苏叶100g，五味子 100g，桑白皮 100g，炙甘草 100g。

规格　每袋装 5g。

用法　开水冲服，一次 5g，一日 2 次。

功用　宣肺散寒，祛痰止咳。

主治　风寒咳嗽证。外感风寒，肺气不宣，头痛鼻塞，痰多咳嗽，胸闷气喘。

方义　麻黄、苏叶、生姜散寒宣肺平喘；半夏、陈皮、杏仁、桑白皮降气化痰止咳；青皮利气以助止咳化痰平喘，五味子敛肺止咳，防止肺气耗散太过；炙甘

草调和诸药。

（杨　勇）

万通炎康片（wàntōng yánkāng piàn）（wantong yankang tablets）

解表剂，国家药典委员会《中华人民共和国药典·一部》（2020 年版）方。

组成　苦玄参 1500g，肿节风1500g。

规格　薄膜衣片，每片重0.35g（大片）、0.24g（小片）。

用法　口服。①薄膜衣片：小片一次 3 片，重症一次 4 片，一日 3 次；大片一次 2 片，重症一次 3 片，一日 3 次。②糖衣片：一次 6 片，重症一次 9 片，一日 3次；小儿酌减。

功用　疏风清热，解毒消肿。

主治　外感风热所致的咽部红肿、牙龈红肿、疮疡肿痛；急慢性咽炎、扁桃体炎、牙龈炎、疮疖见上述证候者。

方义　苦玄参清热凉血，泻火解毒，消肿止痛，滋阴利咽；肿节风祛风除湿，活血散瘀，清热解毒，利咽消肿。两药配合，相得益彰，无论是风热外犯、肺胃热盛所致喉痹、乳蛾、牙宣，还是火毒外犯所致疮疡肿痛皆可用之。

（阮时宝）

竹叶柳蒡汤（zhúyè liǔbàngtāng）（zhuye liubang decoction）

解表剂，明·缪希雍《先醒斋医学广笔记·卷三》方。

组成　西河柳五钱，荆芥穗一钱，干葛一钱五分，蝉蜕一钱，薄荷一钱，鼠粘子一钱五分，知母（蜜炙）一钱，玄参二钱，甘草一钱，麦冬（去心）三钱，淡竹叶三十片。（甚者加石膏五钱，冬米一撮）

用法　水煎服。

功用　透疹解表，清热生津。

主治　痧疹初起，透发不出，喘嗽，鼻塞流涕，恶寒轻，发热重，烦闷躁乱，咽喉肿痛，唇干口渴，苔薄黄而干，脉浮数。

方义　西河柳功专透疹；葛根、牛蒡子（又名鼠粘子）、蝉蜕、荆芥、薄荷轻清疏散，开肺达表，助西河柳透疹；竹叶、知母、玄参、麦冬清热养阴生津；甘草解毒，调和诸药。

（龙一梅）

双黄连口服液（shuānghuánglián kǒufúyè）（oral liquid of shuanghuanglian）

解表剂，国家药典委员会《中华人民共和国药典·一部》（2020 年版）方。

组成　金银花 375g，黄芩375g，连翘 750g。

规格　每支装 10ml（每 1ml相当于饮片 1.5g）。

用法　口服，一次 20ml，一日 3 次；小儿酌减或遵医嘱。

功用　疏风解表，清热解毒。

主治　外感风热感冒，发热、咳嗽、咽痛。

方义　金银花甘寒，芳香疏散，善清肺经热邪；黄芩苦寒，善清肺火及上焦实热；连翘苦微寒，长于散上焦风热，并有清热解毒之功。

（王　迪）

升麻葛根汤（shēngmá gégēntāng）（shengma gegen decoction）

解表剂，宋·太平惠民和剂局《太平惠民和剂局方·卷二》方，异名升麻散（《斑疹备急》）、升麻汤（《活人书·卷十六》）、解肌汤（《普济方·卷三六九》）。

组成　升麻、白芍药、甘草（炙）各十两，葛根十五两。

用法　上为粗末，每服三钱，用水一盏半，煎取一中盏，去滓，稍热服，不拘时候，一日二三服，

以病气去，身凉为度。

功用 辛凉解肌，解毒透疹。

主治 麻疹初起，疹发不出，身热头痛，咳嗽，目赤流泪，口渴，舌红，苔薄而干，脉浮数。

方义 升麻、葛根辛凉解肌，解毒透疹；芍药养阴和营泻热，既防疹毒伤津，并制前药升散太过；甘草调和诸药。

(王迪)

wǔshíchá kēlì

午时茶颗粒 （wushicha granules） 解表剂，国家药典委员会《中华人民共和国药典·一部》（2020 年版）方。

组成 苍术 50g，柴胡 50g，羌活 50g，防风 50g，白芷 50g，川芎 50g，广藿香 50g，前胡 50g，连翘 50g，陈皮 50g，山楂 50g，枳实 50g，炒麦芽 75g，甘草 50g，桔梗 75g，紫苏叶 75g，厚朴 75g，红茶 1600g，六神曲（炒）50g。

规格 每袋装 6g。

用法 每服 1 袋，一日 1 ~ 2 次，开水冲服。

功用 祛风解表，化湿和中。

主治 外感风寒，内伤食积，恶寒发热，头痛身楚，胸脘满闷，恶心呕吐，腹痛腹泻。

方义 藿香、紫苏叶、苍术散寒解表除湿；陈皮、厚朴行气健脾，和胃除湿；白芷、川芎、羌活、防风发散在表之风寒而止痛；山楂、麦芽、神曲健胃消积化食；枳实、柴胡一降一升，更助行气消积之力；连翘苦寒以清食积所化之热，兼制温药之性；桔梗、前胡宣肺解表，化痰止咳；红茶化痰消食；甘草调和诸药。

(王迪)

xiǎo'ér gǎnmàochá

小儿感冒茶 （xiao'er ganmao tea） 解表剂，国家药典委员会《中华人民共和国药典·一部》（2020 年版）方。

组成 广藿香 750g，菊花 750g，连翘 750g，大青叶 1250g，板蓝根 750g，地黄 750g，地骨皮 750g，白薇 750g，薄荷 500g，石膏 1250g。

规格 每块重 6g。

用法 开水冲服，一岁以内一次 6g，一至三岁一次 6 ~ 12g，四至七岁一次 12 ~ 18g，八至十二岁一次 24g，一日 2 次。

功用 疏风解表，清热解毒。

主治 小儿风热感冒，症见发热重、头胀痛、咳嗽痰黏、咽喉肿痛；流感见上述证候者。

方义 藿香、菊花、薄荷疏风解表散热；连翘、大青叶、板蓝根清热解毒利咽；石膏、生地黄、地骨皮、白薇清热凉血利咽。

(樊巧玲)

xiǎo'ér gǎnmào kēlì

小儿感冒颗粒 （xiao'er ganmao granules） 解表剂，国家药典委员会《中华人民共和国药典·一部》（2020 年版）方。

组成 广藿香 75g，菊花 75g，连翘 75g，大青叶 125g，板蓝根 75g，地黄 75g，地骨皮 75g，白薇 75g，薄荷 50g，石膏 125g。

规格 每袋装 12g。

用法 开水冲服。1 岁以内一次 6g，1 ~ 3 岁一次 6 ~ 12g，4 ~ 7 岁一次 12 ~ 18g，8 ~ 12 岁一次 24g，一日 2 次。

功用 疏风解表，清热解毒。

主治 小儿风热感冒。发热重，头胀痛，咳嗽痰黏，咽喉肿痛，以及流感见上述症状者。

方义 广藿香、菊花、薄荷疏风解表散热；连翘、大青叶、板蓝根、石膏、地黄、地骨皮、白薇清热解毒利咽。

(樊巧玲)

xiǎo'ér jiěbiǎo kēlì

小儿解表颗粒 （xiao'er jiebiao granules） 解表剂，国家药典委员会《中华人民共和国药典·一部》（2020 年版）方。

组成 金银花 300g，连翘 250g，炒牛蒡子 250g，蒲公英 300g，黄芩 300g，防风 150g，紫苏叶 150g，荆芥穗 100g，葛根 150g，人工牛黄 1g。

规格 每袋装 8g。

用法 开水冲服，一岁至二岁一次 4g，一日 2 次；三岁至五岁一次 4g，一日 3 次；六岁至十四岁一次 8g，一日 2 ~ 3 次。

功用 宣肺解表，清热解毒。

主治 小儿外感风热所致的感冒，发热恶风，头痛咳嗽，鼻塞流涕，咽喉痛痒。

方义 金银花、连翘辛凉透表，清热解毒；牛蒡子、防风、苏叶、荆芥穗、葛根疏风散热，解表祛邪；蒲公英、黄芩、牛黄清热解毒，利咽止痛。

(樊巧玲)

rénshēn bàidúsǎn

人参败毒散 （renshen baidu powder） 解表剂，宋·太平惠民和剂局《太平惠民和剂局方·卷二》方。

组成 柴胡（去苗），甘草（爁），桔梗，人参（去芦），川芎，茯苓（去皮），枳壳（去瓤，麸炒），前胡（去苗，洗），羌活（去苗），独活（去苗）。

用法 上十味，各三十两，为粗末，每服二钱，水一盏，入生姜、薄荷各少许，同煎七分，去滓，不拘时候，寒多则热服，热多则温服。

功用 散寒祛湿，益气解表。

主治 气虚外感风寒湿证。憎寒壮热，头项强痛，肢体酸痛，无汗，鼻塞声重，咳嗽有痰，胸膈痞满，舌淡苔白，脉浮而按之无力。

方义 羌活、独活发散风寒，除湿止痛；川芎祛风行气；柴胡解肌透散；桔梗宣肺利膈；枳壳理气宽中；前胡化痰止咳；茯苓渗湿消痰；人参既扶正气以鼓邪外出，又使祛邪不伤正；生姜、薄荷解表；甘草调和药性。

（周永学）

zàizǎosǎn

再造散（zaizao powder） 解表剂，明·陶节庵《伤寒六书·卷三》方。

组成 黄芪，人参，桂枝，甘草，熟附子，细辛，羌活，防风，川芎，煨生姜。

用法 水二盅，加大枣二枚，煎一盅。槌法再加炒白芍一撮，煎三沸，温服。

功用 助阳益气，解表散寒。

主治 阳气虚弱，外感风寒表证。恶寒发热，热轻寒重，头痛项强，无汗肢冷，倦怠嗜卧，面色苍白，语声低微，舌淡苔白，脉沉无力，或浮大无力。

方义 桂枝、羌活发散风寒；防风、细辛解表散寒；附子温助阳气；人参、黄芪补益元气；川芎行气活血，并能祛风；白芍敛阴养血，并制约附、羌、细辛等药之温燥；煨姜温胃，大枣滋脾，合用益脾胃，调营卫，滋汗源；甘草调和诸药。

（韩 涛）

cānglǐnsǎn

仓廪散（canglin powder） 解表剂，明·朱橚等《普济方·卷二一三》方。

组成 人参、茯苓、甘草、前胡、川芎、羌活、独活、桔梗、枳壳、柴胡、陈仓米各等分。

用法 每服二钱，加生姜、薄荷煎，热服。

功用 益气解表，祛湿和胃。

主治 脾胃素弱而外感风寒湿邪之噤口痢，下痢，呕逆不食，食入即吐，恶寒发热，无汗不渴，舌苔薄白，脉浮。

方义 羌活、独活通治一身风寒湿邪；川芎、柴胡助疏表散邪；人参、茯苓、陈仓米益气和胃，渗湿止泻，又能鼓舞胃中津液上输于肺以化汗；桔梗、枳壳、前胡调理气机，并利疏透外邪；生姜、薄荷亦助疏邪之用；甘草调和药性，兼以益气和中。

（王 迪）

jiājiǎn wēiruítāng

加减葳蕤汤（jiajian weirui decoction） 解表剂，清·俞根初《重订通俗伤寒论·六经方药》方。

组成 生葳蕤二钱至三钱，生葱白二枚至三枚，桔梗一钱至钱半，东白薇五分至一钱，淡豆豉三钱至四钱，苏薄荷一钱至钱半，炙草五分，红枣两枚。

用法 水煎服。

功用 滋阴解表。

主治 素体阴虚，外感风热证。头痛身热，微恶风寒，无汗或少汗，咳嗽，心烦，口渴，咽干，舌红，脉数。

方义 玉竹润肺养胃，清热生津，滋而不腻；薄荷疏散风热，清利咽喉；葱白、豆豉解表散邪，增发表之力；白薇清热不伤阴，桔梗宣肺止咳，大枣甘润养血；甘草调和药性。

（杨 勇）

guìzhī jiā hòupò xìngzǐtāng

桂枝加厚朴杏子汤（guizhi jia houpu xingzi decoction） 解表剂，东汉·张仲景《伤寒论·辨太阳病脉证并治中》方。

组成 桂枝（去皮）三两，甘草（炙）二两，生姜（切）三两，芍药三两，大枣（擘）十二枚，厚朴（炙，去皮）二两，杏仁（五十枚，去皮尖）。

用法 上七味，以水七升，微火煮取三升，去滓，温服一升，覆取微似汗。

功用 解肌发表，降气平喘。

主治 宿有喘病，又感风寒而见桂枝汤证者；或风寒表证误用下剂后，表证未解而微喘者。

方义 桂枝助卫阳，通经络，解肌发表；芍药益阴敛营，生姜助桂枝散表邪，兼和胃止呕；大枣协芍药补营阴，兼健脾益气；二者相伍，补脾和胃，化气生津，益营助卫；炙甘草调和药性，合桂枝辛甘化阳以实卫，合芍药酸甘化阴以益营；厚朴、杏仁降气平喘，化痰止咳。

（年 莉）

guìzhītāng

桂枝汤（guizhi decoction） 解表剂，东汉·张仲景《伤寒论·辨太阳病脉证并治上》方。

组成 桂枝（去皮）三两，芍药三两，甘草（炙）二两，生姜（切）三两，大枣（擘）十二枚。

用法 上五味，㕮咀，以水七升，微火煮取三升，去滓。适寒温，服一升，服已须臾，啜热稀粥一升余，以助药力。温覆令一时许，遍身漐漐微似有汗者益佳，不可令如水流离，病必不除。若一服，汗出病瘥，停后服，不必尽剂。若不汗，更服依前法。又不汗，后服小促其间，半日许令三服尽。若病重者，一日一夜服，周时观之。服一剂尽，病证犹在者，更作服，若汗不出，乃服至二三剂。禁生冷、黏滑、肉面、五辛、酒酪、臭恶等物。

功用 解肌发表，调和营卫。

主治 外感风寒表虚证。恶风发热，汗出头痛，鼻鸣干呕，口不渴，苔白，脉浮缓或浮弱。

方义 桂枝解肌发表，助卫阳，通经络，芍药益阴敛营；二者相配，一则营卫同治，邪正兼顾；二则相辅相成，桂枝得芍药则汗出有源，芍药得桂枝则滋而有化；三则相制相成，散中寓收，汗中寓补。生姜解表散寒，和胃止呕；大枣益气和中，滋脾生津；二者相配，补脾和胃，化气生津，益营助卫。炙甘草调和诸药，合桂枝则辛甘养阳以实卫气，合芍药则酸甘化阴以滋营阴。

（年 莉）

gúizhī jiā gégēntāng

桂枝加葛根汤（guizhi jia ge-gen decoction） 解表剂，东汉·张仲景《伤寒论·辨太阳病脉证并治上》方。

组成 葛根四两，芍药二两，生姜（切）三两，甘草（炙）二两，大枣（擘）十二枚，桂枝（去皮）二两。

用法 上六味，以水一斗，先煮葛根，减二升，去上沫，内诸药，煮取三升，去滓。温服一升，覆取微似汗，不须啜粥，余如桂枝法将息及禁忌。

功用 解肌发表，升津舒筋。

主治 风寒客于太阳经输，营卫不和证。症见恶风发热，汗出，头项强痛，项背强几几，俯仰转侧不能自如，舌淡苔薄白，脉浮。

方义 重用葛根解肌发表，升津舒筋；桂枝解肌发表，芍药滋养营阴，伍桂枝调和营卫，伍葛根益阴生津，舒缓筋脉；生姜、大枣益脾和胃，化气生津，生姜兼能解表散邪；炙甘草，一则调和诸药；二则与桂枝相配辛甘化阳，以助太阳经气之疏利；三则与芍药相配酸甘化阴，以助舒筋。

（年 莉）

xīnyísǎn

辛夷散（xinyi powder） 解表剂。宋·严用和《严氏济生方·鼻门》方。组成：辛夷仁，细辛（洗去土、叶），藁本（去芦），升麻，川芎，木通（去节），防风（去芦），羌活（去芦），甘草（炙），白芷各等分。用法：为细末。每服二钱，食后茶清调服。功用：疏风散寒，祛湿通窍。主治：肺虚又感风寒湿热之邪，鼻内壅塞，涕出不止，或气息不通，或不闻香臭。方义：辛夷轻浮上行，散风解表，芳香通鼻窍。细辛、白芷、川芎祛风散寒；升麻引清气上行；防风、藁本、羌活祛风胜湿；木通利湿清热；甘草甘缓和中，调和诸药；茶清上清头目。

明·龚廷贤《寿世保元·卷六》方。组成：辛夷花一钱，黄芪一钱，人参一钱五分，当归一钱，白芍一钱，川芎一钱，白芷一钱，细辛八分，黄芩（酒炒）一钱，甘草六分。用法：上锉一剂，灯芯三十根，水煎，食远服。功用：祛风通窍，调理肺脾。主治：肺脾气虚，风邪外袭。鼻塞不通，涕浊头痛，或鼻中流出臭脓水，舌淡苔薄或微黄腻，脉浮细。

（章 健）

xiāngsūsǎn

香苏散（xiangsu powder） 解表剂，宋·太平惠民和剂局《太平惠民和剂局方·卷二》方。

组成 香附子（炒香，去毛）、紫苏叶各四两，甘草（炙）一两，陈皮（不去白）二两。

用法 上为粗末。每服三钱，水一盏，煎七分，去滓，热服，不拘时候，日三服；若作细末，只服二钱，入盐点服。

功用 疏散风寒，理气和中。

主治 外感风寒，气郁不舒证。恶寒身热，头痛无汗，胸脘痞闷，不思饮食，舌苔薄白，脉浮。

方义 苏叶发表散寒，理气宽中；香附行气开郁；陈皮理气燥湿；甘草调和诸药。

（杨力强）

shègàn máhuángtāng

射干麻黄汤（shegan mahuang decoction） 解表剂，东汉·张仲景《金匮要略·肺痿肺痈咳嗽上气病脉证治》方。

组成 射干十三枚，一法三两，麻黄四两，生姜四两，细辛、紫菀、款冬花各三两，五味子半升，大枣七枚，半夏（大者，洗）八枚，一法半升。

用法 上九味，以水一斗二升，先煮麻黄两沸，去上沫，纳诸药，煮取三升，分温三服。

功用 宣肺祛痰，下气止咳。

主治 咳而上气，喉中有水鸣声者。

方义 麻黄辛散寒邪，宣肺平喘；射干降气消痰，平喘止咳。生姜温肺散寒行水，半夏燥湿降逆化饮，细辛温肺散寒化饮；紫菀、款冬花温润除痰，下气止咳；五味子收敛耗散之肺气；大枣益脾养胃，调和诸药。

（年 莉）

xiāngsū cōngchǐtāng

香苏葱豉汤（xiangsu congchi decoction） 解表剂，清·俞根初《重订通俗伤寒论》方。

组成 香附（制）一钱半至二钱，新会皮一钱半至二钱，鲜葱白二三枚，紫苏一钱半至三钱，清炙草六分至八分，淡香豉三钱至四钱。

用法 水煎服。

功用 发汗解表，调气安胎。

主治 妊娠伤寒。恶寒发热，无汗，头身痛，胸脘痞闷，苔薄白，脉浮。

方义 紫苏解表散寒，理气安胎；香附行气开郁；葱白、淡香豉助紫苏解表散寒；陈皮理气燥湿；甘草健脾和中，调和诸药。

(杨力强)

máhuáng xìngrén yìyǐ gāncǎotāng

麻黄杏仁薏苡甘草汤

（mahuang xingren yiyi gancao decoction） 解表剂，东汉·张仲景《金匮要略·痉湿病脉证》方。

组成 麻黄（去节，汤泡）半两，甘草（炙）一两，薏苡仁（半两），杏仁（去皮尖，炒）十个。

用法 上剉麻豆大，每服四钱，水一盏半，煮八分，去滓，温服。有微汗，避风。

功用 解表祛湿。

主治 风湿一身尽疼，发热，日晡所剧者。

方义 麻黄发汗解表；杏仁利肺平喘，与麻黄相伍，一宣一降，使邪气去而肺气和；薏苡仁渗利清化；甘草调和诸药。

(葛鹏玲)

jīnfèicǎosǎn

金沸草散 （jinfeicao powder）

解表剂，宋·太平惠民和剂局《太平惠民和剂局方·卷二》方。

组成 旋覆花（去梗）、麻黄（去节）、前胡（去芦）各三两，荆芥穗四两，甘草（炒）、半夏（汤洗七次，姜汁浸）、赤芍药各一两。

用法 上为粗末，每服三钱，水一盏半，入生姜三片，枣一个，同煎至八分，去滓，温服，不计时候。

功用 解表散寒，化痰止咳。

主治 外感风寒，咳嗽喘满，痰涎不利。

方义 麻黄外解风寒，宣肺平喘；荆芥穗祛风解表；旋覆花（即金沸草）、半夏、前胡降气化

痰，止咳平喘；赤芍清热凉血；生姜、大枣调和营卫，甘草调和诸药。

(冯泳)

máhuáng jiā zhútāng

麻黄加术汤 （mahuang jia zhu decoction） 解表剂，东汉·张仲景《金匮要略·脏腑经络先后病脉证》方。

组成 麻黄（去节）三两，桂枝（去皮）二两，甘草二两，炙杏仁（去皮尖）七十个，白术四两。

用法 上五味，以水九升，先煮麻黄，减二升，去上沫，内诸药，煮取二升半，去滓，温服八合，覆取微似汗。

功用 发汗解表，散寒祛湿。

主治 湿家病身痛发热，面黄而喘，头痛鼻塞而烦，脉浮紧者。

方义 麻黄、桂枝相须为用，发汗之力较强，可使风寒去而营卫和；杏仁利肺平喘，与麻黄相伍，一宣一降，以复肺气宣降之权；白术与麻、桂相伍，虽发汗而不致太过，相辅相制，尽去表里之湿；炙甘草既调和诸药，又缓麻、桂峻烈之性，使汗出而不致耗伤正气。

(葛鹏玲)

liánqiáo bàidúsǎn

连翘败毒散 （lianqiao baidu powder） 解表剂，明·王肯堂《证治准绳·疡医》方。

组成 羌活（中），独活（中），连翘（上），荆芥（中），防风（中），柴胡（中），升麻（下），桔梗（中），甘草（下），川芎（中），牛蒡子（新瓦上炒、研碎用，中），当归尾（酒洗，中），红花（酒洗，下），苏木（下），天花粉（中）。

用法 用水一盏，好酒一盏，同煎至一盏，去滓，徐徐温服。

功用 疏散风热，清热解毒，活血消肿。

主治 发颐耳下硬肿及痈疡初起，局部红肿疼痛，憎寒壮热，舌红，苔黄，脉浮数。

方义 连翘、牛蒡子疏散上部风热，并能清热解毒；羌活、独活、荆芥、防风疏散外邪，使热毒从外透解。柴胡、升麻疏散风热，引药上行，并寓"火郁发之"之意。川芎、当归、红花、苏木活血散瘀，消肿止痛；天花粉清热解毒，消肿排脓；桔梗宣利气机，利咽排脓。生甘草清热解毒，调和诸药。

(章健)

yuèbì jiā bànxiàtāng

越婢加半夏汤 （yuebi jia banxia decoction） 解表剂，东汉·张仲景《金匮要略·肺痿肺痈咳嗽上气病脉证治》方。

组成 麻黄六两，石膏半斤，生姜三两，大枣十五枚，甘草二两，半夏半升。

用法 上以水六升，先煮麻黄，去上沫，纳诸药，煮取三升，分温三服。

功用 宣肺平喘，清热化痰。

主治 肺胀。咳而上气，其人喘，目如脱状，脉浮大者。

方义 麻黄宣肺平喘，发散风邪；石膏清泄肺热，半夏降逆散结，燥化痰湿；生姜发越水气，降逆化饮；大枣、甘草补益中气，培土胜湿。

(毕珺辉)

yuèbì jiā zhútāng

越婢加术汤 （yuebi jia zhu decoction） 解表剂，东汉·张仲景《金匮要略·水气病脉证并治》方。

组成 麻黄六两，石膏半斤，生姜三两，大枣十五枚，甘草二两，白术四两。

用法 上以水六升，先煮麻

黄，去上沫，纳诸药，煮取三升，分温三服。

功用 发汗利水，健脾化湿。

主治 里水。一身面目黄肿，其脉沉，小便不利。

方义 麻黄发汗利水，石膏清解郁热，白术健脾化湿，配伍麻黄寓"外散内利"之意；生姜宣散水湿，大枣补益中气，培土胜湿，甘草调和诸药，补益中气。

（毕珺辉）

yuèbìtāng

越婢汤（yuebi decoction） 解表剂，东汉·张仲景《金匮要略·水气病脉证并治》方。

组成 麻黄六两，石膏半斤，生姜三两，大枣十五枚，甘草二两。

用法 上五味，以水六升，先煮麻黄，去上沫，内诸药，煮取三升，分温三服。

功用 发汗利水。主治：风水恶风，一身悉肿，脉浮不渴，续自汗出，无大热者。

方义 麻黄开宣肺气，发汗利水；石膏清解郁热，生姜宣散水湿，大枣培土制水，甘草调和诸药，培土胜湿。

（毕珺辉）

cōng chǐ jiégěngtāng

葱豉桔梗汤（cong chi jiegeng decoction） 解表剂，清·俞根初《重订通俗伤寒论·卷二》方。

组成 鲜葱白三枚至五枚，苦桔梗一钱至钱半，焦山栀二钱至三钱，苏薄荷一钱至钱半，淡豆豉三钱至五钱，青连翘钱半至二钱，生甘草六分至八分，鲜淡竹叶三十片。

用法 水煎服。

功用 辛凉解表，疏风清热。

主治 风温初起，头痛身热，微恶风寒，咳嗽，咽痛，口渴，舌尖红，苔薄白，脉浮数。

方义 葱白、淡豆豉解表散邪；薄荷疏散风热；连翘宣散风热，清热解毒；鲜淡竹叶清上焦热；栀子泻心、肺热；桔梗宣利肺气，止咳利咽；生甘草和药安中，合桔梗清利咽喉。

（赵雪莹）

máhuáng xìngrén gāncǎo shígāotāng

麻黄杏仁甘草石膏汤（mahuang xinren gancao shigao decoction） 解表剂，东汉·张仲景《伤寒论·辨太阳病脉证并治中》方。

组成 麻黄（去节）四两，杏仁（去皮尖）五十个，甘草（炙）二两，石膏（碎，棉裹）半斤。

用法 上四味，以水七升，煮麻黄，减二升，去上沫，内诸药，煮取二升，去滓，温服一升。

功用 辛凉宣肺，清热平喘。

主治 发汗后，不可更行桂枝汤，汗出而喘，无大热者。

方义 麻黄宣肺平喘，解表散邪，石膏清泄肺胃之热以生津，二药相伍，既宣散肺中风热，又清泄肺中郁热；杏仁利肺气以平喘咳；炙甘草益气和中，又防石膏寒凉伤中，更可调和于寒温宣降之间。

（葛鹏玲）

yínqiáosǎn

银翘散（yinqiao powder） 解表剂，清·吴瑭《温病条辨·卷一》方。

组成 连翘一两，银花一两，苦桔梗六钱，薄荷六钱，牛蒡子六钱，竹叶四钱，芥穗四钱，淡豆豉五钱，生甘草五钱。

用法 上杵为散，每服六钱，鲜苇根煎汤，香气大出，即取服，勿过煎。病重者，约二时一服，日三服，夜一服；病不解者，作再服。

功用 辛凉透表，清热解毒。

主治 温病初起发热，微恶

风寒，无汗或有汗不畅，头痛口渴，咳嗽咽痛，舌尖红，苔薄白或薄黄，脉浮数。

方义 银花、连翘疏散风热，清热解毒，透散风热表邪，且辟秽化浊；薄荷、牛蒡子疏散风热、清利头目，且可解毒利咽；荆芥穗、淡豆豉辛而微温，可增强辛散透表之力；芦根清热生津，竹叶清上焦热，桔梗开宣肺气而止咳利咽；甘草既调和药性，护胃安中，又合桔梗利咽止咳。

（葛鹏玲）

yínqiáotāng

银翘汤（yinqiao decoction） 解表剂，清·吴瑭《温病条辨·卷二》方。

组成 银花五钱，连翘三钱，竹叶二钱，生甘草一钱，麦冬四钱，细生地四钱。

用法 水煎服。

功用 滋阴透表。

主治 阳明温病，下后无汗脉浮者。

方义 银花、连翘解毒而轻宣表气；竹叶清上焦热；生甘草益气清火；麦冬、生地滋阴清热。

（葛鹏玲）

qīngzhèntāng

清震汤（qingzhen decoction） 解表剂，明·傅仁宇《审视瑶函·卷三》方。

组成 升麻、赤芍药、甘草、荆芥穗、葛根、苏薄荷、黄芩、青荷叶、苍术（米泔水浸一宿，炒）各等分。

用法 上剉剂，白水二盏，煎至八分，去滓，热服。

功用 疏风止痛，清热祛湿。

主治 雷头风，头痛极不可忍，身热目痛，大便不通，小便赤涩，兼治发热恶寒，口渴者。

方义 升麻、葛根、薄荷、荆芥疏风止痛；黄芩清热燥湿，苍术燥湿运脾；赤芍、荷叶、甘草清热解毒。

（陈宝忠）

sāngjúyǐn

桑菊饮（sangju drink）

解表剂，清·吴鞠通《温病条辨·卷一》方。

组成 桑叶二钱五分，菊花一钱，杏仁二钱，连翘一钱五分，薄荷八分，苦桔梗二钱，生甘草八分，苇根二钱。

用法 上八味，以水二杯，煮取一杯，日二服。

功用 疏风清热，宣肺止咳。

主治 风温初起。但咳，身热不甚，口微渴，脉浮数。

方义 桑叶清透肺络之热而止咳；菊花清散上焦风热，清利头目；薄荷助桑、菊疏散解表之力；桔梗开宣肺气，杏仁苦降，肃降肺气；连翘清热解毒，芦根清热生津止渴；甘草调和诸药。

（吴红彦）

jiégěngsǎn

桔梗散（jiegeng powder）

解表剂，宋·陈子明《妇人大全良方·卷十三》方。

组成 天门冬（去心）一两，桑白皮、苦桔梗、紫苏各半两，赤茯苓一两，麻黄（去节）三分，贝母、人参、甘草各半两。

用法 上咬咀，每服四钱。水一盏，姜三片，煎至七分，去滓，不拘时候服。

功用 祛风散寒，宣肺止咳。

主治 妊娠咳嗽。咳嗽喘急，鼻塞流涕，头痛，不食，脉浮滑。

方义 桔梗、紫苏辛散透达，宣肺透邪；麻黄散寒解表，宣肺止咳；桑白皮肃肺止咳；贝母化痰止咳；天门冬养阴润肺；人参、茯苓、生姜、甘草健脾和胃，除湿化痰；甘草兼可调和诸药。

（吴红彦）

cháigě jiějītāng

柴葛解肌汤（chaige jieji decoction）

解表剂，明·陶节庵《伤寒六书·卷三》方。

组成 柴胡，干葛，甘草，黄芩，芍药，羌活，白芷，桔梗。

用法 水二盅，姜三片，枣二枚，槌法加石膏末一钱，煎之热服。

功用 解肌清热。

主治 外感风寒，郁而化热证。恶寒渐轻，身热增重，无汗头痛，目疼鼻干，心烦不眠，咽干耳聋，眼眶痛，舌苔薄黄，脉浮微洪。

方义 葛根解肌发表，内清郁热，柴胡祛邪解表退热；羌活、白芷辛散发表，兼能止疼痛；石膏、黄芩清泻少阳与阳明之热；桔梗宣畅肺气以祛邪外出；生姜发散风寒以助解表；白芍、大枣敛阴养血以防疏散太过而伤阴血；甘草调和诸药。

（年 莉）

xuāndú fābiǎotāng

宣毒发表汤（xuandu fabiao decoction）

解表剂，清·吴谦《御纂医宗金鉴·卷五十九》方。

组成 升麻，葛根，前胡，桔梗，枳壳（麸炒），荆芥，防风，薄荷叶，木通，连翘（去心），牛蒡子（炒，研），淡竹叶，生甘草。

用法 引加芫荽，水煎服。

功用 解表透疹，止咳利咽。

主治 麻疹初起，透发不出，身热无汗，咳嗽咽痛，烦渴尿赤。

方义 升麻、葛根解肌透疹；荆芥、防风祛风散邪；牛蒡子、薄荷疏散风热，利咽透疹；枳壳、桔梗、前胡宣肺利气，祛痰止咳；连翘清泻上焦，木通导热下行，竹叶清热除烦；甘草解毒和中。

（刘蔚雯）

shēnsūyǐn

参苏饮（shensu drink）

解表剂，宋·太平惠民和剂局《太平惠民和剂局方·卷二》方。

组成 人参、紫苏叶、干葛（洗）、半夏（汤洗七次，姜汁制炒）、前胡（去苗）、茯苓（去皮）各三分，枳壳（去瓤，麸炒）、桔梗（去芦）、木香、陈皮（去白）、甘草（炙）各半两。

用法 上咬咀，每服四钱，水一盏半，姜七片，枣一个，煎六分，去滓，微热服，不拘时候。

功用 益气解表，理气化痰。

主治 气虚外感风寒，内有痰湿。恶寒发热，无汗头痛，咳嗽痰白，胸脘满闷，倦怠无力，气短懒言，苔白脉弱。

方义 苏叶发散表邪，又能宣肺止咳，行气宽中；葛根解肌发汗，以增强苏叶散表之力；人参益气健脾，扶正托邪，与解表药相合，则无发散伤正之虞；半夏、前胡、桔梗止咳化痰，宣降肺气；木香、枳壳、陈皮理气宽胸，醒脾畅中；茯苓健脾渗湿以助消痰；甘草补气安中，兼和诸药；生姜、大枣协苏叶、葛根可解表，合人参、茯苓能益脾扶正。

（章 健）

cōngbái qīwèiyǐn

葱白七味饮（congbai qiwei drink）

解表剂，唐·王焘《外台秘要方·卷三》方。

组成 葱白（连须，切）一升，干葛（切）六合，新豉（绵裹）一合，生姜（切）二合，生麦门冬（去心）六合，干地黄六合，劳水（以杓扬之一千过）八升。

用法 上药用劳水煎之，三分减二，去滓，分温三服。相去行八九里，如觉欲汗，渐渐覆之。

功用 养血解表。

主治 血虚外感风寒证，病

后阴血亏虚，调摄不慎，感受外邪，或失血（吐血、便血、咳血、衄血）之后，复感风寒，头痛身热，微寒无汗。

方义 葱白、新豉发散表邪；葛根发表解肌；生姜辛散表寒；干地黄、麦门冬养血滋阴；劳水味甘体轻，益脾和胃。

（赵雪莹）

cōngchǐtāng

葱豉汤（congchi decoction）

解表剂，晋·葛洪《肘后备急方·卷二》方。

组成 葱白（连须）一虎口，豉一升。

用法 以水三升，煮取一升，顿服取汗。

功用 解表散寒。

主治 外感表寒轻证，微恶风寒，或微热，头痛，无汗，鼻塞流涕，喷嚏，舌苔薄白，脉浮。

方义 葱白发汗解表；淡豆豉宣散表邪。

（赵雪莹）

jīngfáng bàidúsǎn

荆防败毒散（jingfang baidu powder）

解表剂，明·张时彻《摄生众妙方》方。

组成 羌活、柴胡、前胡、独活、枳壳、茯苓、荆芥、防风、桔梗、川芎各一钱五分，甘草五分。

用法 用水一盏半，煎至八分，温服。

功用 发散风寒，解表祛湿。

主治 外感风寒湿证。恶寒发热，头项强痛，肢体疼痛，鼻塞声重，无汗不渴，舌苔白腻，脉浮或浮数者。

方义 羌活、独活发散风寒，除湿止痛；荆芥、防风解表祛风除湿，散寒止痛；川芎行气活血，并能祛风；柴胡解肌透邪；桔梗宣肺利膈；枳壳理气宽中；前胡化痰以止咳；茯苓渗湿以消；甘

草调和诸药。

（杨力强）

máhuáng fùzǐ gāncǎotāng

麻黄附子甘草汤（mahuang fuzi gancao decoction）

解表剂，东汉·张仲景《伤寒论·辨少阴病脉证并治》方。

组成 麻黄（去节）二两，甘草（炙）二两，附子（炮，去皮，破八片）一枚。

用法 上三味，以水七升，先煮麻黄一两沸，去上沫，内诸药，煮取三升，去滓。温服一升，日三服。

功用 助阳解表。

主治 少阴病。恶寒身痛，无汗，微发热，脉沉微者，或水病身面浮肿，气短，小便不利，脉沉而小。

方义 麻黄发汗解表，散邪外出；附子温里助阳；炙甘草益气和中，解附子之毒，缓和药性。

（胡晓阳）

máhuáng fùzǐtāng

麻黄附子汤（mahuang fuzi decoction）

解表剂，东汉·张仲景《金匮要略·水气病脉证并治》方。

组成 麻黄三两，甘草二两，附子（炮）一枚。

用法 上三味，以水七升，先煮麻黄，去上沫，内诸药，煮取二升半，温服八分，日三服。

功用 温经助阳，发汗利水。

主治 水气病。身面浮肿，气短，小便不利，脉沉小。

方义 麻黄发汗，且利水消肿；附子温补肾阳，蒸化水气；甘草益气和中，培土制水。

（胡晓阳）

máhuáng xìxīn fùzǐtāng

麻黄细辛附子汤（mahuang xixin fuzi decoction）

解表剂，东汉·张仲景《伤寒论·辨少阴病脉证并治》方。

组成 麻黄（去节）二两，附子（炮，去皮，破八片）一枚，细辛二两。

用法 以上三味，以水一斗，先煮麻黄，减二升，去上沫，内诸药，煮取三升，去滓，温服一升，日三服。

功用 助阳解表。

主治 素体阳虚，外感风寒表证。发热，恶寒甚剧，其寒不解，神疲欲寐，脉沉微。

方义 麻黄发汗散寒解表；附子温补阳气，助麻黄鼓邪外出；细辛芳香气浓，性善走窜，通彻表里，既能祛风散寒以助麻黄解表，又可鼓动肾中真阳之气以协附子温里散寒。

（胡晓阳）

bàidúsǎn

败毒散（baidu powder）

解表剂，宋·太平惠民和剂局《太平惠民和剂局方·卷二》方。

组成 柴胡（去苗），甘草（爁），桔梗，人参（去芦），芎劳，茯苓（去皮），枳壳（去瓤，麸炒），前胡（去苗，洗），羌活（去苗），独活（去苗）。

用法 上十味，各三十两，为粗末。每服二钱，水一盏，加生姜、薄荷各少许，同煎七分，去滓，不拘时候，寒多则热服，热多则温服。

功用 散寒祛湿，益气解表。

主治 伤寒时气，头痛项强，壮热恶寒，身体烦疼，及寒壅咳嗽，鼻塞声重，风痰头痛，呕哕寒热。

方义 羌活、独活善祛一身风寒湿之邪，解表止痛；柴胡、薄荷、川芎疏散风邪，助羌、独解表疏风；前胡、桔梗、枳壳、茯苓理气化湿祛痰；人参益气扶正；甘草调和诸药。

（冯泳）

wēiruítāng

葳蕤汤（weirui decoction）

解表剂，唐·孙思邈《备急千金要方·卷九》方。

组成 葳蕤、白薇、麻黄、独活、杏仁、川芎、甘草、青木香（可用麝香一分）各二两，石膏三两。

用法 上九味，㕮咀。以水八升，煮取三升，去滓，分三服，取汗。

功用 滋阴清热，宣肺解表。

主治 阴虚外感风热，发热头痛，咽干舌燥，气喘有汗，胸脘痞闷，体重嗜睡，苔白，脉浮者。

方义 葳蕤滋阴润燥，清热生津；石膏清热生津，解肌透邪；白薇清热益阴，麻黄、杏仁宣降肺气，透邪平喘；独活、川芎、木香祛风理气，舒筋通络；甘草保护脾胃，调和诸药。

（毕珺辉）

guìzhī jiā fùzǐtāng

桂枝加附子汤（guizhi jia fuzi decoction）

解表剂，东汉·张仲景《伤寒论·辨太阳病脉证并治上》方。

组成 桂枝（去皮）三两，芍药三两，甘草（炙）三两，生姜（切）三两，大枣（擘）十二枚，附子（炮，去皮，破八片）一枚。

用法 上六味，以水七升，煮取三升，去滓。温服一升。

功用 扶阳解表。

主治 太阳伤寒，发汗太过，遂漏不止，恶风发热，头痛，四肢微急，难以屈伸，小便不利，脉浮虚。

方义 桂枝解肌发表，温助卫阳；芍药滋养营阴，敛汗和营；附子助桂枝温助卫阳，固表止汗；生姜、大枣，一则益营助卫，一则和中益胃以助阴津化生；重用

甘草，伍桂枝辛甘化阳以实卫，伍附子温卫助阳以固表，伍芍药酸甘化阴以益营，又可缓解附子温燥峻烈之性，兼能调和诸药。

（年莉）

xīnqín kēlì

辛芩颗粒（xinqin granules）

解表剂，国家药典委员会《中华人民共和国药典·一部》（2020年版）方。

组成 细辛200g，黄芩200g，荆芥200g，白芷200g，桂枝200g，苍耳子200g，石菖蒲200g，黄芪200g，白术200g，防风200g。

规格 每袋装10g。

用法 开水冲服，一次1袋，一日3次，20日为一个疗程。

功用 益气固表，祛风通窍。

主治 肺气不足、风邪外袭所致的鼻痒、喷嚏、流清涕，舌淡、苔白，脉浮细。

方义 细辛善祛风通窍；黄芩清泻上焦肺热，并制约诸辛温燥烈之性；苍耳子、白芷祛风湿，通鼻窍；荆芥、防风、桂枝祛风解表；石菖蒲芳香开窍；黄芪大补脾肺之气，固表实卫，白术健脾益气。

（章健）

fùfāng cǎoshānhú hánpiàn

复方草珊瑚含片（fufang caoshanhu buccal tablets）

解表剂，国家药典委员会《中华人民共和国药典·一部》（2020年版）方。

组成 肿节风浸膏30g，薄荷脑0.5g，薄荷素油0.3ml。

规格 每片重0.44g（小片）、1.0g（大片）。

用法 含服。一次2片（小片），或一次1片（大片），每隔2小时1次，一日6次。

功用 疏风清热，消肿止痛，

清利咽喉。

主治 风热袭肺，闭塞气道，咽喉肿痛，失音。

方义 肿节风清热凉血，消肿止痛；薄荷疏散风热，清利咽喉。

（刘蔚雯）

cháihú kǒufúyè

柴胡口服液（chaihu oral liquid）

解表剂，国家药典委员会《中华人民共和国药典·一部》（2020年版）方。

组成 柴胡1000g。

规格 每支装10ml。

用法 口服，一次10~20ml，一日3次，小儿酌减。

功用 解表退热。

主治 外感发热，症见身热面赤，头痛身楚，口干而渴。

方义 柴胡苦辛微寒，解表退热。

（年莉）

sāngjú gǎnmàopiàn

桑菊感冒片（sangju ganmao tablets）

解表剂，国家药典委员会《中华人民共和国药典·一部》（2020年版）方。

组成 桑叶465g，菊花185g，连翘280g，薄荷油1ml，苦杏仁370g，桔梗370g，甘草150g，芦根370g。

规格 薄膜衣片，每片重0.62g。

用法 口服，一次4~8片，一日2~3次。

功用 疏风清热，宣肺止咳。

主治 风热感冒初起。头痛，咳嗽口干，咽痛。

方义 桑叶清透肺络之热而止咳；菊花清散上焦风热，清利头目；桔梗宣肺利气，化痰止咳；杏仁止咳平喘；薄荷油助桑、菊散上焦风热，连翘清透膈上之热，芦根清热生津止渴；甘草调和诸药。

（吴红彦）

lÍngyáng gǎnmàopiàn

羚羊感冒片（lingyang ganmao tablets）

解表剂，国家药典委员会《中华人民共和国药典·一部》（2020 年版）方。

组成 羚羊角 3.4g，牛蒡子 109g，淡豆豉 68g，金银花 164g，荆芥 82g，连翘 164g，淡竹叶 82g，桔梗 109g，薄荷素油 0.68ml，甘草 68g。

规格 薄膜衣片，每片重 0.32g、0.36g。

用法 口服，一次 4～6 片，一日 2 次。

功用 清热解表。

主治 流行性感冒，发热恶风，头痛头晕，咳嗽，胸闷，咽喉肿痛。

方义 金银花、连翘既可疏散风热，清热解毒，又可辟秽化浊；薄荷、牛蒡子疏散风热，清利头目，且可解毒利咽；荆芥、淡豆豉解表散邪；羚羊角清热解毒；竹叶清上焦热；桔梗开宣肺气而止咳利咽；甘草既可以调和药性，护胃安中，又能合桔梗利咽止咳。

（葛鹏玲）

yÍnqiáo shuāngjiěshuān

银翘双解栓（yinqiao shuangjie suppository）

解表剂，国家药典委员会《中华人民共和国药典·一部》（2020 年版）方。

组成 连翘 1860.46g，金银花 930.23g，黄芩 1023.26g，丁香花 465.12g。

规格 每粒重 1g、1.5g。

用法 肛门给药，一次 1 粒，一日 3 次；儿童用量酌减。

功用 疏解风热，清肺泻火。

主治 外感风寒，肺热内盛所致的发热、微恶风寒、咽喉肿痛、咳嗽、痰白或黄、口干微渴、舌红苔白或黄、脉浮数或滑数；上呼吸道感染、扁桃体炎、急性支气管炎见上述证候者。

方义 金银花、连翘透散风热、清热解毒；黄芩清泻里热，丁香花止咳化痰。

（葛鹏玲）

yÍnqiáo jiědúwán

银翘解毒丸（yinqiao jiedu pills）

解表剂，国家药典委员会《中华人民共和国药典·一部》（2020 年版）方。

组成 金银花 200g，连翘 200g，薄荷 120g，荆芥 80g，淡豆豉 100g，牛蒡子（炒）120g，桔梗 120g，淡竹叶 80g，甘草 100g。

规格 每丸重 3g。

用法 用芦根汤或温开水送服。一次 1 丸，一日 2～3 次。

功用 疏风解表，清热解毒。

主治 风热感冒，发热头痛，咳嗽口干，咽喉疼痛。

方义 银花、连翘疏散风热、清热解毒，以透散风热表邪，并可避秽化浊；薄荷、牛蒡子疏散风热，清利头目，且可解毒利咽；荆芥、淡豆豉解表散邪，二药辛而不烈，温而不燥，配入辛凉解表方中，可增强辛散透表之力；芦根清热生津，竹叶清上焦热，桔梗开宣肺气而止咳利咽；甘草调和药性，护胃安中，又合桔梗利咽止咳。

（葛鹏玲）

huángshì xiǎngshēngwán

黄氏响声丸（huangshi xiangsheng pills）

解表剂，国家药典委员会《中华人民共和国药典·一部》（2020 年版）方。

组成 薄荷，浙贝母，连翘，蝉蜕，胖大海，酒大黄，川芎，方儿茶，桔梗，诃子肉，甘草，薄荷脑。

规格 炭衣丸，每丸重 0.1g、0.133g；糖衣丸，每瓶装 400 丸。

用法 口服。炭衣丸：一次 8 丸（每丸重 0.1g）或 6 丸（每丸重 0.133g），糖衣丸：一次 20 丸，一日 3 次，饭后服用，儿童减半。

功用 疏风清热，化痰散结，利咽开音。

主治 风热外束，痰热内盛所致的急、慢性喉瘖。症见声音嘶哑，咽喉肿痛，咽干灼热，咽中有痰，或寒热头痛，或便秘尿赤；急、慢性喉炎及声带小结、声带息肉初起见上述证候者。

方义 薄荷、蝉蜕、薄荷脑疏散风热；浙贝母清热化痰散结；胖大海清肺化痰，利咽开音；连翘透邪解毒散结；酒大黄、川芎、儿茶活血化瘀散结，儿茶兼清肺化痰；桔梗利咽，并载药上行；诃子肉止咳利咽；甘草清热解毒，调和诸药。

（胡晓阳）

cuītāngwán

催汤丸（cuitang pills）

解表剂，国家药典委员会《中华人民共和国药典·一部》（2020 年版）方。

组成 藏木香膏 30g，藏木香 20g，悬钩子茎（去皮、心）90g，宽筋藤（去皮）50g，干姜 20g，诃子肉 36g，余甘子 40g，毛诃子（去核）20g，螃蟹甲 60g。

规格 每丸重 4g。

用法 水煎服，用冷水约 400ml 浸泡 1～2 小时后，煎至约 300ml，趁热服汤。一次 1～2 丸，一日 3 次。

功用 清热解表，止咳止痛。

主治 感冒初起，咳嗽头痛，关节酸痛。

方义 悬钩子茎祛痰止咳；螃蟹甲清热解表，镇咳化痰；宽筋藤解表发汗，舒筋活络；藏木香膏、藏木香解表祛风，止咳止痛；毛诃子清热解毒；余甘子清热润肺，祛痰止咳；诃子敛肺止咳；干姜辛散解表，消除痰饮。

（毕珺辉）

gǎnmào tuìrè kēlì

感冒退热颗粒（ganmao tuire granules） 解表剂，国家药典委员会《中华人民共和国药典·一部》（2020 年版）方。

组成 大青叶 435g，板蓝根 435g，连翘 217g，拳参 217g。

规格 每袋装 18g、4.5g（无蔗糖）。

用法 开水冲服，一次 1~2 袋，一日 3 次。

功用 清热解毒，疏风解表。

主治 外感风热，热毒壅盛证。发热，咽喉肿痛，舌尖红，苔薄黄，脉浮数。

方义 大青叶、板蓝根清热解毒，板蓝根尤擅利咽消肿；连翘疏散风热，清热解毒，又可避秽化浊；拳参解热解毒，散结消肿。

（毕珺辉）

gǎnmào qīngrè kēlì

感冒清热颗粒（ganmao qing-re granules） 解表剂，国家药典委员会《中华人民共和国药典·一部》（2020 年版）方。

组成 荆芥穗 200g，薄荷 60g，防风 100g，柴胡 100g，紫苏叶 60g，葛根 100g，桔梗 60g，苦杏仁 80g，白芷 60g，苦地丁 200g，芦根 160g。

规格 每袋装 12g、6g（无蔗糖）、4g（无蔗糖）、3g（含乳糖）。

用法 开水冲服，一次 1 袋，一日 2 次。

功用 疏风散寒，解表清热。

主治 风寒感冒，头痛发热，恶寒身痛，鼻流清涕，咳嗽咽干。

方义 荆芥穗轻而上行，解表散邪；薄荷、防风、白芷、苏叶发汗散邪，疏风解表；柴胡、葛根解肌清热，桔梗、杏仁一宣

一降，以复肺之宣降而止咳；苦地丁清热解毒，芦根清热生津。

（毕珺辉）

gǎnmàoshū kēlì

感冒舒颗粒（ganmaoshu gra-nules） 解表剂，国家药典委员会《中华人民共和国药典·一部》（2020 年版）方。

组成 大青叶 278g，连翘 417g，荆芥 167g，防风 167g，薄荷 167g，牛蒡子 167g，桔梗 167g，白芷 167g，甘草 83g。

规格 每袋装 15g。

用法 开水冲服。一次 1 袋，一日 3 次；病情较重者，首次可加倍。

功用 疏风清热，发表宣肺。

主治 风热感冒，头痛体困，发热恶寒，鼻塞流涕，咳嗽咽痛。

方义 大青叶清热解毒，连翘疏风清热，避秽化浊；荆芥、防风药轻力缓，疏风解表；薄荷、牛蒡子疏风清热，兼可清利头目，解毒利咽；桔梗开宣肺气，合牛蒡子宣肃肺气而止咳利咽；白芷祛风解表，兼可止头痛；甘草合桔梗利咽止痛，兼可调和药性。

（毕珺辉）

jiějī níngsòuwán

解肌宁嗽丸（jieji ningsou pills） 解表剂，国家药典委员会《中华人民共和国药典·一部》（2020 年版）方。

组成 紫苏叶 48g，前胡 80g，葛根 80g，苦杏仁 80g，桔梗 80g，半夏（制）80g，陈皮 80g，浙贝母 80g，天花粉 80g，枳壳 80g，茯苓 64g，木香 24g，玄参 80g，甘草 64g。

规格 每丸重 3g。

用法 口服，小儿周岁一次半丸，二至三岁一次 1 丸，一日 2 次。

功用 解表宣肺，止咳化痰。

主治 外感风寒、痰浊阻肺所致的小儿感冒发热，咳嗽痰多。

方义 紫苏叶、葛根解散在表之邪；前胡、玄参、天花粉、浙贝母清热养阴，化痰止咳散结；半夏、茯苓健脾燥湿化痰；桔梗宣肺止咳，苦杏仁降气止咳，二者相配，宣中有降，以复肺之宣降功能，增强化痰止咳之力；陈皮、枳壳、木香理气化痰，使气顺痰消；甘草调和诸药。

（高长玉）

bíyánpiàn

鼻炎片（biyan tablets） 解表剂，国家药典委员会《中华人民共和国药典·一部》（2020 年版）方。

组成 苍耳子 520g，辛夷 52g，防风 52g，连翘 104g，野菊花 52g，五味子 52g，桔梗 52g，白芷 52g，知母 52g，荆芥 52g，甘草 104g，黄柏 52g，麻黄 26g，细辛 26g。

规格 薄膜衣片，每片重 0.5g。

用法 口服。一次 3~4 片（糖衣片）或 2 片（薄膜衣片），一日 3 次。

功用 祛风宣肺，清热解毒。

主治 用于急、慢性鼻炎风热蕴肺证。症见鼻塞、流涕、发热、头痛。

方义 苍耳子、辛夷、细辛、白芷解散表邪，宣通鼻窍，为治疗鼻渊之要药；荆芥、防风解表祛风，以助散邪；连翘、野菊花清热解毒；知母、黄柏清热泻火，养阴润燥；麻黄、桔梗开宣肺气，通利肺窍；五味子敛肺养阴生津，防宣通太过耗伤气阴；甘草调和药性。

（高长玉）

bíyuānshū kǒufúyè

鼻渊舒口服液（biyuanshu oral liquid） 解表剂，国家药典委员

会《中华人民共和国药典·一部》（2020 年版）方。

组成 苍耳子 218g，辛夷 182g，薄荷 273g，白芷 218g，黄芩 182g，栀子 218g，柴胡 182g，细辛 54.5g，川芎 218g，黄芪 454.5g，川木通 182g，桔梗 182g，茯苓 273g。

规格 每支装 10ml。

用法 口服。一次 10ml，一日 2~3 次，七日为一疗程。

功用 疏风清热，祛湿通窍。

主治 用于鼻炎、鼻窦炎属肺经风热及胆腑郁热证者。

方义 苍耳子、辛夷、细辛、白芷解散表邪，宣通鼻窍，为治疗鼻渊之要药；黄芩、栀子、川木通泻火除湿；薄荷、柴胡、桔梗疏散风热，宣利肺气；川芎活血行气，通利血脉止痛；黄芪、茯苓健脾益气，固护脾胃，防诸辛散苦寒之品耗气伤胃；茯苓兼祛湿。

（高长玉）

bídòuyán kǒufúyè

鼻窦炎口服液（bidouyan oral liquid） 解表剂，国家药典委员会《中华人民共和国药典·一部》（2020 年版）方。

组成 辛夷 148g，荆芥 148g，薄荷 148g，桔梗 148g，竹叶柴胡 126g，苍耳子 126g，白芷 126g，川芎 126g，黄芩 112g，栀子 112g，茯苓 186g，川木通 126g，黄芪 304g，龙胆草 34g。

规格 每支装 10ml。

用法 口服。一次 10ml，一日 3 次，20 日为一疗程。

功用 疏散风热，清热利湿，宣通鼻窍。

主治 用于风热犯肺、湿热内蕴所致的鼻塞不通、流黄稠涕；急慢性鼻炎、鼻窦炎见上述证候者。

方义 苍耳子、辛夷、白芷解散表邪，宣通鼻窍，为治疗鼻渊之要药；黄芩、栀子、龙胆草、川木通清热除湿；荆芥、薄荷、柴胡宣散风热；桔梗宣利肺气；川芎活血行气，通利血脉止痛；黄芪、茯苓补气健脾，固护脾胃，防诸宣通苦寒之品耗气败胃；茯苓兼利湿。

（高长玉）

yínhuáng kǒufúyè

银黄口服液（yinhuang oral liquid） 清热剂，国家药典委员会《中华人民共和国药典·一部》（2020 年版）方。

组成 金银花提取物（以绿原酸计）2.4g，黄芩提取物（以黄芩苷计）24g。

规格 每支装 10ml。

用法 口服，一次 10~20ml，一日 3 次；小儿酌减。

功用 清热疏风，利咽解毒。

主治 外感风热、肺胃热盛所致的咽干、咽痛、喉核肿大、口渴、发热；急慢性扁桃体炎、上呼吸道感染见上述证候者。

方义 金银花清热解毒，且轻宣疏散风热；黄芩清泻里热。

（葛鹏玲）

tōngqiàobíyánpiàn

通窍鼻炎片（tongqiao biyan tablets） 解表剂，国家药典委员会《中华人民共和国药典·一部》（2020 年版）方。

组成 炒苍耳子 200g，防风 150g，黄芪 250g，白芷 150g，辛夷 150g，炒白术 150g，薄荷 50g。

规格 薄膜衣片，每片重 0.3g（相当于饮片 1.1g）。

用法 口服，一次 5~7 片，一日 3 次。

功用 散风固表，宣肺通窍。

主治 风热蕴肺、表虚不固所致的鼻塞时轻时重、鼻流清涕

或浊涕、前额头痛；慢性鼻炎、过敏性鼻炎、鼻窦炎见上述证候者。

方义 炒苍耳子、辛夷、白芷祛风解表，宣通鼻窍；防风祛风解表；炒白术、黄芪补气固表；薄荷疏散风热，清利头目。

（李 冀）

bǎojìwán

保济丸（baoji pills） 解表剂，国家药典委员会《中华人民共和国药典·一部》（2020 年版）方。

组成 钩藤 34.1g，菊花 68.2g，蒺藜 34.1g，厚朴 136.4g，木香 136.4g，苍术 136.4g，天花粉 102.3g，广藿香 136.4g，葛根 136.4g，化橘红 68.2g，白芷 136.4g，薏苡仁 170.5g，稻芽 102.3g，薄荷 68.2g，茯苓 272.8g，广东神曲 136.4g。

规格 每瓶装 1.85g、3.7g。

用法 口服，一次 1.85~3.7g，一日 3 次。

功用 解表，祛湿，和中。

主治 暑湿感冒，发热头痛、腹痛腹泻、噎食嗳酸、恶心呕吐、肠胃不适；晕车晕船、四时感冒等症。

方义 藿香、白芷、薄荷、葛根发汗解表，化湿止呕，升清止泻；苍术、化橘红燥湿化痰，醒脾宽中；木香、厚朴行气燥湿，下气除满；钩藤、菊花、白蒺藜清热平肝，息风定惊；茯苓、薏苡仁淡渗利湿；神曲、谷芽消食和胃；天花粉清热泻火生津。

（冯 泳）

dúshèngsǎn

独圣散（dusheng powder） 解表剂，元·朱震亨《丹溪心法·卷五》方。

组成 牛蒡子（炒）五钱，白僵蚕二钱半。

用法 上末，入紫草三茎

煎服。

功用 解表透疹。

主治 小儿痘疮陷入者。

方义 牛蒡子透泄热毒，白僵蚕祛风散邪。

（于 洋）

xièxiàjì
泻下剂 （purgative prescriptions） 具有通便、泻热、攻积、逐水等作用，用于治疗里实证的方剂。属于八法中之下法。以泻下药为主组成。

泻下剂是根据《素问·阴阳应象大论》"其下者，引而竭之；中满者，泻之于内"的原则立法，一般分为寒下、温下、润下、逐水等类型，分别适用于热结、寒结、燥结、水结之证。代表方如大承气汤、大黄附子汤、麻子仁丸、十枣汤等。对于邪实正虚者，可采用攻补兼施之法，代表方如黄龙汤、增液承气汤等。泻下剂中药力峻猛者，服之有伤中、耗液、动血、动胎之虞，故年老体弱、素体阴血不足、妇女经期、孕妇等应慎用或禁用。

（樊巧玲）

dàchéngqìtāng
大承气汤 （dachengqi decoction） 泻下剂，东汉·张仲景《伤寒论·辨阳明病脉证并治》方。

组成 大黄（酒洗）四两，厚朴（炙，去皮）半斤，枳实（炙）五枚，芒硝三合。

用法 以水一斗，先煮二物，取五升，去渣，内大黄，更煮取二升，去渣，内芒硝，更上微火一、两沸，分温再服。得下，余勿服。

功用 峻下热结。

主治 ①阳明腑实证。大便不通，频转矢气，脘腹痞满，腹痛拒按，按之则硬，甚或潮热谵语，手足濈然汗出，舌苔黄燥起刺，或焦黑燥裂，脉沉实。②热结旁流证。下利清水，色纯青，其气臭秽，脐腹疼痛，按之坚硬有块，口舌干燥，脉滑实。③里热实证之热厥、痉病、发狂。

方义 大黄攻积通便，荡涤肠胃邪热积滞；芒硝泻热通便，软坚润燥；厚朴、枳实行气散结，消痞除满。

（贾 波）

xiǎochéngqìtāng
小承气汤 （xiaochengqi decoction） 泻下剂，东汉·张仲景《伤寒论·辨阳明病脉证并治》方。

组成 大黄（酒洗）四两，厚朴（去皮，炙）二两，枳实（大者，炙）三枚。

用法 上三味，以水四升，煮取一升二合，去滓，分温二服。初服汤当更衣，不尔者，尽饮之。若更衣者，勿服之。

功用 轻下热结。

主治 阳明腑实轻证，大便秘结，潮热谵语，脘腹痞满，舌苔老黄，脉滑而疾，以及痢疾初起，腹中胀痛，里急后重。

方义 大黄泻下热结，荡涤肠胃；枳实、厚朴行气散结，消痞除满。

（樊巧玲）

dàxiànxiōngtāng
大陷胸汤 （daxianxiong decoction） 泻下剂，东汉·张仲景《伤寒论·辨太阳病脉证并治下》方。

组成 大黄（去皮）六两，芒硝一升，甘遂一钱匕。

用法 上三味，以水六升，先煮大黄，取二升，去滓，内芒硝，煮一二沸，内甘遂末，温服一升。得快利，止后服。

功用 泻热逐水。

主治 大结胸证。心下疼痛，拒按，按之硬，或从心下至少腹硬满疼痛，手不可近，短气烦躁，大便秘结，舌上燥而渴，日晡小有潮热，舌红，苔黄腻或兼水滑，脉沉紧或沉迟有力。

方义 甘遂攻逐水饮；大黄、芒硝荡涤胸腹邪热，泻热通滞，润燥软坚。

（贾 波）

dàxiànxiōngwán
大陷胸丸 （daxianxiong pills） 泻下剂，东汉·张仲景《伤寒论·辨太阳病脉证并治下》方。

组成 大黄半斤，葶苈（熬）半升，芒硝半升，杏仁（去皮尖，熬黑）半升。

用法 上四味，捣筛二味，内杏仁、芒硝，合研如脂，和散，取如弹丸一枚，别捣甘遂末一钱，白蜜二合，水二升，煮取一升，温顿服之，一宿乃下，如不下，更服，取下为效。

功用 泻热逐水。

主治 水热互结之结胸证。胸中硬满疼痛，项强如柔痉状。

方义 甘遂攻逐水饮；大黄、芒硝泻热通腑，导水热下行；葶苈、杏仁泻肺降气，助水道调畅；白蜜益气和中，缓和药效，调和诸药。

（贾 波）

sānhuàtāng
三化汤 （sanhua decoction） 泻下剂，明·董宿《奇效良方》方。

组成 厚朴（姜制）、羌活各二钱，枳实一钱半，大黄四钱。

用法 上作一服，水二盅，生姜三片，煎至一盅，不拘时服。

功用 通便祛风。

主治 中风入腑，邪气内实，热势极盛，二便不通，及阳明发狂谵语。

方义 大黄攻积泻热，枳实破气开痞，厚朴下气消胀，羌活辛散祛风。

（阮时宝）

dàhuáng fùzǐtāng

大黄附子汤（dahuang fuzi decoction）

泻下剂，东汉·张仲景《金匮要略·腹满寒疝宿食病脉证治》方。

组成 大黄三两，附子（炮）三枚，细辛二两。

用法 以水五升，煮取二升，分温三服。若强人，煮取二升半，分温三服。服后如人行四五里，进一服。

功用 温里散寒，通便止痛。

主治 寒积里实证。腹痛便秘，胁下偏痛，发热，畏寒肢冷，舌苔白腻，脉弦紧。

方义 重用附子温里助阳，散寒止痛；大黄泻下通便，荡涤积滞；细辛辛温宣通，散寒止痛。

（贾 波）

sānwù bèijíwán

三物备急丸（sanwu beiji pills）

泻下剂，东汉·张仲景《金匮要略·杂疗方》方。

组成 大黄一两，干姜一两，巴豆（去皮心，熬，外研如脂）一两。

用法 上药各须精新，先捣大黄、干姜为末，研巴豆内中，合治一千杵。用为散，蜜和丸亦佳。密器中贮之，莫令泄。主心腹诸卒暴百病。若中恶客忤，心腹胀满，卒痛如锥刺，气急口噤，停尸卒死者，以暖水若酒服大豆许三四丸，或不下，捧头起，灌令下咽，须臾当差，如未差，更与三丸，当腹中鸣，即吐下便差。若口噤，亦须折齿灌之。

功用 攻逐寒积。

主治 寒实腹痛。卒然心腹胀痛，痛如锥刺，气急口噤，大便不通。

方义 巴豆辛热峻下；干姜温脾散寒，助巴豆开结逐寒；大黄荡涤肠胃，助巴豆开闭泻结，兼制巴豆辛热之毒。

（阮时宝）

báisǎn

白散（bai powder）

泻下剂，东汉·张仲景《伤寒论·辨太阳病脉证并治》方。又名三物白散。

组成 桔梗三分，巴豆（去皮心，熬黑，研如脂）一分，贝母三分。

用法 上为散，纳巴豆，更于臼中杵之。以白饮和服，强人半钱匕，羸者减之。病在膈上必吐，在膈下必利。不利，进热粥一杯；利过不止，进冷粥一杯。

功用 涌吐实痰，泻下寒积。

主治 寒实结胸，肺痈，喉痹，白喉。

方义 贝母清热化痰，散结消痈，宽胸散结；桔梗宣肺祛痰，利咽排脓；巴豆辛热峻下冷积，逐水退肿，祛痰利咽。

（阮时宝）

wǔrénwán

五仁丸（wuren pills）

泻下剂，元·危亦林《世医得效方·卷六》方。

组成 桃仁、杏仁（炒，去皮）各一两，柏子仁半两，松子仁一钱二分半，郁李仁（炒）一钱，陈皮（另为末）四两。

用法 上将五仁别研为膏，入陈皮末研匀，炼蜜为丸，如梧桐子大，每服五十丸，空心米饮下。

功用 润肠通便。

主治 津枯便秘。大便干燥，艰涩难出，以及年老或产后血虚便秘。

方义 杏仁滋肠燥，降肺气；桃仁、柏子仁、郁李仁润燥滑肠；松子仁润五脏；陈皮理气行滞；炼蜜为丸，以助润下。

（左铮云）

gēngyīwán

更衣丸（gengyi pills）

泻下剂，明·缪希雍《先醒斋医学广笔记·卷一》方。

组成 朱砂（研如飞面）五钱，真芦荟（研细）七钱。

用法 滴好酒少许和丸。每服一钱二分，好酒吞服，朝服暮通，暮服朝通。须天晴时修合为妙。

功用 泻火，通便，安神。

主治 肠胃燥热，大便不通，症见肝火上炎，心烦易怒，肠热便秘，目赤易怒，头晕心烦，睡眠不安，舌红苔黄，脉弦数。

方义 重用苦寒之芦荟，泻火通便，兼清肝火；朱砂甘寒生津，泻心经邪热，重坠下达，宁心安神；因芦荟气味秽恶，故用好酒少许以辟秽和胃。

（贺又舜）

chéngqì yǎngróngtāng

承气养荣汤（chengqi yangrong decoction）

泻下剂，清·吴又可《瘟疫论·上卷》方。

组成 知母，当归，芍药，生地，大黄，枳实，厚朴。

用法 水姜煎服。

功用 养阴润燥，泻热通便。

主治 下证以邪未尽，不得已而数下之，间有两目加涩、舌反枯干、津不到咽、唇口燥裂，热渴未除，里证仍在。

方义 知母清热生津；当归、芍药、生地滋阴养血，润燥通便；大黄泻热通便，枳实、厚朴行气以助通便。

（韩向东）

èrqìtāng

二气汤（erqi decoction）

泻下剂，宋·赵佶《圣济总录·卷七十九》方。

组成 牵牛子（生用）半两，甘遂（微炒）一钱。

用法 上二味，粗捣筛，分

作二服，每服水一盏，煎至五分，放温细呷，不计时。

功用 泻下逐水。

主治 水肿腹胀。

方义 牵牛子利水通便，祛痰逐饮，甘遂峻下逐饮，通腑泻热。

（周永学）

shízǎotāng

十枣汤（shizao decoction） 泻下剂，东汉·张仲景《伤寒杂病论·辨太阳病脉证并治》方。

组成 芫花（熬）、甘遂、大戟各等分。

用法 上三味，捣筛，以水一升五合，先煮肥大枣十枚，取九合，去滓，内药末，强人服一钱匕，羸人服半钱，平旦温服之；不下者，明日更加半钱，得快下后，糜粥自养。

功用 攻逐水饮。

主治 ①悬饮。症见：咳唾胸胁引痛，心下痞硬，干呕短气，头痛目眩，胸背掣痛不得息，脉沉弦。②实水。症见一身悉肿，尤以身半以下肿甚，腹胀喘满，二便不利，舌苔滑，脉沉弦。

方义 甘遂苦寒有毒，善行经隧络脉之水湿；大戟苦寒有毒，善泻脏腑之水邪；芫花辛温有毒，善消胸胁伏饮痰癖，三药峻烈，各有专功，合而用之，攻逐水饮之功甚著，共为君药。大枣益脾和中，顾护脾胃，缓和诸药毒性，使邪去而正不伤。

（阮时宝）

gānsuí bànxiàtāng

甘遂半夏汤（gansui banxia decoction） 泻下剂，东汉·张仲景《金匮要略·痰饮咳嗽病脉证并治》方。

组成 甘遂（大者）三枚，半夏（以水一升，煮取半升，去滓）十二枚，芍药五枚，甘草（如指大，炙）一枚。

用法 上四味，以水二升，煮取半升，去滓，以蜜半升，和药汁煎取八合，顿服。

功用 攻逐水饮，洁净肠腑。

主治 留饮脉伏，其人欲自利，利后虽自觉轻快，但心下仍然坚满者。

方义 半夏既能降逆，又能蠲饮散结，为治饮要药；甘遂攻逐心下留饮，驱水从大便而出，与甘草同用，取其相反相成之意，俾激发留饮得以尽去；芍药、白蜜酸收甘缓以安中，且能缓和甘遂之毒性，共奏开破利导而不伤正之功。

（许二平）

sānhuā shényòuwán

三花神佑丸（sanhua shenyou pills） 泻下剂，金·刘完素《黄帝素问宣明论方·卷八》方。

组成 甘遂、大戟、芫花（醋拌湿，炒）各半两，牵牛二两，大黄一两，为细末，轻粉一钱。

用法 上为末，滴水为丸，如小豆大，初服五丸，每服加五丸，温水下，每日三服，加至快利，利后，却常服，病去为度。设病愈后，老弱、虚人、平人，常服保养，宣通气血，消进酒食。病癖闷极甚者，便多服，则顿攻不开转加痛闷，则初服两丸，每服加两丸，至快利为度，以意消息。小儿丸如麻子大，随强弱增损，三四岁者，三五丸，依前法。

功用 峻下逐水，消癥破积。

主治 治中满腹胀，喘嗽淋闷，一切水湿肿满，湿热肠垢沉积，变生诸病。

方义 甘遂苦寒有毒，善行经隧络脉之水湿；大戟苦寒有毒，善泻脏腑之水邪；芫花辛温有毒，善消胸胁伏饮痰癖；牵牛子苦寒有毒，泻下逐水，去积杀虫；大黄苦寒，泻下攻积，清热泻火，

凉血解毒，逐瘀通经；轻粉祛痰消积，逐水通便。

（阮时宝）

fángjǐ jiāomù tínglì dàhuángwán

防己椒目葶苈大黄丸（fangji jiaomu tingli dahuang pills） 泻下剂，东汉·张仲景《金匮要略·痰饮咳嗽病脉证并治》方。

组成 防己、椒目、葶苈（熬）、大黄各一两。

用法 上四味，末之，蜜丸如梧桐子大。先食饮服一丸，日三服，稍增，口中有津液。

功用 攻逐水饮，行气消胀。

主治 饮热互结肠间的水气证，肠鸣，腹胀满，口舌干燥，便秘，小便不利，舌苔黄腻，脉弦滑。

方义 防己利水消肿；椒目行水消胀，协防己导水饮从小便而去；葶苈泻肺气之闭塞，下气利水消肿；大黄泻热荡涤胃肠积滞，推饮热随大便而下，伍葶苈逐水饮从大便而出；以蜜缓和峻烈之性，使其泻下逐水不伤正。

（吴建红）

dǎoshuǐwán

导水丸（daoshui pills） 泻下剂，明·董宿《奇效良方·卷六》方。

组成 大黄二两，黄芩二两，滑石四两，牵牛（头末）四两。

用法 上为末，滴水丸，如梧桐子大。每服五十丸，加至一百丸，白汤送下，临卧时服。

功用 攻热逐水。

主治 水湿肿满诸证。

方义 大黄通便泻热，牵牛泻水涤饮，二者配伍泄水除湿之力益著；黄芩清热燥湿，滑石利水通淋、清热利湿。

（闫润红）

zhōuchēwán

舟车丸（zhouche pills） 泻下剂，宋·王怀隐等《太平圣惠方·卷三》方。

组成 黑丑（头末）四两，甘遂（面裹，煮）、芫花（醋炒）、大戟（醋炒）各一两，大黄二两，青皮、陈皮、木香、槟榔各五钱，轻粉一钱。

用法 上为末，水糊丸如小豆大，空心温水下，初服五丸，日三服，以快利为度。

功用 行气逐水。

主治 水热内壅，气机壅滞证，积聚肿胀，二便秘涩，潮热口渴，喘咳面赤，脉沉数有力。

方义 大戟、芫花、甘遂峻下逐水，攻逐脘腹经隧之水湿；大黄攻下走水，牵牛子泻水利尿，使水湿从二便分消；青皮、陈皮、木香行气；槟榔下气利水；轻粉通利二便，逐水退肿。

（龙一梅）

fùfāng dàchéngqìtāng

复方大承气汤（fufang dachengqi decoction） 泻下剂，天津市南开医院《中西医结合治疗急腹症》方。

组成 川朴五钱至一两，莱菔子（炒）五钱至一两，枳壳五钱，桃仁三钱，赤芍五钱，大黄（后下）五钱，芒硝（冲服）三至五钱。

用法 水煎 2000ml，口服或胃管注入，每日 1~2 剂。

功用 通里攻下，行气活血。

主治 阳明腑实，瘀血内蓄，大便秘结，腹胀满甚，硬痛拒按。

方义 大黄、芒硝泻热通便，并润燥软坚；厚朴、莱菔子、枳壳行气导滞，并消痞除满；桃仁、赤芍活血散瘀。

（刘蔚雯）

tiáowèi chéngqìtāng

调胃承气汤（tiaowei chengqi decoction） 泻下剂，东汉·张仲景《伤寒论·辨太阳病脉证并治上》方。

组成 大黄（去皮，清酒洗）四两，甘草（炙）二两，芒硝半升。

用法 上三味，以水三升，煮取一升，去滓，内芒硝，更上火微煮令沸，少少温服之。

功用 缓下热结。

主治 阳明病胃肠燥热证。大便不通，口渴心烦，蒸蒸发热，或腹中胀满，舌苔黄，脉滑数。

方义 大黄泻热通便；芒硝软坚泻下；甘草延缓药力，和中养胃。

（秦 竹）

xuānbái chéngqìtāng

宣白承气汤（xuanbai chengqi decoction） 泻下剂，清·吴瑭《温病条辨·卷二》方。

组成 生石膏五钱，生大黄三钱，杏仁粉二钱，瓜蒌皮一钱五分。

用法 水五杯，煮取二杯，先服一杯，不知再服。

功用 泻下热结，清肺化痰。

主治 阳明温病，热结肠腑，痰热壅肺，潮热便秘，喘急胸闷，苔黄厚腻，脉沉滑数，右寸实大。

方义 大黄攻下热结；石膏清肺泻火，杏仁能降肺平喘，兼以润肠；瓜蒌皮清热化痰，宽胸散结。

（刘蔚雯）

wēnpítāng

温脾汤（wenpi decoction） 泻下剂，唐·孙思邈《备急千金要方·卷十三》方。

组成 大黄五两，当归、干姜各三两，附子、人参、芒硝、甘草各二两。

用法 上七味，㕮咀，以水七升，煮取三升，分服，日三。

功用 攻下寒积，温补脾阳。

主治 寒积腹痛。便秘腹痛，脐下绞结，绕脐不止，手足欠温，苔白不渴，脉沉弦而迟。

方义 附子温壮脾阳散寒；干姜温中助阳；大黄泻下攻积，上药配伍可攻下寒积；芒硝润肠软坚，助大黄泻下攻积；当归养血润燥；人参、甘草补脾益气，调药和中。

（赵雪莹）

jìchuānjiān

济川煎（jichuan decoction） 泻下剂，明·张介宾《景岳全书·新方八阵》方。

组成 当归三、五钱，牛膝二钱，肉苁蓉（酒洗去咸）二三钱，泽泻一钱斗，升麻五、七分，或一钱，枳壳一钱。

用法 水一盅半，煎七八分，食前服。

功用 温肾益精，润肠通便。

主治 肾虚便秘。大便秘结，小便清长，腰膝酸软，舌淡苔白，脉沉迟。

方义 肉苁蓉甘温质润，温肾阳，益精血，润肠通便；当归甘温养血，润肠通便；牛膝性善下行，补肾强腰；泽泻利湿泄浊以助补肾；枳壳行气宽肠而助通便；升麻升发清阳，使清阳上升而浊阴自降。

（于 洋）

rùnchángwán

润肠丸（runchang pills） 泻下剂。

宋·严用和《严氏济生方·卷四》方。组成：肉苁蓉（酒浸、焙）二两，沉香（另研）一两。用法：上为细末，用麻子仁汁打糊为丸，如桐子大，每服七十丸，空心米饮送下。功用：补精养血，润肠通便。主治：精亏血虚，津液耗伤，大便秘结者。方义：肉苁蓉补肾益精，养血润燥；沉香补肾调中；麻子仁润燥通便。

元·罗天益《卫生宝鉴·卷

十七》方。组成：桃仁（汤浸去皮）、羌活、大黄（煨）、当归各半两，麻子仁半升。用法：上以桃仁、麻仁研如泥，入罗末药匀，炼蜜丸如桐子大。每服五十丸至百丸，空心白汤送下，以通为度。功用：养血祛风，润燥通便。主治：脾胃中伏火。大便秘涩，或干燥不通，全不思食。

元·朱震亨《丹溪心法·卷一》方。组成：麻子仁（另研）、大黄（酒煨）各一两半，桃仁泥、归尾、枳实（麸炒）、白芍、升麻各半两，人参、生甘草、陈皮各三钱，木香、槟榔各二钱。用法：上除麻仁、桃仁外，为末，却入二仁泥，蜜丸梧子大。每服七八十丸，温水食前下。功用：行气养血，润肠通便。主治：治老人中风，三五日不大便者。

（吴红彦）

mázǐrénwán

麻子仁丸（maziren pills）　泻下剂，东汉·张仲景《伤寒论·辨阳明并脉证并治》方。

组成　麻子仁（二升），芍药半斤，枳实（炙）半斤，大黄（去皮）一斤，厚朴（炙，去皮）一尺，杏仁（去皮尖，熬，别作脂）一升。

用法　上六味，蜜和丸如梧桐子大，饮服十丸，日三服，渐加，以知为度。

功用　润肠泻热，行气通便。

主治　趺阳脉浮而涩，浮则胃气强，涩则小便数，浮涩相抟，大便则鞭，其脾为约。

方义　麻子仁滋脾润肠而通便；大黄泻热通便，杏仁降气润肠，芍药养阴和里；枳实下气破结，厚朴行气除满，二者加强降泄通便之功；蜂蜜润肠通便，又调和药性。

（葛鹏玲）

rùnzàotāng

润燥汤（runzao decoction）　泻下剂，明·万全《万氏女科·卷三》方。

组成　人参、甘草各五分，归身梢、生地、枳壳各一钱，火麻仁（去壳槌碎）二钱，桃仁泥二钱，槟榔（磨汁）五分。

用法　先将上六味煎，后入桃仁泥及槟榔汁调服。

功用　益气养血，润肠通便。

主治　虚秘。产后气血俱虚，大便闭涩不通。

方义　桃仁、麻仁润肠通便；当归养血润肠；人参补气益精；槟榔消食导滞；生地滋阴增液；枳壳下气消食；甘草调和诸药。

（吴红彦）

yǔgōngsǎn

禹功散（yugong powder）　泻下剂，金·张从正《儒门事亲·卷十二》方。

组成　黑牵牛头末四两，茴香（炒）一两，或加木香一两。

用法　上为细末，以生姜自然汁调一二钱，临卧服。

功用　逐水通便，行气消肿。

主治　阳水。遍身浮肿，腹胀喘满，大便秘结，小便不利，脉沉有力；水疝，阴囊肿胀，坠重而痛，囊湿汗出，小便短少。

方义　黑牵牛泻下逐水，既可通导大便，又能利小便，导水湿之邪从二便而出；茴香行气止痛，增牵牛逐水之功且防寒凝碍水之弊；姜汁行水而和胃。

（于洋）

kòngxiándān

控涎丹（kongxian pills）　泻下剂，宋·陈言《三因极一病证方论·卷十三》方。

组成　甘遂（去心）、紫大戟（去皮）、白芥子（真者）各等分。

用法　上为末，煮糊丸如桐子大，晒干，食后，临卧，淡姜汤，或熟水下，五、七丸至十丸，如痰猛气实，加数丸不妨。

功用　祛痰逐饮。

主治　凡人忽患胸背、手脚、颈项、腰胯、隐痛不可忍，连筋骨，牵引灼痛，坐卧不宁，时时走易不定。

方义　甘遂行经逐脉络之水；大戟泻脏腑肠胃之水；白芥子利气豁痰，善祛皮里膜外之痰气。

（李 翼）

shūzáo yǐnzǐ

疏凿饮子（shuzao decoction）　泻下剂，宋·严用和《严氏济生方·卷五》方。

组成　泽泻，赤小豆（炒），商陆，羌活（去节），大腹皮，椒目，木通，秦艽（去芦），槟榔，茯苓皮。

用法　上等分，㕮咀，每服四钱，水一盏半，生姜五片，煎至七分，去滓温服，不拘时候。

功用　泻下逐水，疏风消肿。

主治　阳水，遍身水肿，喘呼气急，烦躁口渴，二便不利，脉沉实。

方义　商陆行水，通利二便；茯苓皮、泽泻、木通、椒目、赤小豆通利小便；羌活、秦艽、生姜疏风发表，开泄腠理；大腹皮、槟榔下气行水。

（赵雪莹）

jùnchuānwán

浚川丸（junchuan pills）　泻下剂，明·王肯堂《证治准绳·幼科》方。

组成　大戟、芫花（醋炒）、沉香、檀香、南木香、槟榔、蓬莪术、大腹皮（洗，焙干）、桑白皮（锉，炒）各半两，黑白牵牛（晒，研，取生末）一两，巴豆（去壳、膜、心，存油）三十五粒。

用法　上除牵牛末、巴豆外，

前九味中沉香、檀香、木香、槟榔不过火，余五味焙干，同沉香等为末，就加牵牛末和巴豆碎切在乳钵内，杵极细，入前药末同再杵匀，水煮面糊为丸，麻仁大。每服十七丸，浓煎葱汤候温，五更初空心下。去水未尽，停一日，减用十三丸，次减作九丸，再减至七丸，汤使下法如前，证退即止。

功用 理气消积，逐水消肿。

主治 气促食减，遍身浮肿，大便不通，小便短少，或腹胀大而四肢不肿，苔腻，脉沉实有力。

方义 大戟、芫花攻逐水饮，峻下水湿；槟榔、沉香、檀香、木香下气导滞，行气化湿；莪术活血化瘀，破血消癥；大腹皮、牵牛、巴豆荡涤胃肠，泻下水饮；桑白皮肃降肺气，通调水道。

（吴红彦）

jùnchuānsǎn

浚川散（junchuan powder）

泻下剂，明·楼英《医学纲目·卷四》引张从正方。

组成 大黄（煨）一两，甘遂半钱，牵牛（头末）一两，木香三钱，郁李仁一两，芒硝三钱半。

用法 上为细末，姜汤调下。量儿大小用之。

功用 泻下逐水，行气消肿。

主治 水肿、水胀实证。水肿胀急，大实大满，身热盛，烦渴，大便难，小便赤涩，脉沉数。

方义 大黄、芒硝荡涤胃肠，泻下逐水；甘遂、牵牛攻逐水饮；木香行气导滞；郁李仁润肠下气；生姜宣散水气。

（吴红彦）

hòupò qīwùtāng

厚朴七物汤（houpo qiwu decoction）

泻下剂，东汉·张仲景《金匮要略·腹满寒疝宿食病脉证治》方。

组成 厚朴半斤，大黄、甘草各三两，大枣十枚，枳实五枚，桂枝二两，生姜五两。

用法 上七味，以水一斗，煮取四升，温服八合，日三服。

功用 行气通便，解肌发表。

主治 表证未罢，里实已成，腹满发热，大便不通，脉浮而数。

方义 厚朴下气宽中，消胀除满；枳实破气除痞，大黄泻热通便；桂枝解肌发表，生姜、大枣补脾和胃，调和营卫；甘草调和药性。

（刘蔚雯）

márénwán

麻仁丸（maren pills）

泻下剂，国家药典委员会《中华人民共和国药典·一部》（2020年版）方。

组成 火麻仁200g，苦杏仁100g，大黄200g，枳实（炒）200g，姜厚朴100g，炒白芍200g。

规格 大蜜丸，每丸重9g。

用法 口服，水蜜丸一次6g，小蜜丸一次9g，大蜜丸一次1丸，一日1~2次。

功用 润肠通便。

主治 肠热津亏所致便秘，大便干结难下、腹部胀满不舒；或习惯性便秘见上述证候者。

方义 火麻仁润肠通便；大黄苦寒沉降，泻热通便，杏仁功能降气润肠，白芍养阴和里；枳实下气破结，厚朴行气除满，二者相伍，破结除满，以助降泄通便之功。

（葛鹏玲）

máorén rùnchángwán

麻仁润肠丸（maren runchang pills）

泻下剂，国家药典委员会《中华人民共和国药典·一部》（2020年版）方。

组成 火麻仁120g，炒苦杏仁60g，大黄120g，木香60g，陈皮120g，白芍60g。

规格 每丸重6g。

用法 口服，一次1~2丸，一日2次。

功用 润肠通便。

主治 肠胃积热，胸腹胀满，大便秘结。

方义 火麻仁滋脾润肠以通便；大黄苦寒沉降，泻热通便，杏仁降气润肠，白芍养阴和里；木香行气消滞，陈皮理气调中。

（葛鹏玲）

huánglóngtāng

黄龙汤（huanglong decoction）

泻下剂，明·陶节庵《伤寒六书·卷三》方。

组成 大黄，芒硝，枳实，厚朴，甘草，人参，当归。

用法 水二盅，姜三片，枣子二枚，煎之后，再入桔梗一撮，热沸为度。

功用 泻下热结，益气养血。

主治 阳明腑实，气血不足证。心下硬满，下利清水，色纯青，或大便秘结，神昏谵语，腹痛拒按，身热而渴，神疲少气，舌苔焦黄，脉虚。

方义 大黄泻热通便，荡涤积滞；芒硝润燥软坚，以助大黄泻热攻逐；枳实、厚朴行气导滞，荡涤胃肠实热积滞；人参、当归益气养血，扶正祛邪，使攻下而不伤正；桔梗宣肺气而通肠腑；生姜、大枣、甘草和中益胃。

（胡晓阳）

xīnjiā huánglóngtāng

新加黄龙汤（xinjia huanglong decoction）

泻下剂，清·吴瑭《温病条辨·卷二》方。

组成 细生地五钱，生甘草二钱，人参（另煎）一钱五分，生大黄三钱，芒硝一钱，玄参五钱，麦冬（连心）五钱，当归一钱五分，海参（洗）二条，姜汁六匙。

用法　以水八杯，煮取三杯。先用一杯，冲参汁五分，姜汁二匙，顿服之。如腹中有响声，或转矢气者，为欲便也，候一二时不便，再如前法服一杯；候二十四刻不便，再服第三杯。如服一杯，即得便，止后服。酌服益胃汤一剂。余参或可加入。

功用　泻热通便，滋阴益气。

主治　热结里实，气阴不足证。症见大便秘结，腹中胀满而硬，神疲少气，口干咽燥，唇裂舌焦，苔焦黄或焦黑燥裂，脉沉细。

方义　大黄泻热通便，荡涤积滞；芒硝软坚润燥，助大黄邪热攻逐；人参、当归益气养血，麦冬、生地、玄参、海参滋阴养液，姜汁、甘草和中益胃，调和诸药。

（毕珺辉）

báihǔ chéngqìtāng

白虎承气汤（baihu chengqi decoction）　泻下剂，清·俞根初《重订通俗伤寒论·攻下剂》方。

组成　生石膏（细研）八钱，生大黄三钱，生甘草八分，白知母四钱，元明粉二钱，陈仓米（荷叶包）三钱。

用法　水煎服。

功用　清下热结。

主治　阳明热结壅闭，堵其神明出入之窍，昏不识人，谵语发狂，大热大烦，大渴大汗，大便燥结，小便赤涩，舌红苔黄，脉滑数。

方义　石膏、知母清胃热，养阴津；大黄、元明粉泻下热结；陈仓米、生甘草顾护胃气，调和药性，生甘草兼清热解毒。

（韩　涛）

dàhuáng mǔdāntāng

大黄牡丹汤（dahuang mudan decoction）　泻下剂，东汉·张仲景《金匮要略·疮痈肠痈浸淫病脉证并治》方。

组成　大黄四两，牡丹一两，桃仁五十个，瓜子半升，芒硝三合。

用法　以水六升，煮取一升，去滓，纳芒硝，再煎沸，顿服之。

功用　泻热破瘀，散结消肿。

主治　肠痈初起，湿热瘀滞证。右少腹疼痛拒按，按之其痛如淋，甚则局部肿痞，或右足屈而不伸，伸则痛剧，小便自调，或时时发热，自汗恶寒，舌苔薄腻而黄，脉滑数。

方义　大黄苦寒攻下，泻火逐瘀；桃仁性善破血，伍大黄破瘀泻热；丹皮活血清热，活血化瘀；芒硝能软坚散结，协大黄泻热导滞；冬瓜仁清肠利湿，排脓消痈。

（贾　波）

héjiějì

和解剂（harmonizing prescriptions）　具有和解少阳、调和肝脾、调和寒热等作用，用于治疗伤寒邪在少阳、肝脾不和、寒热错杂等证的方剂。属于八法中之和法。

"和解"一词首见于金·成无己，其在《伤寒明理论》中说："伤寒邪在表者，必渍形以为汗；邪气在里者，必荡涤以为利；其于不外不内，半表半里，既非发汗之所宜，又非吐下之所对，是当和解则可矣。小柴胡汤为和解表里之剂也"。明·张介宾对和解剂的认识有所发展，指出"和方之制，和其不和者也。……和之为义广矣"（《景岳全书·新方八阵》），拓展了和解剂的应用范围。和解剂一般分为和解少阳、调和肝脾、调和寒热等类型，代表方有小柴胡汤、逍遥散、半夏泻心汤等。和解剂是以祛邪为主，若劳倦内伤，气血虚弱等纯虚之证不宜使用。

（樊巧玲）

xiǎocháihútāng

小柴胡汤（xiaochaihu decoction）　和解剂，东汉·张仲景《伤寒论·辨少阳病脉证并治》方。

组成　柴胡半斤，人参三两，黄芩三两，甘草（炙）三两，半夏（洗）半升，生姜（切）三两，大枣（擘）十二枚。

用法　上七味，以水一斗二升，煮取六升，去滓，再煎取三升，温服一升，日三服。

功用　和解少阳。

主治　①伤寒少阳证：往来寒热，胸胁苦满，默默不欲饮食，心烦喜呕，口苦，咽干，目眩，舌苔薄白，脉弦。②热入血室证：妇人中风，经水适断，寒热发作有时。③疟疾、黄疸等病而见少阳证者。

方义　柴胡透达少阳半表之邪，疏畅气机之郁；黄芩清泻少阳半里之热；半夏、生姜和胃降逆，人参、大枣益气健脾，扶正以防邪入；炙甘草助参、枣扶助正气，调和诸药。

（樊巧玲）

yìcháihúyǐn

一柴胡饮（yichaihu drink）　和解剂，明·张介宾《景岳全书·卷五十》方。

组成　柴胡二三钱，黄芩一钱半，芍药二钱，生地一钱半，陈皮一钱半，甘草八分。

用法　水一盅半，煎七八分，温服。

功用　和解少阳，滋阴清热。

主治　外感四时不正之气，而内兼火者。或妇人热入血室；或产后经后因冒风寒，以致寒热如疟；症见发热，寒热，头痛，口苦，咽干，苔薄黄，脉浮数。

方义　柴胡疏散退热；黄芩清泻少阳之热，与柴胡配伍以和解少阳；芍药益阴和营，生地清热凉血养阴；陈皮伍柴胡疏理气机，祛邪外出，甘草调和胃气。

(连建伟)

sìshòuyǐn

四兽饮（sishou drink） 和解剂，宋·陈言《三因极一病证方论·卷六》方。

组成 半夏（汤去滑）、茯苓、人参、草果、陈皮、甘草、乌梅肉、白术、生姜、枣子各等分。

用法 上为剉散，盐少许淹食顷，厚皮纸裹，水淹入慢火煨香熟，焙干，每服秤半两，水二盏，煎至七分，去滓，未发前并进三服。

功用 健脾益气，消痰截疟。

主治 五脏气虚，喜怒不节，劳逸兼并，致阴阳相胜，结聚涎饮，与卫气相得，发为疟疾。

方义 人参、白术、茯苓、甘草健脾益气；半夏、陈皮理气燥湿，化痰散结；草果芳香化浊，除湿截疟；乌梅敛肺生津，以防真气耗散，生姜、大枣调和脾胃。

(杨 勇)

yǐgānníng kēlì

乙肝宁颗粒（yiganning granules） 和解剂，国家药典委员会《中华人民共和国药典·一部》（2020年版）方。

组成 黄芪606g，白花蛇舌草408g，茵陈606g，金钱草408g，党参490g，蒲公英408g，制何首乌490g，牡丹皮408g，丹参490g，茯苓408g，白芍408g，白术408g，川楝子408g。

规格 每袋装17g；每袋装3g（含乳糖）。

用法 口服，一次1袋，一日3次；儿童酌减。治疗慢性肝炎者以3个月为一个疗程。

功用 补气健脾，活血化瘀，清热解毒。

主治 慢性肝炎属脾气虚弱、血瘀阻络、湿热毒蕴证，症见胁痛、腹胀、乏力、尿黄者。

方义 黄芪、党参、白术、茯苓益气健脾；何首乌、白芍养血合营，丹参、牡丹皮凉血活血；白花蛇舌草、茵陈、金钱草、川楝子、蒲公英清热解毒。

(连建伟)

shēngyáng sànhuǒtāng

升阳散火汤（shengyang sanhuo decoction） 和解剂，金·李杲《内外伤辨惑论·卷中》方，异名柴胡升麻汤（《兰室秘藏·卷下》）、柴胡升阳汤（《证治准绳·类方》）。

组成 升麻、葛根、独活、羌活、白芍药、人参各五钱，甘草（炙）、柴胡各三钱，防风二钱五分，甘草（生）二钱。

用法 上药剉如麻豆大，每服五钱，水二盏，煎至一盏，去渣，稍热服。

功用 升阳除湿，调肝理脾。

主治 胃虚或胃虚又过食冷物，郁遏阳气于脾土之中，而四肢发困热，肌热，筋骨间热，表热如火燎于肌肤，扪之烙手。

方义 升麻、柴胡、羌活、独活、防风、葛根之辛温上行之物，升少阳之气，使清阳出上窍，而浊阴自归下窍，食物传化自无抑遏之患；芍药味酸，能泻土中之木；人参味甘，能补中州之气；甘草生、炙同用，生者能泻郁火于脾，炙者则健脾胃而和中，并可调和诸药。

(王 迪)

dānzhī xiāoyáosǎn

丹栀逍遥散（danzhi xiaoyao powder） 和解剂，明·薛己《校注妇人良方·卷二十四》方。

组成 甘草（炙）、当归（炒）、芍药（酒炒）、茯苓、白术（炒）各一钱，柴胡、牡丹皮、山栀（炒）五分。

用法 水煎服。

功用 疏肝健脾，养血清热。

主治 肝脾血虚有热，遍身瘙痒，或口燥咽干，发热盗汗，食少嗜卧，小便涩滞等；又治瘰疬病流注，虚热等疮。

方义 柴胡疏肝解郁；白芍、当归养血柔肝；茯苓、白术健脾；牡丹皮、山栀清热泻火；甘草调和药性。

(左铮云)

shēngjiàngsǎn

升降散（shengjiang powder） 和解剂，明·张鹤腾《伤暑全书·卷下》方，异名赔赈散（《伤寒温疫条辨·卷四》引《二分晰义》）、温证解毒散（《羊毛瘟症论》）。

组成 白僵蚕（酒炒）二钱，全蝉蜕（去土）一钱，川大黄（生）四钱，广姜黄（去皮，不用片姜黄）三分。

用法 上为细末，合研匀；病轻者分四次服，用冷黄酒一杯，蜂蜜五钱，调匀冷服，中病即止；病重者分三次服，黄酒一杯半，蜜七钱五分，调匀冷服；最重者分二次服，黄酒二杯，蜜一两，调匀冷服；如一二帖未愈，可再服之，热退即止。

功用 升清降浊，散风清热。

主治 温热、瘟疫，邪热充斥内外，阻滞气机，清阳不升，浊阴不降，致头面肿大，咽喉肿痛，胸膈满闷，呕吐腹痛，发斑出血，丹毒等。

方义 僵蚕清热解郁，除湿化痰；蝉蜕祛风胜湿，涤热解毒；姜黄行气散郁；大黄泻热导下而抑亢盛之阳；米酒为引；蜂蜜为导。名曰"升降"，乃取僵蚕、蝉蜕，升阳中之清阳，姜黄、大黄，降阴中之浊阴，一升一降，内外通和，使杂气之流毒顿消。

（王 迪）

báizhú sháoyàosǎn

白术芍药散（baizhu shaoyao powder）

和解剂，元·朱丹溪《丹溪心法·卷二》方。

组成 炒白术三两，炒芍药二两，炒陈皮两半，防风一两。

用法 上锉，分八帖，水煎或丸服。

功用 补脾柔肝，祛湿止泻。

主治 脾虚肝郁之痛泻。肠鸣腹痛，大便泄泻，泻必腹痛，泻后痛缓，舌苔薄白，脉两关不调，左弦而右缓者。

方义 炒白术补脾燥湿以培土；白芍柔肝缓急以止腹痛；陈皮理气燥湿，醒脾和胃；防风具升散之性，合白芍以助疏散肝郁；伍白术以鼓舞脾胃之清阳，且有燥湿以助止泻之功，又为脾经引经之药。

（许二平）

bēntúntāng

奔豚汤（bentun decoction）

和解剂，东汉·张仲景《金匮要略·奔豚气病脉证治》方。

组成 甘草、芎䓖、当归各二两，半夏四两，黄芩二两，生葛五两，芍药二两，生姜四两，甘李根白皮一升。

用法 上九味，以水二斗，煮取五升，温服一升，日三夜一服。

功用 柔肝清热，降逆止痛。

主治 惊恐恼怒，肝气郁结，奔豚气上冲胸；肝胃不和，气逆上攻，胁肋疼痛，嗳气呕呃。

方义 甘李根白皮清肝热，降逆气；葛根升清退热；黄芩清肝胆热，芍药、当归、川芎养血柔肝，半夏、生姜和胃降逆；甘草调和药性。

（韩向东）

bànxià xièxīntāng

半夏泻心汤（banxia xiexin decoction）

和解剂，东汉·张仲景《伤寒论·辨太阳病脉证并治下》方。

组成 半夏（洗）半升，黄芩、干姜、人参、甘草（炙）各三两，黄连一两，大枣（擘）十二枚。

用法 上七味，以水一斗，煮取六升，去滓，再煎取三升，温服一升，日三服。

功用 消痞散结，平调寒热。

主治 寒热错杂之痞证。心下痞，但满而不痛，或呕吐，肠鸣下利，舌苔腻而微黄。

方义 半夏散结除痞，降逆止呕；干姜温中散寒，黄芩、黄连苦寒泻热开痞，四味配伍，辛开苦泄，寒热平调；人参、大枣、甘草甘温益气，助脾运恢复以利升降，诸药合用，寒热并调，虚实兼顾，升降复常。

（杨 勇）

gāncǎo xièxīntāng

甘草泻心汤（gancao xiexin decoction）

和解剂，东汉·张仲景《伤寒论·辨太阳病脉证并治下》方。

组成 甘草（炙）四两，黄芩三两，干姜三两，半夏（洗）三两，大枣（擘）十二枚，黄连一两，人参三两。

用法 上七味，以水一斗，煮取六升，去滓，再煎，取三升，温服一升，日三服。

功用 和胃补中，降逆消痞。

主治 胃气虚弱痞证。症见下利日数十行，谷不化，腹中雷鸣，心下痞硬而满，干呕，心烦不得安。

方义 重用炙甘草调中补虚；人参、大枣甘温益气；干姜温中散寒；半夏散结除痞，降逆止呕；

黄芩、黄连泻热消痞。

（许二平）

dáyuányǐn

达原饮（dayuan drink）

和解剂，明·吴有性《瘟疫论·卷上》方。

组成 槟榔二钱，厚朴一钱，草果仁五分，知母一钱，芍药一钱，黄芩一钱，甘草五分。

用法 上用水二盅，煎八分，午后温服。

功用 开达膜原，辟秽化浊。

主治 温疫初起或疟疾，邪伏膜原，憎寒壮热，或一日三次，或一日一次，发无定时，胸闷呕恶，头痛烦躁，舌边深红，舌苔垢腻，或苔白厚如积粉，脉弦数。

方义 槟榔破气疏滞，除瘴截疟；厚朴燥湿化浊，下气除满；草果辛香辟秽，宣透伏邪，除痰截疟；黄芩清热燥湿以泻膜原郁热，白芍敛阴和营，知母滋阴清热；甘草调和诸药。

（吴建红）

hérényǐn

何人饮（heren drink）

和解剂，明·张介宾《景岳全书·卷五十一》方。

组成 何首乌自三钱以至一两，随轻重用之；当归二三钱；人参三五钱，或一两，随宜；陈皮二三钱，大虚者不必用；煨生姜三片，多寒才用三五钱。

用法 水二盅，煎八分，于发前二三时，温服之。若善饮者，以酒一盅，浸一宿，次早加水一盅煎服亦妙。再煎不必酒。

功用 补气血，截虚疟。

主治 疟疾久发不止，气血两虚，寒热时作，稍劳即发，面色萎黄，神疲乏力，食少自汗，形体消瘦，舌质淡，脉缓大而虚。

方义 何首乌补肝肾，益精血，截疟；人参补气健脾，当归补血和血，二药相合，补气生血，气血双补，扶正祛邪；陈皮理气燥湿，醒脾和胃，使补益药补而不滞，生姜和胃散寒。

(吴建红)

hāoqín qīngdǎntāng

蒿芩清胆汤 (haoqin qingdan decoction)

和解剂，清·俞根初《重订通俗伤寒论·六经方药》方。

组成 青蒿脑钱半至二钱，淡竹茹三钱，仙半夏钱半，赤茯苓三钱，青子芩钱半至三钱，生枳壳钱半，陈广皮钱半，碧玉散（包）三钱。

用法 水煎服。

功用 清胆利湿，和胃化痰。

主治 少阳湿热痰浊证。症见寒热如疟，寒轻热重，口苦膈闷，吐酸苦水，或呕黄涎而黏，甚则干呕呃逆，胸胁胀痛，小便黄少，舌红苔白腻，间现杂色，脉数而右滑左弦。

方义 青蒿脑（即青蒿之嫩芽）苦寒芳香，既清透少阳邪热，又辟秽化湿；黄芩苦寒，善清胆热，并能燥湿，两药相合，既可清少阳之热，又能祛少阳之湿；竹茹善清胆胃之热，化痰止呕；赤茯苓利湿健脾；枳壳下气宽中，除痰消痞；半夏燥湿化痰，和胃降逆；陈皮理气化痰，宽胸畅膈；碧玉散清热利湿，导湿热从小便而去。

(高长玉)

jiénuè qībǎoyǐn

截疟七宝饮 (jienue qibao drink)

和解剂，宋·杨倓《杨氏家藏方·卷三》方。

组成 常山、陈橘皮（不去白）、青橘皮不去白、槟榔、草果子仁、甘草（炙）、厚朴（去粗皮，生姜汁制）各等分。

用法 上件咬咀，每服半两，用水一碗，酒一盏，同煎至一大盏，去滓，露一宿，来日再烫温服。

功用 燥湿祛痰，理气截疟。

主治 痰湿疟疾。寒热往来，数发不止，舌苔白腻，脉弦滑浮大。食疟，不服水土，山岚瘴气，寒热如疟者。

方义 常山为截疟之要药，又善除痰；槟榔行气散结，草果燥湿祛痰，两味均可截疟，与常山配伍相得益彰；厚朴、青皮、陈皮燥湿行气化痰；甘草益气和中，防诸药辛烈耗气。

(高长玉)

cháihú jiā lónggǔ mǔlìtāng

柴胡加龙骨牡蛎汤 (chaihu jia longgu muli decoction)

和解剂，东汉·张仲景《伤寒论·辨太阳病脉证并治中》方。

组成 柴胡四两，龙骨、黄芩、生姜（切）、铅丹、人参、桂枝（去皮）、茯苓各一两半，半夏（洗）二合半，大黄二两，牡蛎（熬）一两半，大枣（擘）六枚。

用法 上十二味，以水八升，煮取四升，内大黄，切如棋子，更煮一两沸，去滓，温服一升。

功用 和解少阳，通阳泻热，重镇安神。

主治 少阳气郁津凝，热扰心神。症见胸满烦惊，小便不利，谵语，一身尽重，不可转侧。

方义 柴胡、黄芩和解少阳，半夏、生姜和胃降逆，人参、大枣益气扶正，龙骨、牡蛎、铅丹重镇安神，大黄泻热通腑，桂枝、茯苓通阳化气而利小便。

(年 莉)

cháihú guìzhī gānjiāngtāng

柴胡桂枝干姜汤 (chaihu guizhi ganjiang decoction)

和解剂，东汉·张仲景《伤寒论·辨太阳病脉证并治下》方。

组成 柴胡半斤，桂枝（去皮）三两，干姜二两，栝蒌根四两，黄芩三两，牡蛎（熬）二两，甘草（炙）二两。

用法 上七味，以水一斗二升，煮取六升，去滓，再煎取三升。温服一升，日三服，初服微烦，复服，汗出便愈。

功用 和解少阳，温化水饮。

主治 少阳病兼水饮内结，伤寒五六日，胸胁满微结，小便不利，渴而不呕，但头汗出，往来寒热，心烦。

方义 柴胡、黄芩和解少阳，疏利气机；瓜蒌根、牡蛎逐饮散结；桂枝、干姜、炙甘草振奋中阳，温化寒饮。

(年 莉)

cháihú guìzhītāng

柴胡桂枝汤 (chaihu guizhi decoction)

和解剂，东汉·张仲景《伤寒论·辨太阳病脉证并治下》方。

组成 桂枝（去皮）、黄芩一两半，人参一两半，甘草（炙）一两，半夏（洗）二合半，芍药一两半，大枣（擘）六枚，生姜（切）一两半，柴胡四两。

用法 上九味，以水七升，煮取三升，去滓。温服一升。

功用 和解少阳，兼以解表。

主治 太阳表邪未解，邪犯少阳，发热微恶寒，肢节烦痛，微呕，心下支结，舌苔薄白，脉浮弦。

方义 柴胡、黄芩和解少阳，桂枝、白芍解肌发表，调和营卫；半夏、生姜和胃降逆止呕；人参、大枣益气补脾；生姜、大枣、炙甘草调和营卫，调和表里，调和诸药。

(年 莉)

cháihú xiànxiōngtāng

柴胡陷胸汤 (chaihu xianxiong decoction)

和解剂，清·俞根初《重订通俗伤寒论·第二章》方。

组成　柴胡一钱，姜半夏三钱，小川连八分，苦桔梗一钱，黄芩钱半，栝蒌仁（杵）五钱，小枳实钱半，生姜汁（分冲）四滴。

用法　水煎服。

功用　和解清热，涤痰宽胸。

主治　邪陷少阳兼痰热结胸，往来寒热，胸膈痞满，按之疼痛，呕恶不食，口苦，目眩，或咳痰黄稠，舌红苔黄，脉弦滑数。

方义　柴胡、黄芩和解少阳，疏利气机；半夏、黄连、栝蒌清热化痰，宽胸散结；桔梗、枳实破气化痰，宽利胸膈；生姜和胃降逆，散结止呕。

（年　莉）

chái hú zhǐ jié tāng

柴胡枳桔汤（chaihu zhijie decoction）　和解剂，清·俞根初《重订通俗伤寒论·第二章》方。

组成　柴胡一钱至钱半，枳壳钱半，姜半夏钱半，鲜生姜一钱，黄芩一钱至钱半，桔梗一钱，新会皮钱半，雨前茶一钱。

用法　水煎服。

功用　和解透表，畅利胸膈。

主治　邪居少阳，偏于半表，往来寒热，两头角痛，耳聋目眩，胸胁满痛，舌苔白滑，脉右弦滑，左弦而浮大。

方义　柴胡疏达腠理，黄芩清热泻火，二药合用，和解少阳；枳壳、桔梗、橘皮、半夏畅胸膈之气，开发上焦；生姜辛散以助柴胡透邪，绿茶清热降火，助黄芩清泻邪热。

（年　莉）

cháihú dáyuányǐn

柴胡达原饮（chaihu dayuan drink）　和解剂，清·俞根初《重订通俗伤寒论·第二章》方。

组成　柴胡钱半，生枳壳钱半，川朴钱半，青皮钱半，炙草七分，黄芩钱半，苦桔梗一钱，草果六分，槟榔二钱，荷叶梗五寸。

用法　水煎服。

功用　透达膜原，祛湿化痰。

主治　瘟疫痰湿阻于膜原证。胸膈痞满，心烦懊憹，头眩口腻，咳痰不爽，间日发疟，苔白粗如积粉，扪之糙涩，脉弦滑。

方义　柴胡疏达膜原气机，黄芩苦泻膜原郁火；枳壳、桔梗宣开上焦气机，厚朴、草果疏利中焦气机，青皮、槟榔通达下焦气机；荷梗透邪外出，甘草调和诸药。

（年　莉）

cháipíngtāng

柴平汤（chaiping decoction）　和解剂，明·张介宾《景岳全书·古方八阵》方。

组成　柴胡，人参，半夏，黄芩，甘草，陈皮，厚朴，苍术。

用法　水二盅，加姜、枣煎服。

功用　和解少阳，祛湿和胃。

主治　湿疟，一身尽痛，手足沉重，往来寒热，寒多热少，舌淡苔腻，脉濡。

方义　柴胡透邪退热，疏理少阳气机，黄芩清泻少阳，清热燥湿，伍柴胡和解少阳；苍术、厚朴燥化湿邪，疏利气机，半夏、陈皮燥湿化痰，和胃降逆，人参益气扶正以祛邪，甘草、生姜、大枣调和诸药，调和表里，调和脾胃。

（年　莉）

jìshēngtāng

济生汤（jisheng decoction）　补益剂，清·陈士铎《辨证录·卷一》方。

组成　熟地五钱，玄参五钱，麦冬三钱，山茱萸一钱，山药三钱，茯苓二钱，白芍三钱，柴胡五分，神曲三分，竹茹一丸。

用法　水煎服。

功用　滋补肝肾，养阴清热。

主治　冬月伤寒，至五六日往来寒热，胸胁苦满，或呕吐，或渴或不渴，或烦或不烦。

方义　熟地、山茱萸、山药滋补肝肾；玄参、麦冬、白芍清热滋阴；茯苓、神曲健脾和胃；柴胡、竹茹清热止呕。

（陈宝忠）

hēixiāoyáosǎn

黑逍遥散（heixiaoyao powder）　和解剂，清·杨乘六《医宗己任篇·卷一》方。

组成　甘草（微炙赤）半两，当归（去苗，锉，微炒）、茯苓（去皮，白者）、白芍药、白术、柴胡（去苗）各一两，熟地。

用法　水煎，去滓，微微温服。

功用　疏肝健脾，养血调经。

主治　肝胆两经郁火，胁痛头眩，或胃脘当心而痛，或肩胛痛，或时眼赤痛，连太阳，无论六经伤寒，但见阳证；妇人郁怒，致血妄行，赤白淫闭，沙淋崩浊。

方义　柴胡疏肝解郁；熟地滋补营血，当归养血和血，白芍养血敛阴，柔肝缓急，补肝体而助肝用；白术、茯苓、甘草健脾益气。

（毕珺辉）

xiāoyáosǎn

逍遥散（xiaoyao powder）　和解剂，宋·太平惠民和剂局《太平惠民和剂局方·卷九》方。

组成　甘草（微炙赤）半两、当归（去苗，锉，微炒）、茯苓（去皮，白者）、芍药（白）、白术、柴胡（去苗）各一两。

用法　上为粗末，每服二钱，水一大盏，烧生姜一块切破，薄荷少许，同煎至七分，去渣热服，不拘时候。

功用　疏肝解郁，养血健脾。

主治　两胁作痛，头痛目眩，

口燥咽干，神疲食少，或往来寒热，或月经不调，乳房胀痛，脉弦虚。

方义 柴胡疏肝解郁；白芍滋阴柔肝，当归养血和血；白术、茯苓健脾祛湿；炙甘草益气补中，调和药性。

（秦 竹）

fùzǐ xièxīntāng

附子泻心汤（fuzi xiexin decoction）

和解剂，东汉·张仲景《伤寒论·辨太阳病脉证并治下》方。

组成 大黄二两，黄连、黄芩各一两，附子（炮，去皮，破，另煮取汁）一枚。

用法 上四味，切前三味，以麻沸汤二升渍之，须臾，绞去滓，内附子汁，分温再服。

功用 泻热消痞，扶阳固表。

主治 热痞兼阳虚。心下痞满，而复恶寒汗出，脉沉。

方义 大黄、黄连、黄芩苦寒，以麻沸汤浸渍少顷，绞取汁，取其味薄气轻，清泻上部之邪热而消痞满；另煮附子取汁，以气味具厚，直入下焦，辛热温补肾阳而固表止汗。

（章 健）

huángliántāng

黄连汤（huanglian decoction）

和解剂，东汉·张仲景《伤寒论·辨太阳病脉证并治下》方。

组成 黄连三两，甘草（炙）三两，干姜三两，桂枝（去皮）三两，人参二两，半夏（洗）半升，大枣（擘）十二枚。

用法 上七味，以水一斗，煮取六升，去滓，温服，昼三，夜二。

功用 平调寒热，和胃降逆。

主治 伤寒，胸中有热，胃中有邪气，腹中痛，欲呕吐者。

方义 黄连清胃热；干姜、桂枝温肠寒，二者合用，辛开苦降、以复中焦升降之职；半夏和

胃降逆，人参、甘草、大枣补虚缓急，益胃和中。

（胡晓阳）

shūgān héwèiwán

舒肝和胃丸（shugan hewei pills）

和解剂，国家药典委员会《中华人民共和国药典·一部》（2020 年版）方。

组成 醋香附 45g，白芍 45g，佛手 150g，木香 45g，郁金 45g，炒白术 60g，陈皮 75g，柴胡 15g，广藿香 30g，炙甘草 15g，莱菔子 45g，焦槟榔 45g，乌药 45g。

规格 水蜜丸每 100 丸重 20g，小蜜丸每 100 丸重 20g，大蜜丸每丸重 6g，水丸每袋装 6g。

用法 口服，水丸一次 6g，水蜜丸一次 9g，小蜜丸一次 12g（60 丸）大蜜丸一次 2 丸，一日 2 次。

功用 舒肝解郁，和胃止痛。

主治 肝胃不和，两胁胀痛，胃脘疼痛，食欲不振，呕逆呕吐；大便失调。

方义 醋香附、柴胡疏肝行气止痛；白芍柔肝缓急止痛；佛手、木香、郁金、陈皮、焦槟榔、乌药行气止痛；炒白术健脾益气；广藿香芳香和胃；莱菔子行气和胃；炙甘草和胃调药。

（赵雪莹）

hùgānpiàn

护肝片（hugan tablets）

和解剂，国家药典委员会《中华人民共和国药典·一部》（2020 年版）方。

组成 柴胡 313g，茵陈 313g，板蓝根 313g，五味子 168g，猪胆粉 20g，绿豆 128g。

规格 薄膜衣片，每片重 0.36g、0.38g；糖衣片（片心重 0.35g）。

用法 口服，一次 4 片，一日 3 次。

功用 疏肝护肝，清热利湿。

主治 肝气郁结，湿热蕴蓄证，症见胁肋疼痛，情志抑郁，或见黄疸，口苦，咽干，舌红苔黄腻，脉弦数。现代常用于慢性肝炎及早期肝硬化、脂肪肝等。

方义 柴胡疏肝解郁，使肝气条达；五味子味酸入肝，使肝阴得护，二药合用，则肝木气舒阴涵；茵陈、板蓝根、绿豆清泻肝热，解毒利湿，并有退黄之功；猪胆粉甘寒，入肝胆经，有清热解毒，消食化浊之效。

（贺又舜）

qīngpítāng

清脾汤（qingpi decoction）

和解剂，宋·严用和《严氏济生方·卷一》方。

组成 青皮（去白）、厚朴（姜制，炒）、白术、草果仁、柴胡（去芦）、茯苓（去皮）、半夏（汤泡七次）、黄芩、甘草（炙）各等分。

用法 上㕮咀，每服四钱，水一盏半，姜五片，煎至七分，去滓，温服，不拘时候。

功用 和解清热，燥湿化痰，行气健脾。

主治 疟疾痰湿化热证。寒热往来，热多寒少，膈满心烦，不思饮食，口苦舌干，小便黄赤，大便不利，舌苔黄腻，脉弦数。

方义 柴胡、黄芩和解少阳，透邪清热；草果仁化痰截疟，半夏散结消痞，青皮、厚朴行气除满；白术、茯苓健脾祛湿；甘草益气调药。

（陈宝忠）

biǎolǐ shuāngjiějì

表里双解剂（prescriptions for releasing both exterior and interior）

具有表里同治，内外分解的作用，用于治疗表里同病的方剂。以解表药配伍泻下药或清热

药、温里等药为主组成。

表里双解剂一般分为解表攻里、解表清里、解表攻里等类型，分别适用于表证兼里实、表证兼里热、表证兼里寒之证，代表方有葛根黄芩黄连汤、五积散等。至于解表补里之剂，是治疗正气虚弱而外感表邪之证，见解表剂。使用表里双解剂，应注意分析表、里证候的轻重缓急，以权衡表药与里药的比重，以免太过或不及之弊。

（樊巧玲）

dàcháihútāng
大柴胡汤（dachaihu decoction）
表里双解剂，东汉·张仲景《伤寒论·辨太阳病脉证并治下》方。

组成 柴胡半斤，大黄二两，枳实（炙）四枚，生姜（切）五两，黄芩三两，芍药三两，半夏（洗）半升，大枣（擘）十二枚。

用法 上八味，以水一斗二升，煮取六升，去滓，再煎，温服一升，日三服。

功用 和解少阳，内泻热结。

主治 少阳阳明合病。往来寒热，胸胁苦满，呕不止，郁郁微烦，心下痞满，或心下满痛，大便不解或胁热下利，舌苔黄，脉弦数有力。

方义 柴胡、黄芩和解少阳；大黄、枳实内泻热结，行气消痞；芍药柔肝缓急止痛；半夏和胃降逆止呕；生姜止呕，兼解半夏之毒；大枣和中益气，伍生姜调和脾胃，调和表里，调和诸药。

（贾波）

fángfēng tōngshèngsǎn
防风通圣散（fangfeng tong-sheng powder）
表里双解剂，金·刘完素《黄帝素问宣明论方·卷三》方。

组成 防风、川芎、当归、芍药、大黄、薄荷叶、麻黄、连翘、芒硝各半两，石膏、黄芩、桔梗各一两，滑石三两，甘草二两，荆芥、白术、栀子各一分。

用法 上为末，每服二钱，水一大盏，生姜三片，煎至六分，温服。

功用 疏风解表，清热通里。

主治 风热壅盛，表里俱实证，恶寒壮热，头目昏眩，目赤睛痛，口苦而干，咽喉不利，胸膈痞闷，咳呕喘满，涕唾稠黏，大便秘结，小便赤涩，舌苔黄腻，脉数有力。亦治疮疡肿毒、肠风痔漏、鼻赤瘾疹等。

方义 防风、芥穗、薄荷、麻黄疏风解表，发汗散邪，使表邪从汗而解，大黄、芒硝泻热通便，荡涤积滞，使实热从下而去；石膏清泻肺胃，黄芩、连翘清热解毒泻火；桔梗清宣上焦，清头目利咽喉；滑石、栀子清热利湿；川芎、白芍、当归养血和血，白术健脾燥湿，生姜和胃；甘草益气和中，调和诸药。

（吴建红）

értóng qīngfèiwán
儿童清肺丸（ertong qingfei pills）
表里双解剂，国家药典委员会《中华人民共和国药典·一部》（2020年版）方。

组成 麻黄10g，炒苦杏仁20g，石膏40g，甘草10g，蜜桑白皮30g，瓜蒌皮30g，黄芩40g，板蓝根40g，橘红30g，法半夏30g，炒紫苏子20g，葶苈子10g，浙贝母40g，紫苏叶20g，细辛8g，薄荷30g，蜜枇杷叶40g，白前30g，前胡20g，石菖蒲30g，天花粉30g，煅青礞石10g。

规格 水蜜丸，每袋装1.7g；大蜜丸，每丸重3g。

用法 口服，水蜜丸一次1袋，大蜜丸一次1丸，一日2次；三岁以下一次半袋或半丸。

功用 清肺解表，化痰止咳。

主治 小儿风寒外束，肺经痰热所致的面赤身热，咳嗽气促、痰多黏稠、咽痛声哑。

方义 麻黄、细辛、前胡发散风寒；杏仁宣肺止咳；石膏、黄芩清泻肺热，桑白皮、紫苏子、葶苈子、白前泻肺平喘止咳；枇杷叶、贝母、天花粉、瓜蒌皮润肺化痰止咳；紫苏叶理肺气，宽胸；陈皮、半夏理气燥湿化痰，礞石下气消痰；石菖蒲豁痰醒神；薄荷、板蓝根清热解毒利咽；甘草调和诸药。

（周永学）

shuāngjiětāng
双解汤（shuangjie decoction）
表里双解剂，明·朱橚等《普济方·卷二九零》方，为宋·杨士瀛《仁斋直指·卷二十三》双解散的异名。

（王迪）

shuāngjiěsǎn
双解散（shuangjie powder）
表里双解剂。

宋·杨士瀛《仁斋直指·卷二十三》方，异名双解汤（《普济方·卷二九零》）。组成：辣桂、川大黄、白芍药、泽泻、牵牛（炒，取末）、桃仁（去皮，炒干）各一分，甘草半分。用法：上为粗末；每服三钱，加生姜五片，水煎，食前服，一日二次；先小便快，热从小便出，后大便利，皆是稠毒。功用：解表散寒，通便泻热。主治：便毒，内蕴热气，外夹寒邪，精血交滞，肿结疼痛，大小便秘者。方义：肉桂（辣桂）自内充外而散表之寒邪，且善行滞结；泽泻利水泻热；川大黄泻下攻滞，除湿清热，活血祛瘀；牵牛泻水通便；桃仁活血祛瘀；白芍药滋阴养血，以防泻利损伤阴血；甘草泻火解毒，调和诸药。

清·汪昂《医方集解·表里之剂》方。组成：防风、荆芥、连翘、麻黄、薄荷、川芎、当归、白芍（炒）、白术、山栀（炒黑）各五钱，黄芩、石膏、桔梗各一两，甘草二两，滑石三两，用法：加生姜、葱白，水煎服。功用：解表清里，和血调气。主治：一切风寒暑湿，饥饱劳役，内外诸邪所伤，气血怫郁，表里俱实，恶寒壮热，头目昏晕，目赤睛痛，耳鸣鼻塞，口苦舌干，咽喉不利，唾涕黏稠等。

（王 迪）

麻黄连轺赤小豆汤

máhuáng liányáo chìxiǎodòutāng

麻黄连轺赤小豆汤（mahuang lianyao chixiaodou decoction）表里双解剂，东汉·张仲景《伤寒论·辨阳明脉证并治》方。

组成 麻黄（去节）二两，连轺二两，杏仁去皮尖，四十个，赤小豆一升，大枣（擘）十二枚，生梓白皮（切）一升，生姜（切）二两，甘草（炙）二两。

用法 上八味，以潦水一斗，先煮麻黄再沸，去上沫，内诸药，煮取三升，去滓，分温三服，半日服尽。

功用 解表发汗，利湿退黄。

主治 阳黄兼表证。发热恶寒，无汗身痒，周身黄染如橘色，脉浮滑。

方义 麻黄解表发汗；杏仁宣利肺气，通利小便；连轺、生梓白皮、赤小豆清利湿热；生姜、大枣调和营卫；甘草益气和中。

（胡晓阳）

增损双解散

zēngsǔn shuāngjiěsǎn

增损双解散（zengsun shuangjie powder）表里双解剂，清·杨璿《伤寒温疫条辨·卷四》方。

组成 白僵蚕（酒炒）三钱，

全蝉蜕十二枚，广姜黄七分，防风一钱，薄荷叶一钱，荆芥穗一钱，当归一钱，白芍一钱，黄连一钱，连翘（去心）一钱，栀子一钱，黄芩二钱，桔梗二钱，石膏六钱，滑石三钱，甘草一钱，大黄（酒浸）二钱，芒硝二钱。

用法 水煎去渣，冲芒硝，入蜜三匙，黄酒半酒杯，和匀冷服。

功用 解郁散结，清热导滞，表里双解。

主治 温毒流注，无所不至，上干则头痛，目眩耳聋；下流则腰痛足肿；注于皮肤则发斑疹疮疡；壅于肠胃则毒利脓血；伤于阳明则腮脸肿痛；结于太阴则腹满呕吐；结于少阴则喉痹咽痛；结于厥阴则舌卷囊缩。

方义 荆芥穗、防风、薄荷叶、蝉蜕透邪外出；黄连、黄芩、连翘、栀子、姜黄清热解毒，散结消肿；僵蚕、白芍、当归养血舒筋，预防痉厥之变；石膏清胃热；滑石清下焦热；大黄、芒硝攻下泻热；桔梗、甘草调和诸药，利咽止痛。

（高长玉）

桂枝人参汤

guìzhī rénshēntāng

桂枝人参汤（guizhi renshen decoction）表里双解剂，东汉·张仲景《伤寒论·辨太阳病脉证并治下》方。

组成 桂枝（别切）四两，甘草（炙）四两，白术三两，人参三两，干姜三两。

用法 上五味，以水九升，先煮四味，取五升，纳桂，更煮取三升，去滓，温服一升，日再，夜一服。

功用 温阳健脾，解表散寒。

主治 中焦脾胃虚寒，复感风寒表证。恶寒发热，头身疼痛，腹痛，下利便溏，口不渴，舌淡苔白滑，脉浮虚。

方义 人参汤（方同理中丸）温中散寒，补气健脾。即人参大补元气，干姜温里散寒，白术健脾燥湿，甘草益气健脾和中。加入桂枝以解表散寒，桂枝后下尤能体现辛散解表之意。本方表里双解，但以温中散寒，治里为主。

（年 莉）

桂枝加大黄汤

guìzhī jiā dàhuángtāng

桂枝加大黄汤（guizhi jia dahuang decoction）表里双解剂，东汉·张仲景《伤寒论·辨太阴病脉证并治》方。

组成 桂枝（去皮）三两，大黄二两，芍药六两，生姜（切）三两，甘草（炙）二两，大枣（擘）十二枚。

用法 上六味，以水七升，煮取三升，去滓，温服一升，日三服。

功用 温脾和中，缓急止痛，泻实导滞。

主治 伤寒太阳病，误下伤中，腹满大实痛，腹痛较甚，拒按，便秘，脉沉弦。

方义 桂枝温中焦，散寒邪；白芍和营通脉，缓急止腹痛；大黄苦寒，通下积滞，通行血脉。其中大黄用量较少，不后下，且与桂枝配伍，使泻下通瘀而不伤中阳。生姜温中散寒；大枣益脾和胃，二药并用，调和脾胃。炙甘草一则调和诸药；二则与桂枝相伍辛甘温化以助脾阳；三则与白芍相配以增强缓急止痛功效。

（年 莉）

小儿金丹片

xiǎo'ér jīndānpiàn

小儿金丹片（xiao'er jindan tablets）表里双解剂，国家药典委员会《中华人民共和国药典·一部》（2020 年版）方。

组成 朱砂 80g，橘红 40g，川贝母 40g，胆南星 30g，前胡

30g，玄参 30g，清半夏 30g，大青叶 30g，木通 30g，桔梗 30g，荆芥穗 30g，羌活 30g，西河柳 30g，地黄 30g，枳壳（炒）30g，赤芍 30g，钩藤 30g，葛根 20g，牛蒡子 20g，天麻 20g，甘草 20g，防风 20g，冰片 10g，水牛角浓缩粉 10g，羚羊角粉 5g，薄荷脑 0.1g。

规格　每片重 0.2g、0.3g。

用法　口服，周岁一次 0.6g，周岁以下酌减，一日 3 次。

功用　祛风化痰，清热解毒。

主治　外感风热，痰火内盛所致的感冒，发热头痛，咳嗽气喘，咽喉肿痛，呕吐，高热惊风。

方义　荆芥穗、羌活、防风、西河柳、葛根、牛蒡子、薄荷疏散风热解表；大青叶、生地黄、赤芍、玄参、木通清热泻火解毒；桔梗、前胡、橘红、半夏、胆南星、川贝母、枳壳宣降肺气止咳；天麻、钩藤、羚羊角、水牛角、冰片、朱砂凉肝息风定惊；甘草调和诸药。

（樊巧玲）

gégēn huángqín huángliántāng

葛根黄芩黄连汤（gegen huangqin huanglian decoction）　表里双解剂，东汉·张仲景《伤寒论·太阳病脉证并治》方。

组成　葛根半斤，甘草（炙）二两，黄芩三两，黄连三两。

用法　上四味，以水八升，先煮葛根，减二升，内诸药，煮取二升，去滓，分温再服。

功用　解表清里。

主治　表证未解，邪热入里证，身热，下利臭秽，胸脘烦热，口干作渴，或喘而汗出，舌红苔黄，脉数或促。

方义　葛根解肌发表散热，升发脾胃清阳止泻；黄芩、黄连清热，厚肠止利；甘草调药和中。

（赵雪莹）

wǔjīsǎn

五积散（wuji powder）　表里双解剂，宋·太平惠民和剂局《太平惠民和剂局方·卷二》方。

组成　白芷、川芎、甘草（炙）、茯苓（去皮）、当归（去芦）、肉桂（去粗皮）、芍药、半夏（汤洗七次）各三两，陈皮（去白）、枳壳（去瓤、炒）、麻黄（去根、节）各六两，苍术（米泔浸、去皮）二十四两，干姜（煅）四两，桔梗（去芦头）十二两，厚朴（去粗皮）四两。

用法　上除肉桂、枳壳二味别为粗末外，一十三味同为粗末，慢火炒令色转，摊冷，次入桂、枳壳末令匀。每服三钱，水一盏半，入生姜三片，煎至一中盏，去滓，稍热服。

功用　调中顺气，祛风化痰。

主治　脾胃宿冷，腹胁胀痛，胸膈停痰，呕逆恶心；或外感风寒，内伤生冷，心腹痞闷，头目昏痛，肩背拘急，肢体怠惰，寒热往来，饮食不进；及妇人血气不调，心腹撮痛，经候不调，或闭不通。

方义　麻黄、白芷解表散寒；干姜、肉桂温中祛寒；苍术、厚朴理气运湿；陈皮、半夏、茯苓行气祛湿化痰；川芎、当归、芍药活血；枳壳、桔梗理气宽胸；甘草调和诸药。

（左铮云）

xiǎo'ér zhìbǎowán

小儿至宝丸（xiao'er zhibao pills）　表里双解剂，国家药典委员会《中华人民共和国药典·一部》（2020年版）方。

组成　紫苏叶 50g，广藿香 50g，薄荷 50g，羌活 50g，陈皮 50g，制白附子 50g，胆南星 50g，炒芥子 30g，川贝母 50g，槟榔 50g，炒山楂 50g，茯苓 200g，六神曲（炒）200g，炒麦芽 50g，

琥珀 30g，冰片 4g，天麻 50g，钩藤 50g，僵蚕（炒）50g，蝉蜕 50g，全蝎 50g，人工牛黄 6g，雄黄 50g，滑石 50g，朱砂 10g。

规格　每丸重 1.5g。

用法　口服，一次 1 丸，一日 2～3 次。

功用　疏风镇惊，化痰导滞。

主治　小儿风寒感冒，停食停乳，发热鼻塞，咳嗽痰多，呕吐泄泻。

方义　苏叶、藿香、羌活疏风散寒祛邪；胆南星、白芥子、川贝母、茯苓、滑石清热祛湿化痰；山楂、神曲、麦芽消食化滞和胃；天麻、钩藤、僵蚕、蝉蜕、全蝎、薄荷、白附子凉肝息风止痉；陈皮、槟榔行气消痞除满；牛黄、冰片、琥珀、朱砂、雄黄解毒定惊安神。

（樊巧玲）

qīngrèjì

清热剂（heat-clearing prescriptions）　具有清热、泻火、凉血、解毒等作用，用于治疗里热证的方剂。属于八法中的清法。以清热药为主组成。

清热剂是根据《素问·至真要大论》"热者寒之""温者清之"的原则而立法，一般分为清气分热、清营凉血、气血两清、清热解毒、清脏腑热和清虚热等类型，分别适用于温病之气分证、营分证、血分证、气血两燔证、外感病热毒炽盛证、内伤杂病之邪热偏盛于某一脏腑所形成的火热之证、虚热证等。代表方如白虎汤、清营汤、犀角地黄汤、清瘟败毒饮、黄连解毒汤、龙胆泻肝汤、青蒿鳖甲汤等。清热剂中大寒及苦寒之剂，有伤阳、败胃之弊，不宜久服，必要时配伍和胃之品。对于热邪炽盛，服清热剂入口即吐者，可

于清热剂中少佐辛温之姜汁，或凉药热服。

（樊巧玲）

白虎汤 báihǔtāng

白虎汤（baihu decoction） 清热剂，东汉·张仲景《伤寒论·辨太阳病脉证并治下》方。

组成 知母六两，石膏（碎）一斤，甘草（炙）二两，粳米六合。

用法 以水一斗，煮米熟，汤成去滓，温服一升，一日三次。

功用 清热生津。

主治 气分热盛证。壮热面赤，烦渴引饮，汗出恶热，脉洪大有力。

方义 重用生石膏辛甘大寒，善清阳明气分之大热，并能止渴除烦，知母苦寒质润，助石膏泻火而生津；粳米、炙甘草益胃生津，并防石膏大寒伤中，炙甘草兼调和药性。

（韩涛）

白虎加人参汤 báihǔ jiā rénshēntāng

白虎加人参汤（baihu jia renshen decoction） 清热剂，东汉·张仲景《伤寒论·辨太阳病脉证并治上》方。

组成 知母六两，石膏（碎，绵裹）一斤，甘草（炙）二两，粳米六合，人参三两。

用法 上五味，以水一斗，煮米熟汤成，去滓，温服一升，每日三次。

功用 清热，益气，生津。

主治 伤寒、温病、暑病气分热盛，气阴两伤证。汗、吐、下后，里热炽盛，而见四大症者；或白虎汤证见有背微恶寒，或饮不解渴，或脉浮大而芤，以及暑热病见有身大热属气津两伤者。

方义 石膏清气分大热，除烦止渴；知母清泻胃热，滋阴润燥生津；人参补益气津；粳米、甘草益胃生津，并防石膏大寒伤中，炙甘草兼调和药性。

（韩涛）

白虎加苍术汤 báihǔ jiā cāngzhútāng

白虎加苍术汤（baihu jia cangzhu decoction） 清热剂，宋·朱肱《类证活人书·卷十八》方。

组成 知母六两，甘草（炙）二两，石膏一斤，苍术三两，粳米三两。

用法 上锉，如麻豆大。每服五钱，水一盏半，煎至八分，去滓，取六分清汁，温服。

功用 清温燥湿。

主治 湿温病热重于湿证。身热胸痞，汗多，舌红苔黄腻而干，以及风湿热痹，身大热，关节肿痛等。

方义 石膏清气分大热，除烦止渴；知母清泻胃热，滋阴润燥生津；苍术燥湿，粳米、甘草益胃生津，并防石膏大寒伤中，炙甘草兼调和药性。

（韩涛）

白虎加桂枝汤 báihǔ jiā guìzhītāng

白虎加桂枝汤（baihu jia guizhi decoction） 清热剂，东汉·张仲景《金匮要略·疟病脉证并治》方。

组成 知母六两，甘草（炙）二两，石膏一斤，粳米二合，桂（去皮）三两。

用法 上锉，每服五钱，水一盏半，煎至八分，去滓，温服，汗出愈。

功用 清热，通络，和营卫。

主治 温疟。其脉如平，身无寒但热，骨节疼烦，时呕；以及风湿热痹见壮热，气粗烦躁，关节肿痛，口渴苔白，脉弦数。

方义 石膏清气分大热，除烦止渴；知母清泻胃热，滋阴润燥生津；桂枝温通经络，调和营卫，粳米、甘草益胃生津，并防石膏大

寒伤中，炙甘草兼调和药性。

（韩涛）

竹叶石膏汤 zhúyè shígāotāng

竹叶石膏汤（zhuye shigao decoction） 清热剂，东汉·张仲景《伤寒论·辨阴阳易差后劳复病脉证并治》方。

组成 竹叶二把，石膏一斤，半夏（洗）半升，麦门冬（去心）一升，人参二两，甘草（炙）二两，粳米半升。

用法 上七味，以水一斗，煮取六升，去滓，纳粳米，煮米熟，汤成去米，温服一升，日三服。

功用 清热生津，益气和胃。

主治 伤寒、温病、暑病之后，余热未清，气津两伤，身热多汗，心胸烦闷，气逆欲呕，口干喜饮，或虚烦不寐，舌红苔少，脉虚数。

方义 石膏、竹叶清透气分余热，除烦止渴；人参、麦冬补气养阴生津；半夏降逆和胃止呕，使参、麦补而不滞；炙甘草、粳米和中养胃，防石膏大寒伤中。

（龙一梅）

五汁饮 wǔzhīyǐn

五汁饮（wuzhi drink） 清热剂。

清·俞根初《重订通俗伤寒论·伤寒夹证》方。组成：蔗汁、梨汁、莱菔汁各两瓢，鲜石菖蒲汁一小匙，生姜汁两滴。用法：上和匀，重汤顿温。功用：辛凉润肺，利膈涤痰。主治：痰气交阻之噎膈。吞咽梗阻，胸膈痞闷，大便艰涩，口干咽燥，形体消瘦。方义：蔗汁生津润肺；梨汁润肺消痰；鲜石菖蒲汁理气化湿，豁痰散结；莱菔汁消食除胀，降气化痰；生姜汁温中和胃止呕。

清·李用粹《证治汇补·卷五》方。组成：芦根汁、生姜汁、韭汁、沉香汁、竹沥。用法：重

汤煮服。功用：生津润燥，和胃降逆。主治：噎嗝。方义：芦根汁生津润燥；竹沥汁清热化痰；韭汁、生姜汁、沉香汁下气和胃。

（左铮云）

xièxīntāng

泻心汤（xiexin decoction）

清热剂，东汉·张仲景《金匮要略·惊悸吐衄下血胸满瘀血病脉证治》方。

组成 大黄二两、黄连、黄芩各一两。

用法 上三味，以水三升，煮取一升，顿服之。

功用 泻火解毒，燥湿泄痞。

主治 邪火内炽，迫血妄行所致之吐血、衄血等；或湿热内蕴之黄疸，见胸痞烦热；或积热上冲而致目赤目肿，口舌生疮；或外科疮疡，心胸烦热，大便干结等。

方义 大黄泻火消痞，导热下行；黄连、黄芩泻热开痞，清热燥湿。

（韩向东）

huàbāntāng

化斑汤（huaban decoction）

清热剂，清·吴瑭《温病条辨·卷一》方。

组成 石膏一两，知母四钱，生甘草三钱，玄参三钱，犀角（水牛角代）二钱，白粳米一合。

用法 水八杯，煮取三杯，日三服；滓再煮一钟，夜一服。

功用 清气凉血。

主治 热病气血两燔之发斑证，发热烦躁，或身热夜甚，肌肤发斑，色赤，口渴或不渴，脉数等。

方义 以白虎汤（石膏、知母、甘草、粳米）大清阳明邪热；玄参凉血解毒，清营血之热，并能益肾水以制火；犀角（水牛角代）凉血解毒，辟瘟疫托毒外出。

（王迪）

huàbān jiědútāng

化斑解毒汤（huaban jiedu decoction） 清热剂。

清·吴谦《医宗金鉴·卷六十七》方。组成：升麻、石膏、连翘（去心）、牛蒡子（炒，研）、人中黄、黄连、知母、黑参各一钱。用法：竹叶二十片，水二钟，煎八分服。功用：清热解毒，凉血消斑。主治：肝脾二经热极生风，内发丹毒，生于肋骨，延及腰胯，色赤如霞，游走如云，痛如火燎。方义：升麻、牛蒡子疏风清热，解毒消斑；石膏、知母、连翘、黄连清热泻火，解毒消斑；人中黄清热凉血，解毒消斑；黑参益气养阴，解毒消肿，既防热毒食气伤津，又助诸药解毒消斑；竹叶清热利尿，导热下行。

清·张霞谿《麻疹阐注·卷一》方。组成：石膏，升麻，知母，鼠粘子，甘草，玄参，淡竹叶。用法：取各药适量，水煎服。功用：清热解毒，透疹消斑。主治：麻疹兼发斑，斑色紫黑，热毒甚者。

（王迪）

xiǎo'ér rèsùqīng kǒufúyè

小儿热速清口服液（xiao'er resuqing oral liquid） 清热剂，

国家药典委员会《中华人民共和国药典·一部》（2020年版）方。

组成 柴胡250g，黄芩125g，板蓝根250g，葛根125g，金银花137.5g，水牛角62.5g，连翘150g，大黄62.5g。

规格 每支装10ml。

用法 口服，一岁以内一次2.5~5ml，一岁至三岁一次5~10ml，三岁至七岁一次10~15ml，七岁至十二岁一次15~20ml，一日3~4次。

功用 清热解毒，泻火利咽。

主治 小儿外感风热所致的感冒，高热，头痛，咽喉肿痛，

鼻塞流涕，咳嗽，大便干结。

方义 柴胡、葛根辛凉透表散热；金银花、连翘、黄芩、板蓝根、水牛角清热解毒透邪；大黄泻热降火，以泻代清。

（樊巧玲）

yìqīng kēlì

一清颗粒（yiqing granules）

清热剂，国家药典委员会《中华人民共和国药典·一部》（2020年版）方。

组成 黄连165g，大黄500g，黄芩250g。

规格 每袋装7.5g。

用法 开水冲服，一次1袋，一日3~4次。

功用 清热泻火解毒，化瘀凉血止血。

主治 火毒血热所致的身热烦躁，目赤口疮，咽喉牙龈肿痛，大便秘结；吐血，咯血，衄血，痔血等症。

方义 黄芩、黄连、大黄均可清热解毒，其中黄芩善清肺热，黄连善清心、胃、三焦之热，大黄又能凉血化瘀、泻下通便，导诸邪热从大便而解。三药合用，功专清热泻火解毒。

（连建伟）

sānhuángpiàn

三黄片（sanhuang tablets）

清热剂，国家药典委员会《中华人民共和国药典·一部》（2020年版）方。

组成 大黄300g，盐酸小檗碱5g，黄芩浸膏21g。

规格 薄膜衣片，每片重0.26g（小片）、0.52g（大片）。

用法 口服，小片一次4片，大片一次2片，一日2次，小儿酌减。

功用 清热解毒，泻火通便。

主治 目赤肿痛，口鼻生疮，咽喉肿痛，牙龈肿痛，心烦口渴，

尿黄，便秘。

方义 大黄泻火通便清热；黄连、黄芩泻火解毒。

（贾 波）

gōngláo qùhuǒpiàn

功劳去火片（gonglao quhuo tablets） 清热剂，国家药典委员会《中华人民共和国药典·一部》（2020 年版）方。

组成 功劳木 604g，黄柏 302g，黄芩 302g，栀子 302g。

规格 薄膜衣片，每片重 0.5g。

用法 口服，糖衣片一次 5 片，薄膜衣片一次 3 片，一日 3 次。

功用 清热解毒。

主治 实热火毒所致的咽喉炎、急性胆囊炎、急性肠炎。

方义 功劳木清热解毒，治各种实热火毒；黄柏、黄芩清热泻火，栀子清热解毒，导三焦实火湿热从小便而出。

（杨 勇）

kànggǎn kēlì

抗感颗粒（kanggan granules）清热剂，国家药典委员会《中华人民共和国药典·一部》（2020 年版）方。

组成 金银花 700g，赤芍 700g，绵马贯众 233g。

规格 每袋装 10g。

用法 开水冲服，一次 1 袋，一日 3 次；小儿酌减或遵医嘱。

功用 清热解毒。

主治 外感风热引起的感冒，症见发热，头痛，鼻塞，喷嚏，咽痛，全身乏力、酸痛。

方义 金银花清热解毒，疏散风热；贯众清热解毒凉血；赤芍清热凉血，散瘀止痛。

（吴建红）

èrdīng kēlì

二丁颗粒（erding granules）清热剂，国家药典委员会《中华人民共和国药典·一部》（2020 年版）方。

组成 紫花地丁 250g，半边莲 250g，蒲公英 250g，板蓝根 250g。

规格 每袋装 20g；每袋装 4g（无蔗糖）。

用法 开水冲服。1 次 1 袋，一日 3 次。

功用 清热解毒。

主治 火热毒盛所致的热疖痈毒、咽喉肿痛、风热火眼。

方义 紫花地丁、蒲公英清热解毒，消痈散肿；板蓝根、半边莲清热解毒，利咽消肿。

（周永学）

niúhuáng jiàngyāwán

牛黄降压丸（niuhuang jiangya pills） 清热剂，国家药典委员会《中华人民共和国药典·一部》（2020 年版）方。

组成 羚羊角，珍珠，水牛角浓缩粉，人工牛黄，冰片，白芍，党参，黄芪，草决明，川芎，黄芩提取物，甘松，薄荷，郁金。

规格 水蜜丸，每 20 丸重 1.3g；大蜜丸，每丸重 1.6g。

用法 口服，水蜜丸一次 20~40 丸，大蜜丸一次 1~2 丸，一日 1 次。

功用 清心化痰，镇静降压。

主治 肝火旺盛，头晕目眩，烦躁不安，痰火壅盛。

方义 羚羊角、珍珠、水牛角浓缩粉清肝息风，镇静降压；牛黄、冰片清心化痰；白芍疏肝柔肝；党参、黄芪扶助正气，兼降压；草决明、黄芩、甘松、薄荷清热解毒，降压；郁金、川芎行气活血。

（范 颖）

niúhuáng xiāoyánpiàn

牛黄消炎片（niuhuang xiaoyan tablets） 清热剂，国家药典委员会《中华人民共和国药典·一部》（2020 年版）方。

组成 人工牛黄 4.8g，珍珠母 9.6g，蟾酥 2.9g，青黛 3.8g，天花粉 9.6g，大黄 9.6g，雄黄 9.6g。

用法 口服，一次 1 片，一日 3 次，小儿酌减；外用研末调敷患处。

功用 清热解毒，消肿止痛。

主治 热毒蕴结所致的咽喉肿痛、疔、痈、疮疖。

方义 牛黄、青黛、珍珠母清热解毒；蟾酥、天花粉清热消肿散结；大黄凉血活血，引热下行；雄黄解毒燥湿。

（范 颖）

niúhuáng jiědúwán

牛黄解毒丸（niuhuang jiedu pills） 清热剂。

明·王肯堂《证治准绳·幼科》方。组成：牛黄三钱，甘草、金银花一两，草河车五钱。用法：上为末，炼蜜为丸，量儿服。功用：清热解毒。主治：胎毒疮疖及一切疮疡。方义：牛黄清心解毒；甘草、金银花、草河车清热解毒。

国家药典委员会《中华人民共和国药典·一部》（2020 年版）方。组成：人工牛黄 5g，雄黄 50g，石膏 200g，大黄 200g，黄芩 150g，桔梗 100g，冰片 25g，甘草 50g。规格：水蜜丸，每 100 丸重 5g；大蜜丸，每丸重 3g。用法：口服，水蜜丸一次 2g，大蜜丸一次 1 丸，一日 2~3 次。功用：清热解毒。主治：火热内盛，咽喉肿痛，牙龈肿痛，口舌生疮，目赤肿痛。

（范 颖）

niúhuáng zhìbǎowán

牛黄至宝丸（niuhuang zhibao pills） 清热剂，国家药典委员会《中华人民共和国药典·一部》（2020 年版）方。

组成 连翘 120g，栀子 120g，

大黄 60g，芒硝 60g，石膏 60g，青蒿 60g，陈皮 60g，木香 45g，广藿香 75g，人工牛黄 5g，冰片 10g，雄黄 15g。

规格 每丸重 6g。

用法 口服，一次 1～2 丸，一日 2 次。

功用 清热解毒，泻火通便。

主治 胃肠积热所致的头痛眩晕、目赤耳鸣、口燥咽干、大便燥结。

方义 连翘、栀子、青蒿清热解毒；大黄、芒硝泻火通便；石膏清里热；陈皮、木香、藿香芳香行气；牛黄、冰片、雄黄清心解毒，镇惊安神。

（范 颖）

míngmù shàngqīngpiàn

明目上清片 （ mingmu shangqing tablets） 清热剂，国家药典委员会《中华人民共和国药典·一部》(2020 年版) 方。

组成 桔梗 70g，熟大黄 70g，天花粉 44g，石膏 44g，麦冬 44g，玄参 70g，栀子 44g，蒺藜 44g，蝉蜕 44g，甘草 44g，陈皮 70g，菊花 70g，车前子 44g，当归 44g，黄芩 70g，赤芍 44g，黄连 70g，枳壳 70g，薄荷脑 0.22g，连翘 44g，荆芥油 0.11ml。

规格 素片，每片重 0.60g；薄膜衣片，每片重 0.63g。

用法 口服。一次 4 片，一日 2 次。

功用 疏风明目，泻火解毒。

主治 外感风热所致的暴发红眼、红肿作痛、头晕目眩、眼边刺痒、大便燥结、小便赤黄。

方义 菊花、薄荷脑、连翘、荆芥油、桔梗、蝉蜕疏风清热明目；黄芩、黄连清热解毒；大黄、栀子、车前子导热从二便分消；天花粉、石膏、麦冬、玄参清热生津；当归、赤芍、蒺藜功能活

血祛风明目；陈皮、枳壳行气疏壅止痛；甘草清热解毒，且能调和药性。

（韩向东）

bǎnlángēn kēlì

板蓝根颗粒 （ banlangen granules） 清热剂，国家药典委员会《中华人民共和国药典·一部》(2020 年版) 方。

组成 板蓝根 1400g。

规格 每袋装 5g（相当于饮片 7g）、4g（相当于饮片 7g）、3g（无蔗糖，相当于饮片 7g）、2.5g（无蔗糖，相当于饮片 7g）、1.8g（无蔗糖，相当于饮片 7g）、1g（无蔗糖，相当于饮片 7g）。

用法 开水冲服。一次 1～2 袋，一日 3～4 次。

功用 清热解毒，凉血利咽。

主治 肺胃热盛所致的咽喉肿痛、口咽干燥、腮部肿胀；急性扁桃体炎、腮腺炎等见上述证候者。

方义 板蓝根具有清热解毒，凉血利咽之功。

（韩向东）

xīguāshuāng rùnhóupiàn

西瓜霜润喉片 （ xiguashuang runhou tablets） 清热剂，国家药典委员会《中华人民共和国药典·一部》(2020 年版) 方。

组成 西瓜霜 20g，冰片 0.6g，薄荷素油 1g，薄荷脑 1.2g。

规格 每片重 0.6g（小片）、1.2g（大片）。

用法 含服，每小时含化小片 2～4 片，大片 1～2 片。

功用 清音利咽，消肿止痛。

主治 防治咽喉肿痛，声音嘶哑，喉痹，喉痛，喉蛾，口糜，口舌生疮，牙痛；急、慢性咽喉炎，急性扁桃体炎，口腔溃疡，口腔炎，牙龈肿痛。

方义 西瓜霜清热泻火，利咽消肿止痛；冰片清热止痛；薄荷素

油、薄荷脑辛凉祛风，利咽止痛。

（吴建红）

lìyān jiědú kēlì

利咽解毒颗粒 （ liyan jiedu granules） 清热剂，国家药典委员会《中华人民共和国药典·一部》(2020 年版) 方。

组成 板蓝根 91.8g，金银花 91.8g，连翘 30.6g，薄荷 30.6g，牛蒡子（炒）30.6g，山楂（焦）91.8g，桔梗 30.6g，大青叶 91.8g，僵蚕 30.6g，玄参 91.8g，黄芩 45.9g，地黄 61.2g，天花粉 61.2g，大黄 30.6g，浙贝母 45.9g，麦冬 91.8g。

规格 每袋装 20g（相当于饮片 19g）、6g（无蔗糖，相当于饮片 19g）。

用法 开水冲服，一次 1 袋，一日 3～4 次。

功用 清肺利咽，解毒退热。

主治 外感风热所致咽痛，咽干，喉核红肿，两腮肿痛，发热恶寒；急性扁桃体炎、急性咽炎、腮腺炎见上述证候者。

方义 板蓝根、金银花清热解毒，清肺利咽；连翘、大青叶清热解毒，利咽消肿；黄芩清泻肺热，薄荷、牛蒡子、僵蚕疏散风热，利咽散结；桔梗宣肺祛痰，天花粉、浙贝母清肺祛痰，散结消肿；生地、玄参、麦冬清热养阴，山楂活血散结，大黄泻火解毒。

（吴建红）

wǔfú huàdúdān

五福化毒丹 （wufu huadu pills） 清热剂。

宋·太平惠民和剂局《太平惠民和剂局方·卷十》方。组成：桔梗（微炒）、玄参（洗、焙，各六两）、青黛（研）、芒硝（枯）、人参（去芦）各二两，茯苓（去皮）五两，甘草（炒）一两半，银箔（为衣）八片，麝香

（研）半钱，金箔（为衣）八片。用法：上为细末，入药研匀，炼蜜为丸，每两作十二丸。每一岁儿一丸分四服，用薄荷水化下。疮疹后，余毒上攻口齿，涎血臭气，以生地黄自然汁化一丸，用鸡翎扫在口内；热疳肌肉黄瘦，雀目夜不见物，陈粟米泔水化下，食后临卧服。功用：清热解毒。主治：小儿蕴积毒热，惊惕狂躁，颊赤咽干，口舌生疮，夜卧不宁，谵语烦渴，头面身体多生疮疖。方义：玄参、青黛清热泻火，解毒利咽，散结消肿；麝香、桔梗散结消肿止痛；芒硝清火消肿；金箔、银箔重镇安神；人参、茯苓、甘草健脾益气，顾护脾胃；甘草兼可调和药性。

宋·钱乙《小儿药证直诀·卷下》方。组成：生地黄（焙秤）、熟地黄（焙秤）各五两，元参、天门冬（去心）、麦门冬（去心，焙，秤）各三两，甘草（炙）、芒硝各二两，青黛一两半。用法：上为细末，后研入硝、黛，炼蜜丸如鸡头大。每服半丸或一丸，食后，水化下。功用：清心凉膈，养阴除烦。主治：疮疹，余毒上攻口齿，躁烦，咽干，口舌生疮，及蕴热积毒，惊惕狂躁。

（左铮云）

rúyì jīnhuángsǎn

如意金黄散（ruyi jinhuang powder） 清热剂，明·陈实功《外科正宗·卷一》方。

组成 天花粉（上白）十斤，黄柏（色重者）、大黄、白芷、姜黄各五斤，紫厚朴、陈皮、甘草、苍术、天南星各二斤。

用法 以上共为咀片，晒极干燥，用大驴磨连磨三次，方用密绢罗厨筛出，磁器收贮，勿令泄气。凡遇红赤肿痛，发热未成脓者，及夏月火令时，俱用茶汤同蜜调敷；如微热微肿及大疮已成，欲作脓者，俱用葱汤同蜜调敷；如漫肿无头，皮色不变，湿痰流毒、附骨痈疽、鹤膝风症等病，俱用葱酒煎调；如风热恶毒所生，患必皮肤亢热，红色光亮，形状游走不定者，俱用蜜水调敷；如天泡、火丹、赤游丹、黄水漆疮、恶血攻注等症，俱用大蓝根叶捣汁调敷，加蜜亦可；汤泼火烧，皮肤破烂，麻油调敷。

功用 清热解毒，消肿定痛。

主治 外科一切痈疡属于阳证者及跌扑损伤、虫蛇咬伤。

方义 天花粉清热散瘀，消肿排脓；大黄清热解毒、化滞行瘀；黄柏清热燥湿、泻火解毒；姜黄破血行气，通经止痛；白芷消肿止痛；天南星燥湿化痰、散结消肿；陈皮、苍术、厚朴行气燥湿、化痰消肿；甘草清热解毒，调和诸药。

（闫润红）

liùshénwán

六神丸（liushen pills） 清热剂，雷允上诵芬堂《雷允上诵芬堂丸散饮片全集》方。

组成 麝香一钱五分，牛黄一钱五分，冰片一钱，珍珠（豆腐制）一钱五分，蟾酥（制）一钱，明雄黄一钱。

用法 上药各为细末，用酒化蟾酥，与前药末调匀为丸，如芥子大，百草霜为衣。每服十粒，日服一至二次，噙化或温开水送服；外敷者可取十粒，用开水或米醋少许溶成糊状，每日数次敷搽。

功用 清热解毒，消肿止痛。

主治 烂喉丹痧、喉风、乳蛾，咽喉肿痛及痈疽疮疖。

方义 牛黄、麝香清热解毒，消肿散结；冰片加强清热解毒、化腐消肿之功，同时配以蟾酥加强解毒消肿止痛之力；珍珠解毒化腐生肌，雄黄解毒散结。

（王 迪）

shígāotāng

石膏汤（shigao decoction） 清热剂，唐·王焘《外台秘要方·卷一》方。

组成 石膏、黄连、黄柏、黄芩各二两，香豉（绵裹）一升，栀子（擘）十枚，麻黄（去节）三两。

用法 上切，以水一斗，煮取三升，分三次服，一日并服出汗。初服一剂小汗，其后更合一剂，分两日服，常令微汗出，拘挛烦愦即愈。得数行利，心开令语，毒折也。

功用 泻火解毒。

主治 伤寒病已八九日，三焦热，昏愦，身体壮热，沉重拘挛，或时呼呻，体犹沉重拘挛，脉滑数。

方义 石膏解肌清热，黄芩清上焦之火，黄连泻中焦之火，黄柏泻下焦之火，栀子清泻三焦之火，导热下行，引热从小便而出；麻黄、淡豉发散表邪。

（韩 涛）

báijiàngxuěsǎn

白降雪散（baijiangxue powder） 清热剂，清·吴谦《医宗金鉴·卷六十六》方。

组成 石膏（煅）一钱五分，硼砂一钱，焰硝、胆矾各五分，元明粉三分，冰片二分。

用法 上为极细末。以笔管吹入喉内。

功用 疏风清热，散结消肿。

主治 风热上壅之紧喉风。咽喉肿痛，声音难出，汤水不下，声如拽锯。

方义 石膏清泻肺经热邪；硼砂、硝石清热解毒，消肿散结，胆矾疏散风热，元明粉破结消肿；冰片消肿止痛，散火解毒。

（韩 涛）

sānjīnpiàn

三金片（sanjin tablets） 清热剂，国家药典委员会《中华人民共和国药典·一部》（2020 年版）方。

组成 金樱根 808g，菝葜 404g，羊开口 404g，金沙藤 242.4g，积雪草 242.4g。

规格 薄膜衣片，每片重 0.18g（小片，相当于饮片 2.1g）、0.29g（大片，相当于饮片 3.5g）；糖衣片，片心重 0.17g（小片，相当于饮片 2.1g）、0.28g（大片，相当于饮片 3.5g）。

用法 口服，小片一次 5 片，大片一次 3 片，一日 3~4 次。

功用 清热解毒，利湿通淋，益肾。

主治 下焦湿热所致的热淋，小便短赤，淋沥涩痛，尿急频数，以及急慢性肾盂肾炎、膀胱炎、尿路感染见上述证候者。

方义 方中以金樱根、菝葜、羊开口、金沙藤、积雪草清热解毒，利湿通淋。

（贾 波）

wèishēng fángyìbǎodān

卫生防疫宝丹（weisheng fangyibao pills） 清热剂，清·张锡纯《医学衷中参西录下册·治霍乱方》方。

组成 粉甘草十两细末，细辛两半细末，香白芷一两细末，薄荷冰四钱细末，冰片二钱细末，朱砂三两细末。

用法 若治霍乱证，宜服八十丸，开水送服。余证宜服四五十丸。服后均宜温覆取微汗。若平素含化以防疫疠，自一丸至四五丸皆可。

功用 缓急和中，化浊止痛。

主治 霍乱吐泻转筋，下利腹痛，及一切痧症、头痛、牙痛。

方义 重用甘草缓急止痛，调和脾胃；朱砂化浊散邪，冰片辟秽化浊；薄荷、白芷、细辛化浊散邪，通窍止痛。

（贾 波）

bīngpéngsǎn

冰硼散（bingpeng powder） 清热剂，明·陈实功《外科正宗·卷二》方。

组成 冰片五分，朱砂六分，玄明粉、硼砂各五钱。

用法 上为极细末。吹搽患上，甚者日搽五六次。

功用 清热解毒，消肿止痛。

主治 热毒蕴结之咽喉疼痛，牙龈肿痛，口舌生疮，舌肿木硬，重舌，小儿鹅口白斑。

方义 冰片、硼砂清热解毒，消肿止痛；朱砂清热解毒；玄明粉泻火解毒，软坚散结。

（韩 涛）

kǒuyánqīng kēlì

口炎清颗粒（kouyanqing granules） 清热剂，国家药典委员会《中华人民共和国药典·一部》（2020 年版）方。

组成 天冬 250g，麦冬 250g，玄参 250g，山银花 300g，甘草 125g。

规格 每袋装 10g；每袋装 3g（无蔗糖）。

用法 口服，一次 2 袋，一日 1~2 次。

功用 滋阴清热，解毒消肿。

主治 阴虚火旺所致的口腔炎症。

方义 天冬、麦冬、玄参滋阴清热，玄参兼解毒消肿；山银花清热解毒，消肿利咽；甘草清热解毒，兼调和诸药。

（贾 波）

dàhuáng huánglián xièxīntāng

大黄黄连泻心汤（dahuang huanlian xiexin decoction） 清热剂，东汉·张仲景《伤寒论·辨太阳病脉证并治下》方。

组成 大黄二两，黄连一两。

用法 上二味，以麻沸汤二升渍之，须臾绞去滓，分温再服。

功用 泻热消痞。

主治 邪热壅遏，气机阻滞证。心下痞满，按之柔软，心烦口渴，小便黄赤，大便不爽或秘结，舌红苔薄黄，脉数或关上浮。

方义 大黄泻热以和胃消痞；黄连清泻胃热而开痞。

（贾 波）

qiānbǎi bíyánpiàn

千柏鼻炎片（qianbai biyan tablets） 清热剂，国家药典委员会《中华人民共和国药典·一部》（2020 年版）方。

组成 千里光 2424g，卷柏 404g，羌活 16g，决明子 242g，麻黄 81g，川芎 8g，白芷 8g。

规格 薄膜衣片，每片重 0.44g。

用法 口服，一次 3~4 片，一日 3 次。

功用 清热解毒，活血祛风，宣肺通窍。

主治 风热犯肺，内郁化火，鼻窍不利证。症见鼻塞，鼻痒气热，流涕黄稠，或持续鼻塞，嗅觉迟钝；以及急慢性鼻炎、急慢性鼻窦炎见上述证候者。

方义 千里光、黄柏清热解毒；决明子清热泻火；白芷、羌活善于祛风，白芷并能宣通鼻窍；川芎祛风活血，麻黄宣肺，助肺窍通利。

（贾 波）

xiǎo'ér huàdúsǎn

小儿化毒散（xiao'er huadu powder） 清热剂，国家药典委员会《中华人民共和国药典·一部》（2020 年版）方。

组成 人工牛黄 8g，珍珠 16g，雄黄 40g，大黄 80g，黄连 40g，甘草 30g，天花粉 80g，川贝母 40g，赤芍 80g，乳香（制）40g，没药（制）40g，冰片 10g。

用法 口服，一次 0.6g，一日 1～2 次；三岁以内小儿酌减；外用，敷于患处。

功用 清热解毒，活血消肿。

主治 热毒内蕴、毒邪未尽所致的口疮肿痛，疮疡溃烂，烦躁口渴，大便秘结。

方义 牛黄、珍珠、冰片清热解毒，化腐生肌；黄连、雄黄泻火解毒，拔毒疗疮；赤芍、乳香、没药清热凉血，活血消痈；天花粉、川贝母散结消肿；大黄泻火通腑，导热下行；甘草清热解毒，调和诸药。

（樊巧玲）

wǔwèi xiāodúyǐn

五味消毒饮（wuwei xiaodu drink） 清热剂，清·吴谦《医宗金鉴·卷七十二》方。

组成 金银花三钱，野菊花、蒲公英、紫花地丁、紫背天葵子各一钱二分。

用法 水二盅，煎八分，加无灰酒半盅，再滚二三沸时热服。滓如法再煎服。被盖出汗为度。

功用 清热解毒，消散疔疮。

主治 火毒结聚之疔疮。疔疮初起，发热恶寒，疮形如粟，坚硬根深，状如铁钉，以及痈疡疖肿，红肿热痛，舌红苔黄，脉数。

方义 金银花、野菊花清热解毒散结；蒲公英、紫花地丁清热解毒；紫背天葵善除三焦之火。

（左铮云）

liùyīngwán

六应丸（liuying pills） 清热剂，国家药典委员会《中华人民共和国药典·一部》（2020 年版）方。

组成 丁香，蟾酥，雄黄，牛黄，珍珠，冰片。

规格 每 5 丸重 19mg。

用法 饭后服，一次 10 丸，儿童一次 5 丸，婴儿一次 2 丸，一日 3 次；外用，以冷开水或醋调敷患处。

功用 清热解毒，消肿止痛。

主治 火毒内盛，喉痹、乳蛾，咽喉肿痛，口苦咽干，喉核红肿；疔痈疮疡以及虫咬肿痛。

方义 牛黄、珍珠粉清热解毒化痰；雄黄、蟾酥解毒消肿散结；丁香、冰片活血消肿止痛。

（王迪）

dǎochìsǎn

导赤散（daochi powder） 清热剂，宋·钱乙《小儿药证直诀·卷下》方。

组成 生地黄、甘草（生）、木通各等分。

用法 上同为末，每服三钱，水一盏，入竹叶，同煎至五分，食后温服。

功用 清心养阴，利水通淋。

主治 心经热盛。心胸烦热，口渴面赤，意欲饮冷，以及口舌生疮；或心热移于小肠，症见小溲赤涩刺痛。

方义 生地黄清热养阴以制心经火热，木通降火利水，二药合用，清心养阴而不恋邪，利水通淋而不伤阴；竹叶清心除烦，淡渗利水，导心经火热下行；生甘草泻火解毒，并能调和诸药。

（闫润红）

dǎochìwán

导赤丸（daochi pills） 清热剂，国家药典委员会《中华人民共和国药典·一部》（2020 年版）方。

组成 连翘 120g，黄连 60g，栀子（姜炒）120g，木通 60g，玄参 120g，天花粉 120g，赤芍 60g，大黄 60g，黄芩 120g，滑石 120g。

规格 水蜜丸，每 10 粒重 1g；大蜜丸，每丸重 3g。

用法 口服，水蜜丸一次 2g，大蜜丸一次 1 丸，一日 2 次；周岁以内小儿酌减。

功用 清热泻火，利尿通便。

主治 火热内盛所致的口舌生疮、咽喉疼痛、心胸烦热、小便短赤、大便秘结。

方义 连翘、黄连、黄芩清泻中上二焦火热；栀子通泻三焦火热，且可利尿；滑石、木通利水通淋，导热下行；大黄泻热通便；天花粉清热生津；玄参凉血养阴；赤芍凉血活血。

（闫润红）

xièxīn dǎochìsǎn

泻心导赤散（xiexin daochi powder） 清热剂，清·吴谦《医宗金鉴·卷四十二》方。

组成 生地，木通，黄连，甘草梢。

用法 滚汤淬服之。

功用 清心泻火。

主治 口疮糜烂，泄泻，吐舌，面红烦渴，尿赤涩。

方义 生地黄滋阴清热以制心经火热；黄连清心泻火，木通清火利水；生甘草清热泻火，调和诸药。

（韩向东）

dǎochì chéngqìtāng

导赤承气汤（daochi chengqi decoction） 清热剂，清·吴瑭《温病条辨·卷二》方。

组成 赤芍三钱，细生地五钱，生大黄三钱，黄连二钱，黄柏二钱，芒硝一钱。

用法 水五杯，煮取二杯，先服一杯，不下再服。

功用 通腑清利。

主治 阳明腑实兼小肠热盛之证。阳明温病，下之不通，小便赤痛，心烦渴甚，脉左尺牢坚者。

方义 生大黄、芒硝通大肠之结；黄连、黄柏泻小肠之热；生地、赤芍清热养阴、活血止痛。

（闫润红）

xièbáisǎn

泻白散（xiebai powder） 清热剂，宋·钱乙《小儿药证直诀·卷下》方。

组成 地骨皮（洗去土，焙）、桑白皮（细锉炒黄）各一两，甘草（炙）一钱。

用法 上锉散，入粳米一撮，水二小盏，煎七分，食前服。

功用 清泻肺热，止咳平喘。

主治 肺热喘咳证，气喘咳嗽，皮肤蒸热，日晡尤甚，舌红苔黄，脉细数。

方义 桑白皮清泻肺热，下气平喘；地骨皮清肺中伏火；粳米、炙甘草养胃和中，培土生金，以扶肺气，兼调药性。

（韩向东）

xièqīngwán

泻青丸（xieqing pills） 清热剂，宋·钱乙《小儿药证直诀·卷下》方。

组成 当归（去芦头，切，焙，秤）、龙脑（焙，秤）、川芎、山栀子仁、川大黄（湿纸裹，煨）、羌活、防风（去芦头，切，焙，秤）。

用法 上件等分为末，炼蜜和丸，鸡头大。每服半丸至一丸，煎竹叶汤，同砂糖温水化下。

功用 清肝泻火。

主治 肝经火郁证，目赤肿痛，烦躁易怒，不能安卧，尿赤便秘，脉洪实；以及小儿急惊，热盛抽搐等。

方义 龙脑清肝泻火；大黄清热通便泻热，山栀子仁清热泻火；川芎疏理肝经气血；当归养血，使诸药苦寒清肝而不伤肝血；羌活、防风疏散郁火。

（韩向东）

xièhuángsǎn

泻黄散（xiehuang powder） 清热剂，宋·钱乙《小儿药证直诀·卷下》方。

组成 藿香叶七钱，山栀子仁一钱，石膏五钱，甘草三两，防风（去芦，切，焙）四两。

用法 上剉，同蜜、酒微炒香，为细末。每服一钱至二钱，水一盏，煎至五分，温服清汁，无时。

功用 泻脾胃伏火。

主治 脾胃伏火证，口疮口臭，烦渴易饥，口燥唇干，舌红脉数，以及脾热弄舌等。

方义 石膏清泻胃热；防风疏散郁火；山栀子仁清热泻火，藿香叶芳香理脾；甘草清热，且能调和药性。

（韩向东）

zuǒjīnwán

左金丸（zuojin pills） 清热剂，元·朱丹溪《丹溪心法·卷一》方。

组成 黄连六两（一本作芩），吴茱萸一两或半两。

用法 上为末，水丸或蒸饼丸，白汤下五十丸。

功用 清肝泻火，降逆止呕。

主治 肝火犯胃证。胁肋疼痛，吞酸嘈杂，呕吐，口苦，舌红苔黄，脉弦数。

方义 黄连清肝泻火，使肝火不横逆犯胃，且善清胃火，胃火清则胃气得以和降；肝郁化火，纯用苦寒，恐郁遏伤中，故少佐辛热之吴茱萸，一能辛散解郁，疏泄肝经郁气，使肝气条达，郁结得开；二则反佐以制黄连苦寒，使泻火而无凉遏之弊；三则取其下气，助黄连和胃降逆。

（杨勇）

wùjǐwán

戊己丸（wuji pills） 清热剂，宋·太平惠民和剂局《太平惠民和剂局方·卷六》方。

组成 黄连（去须）、吴茱萸（去梗，炒）、白芍药各五两。

用法 上为细末，面糊为丸，如梧桐子大。每服二十丸，浓煎，米饮下，空心，日三服。

功用 疏肝理脾，清热和胃。

主治 脾受湿气，泄利不止，米谷迟化，脐腹刺痛。小儿疳气下利。

方义 黄连、吴茱萸等量，清热与开郁并重；白芍和中缓急止痛；且吴茱萸辛热，热制黄连而不寒凝，辛制白芍而不敛邪。

（许二平）

lóngdǎn xiègāntāng

龙胆泻肝汤（longdan xiegan decoction） 清热剂，清·汪昂《医方集解·卷下》方。

组成 龙胆草（酒炒）、黄芩（炒）、栀子酒（炒）、泽泻、木通、当归（酒洗）、生地黄（酒炒）、柴胡、生甘草、车前子。

用法 水煎服。

功用 清泻肝胆实火，清利肝经湿热。

主治 ①肝胆实火上炎证。头痛目赤，胁痛，口苦，耳聋，耳肿，舌红苔黄，脉弦数有力。②肝经湿热下注证。阴部肿痒，筋痿阴汗，小便淋浊，或妇女带下黄臭，舌红苔黄腻，脉弦数有力。

方义 龙胆草既泻肝胆实火，又祛肝经湿热；黄芩、栀子清热燥湿，泽泻、木通、车前子渗利湿热；当归、生地滋阴养血，柴胡疏畅肝胆气机，并能引药归经；三药相合，体现养肝体与调肝用之配伍；甘草调和诸药，护胃安中。

（韩涛）

dāngguī lónghuìwán

当归龙荟丸（danggui longhui pills） 清热剂，元·朱丹溪《丹溪心法·卷四》方。

组成 龙胆草、当归、大栀子、黄连、黄芩各一两，大黄、芦荟各半两，木香一钱半，黄柏一两，麝香半钱。

用法 上十味为末，面糊丸。

功用 清泻肝胆实火。

主治 肝胆实火证，两胁疼痛，头晕目眩，神志不宁，谵语发狂，或大便秘结，小便赤涩。

方义 龙胆草大苦大寒，专泻肝胆实火；栀子通泻三焦，导热从小便而出；大黄、芦荟通腑泻热，引热从大便而出，使热有出路，助龙胆草泻肝之力；黄芩、黄连、黄柏泻火解毒；木香行气散结，麝香开窍醒神；当归养血补肝，防苦寒之品性燥伤阴。

(龙一梅)

gānjiétāng

甘桔汤（ganjie decoction） 清热剂，宋·钱乙《小儿药证直诀·卷下》方。

组成 桔梗二两，甘草一两。

用法 为粗末，每服二钱，水一盏，煎至七分，去滓，食后温服。

功用 清泻肺热。

主治 小儿肺热，手掏眉目鼻面。

方义 桔梗疏通肺气，理气开结；生甘草清热泻火。

(许二平)

shíjuémíngsǎn

石决明散（shijueming powder） 清热剂，明·傅仁宇《审视瑶函·卷五》方。

组成 石决明（醋煅）、防风、人参、茺蔚子、车前子、细辛（减半）、知母、白茯苓、辽五味、玄参、黄芩各等分。

用法 上为细末。每服二钱，食前茶清调下。

功用 清肝疏风，益阴化浊。

主治 银障。瞳神中生白色内障，轻则一点白亮，而如银星一片，重则瞳神皆雪白而圆亮。

方义 石决明清肝明目，知母、黄芩、玄参泻火养阴，防风、细辛疏风透邪；五味子、茺蔚子养阴益肝，人参益气养阴，茯苓、车前子利湿化浊。

(韩 涛)

shānjú jiàngyāpiàn

山菊降压片（shanju jiangya tablets） 清热剂，国家药典委员会《中华人民共和国药典·一部》（2020年版）方。

组成 山楂500g，菊花83.3g，盐泽泻62.5g，夏枯草62.5g，小蓟83.3g，炒决明子83.3g。

规格 每片重0.3g（小片）、0.5g（大片）。

用法 口服，小片一次5片，大片一次3片，一日2次。

功用 平肝潜阳。

主治 阴虚阳亢所致的头痛眩晕，耳鸣健忘，腰膝酸软，五心烦热，心悸失眠；高血压病见上述证候者。

方义 夏枯草、决明子、菊花清肝潜阳；山楂散瘀行气；泽泻、小蓟利湿化浊。

(樊巧玲)

xiǎo'ér qīngrèpiàn

小儿清热片（xiao'er qingre tablets） 清热剂，国家药典委员会《中华人民共和国药典·一部》（2020年版）方。

组成 黄柏117.6g，灯心草23.5g，栀子117.6g，钩藤47g，雄黄47g，黄连70.6g，朱砂23.5g，龙胆47g，黄芩117.6g，大黄47g，薄荷素油0.47g。

用法 口服，一次2~3片，一日1~2次；周岁以内小儿酌减。

功用 清热解毒，祛风镇惊。

主治 小儿风热，烦躁抽搐，发热口疮，小便短赤，大便不利。

方义 黄芩、黄连、黄柏、栀子、龙胆草清肝泻火解毒；钩藤凉肝息风止痉；朱砂、灯心草清心镇惊宁神；薄荷辛凉透热；雄黄祛痰解毒；大黄导热下行。

(樊巧玲)

èrxīnjiān

二辛煎（erxin decoction） 清热剂，明·张介宾《新方八阵·因阵》方。

组成 北细辛三钱，生石膏一两。

用法 上二味，用水二碗，煎一碗，趁热频漱之。

功用 清热泻火，通窍止痛。

主治 阳明胃火，牙根口舌肿痛不可。

方义 石膏清阳明胃火；细辛通窍止痛。

(周永学)

dàhuángqīngwèiwán

大黄清胃丸（dahuang qingwei pills） 清热剂，国家药典委员会《中华人民共和国药典·一部》（2020年版）方。

组成 大黄504g，木通63g，槟榔63g，黄芩96g，胆南星42g，羌活42g，滑石粉168g，白芷42g，炒牵牛子42g，芒硝63g。

规格 每丸重9g。

用法 口服，一次1丸，一日2次。

功用 清热通便。

主治 胃火炽盛所致的口燥舌干，头痛目眩，大便燥结。

方义 大黄、牵牛子、芒硝泻热通便；黄芩、胆南星清热泻火；木通、槟榔、滑石粉清热利尿，导热从小便而去；白芷、羌活透热外达，寓"火郁发之"之意。

(贾 波)

shēngmá qīngwèitāng

升麻清胃汤（shengma qingwei decoction） 清热剂，清·秦之桢《伤寒大白·卷二》方。

组成 升麻，川黄连，生地，丹皮，甘草，木通。

用法 水煎服。

功用 清阳明血分之热。

主治 热在阳明血分，口渴、衄血、发斑，但渴不消水；膏粱积热，口臭唇焦，牙龈腐烂。

方义 黄连清胃泻火；升麻清热解毒，并升散郁火，寓"火郁发之"之意，兼以引经；牡丹皮清热凉血，生地凉血滋阴；木通善除郁热，导脾胃积热下行；甘草调和诸药。

（王　迪）

yùnǚjiān

玉女煎（yunv decoction）　清热剂，明·张介宾《景岳全书·新方八阵》方。

组成 生石膏三至五钱，熟地三至五钱或一两，麦冬二钱，知母、牛膝各钱半。

用法 水一盏半，煎七分，温服或冷服。

功用 清胃热，滋肾阴。

主治 胃热阴虚证。头痛，牙痛，齿松牙衄，烦热干渴，舌红苔黄而干。亦治消渴，消谷善饥等。

方义 石膏清阳明胃热而兼生津止渴；熟地黄滋肾水之不足；知母苦寒质润、滋清兼备，一助石膏清胃热而止烦渴，一助熟地滋少阴而壮肾水；麦门冬清热养阴生津，既可养肺助熟地滋肾，寓金水相生之意，又能生津而润胃燥；牛膝导热下行，且补肝肾，以降上炎之火，止上溢之血。

（许二平）

yùyèjiān

玉液煎（yuye decoction）　清热剂，清·费伯雄《医醇賸义·卷二》方。

组成 石膏五钱，生地五钱，石斛三钱，麦冬二钱，玉竹四钱，葛根二钱，桔梗一钱，薄荷一钱，白茅根八钱，甘蔗汁半杯。

用法 水煎去滓，甘蔗汁冲服。

功用 清热凉血，养阴生津。

主治 胃火炽盛，烦渴引饮，牙龈腐烂；牙宣出血，面赤发热。

方义 方中石膏善清胃经之热，为治疗胃火炽盛之主药；胃热则血分亦热，且伤阴损液，故配生地、白茅根清热凉血；石斛、麦冬、玉竹、甘蔗汁养阴生津；胃火上炎，发为牙龈腐烂，故又配葛根、桔梗、薄荷等辛凉升散之品，以散胃中郁火。

（许二平）

sháoyàotāng

芍药汤（shaoyao decoction）　清热剂，金·刘完素《素问病机气宜保命集·卷中》方。

组成 芍药一两，当归半两，黄连半两，槟榔、木香、甘草（炒）各二钱，大黄三钱，黄芩半两，官桂二钱半。

用法 上药㕮咀，每服半两，水二盏，煎至一盏，食后温服。

功用 清热燥湿，调气和血。

主治 湿热痢疾。腹痛，便脓血，赤白相兼，里急后重，肛门灼热，小便短赤，舌苔黄腻，脉弦数。

方义 黄芩、黄连清热燥湿，止痢；芍药养血和营，缓急止痛，当归养血活血；木香、槟榔行气导滞；大黄泻下通腑，通因通用；少许肉桂既温通行血，又防大黄、芩、连冰伏湿热之邪；甘草调和诸药。

（龙一梅）

báitóuwēngtāng

白头翁汤（baitouweng decoction）　清热剂，东汉·张仲景《伤寒论·辨厥阴病脉证并治》方。

组成 白头翁二两，黄柏三两，黄连三两，秦皮三两。

用法 上四味，以水七升，煮取二升，去滓，温服一升；不愈，更服一升。

功用 清热解毒，凉血止痢。

主治 热毒痢疾。腹痛，里急后重，肛门灼热，下痢脓血，赤多白少，渴欲饮水，舌红苔黄，脉弦数。

方义 白头翁清热解毒，凉血止痢；黄连泻火解毒，燥湿厚肠，为治痢要药；黄柏善清下焦湿热，尤能燥湿止痢；秦皮清热解毒而兼收涩止痢。

（许二平）

báitóuwēng jiā gāncǎo ējiāotāng

白头翁加甘草阿胶汤（baitouweng jia gancao ejiao decoction）

清热剂，东汉·张仲景《金匮要略·妇人产后病脉证治》方。

组成 白头翁二两，甘草、阿胶各二两，秦皮、黄连、柏皮各三两。

用法 上六味，以水七升，煮取二升半，内胶，令消尽，分温三服。

功用 清热解毒，凉血止痢，养血和中。

主治 妇人产后血虚热利，心烦不得眠者。

方义 白头翁清热解毒，凉血止痢；黄连、黄柏泻火解毒，燥湿厚肠止痢；秦皮清热解毒，收涩止痢；阿胶养血益阴；甘草补虚和中，缓和药性。

（许二平）

zhìlì dìyīfāng

治痢第一方（zhili diyi decoction）　清热剂，清·沈金鳌《杂病源流犀烛·卷十五》附载倪涵初方。

组成 川连一钱二分，黄芩、白芍、查肉各一钱二分，枳壳、厚朴、槟榔、青皮各八分，当归、地榆、甘草各五分，红花（酒炒）三分，桃仁（去皮、尖，研如粉）一钱，木香二分。

用法 水二碗，煎一碗，空

心服，渣再煎服。

功用 清热燥湿，行气活血。

主治 痢疾初起，不拘红白噤口，里急后重，身热头痛。

方义 黄连、黄芩清热燥湿止痢；红花、桃仁、山楂（查肉）活血祛瘀，当归、白芍养血调血，使行血则便脓自愈；槟榔下气导滞，枳壳、厚朴、青皮、木香行气，使调气则后重自除；地榆凉血止血，清热解毒；甘草清热解毒，调和诸药。

(韩向东)

zhìlì dì'èrfāng

治痢第二方 (zhili di'er decoction) 清热剂，清·沈金鳌《杂病源流犀烛·卷十五》附载倪涵初方。

组成 川连酒炒六分、生用四分，黄芩酒炒六分、生用四分，白芍酒炒六分、生用四分，山查一钱，桃仁六分，当归五分，广橘红、青皮、槟榔、地榆各四分，甘草炙三分、生用二分，红花三分，木香二分。

用法 水二碗，煎一碗，空心服，渣再煎服。

功用 清热燥湿，调和气血。

主治 痢疾延至月余，脾胃弱而虚滑。

方义 黄连、黄芩清热燥湿止痢；红花、桃仁、山楂（山查）活血化瘀，当归、白芍养血活血，使行血则便脓自愈；槟榔下气导滞，陈皮、青皮、木香行气，使调气则后重自除；地榆凉血止血，清热解毒；甘草调和诸药。

(韩向东)

zhìlì dìsānfāng

治痢第三方 (zhili disan decoction) 清热剂，清·沈金鳌《杂病源流犀烛·卷十五》附载倪涵初方。

组成 川连、黄芩各酒炒六

分，白芍酒炒、四分，广皮六分，白术土炒、当归、人参、炙甘草各五分。

用法 水二碗，煎一碗，空心服，渣再煎服。

功用 清热燥湿，补气和血。

主治 痢疾延至月余，脾胃弱而虚滑者。

方义 黄连、黄芩清热燥湿止痢；人参、白术补气健脾；当归、白芍补血调血；陈皮行气燥湿；炙甘草合人参、白术益气扶正，并能调和诸药。

(韩向东)

xiǎo'ér fèirè kéchuǎn kǒufúyè

小儿肺热咳喘口服液 (xiao'er feire kechuan oral liquid) 清热剂，国家药典委员会《中华人民共和国药典·一部》（2020 年版）方。

组成 麻黄 50g，苦杏仁100g，石膏 400g，甘草 50g，金银花 167g，连翘 167g，知母167g，黄芩 167g，板蓝根 167g，麦冬 167g，鱼腥草 167g。

规格 每支装 10ml。

用法 口服，一岁至三岁一次 10ml，一日 3 次；四岁至七岁一次 10ml，一日 4 次；八岁至十二岁每次 20ml，一日 3 次。

功用 清热解毒，宣肺化痰。

主治 热邪犯于肺卫所致发热，汗出，微恶风寒，咳嗽，痰黄，或兼喘息，口干而渴。

方义 石膏、知母、黄芩清泻肺热；麻黄、杏仁宣降肺气止咳；金银花、连翘、板蓝根、鱼腥草清肺解毒透邪；麦冬润肺生津止渴；甘草调和诸药。

(樊巧玲)

xiǎo'ér qīngrè zhǐké kǒufúyè

小儿清热止咳口服液 (xiao'er qingre zhike oral liquid) 清热剂，国家药典委员会《中华人民

共和国药典·一部》（2020 年版）方。

组成 麻黄 90g，炒苦杏仁120g，石膏 270g，甘草 90g，黄芩180g，板蓝根 180g，北豆根 90g。

规格 每支装 10ml；每瓶装100ml、120ml。

用法 口服，一岁至二岁一次 3~5ml，三岁至五岁一次 5~10ml，六岁至十四岁一次 10~15ml，一日 3 次。

功用 清热宣肺，平喘利咽。

主治 小儿外感风热所致的感冒，发热恶寒，咳嗽痰黄，气促喘息，口干音哑，咽喉肿痛。

方义 麻黄、杏仁宣降肺气止咳；石膏、黄芩大寒清肺泻火；板蓝根、山豆根清热解毒利咽；甘草清热解毒和药。

(樊巧玲)

qínzhútāng

芩术汤 (qinzhu decoction) 清热剂，清·叶桂《叶氏女科·卷二》方。

组成 子芩三钱，白术（蜜炙）一钱五分，阿胶（炒珠）一钱。

用法 水煎服。

功用 清热养血安胎。

主治 胎动不安。

方义 黄芩（子芩）清热安胎；白术益气健脾安胎；阿胶补血滋阴养胎。

(贺又舜)

wěijīngtāng

苇茎汤 (weijing decoction) 清热剂，唐·甄立言《古今录验》录自《外台秘要·卷十》方。

组成 剉苇一升，薏苡仁半升，桃仁（去皮尖、两仁者）五十粒，瓜瓣半升。

用法 㕮咀，以水一斗，先煮苇令得五升，去滓悉纳诸药，煮取二升，分二次服。

功用 清肺化痰，逐瘀排脓。

主治 肺痈，热毒壅滞，痰瘀互结证，症见身有微热，咳嗽痰多，甚则咳吐腥臭脓血，胸中隐隐作痛，舌红苔黄腻，脉滑数。

方义 重用苇茎，甘寒轻浮，善清肺热，为治肺痈之要药；瓜瓣清热化痰，利湿排脓，清上彻下，肃降肺气，与苇茎相配则清肺宣壅，涤痰排脓，薏苡仁上清肺热而排脓，下利肠胃而渗湿；桃仁活血逐瘀，可助消痈。

（贺又舜）

dāngguī liùhuángtāng

当归六黄汤（danggui liuhuang decoction） 清热剂，金·李杲《兰室秘藏·卷下》方。

组成 当归、生地黄、熟地黄、黄柏、黄芩、黄连以上各等分，黄芪加一倍。

用法 上为粗末，每服五钱，水二盏，煎至一盏，食前服，小儿减半服之。

功用 滋阴泻火，固表止汗。

主治 阴虚火旺之盗汗。发热盗汗，面赤心烦，口干唇燥，大便干结，小便黄赤，舌红苔黄，脉数。

方义 当归、生地、熟地育阴养血，滋阴清热；黄芩、黄柏、黄连清热除烦，泻火坚阴；黄芪益气固表止汗。

（闫润红）

qīngyíngtāng

清营汤（qingying decoction） 清热剂，清·吴瑭《温病条辨·卷一》方。

组成 犀角（水牛角代）三钱，生地黄五钱，元参三钱，竹叶心一钱，麦冬三钱，丹参二钱，黄连一钱五分，银花三钱，连翘连心用，二钱。

用法 水八杯，煮取三杯，日三服。

功用 清营解毒，透热养阴。

主治 热入营分证。身热夜甚，神烦少寐，时有谵语，口渴或不渴，斑疹隐隐，舌绛而干，脉细数。

方义 犀角（水牛角代）清解营分热毒；生地黄凉血滋阴，麦冬清热养阴，玄参凉血滋阴、降火解毒；银花、连翘清热解毒，轻清透邪，使营分热邪外透而解；竹叶清心除烦，黄连清心解毒，丹参清心凉血散瘀。

（陈宝忠）

xījiǎo dìhuángtāng

犀角地黄汤（xijiao dihuang decoction） 清热剂，唐·孙思邈《备急千金要方·卷十二》方。

组成 犀角（水牛角代）一两，生地黄八两，芍药三两，牡丹皮二两。

用法 上药四味，㕮咀，以水九升，煮取三升，分三服。

功用 清热解毒，凉血散瘀。

主治 伤寒及温病应发汗而不汗之内蓄血，及鼻衄吐血不尽，内余瘀血，面黄，大便黑。

方义 犀角（水牛角代）凉血清心热毒；生地黄功能凉血滋阴；芍药、牡丹皮清热凉血，活血散瘀。

（赵雪莹）

qīngwēn bàidúyǐn

清瘟败毒饮（qingwen baidu drink） 清热剂，清·余师愚《疫疹一得·卷下》方。

组成 生石膏大剂六两至八两，中剂二两至四两，小剂八钱至一两二钱：小生地大剂六钱至一两，中剂三钱至五钱，小剂二钱至四钱：乌犀角（水牛角代）大剂六钱至八钱，中剂三钱至四钱，小剂二钱至四钱：真川连大剂四钱至六钱，中剂二钱至四钱，小剂一钱至一钱半：生栀子，桔

梗，黄芩，知母，赤芍，玄参，连翘，竹叶，甘草，丹皮（以上十味，原方无用量）。

用法 水煎服。

功用 清热解毒，凉血泻火。

主治 温疫热毒，气血两燔证。大热渴饮，头痛如劈，干呕狂躁，谵语神昏，或发斑，或吐血、衄血，或四肢抽搐，或厥逆，脉沉细而数或沉数或浮大而数，舌绛唇焦。

方义 重用石膏配知母，清热生津；黄连、黄芩、栀子通泻三焦火热；犀角（水牛角代）、生地、赤芍、丹皮清热解毒，凉血散瘀；连翘、竹叶清气分之热；玄参清热凉血；桔梗清热而载药上行；甘草调和药性。

（陈宝忠）

qīngjīngsǎn

清经散（qingjing powder） 清热剂，清·傅山《傅青主女科·卷上》方。

组成 牡丹皮三钱，地骨皮五钱，白芍（酒炒）三钱，熟地黄（九蒸）三钱，青蒿二钱，茯苓一钱，黄柏（盐水浸炒）五分。

用法 水煎服。

功用 清热凉血，滋阴降火。

主治 肾中水亏火旺，阳盛血热，经行先期量多。

方义 牡丹皮清热凉血，地骨皮、青蒿清虚热；熟地黄、白芍能滋肾养阴，茯苓健脾，黄柏降火。

（陈宝忠）

qīngluòyǐn

清络饮（qingluo drink） 清热剂，清·吴瑭《温病条辨·卷一》方。

组成 鲜荷叶边二钱，鲜银花二钱，西瓜翠衣二钱，鲜扁豆花一枝，丝瓜皮二钱，鲜竹叶心二钱。

用法 水二杯，煮取一杯，日二服。

功用 祛暑清热。

主治 暑伤肺经气分轻证。身热，口渴不甚，头目不清，舌淡红，苔薄白。

方义 鲜银花清解暑热，鲜扁豆花解暑化湿；西瓜翠衣清热生津，丝瓜络清肺透络；鲜荷叶边祛暑清宣，鲜竹叶心清心除烦。

(陈宝忠)

zēngsǔn sānhuáng shígāotāng

增损三黄石膏汤 （zengsun sanhuang shigao decoction）

清热剂，清·杨璿《伤寒温疫条辨·卷四》方。

组成 石膏八钱，白僵蚕（酒炒）二钱，豆豉三钱，蝉蜕十个，薄荷二钱，黄芩、黄连、黄柏（盐水微炒）、栀子、知母各二钱。

用法 水煎去渣，入米酒，蜜冷服。

功用 清热解毒，生津止渴。

主治 温病表里三焦大热，五心烦热，两目如火，鼻干面赤，舌黄唇焦，身如涂朱，烦渴引饮，神昏谵语。

方义 石膏清热而不伤阴，止渴除烦；知母清热滋阴；二者配伍，清热生津除烦之力尤强；黄芩、黄连、黄柏、栀子泻火解毒；薄荷疏散风热，清利头目；豆豉解表除烦；僵蚕、蝉蜕疏散风热。

(高长玉)

pǔjì xiāodúyǐn

普济消毒饮（puji xiaodu drink）

清热剂，金·李杲《东垣试效方·卷九》方。

组成 黄芩、黄连各半两，人参三钱，橘红去白、元参、生甘草、连翘、黍粘子、板蓝根、马勃各一钱，白僵蚕（炒）七分，柴胡二钱、桔梗二钱、升麻七分。

用法 上为细末，㕮咀，如麻豆大，每服五钱，水二盏，煎至一盏，去滓，食后稍热，时时服之。

功用 清热解毒，疏风散邪。

主治 大头瘟。恶寒发热，头面红肿焮痛，目不能开，咽喉不利，舌干口燥，舌红苔白兼黄，脉浮数有力。

方义 黄芩、黄连清热泻火，祛上焦头面热毒；牛蒡子（又名黍粘子）、连翘、僵蚕辛凉疏散头面风热；玄参、马勃、板蓝根清热解毒；桔梗、甘草清利咽喉；陈皮理气疏壅，以散邪热郁结；人参补气，扶正以祛邪；升麻、柴胡疏散风热，并引诸药上达头面，且寓"火郁发之"之意。

(胡晓阳)

huánglián jiědútāng

黄连解毒汤 （huanglian jiedu decoction）

清热剂，唐·王焘《外台秘要·卷一》方。

组成 黄连三两，黄柏二两，黄芩二两，栀子（擘）十四枚。

用法 上四味切，以水六升，煎取二升，分二服。

功用 泻火解毒。

主治 三焦火毒热盛证。大热烦躁，口燥咽干，错语不眠；或热病吐血、衄血；或身热下利；或湿热黄疸；或外科痈肿疔毒，小便黄赤，舌红苔黄，脉数有力。

方义 黄连既入上焦以清泻心火，又入中焦以泻中焦之火；黄芩清泻上焦之火；黄柏清泻下焦之火；栀子清泻三焦之火，导热下行。

(胡晓阳)

qīngxīn liánggésǎn

清心凉膈散 （qingxin liangge powder）

清热剂，清·王士雄《温热经纬·卷五》方。

组成 连翘四两，黄芩、薄荷、栀子各一两，石膏二两，桔梗一两，甘草一两。

用法 将上药为粗末，每服三钱，加水碗半，煎一碗，去滓温服。

功用 清心凉膈，泻热解毒。

主治 热毒壅阻上焦气分证。症见壮热，口渴，烦躁，咽喉红肿腐烂，舌红苔黄等。

方义 连翘、黄芩、栀子清心凉膈；石膏、薄荷辛凉透热；桔梗、甘草清利咽喉。

(李冀)

qīngxīn liánzǐyǐn

清心莲子饮 （qingxin lianzi drink）

清热剂，宋·太平惠民和剂局《太平惠民和剂局方·卷五》方。

组成 黄芩、麦冬（去心）、地骨皮、车前子、甘草（炙）各半两，石莲肉（去心）、白茯苓、黄芪（蜜炙）、人参各七钱半。

用法 上锉末，每服三钱，水一盏半，煎服八分，去滓，水中沉冷，空心，食前服。

功用 清心火，益气阴，止淋浊。

主治 心火偏旺，气阴两虚，湿热下注证。遗精淋浊，血崩带下，遇劳则发；或肾阴不足，口舌干燥，烦躁发热等。

方义 石莲肉清心除烦，清热利湿；黄芩、地骨皮清热；茯苓、车前子分利湿热；人参、黄芪益气扶正；麦冬清心养阴；甘草调和药性。

(李冀)

zhūhuángsǎn

珠黄散 （zhuhuang powder）

清热剂，清·云川道人《绛囊撮要》方。

组成 西牛黄五分，冰片五钱，真珠（煅）六钱，石膏五两。

用法 共研极细末盛磁瓶内，勿令泄气。用时吹入立愈。

功用 清热解毒，化腐生肌。

主治 口疮喉痛。咽喉红肿，咽痛明显，吞咽尤甚；喉蛾红肿，疼痛；牙疳见有红肿、溃疡，久不收口。

方义 牛黄清心凉肝，解毒散结；冰片主散郁火，亦能生肌止痛；珍珠（真珠）解毒消翳，生肌收敛；石膏透散郁热。

（吴红彦）

liánggésǎn

凉膈散（liangge powder）

清热剂，宋·太平惠民和剂局《太平惠民和剂局方·卷六》方。

组成 川大黄、朴硝、甘草（爁）各二十两，山栀子仁、薄荷叶（去梗）、黄芩各十两，连翘二斤半。

用法 上粗末，每二钱，水一盏，入竹叶七片，蜜少许，煎至七分，去滓。食后温服，小儿可服半钱，更随岁数加减服之。得利下住服。

功用 泻火通便，清上泻下。

主治 上中二焦火热证，烦躁口渴，面赤唇焦，胸膈烦热，口舌生疮，睡卧不宁，谵语狂妄，或咽痛吐衄，便秘溲赤，或大便不畅，舌红苔黄，脉滑数。

方义 重用连翘清热解毒，透散上焦郁热；黄芩清泻胸膈郁热，山栀通泻三焦火热，大黄、芒硝泻火通便，涤荡中焦燥热内结；薄荷清利头目，清利咽喉；竹叶清上焦之郁热；炙甘草、白蜜既缓和硝、黄峻烈之性，又生津润燥、调和诸药。

（年 莉）

qīnggōngtāng

清宫汤（qinggong decoction）

清热剂，清·吴瑭《温病条辨·卷一》方。

组成 元参心三钱，莲子心五分，竹叶卷心二钱，连翘心二钱，犀角尖（水牛角代，磨冲）

二钱，连心麦冬三钱。

用法 水煎服。

功用 清心热，养阴液。

主治 外感温病，发汗而汗出过多，耗伤心液，邪陷心包而出现神昏谵语等症。

方义 犀角（水牛角代）辟秽解毒，玄参养阴生津；麦冬养阴清热；连翘、竹叶心清热通窍；莲子心清心泻火。

（陈宝忠）

liánméitāng

连梅汤（lianmei decoction）

清热剂，清·吴塘《温病条辨·卷三》方。

组成 云连二钱，乌梅（去核）三钱，麦冬（连心）三钱，生地三钱，阿胶二钱。

用法 水五杯，煮取二杯，分二次服。

功用 清心泻火，滋肾增液。

主治 暑邪深入少阴，火灼阴伤，消渴引饮；暑邪深入厥阴，筋脉失养，手足麻痹。

方义 黄连清心泻火；乌梅生津止渴，伍黄连酸苦泻热。阿胶滋阴养血而息肝风；生地滋肾水以柔肝木；麦冬滋养肺胃而止烦渴，三药与乌梅相合，又可酸甘化阴以滋阴增液。

（章 健）

huánglián xièxīntāng

黄连泻心汤（huanglian xiexin decoction）

清热剂，清·沈金鳌《杂病源流犀烛·卷七》方。

组成 黄连一两，生地一两，知母一两，黄芩二两，甘草五钱。

用法 上五味共为末，每五钱，水煎。

功用 清热养阴，泻火除狂。

主治 心经邪热狂乱，精神不爽者。

方义 黄连清心火，除狂乱；黄芩清泻上焦之火；生地、知母

滋阴清热；甘草调和诸药。

（胡晓阳）

qīngwèisǎn

清胃散（qingwei powder）

清热剂，金·李杲《脾胃论·卷下》方。

组成 生地黄、当归身以上各三分，牡丹皮半钱，黄连拣净（如黄连不好，更加二分；如夏月倍之。大抵黄连临时增减无定）六分，升麻一钱。

用法 上为细末，都作一服，水一盏半，煎至七分，去滓，放冷服之。

功用 清胃凉血。

主治 胃火牙痛。牙痛牵引头痛，面颊发热，其齿喜冷恶热，口气热臭，或牙宣出血，或牙龈红肿溃烂，或唇舌颊腮肿痛，口干舌燥，舌红苔黄，脉滑数。

方义 黄连清胃泻火；升麻清热解毒，并升散郁火，寓"火郁发之"之意，兼以引经；牡丹皮清热凉血，生地凉血滋阴，当归养血和血，并引血归经。

（陈宝忠）

qīngdǎntāng

清胆汤（qingdan decoction）

清热剂，清·秦之桢《伤寒大白·卷三》方。

组成 柴胡、黄芩、竹茹、厚朴、广皮、甘草。

用法 水煎服。

功用 清胆行气。

主治 胆经火旺之盗汗。

方义 柴胡、黄芩、竹茹清泻胆热；厚朴、陈皮行气；甘草调和药性。

（陈宝忠）

qīngyān gānlùyǐn

清咽甘露饮（qingyan ganlu drink）

清热剂，清·夏春农《疫喉浅论·卷下》方。

组成 鲜生地黄，茵陈，黄

芩、鲜石斛、犀角（水牛角代）、石膏、枳壳、麦门冬、人中黄、马勃。

用法 加鲜枇杷叶（蜜炙、绢包），水煎服。

功用 清热泻火，解毒消肿。

主治 疫喉腐烂，或白或黄，神烦痧赤、唇舌破烂、口渴溲赤、脉数、苔燥而厚。

方义 石膏、黄芩、茵陈、人中黄清热泻火，除湿消肿；生地、犀角（水牛角代）清热凉血，麦冬、石斛养阴清热；马勃清热解毒，枳壳理气消肿。

（陈宝忠）

qīngyān lìgétāng

清咽利膈汤（qingyan lige decoction） 清热剂，明·陈实功《外科正宗·卷二》方。

组成 连翘、黄芩、甘草、桔梗、荆芥、防风、山栀、薄荷、金银花、黄连、牛蒡子、玄参各一钱，大黄、朴硝各二钱。

用法 水二盅，煎八分，食远服。

功用 清热解毒，利咽消肿。

主治 积热所致咽喉肿痛，痰涎壅盛，及乳蛾、喉痹、喉痈、重舌、木舌，或胸膈不利、烦躁饮冷、大便秘结等症。

方义 金银花、连翘、薄荷、牛蒡子、荆芥、防风、玄参清热疏风，解毒利咽；黄芩、黄连清热燥湿；大黄、芒硝、栀子通利二便，攻积泻热；桔梗、甘草清利咽喉。

（陈宝忠）

qīngrè xièpísǎn

清热泻脾散（qingre xiepi powder） 清热剂，清·吴谦《医宗金鉴·卷五十一》方。

组成 山栀（炒），石膏（煅），黄连（姜炒），生地，黄芩，赤茯苓。

用法 灯心为引，水煎服。

功用 清脾泻热。

主治 小儿心脾蕴热之鹅口，白屑生满口舌。

方义 黄连、黄芩、栀子、石膏清泻心脾之热；生地清热养阴；茯苓健脾。

（陈宝忠）

xiāngliánwán

香连丸（xianglian pills） 清热剂，宋·太平惠民和剂局《太平惠民和剂局方·卷十》方。

组成 黄连（去芦，须，用茱萸十两同炒令赤，去茱萸不用）二十两，木香（不见火）四两八钱八分。

用法 上件为细末，醋糊为丸，如梧桐子大。每服二十丸，饭饮吞下。

功用 清热化湿，行气止痛。

主治 湿热痢疾。发热腹痛，便脓血，里急后重，肛门灼热，小便短赤，舌苔黄腻，脉弦数。

方义 黄连苦寒清热燥湿，用吴茱萸同炒，以制黄连大寒之性，防苦寒伤中与冰伏湿热之邪；木香行气止痛，寓"调气则后重自除"之理。

（杨力强）

xǐxīntāng

洗心汤（xixin decoction） 清热剂，明·孙文胤《丹台玉案·卷三》方。

组成 白术、当归、大黄、赤芍、荆芥、甘草、薄荷各一钱五分。

用法 水煎，空心服。

功用 清热泻火。

主治 心经积热，邪气上攻，眼涩精痛。

方义 大黄泻下攻积，导热下行；赤芍清热凉血；薄荷、荆芥疏散风热，清利头目；白术、当归健脾养血以顾护正气；甘草调和诸药。

（于洋）

huángqín jiā bànxià shēngjiāngtāng

黄芩加半夏生姜汤（huangqin jia banxia shengjiang decoction）

清热剂，东汉·张仲景《伤寒论·辨太阳病脉证并治下》方。

组成 黄芩三两，芍药三两，甘草（炙）二两，大枣（擘）十二枚，半夏（洗）半升，生姜（切）一两半，一方三两。

用法 上六味，以水一斗，煮取三升，去渣，温服一升，日再，夜一服。

功用 清热止利，和胃止呕。

主治 伤寒，太阳与少阳合病，自下利而兼呕者。

方义 黄芩清泻胆火，燥湿止利；芍药养血和营，缓急止痛；半夏、生姜降逆止呕；甘草、大枣益气养血，缓急止痛；大枣伍生姜调和表里，调和脾胃。

（胡晓阳）

huángqíntāng

黄芩汤（huangqin decoction）

清热剂，东汉·张仲景《伤寒论·辨太阳病脉证并治下》方。

组成 黄芩三两，芍药二两，甘草（炙）二两，大枣（擘）十二枚。

用法 上四味，以水一斗，煮取三升，去滓，温服一升，日再夜一服。

功用 清热止利，和中止痛。

主治 热泻、热痢。症见身热口苦，腹痛下利，舌红苔黄，脉数。

方义 黄芩清热燥湿，解毒止利；芍药泻热敛阴和营，缓急止痛；甘草、大枣益气和中，顾护正气。

（胡晓阳）

huángqín sháoyàotāng

黄芩芍药汤（huangqin shaoyao decoction） 清热剂，宋·朱肱《类证活人书·卷十八》方。

组成 黄芩三分，芍药、甘草（炙）各半两。

用法 上锉碎，每服三钱，水一盏，煎至六分，去滓，温服。

功用 清热泻火，养血止血。

主治 鼻衄。

方义 黄芩清热泻火，止血；芍药养血敛阴；甘草益气和中，伍芍药酸甘化阴以滋阴养血。

（胡晓阳）

huángqín xièbáisǎn

黄芩泻白散（huangqin xiebai powder）

清热剂，明·秦景明《症因脉治·卷一》方。

组成 地骨皮、桑白皮（炒）各一两，甘草（炙）一钱，黄芩。

用法 水煎服。

功用 泻肺热，利小便。

主治 房劳不慎，水中之火刑金而致内伤腋痛；肺经有热而致热结小便不利。

方义 黄芩清泻肺热；桑白皮泻肺平喘，利水消肿，地骨皮泻肺中伏火；甘草益气和中，调补正气。

（胡晓阳）

qīngzhōngtāng

清中汤（qingzhong decoction）

清热剂，清·程国彭《医学心悟·卷三》方。

组成 香附、陈皮各一钱五分，黑山栀子、金铃子（即川楝子）、元胡索各八分，甘草（炙）五分，川黄连（姜汁炒）一钱。

用法 水煎服。

功用 清心泻火，疏肝泻热，活血止痛。

主治 热厥心痛。

方义 黑山栀子、川黄连清心泻火；香附、陈皮疏肝行气而止痛；金铃子疏肝行气，清泻肝火而止痛；元胡索行气活血，擅长止痛；甘草调和诸药。

（李 冀）

qīngníngsǎn

清宁散（qingning powder）

清热剂，清·陈复正《幼幼集成·卷三》方。

组成 桑白皮（蜜炒），甜葶苈（微炒），赤茯苓（酒炒），车前子（炒），炙甘草减半。

用法 上为细末，每服五分，生姜、大枣煎汤调服。

功用 清热止咳，泻肺利水。

主治 心肺有热而令咳嗽。

方义 桑白皮清肺热，泻肺气；葶苈子开泻肺气，泻下逐痰；茯苓、车前子利水祛痰；生姜、大枣、炙甘草养胃和中，培土生金，以扶肺气，兼调药性。

（李 冀）

fēngsuǐdān

封髓丹（fengsui pills）

清热剂，明·董宿《奇效良方·卷二十一》方。

组成 黄柏三两，砂仁一两半，甘草一两。

用法 上为细末，稀糊为丸，如梧桐子大，每服五十丸，用肉苁蓉半两，切碎，用酒一大盏，浸一宿，次日早空心煎三五沸，去滓，以清酒服下。

功用 降心火，益肾水。

主治 肾水不足，心火偏亢，心烦不寐，心悸健忘，腰酸梦遗。

方义 黄柏坚阴泻火，并退骨蒸；砂仁温脾助运，纳气归肾；甘草合黄柏，苦甘化阴，又合砂仁，辛甘化阳，和中调药。

（刘蔚雯）

zhīzǐ chǐtāng

栀子豉汤（zhizi chi decoction）

清热剂，东汉·张仲景《伤寒论·辨太阳病脉证并治》方。

组成 栀子（擘）十四个，香豉（棉裹）四合。

用法 上以水四升，先煮栀子，得二升半，纳豉，煮取一升半，去滓。分为二服，温进一服。得吐后者止后服。

功用 清热除烦。

主治 伤寒汗吐下后，虚烦不得眠，下利后更烦，按之心下濡。

方义 栀子苦寒能降，善引上焦心肺之烦热屈曲下行；豆豉体轻气寒，轻浮上行，宣发上焦之邪。

（于 洋）

qīnghāo biējiǎtāng

青蒿鳖甲汤（qinghao biejia decoction）

清热剂，清·吴瑭《温病条辨·卷三》方。

组成 青蒿二钱，鳖甲五钱，细生地四钱，知母二钱，丹皮三钱。

用法 水五杯，煮取二杯，日再服。

功用 养阴透热。

主治 温病后期，邪伏阴分证。夜热早凉，热退无汗，舌红苔少，脉细数。

方义 鳖甲直入阴分，滋阴退热，入络搜邪；青蒿清热透络，引邪外出；生地滋阴凉血，知母滋阴降火，助鳖甲养阴退虚热；丹皮泄血中伏火，助青蒿清透阴分伏热。

（冯 泳）

dànzhúrútāng

淡竹茹汤（danzhuru powder）

清热剂，唐·孙思邈《备急千金要方·卷三》方。

组成 生淡竹茹一升，麦门冬五分，甘草一两，小麦五合，生姜三两，大枣十四枚。

用法 上㕮咀。以水一斗，煮竹茹、小麦，取八升，去滓，乃纳诸药，诸取一升，去滓，分二服，羸人分作三服。若有人参入一两，若无人参，纳茯苓一两半亦佳。

功用 清热除烦，养心安神。

主治 产后虚烦，头痛，短气欲绝，心中闷乱不解。

方义 生淡竹茹清热除烦；麦门冬养阴清热；小麦益阴除烦，宁心安神；甘草补养心气；生姜、大枣益气和中。

（李冀）

qīnggǔsǎn

清骨散（qinggu powder） 清热剂，明·王肯堂《证治准绳·类方》方。

组成 银柴胡一钱五分，胡黄连、秦艽、鳖甲（醋炙）、地骨皮、青蒿、知母各一钱，甘草五分。

用法 水二盅，煎八分，食远服。

功用 清虚热，退骨蒸。

主治 阴虚内热，虚劳骨蒸证。骨蒸潮热，或低热日久不退，形体消瘦，唇红颧赤，困倦盗汗，或口渴心烦，舌红少苔，脉细数。

方义 银柴胡清热凉血，善退虚热；知母滋阴泻火，胡黄连退虚热、除骨蒸，地骨皮清虚热；青蒿、秦艽清透虚热，鳖甲滋阴潜阳；甘草调和诸药。

（陈宝忠）

tōngguānwán

通关丸（tongguan pills） 祛湿剂，金·李杲《兰室秘藏·卷下》方。

组成 黄柏（去皮，锉，酒洗，焙）、知母（锉，酒洗，焙干）各一两，肉桂五分。

用法 上为细末，熟水为丸，如梧桐子大，每服一百丸，空心，白汤送下，顿两足，令药易下行故也。

功用 清热滋阴，通关利尿。

主治 热在下焦之癃闭，小便不通，小腹胀痛，尿道涩痛，口不渴。

方义 黄柏清下焦热；知母助黄柏清热，且可滋阴养液；肉桂温阳化气。

（李冀）

qínjiāo biējiǎsǎn

秦艽鳖甲散（qinjiao biejia powder） 清热剂，元·罗天益《卫生宝鉴·卷五》方。

组成 柴胡、鳖甲（去裙，酥炙，用九肋者）、地骨皮各一两，秦艽、当归、知母各半两。

用法 上六味为粗末，每服五钱，水一盏，青蒿五叶，乌梅一个，煎至七分，去渣温服，空心临卧各一服。

功用 滋阴养血，清热除蒸。

主治 风劳病。骨蒸盗汗，肌肉消瘦，唇红颊赤，午后潮热，咳嗽困倦，脉微数。

方义 鳖甲、知母滋阴清热；当归补血和血；秦艽、柴胡祛风散邪，地骨皮清热除蒸。

（秦竹）

huángqí biējiǎsǎn

黄芪鳖甲散（huangqi biejia powder） 清热剂，宋·太平惠民和剂局《太平惠民和剂局方·卷五》方。

组成 人参、肉桂（去粗皮）、苦梗各一两六钱半，生干地黄（洗，焙干）三两三钱，半夏（煮）、紫菀（去芦）、知母、赤芍药、黄芪、甘草（爁）、桑白皮各二两半，天门冬（去心，焙）、鳖甲（去裙，醋炙）各五两，秦艽（去芦）、白茯苓（焙）、地骨皮（去土）、柴胡（去芦）各三两三钱。

用法 上锉为粗末。每服二大钱，水一盏，煎至七分，去滓，温服，食后。

功用 益气阴，清虚热。

主治 虚劳客热，肌肉消瘦，四肢倦怠，五心烦热，口燥咽干，颊赤心忡，日晚潮热，夜有盗汗，胸胁不利，减食多渴，咳唾稠黏，时有脓血。

方义 鳖甲、天冬、芍药、地

黄、知母滋肾水而泻肺肝之火，以养阴；黄芪、人参、肉桂、茯苓、甘草固卫气而补脾肺之虚，以助阳；桑皮、桔梗泻肺热；半夏、紫菀化痰止咳；秦艽、地骨皮以散内热而除蒸；柴胡以解肌热而升阳。

（胡晓阳）

jīnsǎng sànjiéwán

金嗓散结丸（jinsang sanjie pills） 清热剂，国家药典委员会《中华人民共和国药典·一部》（2020年版）方。

组成 马勃25g，醋莪术50g，金银花125g，燀桃仁50g，玄参125g，醋三棱50g，红花50g，丹参75g，板蓝根125g，麦冬100g，浙贝母75g，泽泻75g，炒鸡内金50g，蝉蜕75g，木蝴蝶75g，蒲公英125g。

规格 水蜜丸，每10丸重1g；大蜜丸，每丸重9g。

用法 口服，水蜜丸一次60~120粒，大蜜丸一次1~2丸，一日2次。

功用 清热解毒，活血化瘀，利湿化痰。

主治 用于热毒蕴结、气滞血瘀所致的声音嘶哑、声带充血、肿胀；慢性喉炎，声带小结、声带息肉见上述症状者。

方义 金银花、板蓝根、蒲公英、木蝴蝶、马勃清热解毒，利咽散结；莪术、三棱、桃仁、红花活血化瘀，散结消肿；丹参凉血止血；浙贝母化痰散结，泽泻利水渗湿；玄参、麦冬益胃生津，养阴润肺；鸡内金消食运脾，防他药伤胃；蝉蜕疏散宣透，利咽止痉。

（冯泳）

qīngguǒwán

青果丸（qingguo pills） 清热剂，国家药典委员会《中华人民共和国药典·一部》（2020年版）方。

组成 青果 100g，金银花 100g，黄芩 100g，北豆根 100g，麦冬 100g，玄参 100g，白芍 100g，桔梗 100g。

规格 水蜜丸，每 10 丸重 1g；大蜜丸，每丸重 6g。

用法 口服，水蜜丸一次 8g，大蜜丸一次 2 丸，一日 2 次。

功用 清热利咽，消肿止痛。

主治 肺胃蕴热所致的咽部红肿、咽痛、失音声哑、口干舌燥、干咳少痰。

方义 青果解毒利咽、生津润喉；金银花、黄芩、北豆根疏散风热、清热解毒、利咽消肿；麦冬、玄参、白芍滋阴降火，润燥利咽；桔梗宣肺利咽，载药上浮，直达病所。

（冯　泳）

fùfāng guāzǐjīn kēlì

复方瓜子金颗粒（fufang guazijin granules） 清热剂，国家药典委员会《中华人民共和国药典·一部》（2020 年版）方。

组成 瓜子金 150g，大青叶 350g，野菊花 200g，海金沙 250g，白花蛇舌草 250g，紫花地丁 200g。

规格 每袋装 10g（相当于饮片 14g）、20g（相当于饮片 28g）、7g（相当于饮片 14g）、5g（无蔗糖，相当于饮片 28g）。

用法 开水冲服，一次 1～2 袋，一日 3 次；儿童酌减。

功用 清热利咽，散结止痛，祛痰止咳。

主治 风热袭肺或痰热壅肺，咽部红肿，咽痛，发热，咳嗽。

方义 大青叶、野菊花、紫花地丁清热利咽，凉血消肿，兼散风热；白花蛇舌草、海金沙清热解毒，导邪下行；瓜子金祛痰止咳，解毒利咽。

（刘蔚雯）

fùfāng huángliánsùpiàn

复方黄连素片（fufang huangliansu tablets） 清热剂，国家药典委员会《中华人民共和国药典·一部》（2020 年版）方。

组成 盐酸小檗碱 30g，木香 116g，吴茱萸 40g，白芍 162g。

规格 每片含盐酸小檗碱 30mg。

用法 口服。一次 4 片，一日 3 次。

功用 清热燥湿，行气止痛。

主治 大肠湿热，痢下赤白，里急后重，或暴注下泻，肛门灼热。

方义 黄连（含盐酸小檗碱）清热燥湿止痢；木香、吴茱萸行气止痛；白芍缓急止痛。

（刘蔚雯）

zhīzǐ jīnhuāwán

栀子金花丸（zhizi jinhua pills） 清热剂，国家药典委员会《中华人民共和国药典·一部》（2020 年版）方。

组成 栀子 116g，黄连 4.8g，黄芩 192g，黄柏 60g，大黄 116g，金银花 40g，知母 40g，天花粉 60g。

规格 每袋装 9g。

用法 口服，一次 9g，一日一次。

功用 清热泻火，凉血解毒。

主治 肺胃热盛，口舌生疮，牙龈肿痛，目赤眩晕，咽喉肿痛，吐血衄血，大便秘结。

方义 栀子协三黄（黄连、黄芩、黄柏）苦寒直折，通泻三焦之火热毒盛；大黄泻下攻积，清热凉血，并寓"以泻代清"之义；金银花清热解毒；知母、天花粉清热生津止渴。

（于　洋）

chuānxīnliánpiàn

穿心莲片（ chuanxinlian tablets） 清热剂，国家药典委员会《中华人民共和国药典·一部》（2020 年版）方。

组成 穿心莲 1000g。

用法 口服，一次 2～3 片（小片），一日 3～4 次；或一次 1～2 片（大片），一日 3 次。

功用 清热解毒消肿。

主治 邪毒内盛，感冒发热，咽喉肿痛，口舌生疮，顿咳劳嗽，泄泻痢疾，热淋涩痛，痈肿疮疡，毒蛇咬伤。

方义 穿心莲清热解毒，消肿止痛。

（于　洋）

jiànmín yānhóupiàn

健民咽喉片（ jianmin yanhou tablets） 清热剂，国家药典委员会《中华人民共和国药典·一部》（2020 年版）方。

组成 玄参 50g，麦冬 34g，蝉蜕 20g，诃子 34g，桔梗 34g，板蓝根 34g，胖大海 2g，地黄 50g，西青果 10g，甘草 20g，薄荷素油 0.5ml，薄荷脑 3.5g。

规格 每片相当于饮片 0.195g（小片）、0.292g（大片）。

用法 含服，一次 2～4 片（小片）或 2 片（大片），每隔 1 小时 1 次。

功用 清利咽喉，养阴生津，解毒泻火。

主治 咽喉肿痛，失音及上呼吸道炎症。

方义 板蓝根清热解毒；蝉蜕、诃子、桔梗、胖大海、西青果、甘草利咽；地黄、玄参、麦冬凉血滋阴；薄荷素油、薄荷脑透发郁热，清利咽喉。

（杨力强）

guìlín xīguāshuāng

桂林西瓜霜（guilin xigua frost） 清热剂，国家药典委员会《中华人民共和国药典·一部》（2020 年版）方。

组成 西瓜霜 50g，煅硼砂 30g，黄柏 10g，黄连 10g，山豆根 20g，射干 10g，浙贝母 10g，青黛 15g，冰片 20g，无患子果（炭）8g，大黄 5g，黄芩 20g，甘草 10g，薄荷脑 8g。

规格 每瓶装 1g、2g、2.5g、3g。

用法 外用，喷、吹或敷于患处，一次适量，一日数次；重症者兼服，一次 1~2g，一日 3 次。

功用 清热解毒，消肿止痛。

主治 风热上攻，肺胃热盛所致的乳蛾、喉痹、口糜，症见咽喉肿痛，喉核肿大，口舌生疮，牙龈肿痛或出血，舌红苔黄，脉滑数。

方义 西瓜霜、山豆根、射干清热解毒，消肿止痛；黄芩、黄连、黄柏、大黄泻火解毒，浙贝母清热解毒，散结消肿；薄荷脑宣散风热，寓"火郁发之"之意；硼砂、青黛、无患子果解毒消肿，冰片开窍止痛，散火解毒；甘草清热解毒，调和诸药。

（年莉）

xiāoshí tuìrè tángjiāng

消食退热糖浆 （xiaoshi tuire syrup）

清热剂，国家药典委员会《中华人民共和国药典·一部》（2020 年版）方。

组成 柴胡 100g，黄芩 150g，知母 100g，青蒿 150g，槟榔 100g，厚朴 100g，水牛角浓缩粉 33g，牡丹皮 50g，荆芥穗 50g，大黄 50g。

规格 每瓶装 60ml、100ml、120ml。

用法 口服，一岁以内一次 5ml；一至三岁一次 10ml；四至六岁一次 15ml；七至十岁一次 20ml；十岁以上一次 25ml；一日 2~3 次。

功用 清热解毒，消食通便。

主治 高热不退，内兼食滞，大便不畅等。

方义 水牛角、牡丹皮清热凉血解毒；柴胡、黄芩、知母、青蒿具有清解邪热，泻火解毒；荆芥穗疏散解表；大黄、槟榔、厚朴行气导滞，消积通便。

（吴红彦）

xiāomíshuān

消糜栓 （xiaomi suppository）

清热剂，国家药典委员会《中华人民共和国·一部》（2020 年版）方。

组成 人参茎叶皂苷 25g，紫草 500g，黄柏 500g，苦参 500g，枯矾 400g，冰片 200g，儿茶 500g。

规格 每粒重 3g。

用法 阴道给药，一次 1 粒，一日 1 次。

功用 清热解毒，燥湿杀虫，祛腐生肌。

主治 用于湿热下注所致的带下病，症见带下量多、色黄、质稠、腥臭、阴部瘙痒；适用于滴虫性阴道炎、霉菌性阴道炎、非特异性阴道炎、宫颈糜烂见上述证候者。

方义 方中黄柏、苦参清热解毒，燥湿杀虫为君药；人参益气扶正，祛腐生肌；紫草活血化瘀，消疹退斑；枯矾燥湿化痰，解毒杀虫；儿茶化痰定痛，敛疮生肌，为臣药；冰片性走而不守，清香宣散，生肌止痛，使全方动静结合，散收相宜，为佐药。

（吴红彦）

shāoshānglíngdīng

烧伤灵酊 （shaoshangling tincture）

清热剂，国家药典委员会《中华人民共和国药典·一部》（2020 年版）方。

组成 虎杖 200g，黄柏 50g，冰片 10g。

规格 每瓶装 50ml、100ml。

用法 外用，喷洒于洁净的创面，不需包扎，一日 3~4 次。

功用 清热燥湿，解毒消肿，收敛止痛。

主治 各种原因引起的 I、II 度烧伤。

方义 黄柏清热燥湿，虎杖清热解毒，利湿散瘀，冰片清热散毒，收敛止痛。

（吴红彦）

lángchuāngwán

狼疮丸 （langchuang pills）

清热剂，国家药典委员会《中华人民共和国药典·一部》（2020 年版）方。

组成 金银花 53.6g，连翘 53.6g，蒲公英 53.6g，黄连 13.4g，地黄 53.6g，大黄（酒炒）20.1g，甘草 13.4g，蜈蚣（去头尾足）2.42g，赤芍 26.8g，当归 13.4g，丹参 13.4g，玄参 53.6g，炒桃仁 26.8g，红花 20.1g，蝉蜕 53.6g，浙贝母 26.8g。

规格 水蜜丸，每 100 丸重 30g；大蜜丸，每丸重 5g。

用法 口服，水蜜丸一次 5.4g，大蜜丸一次 2 丸，一日 2 次。

功用 清热解毒，凉血活血。

主治 用于热毒壅滞、气滞血瘀所致的系统性红斑狼疮。

方义 方中银花清热解毒，连翘解毒散结为君。生地配桃仁、红花、赤芍、当归、即桃红四物汤益阴养血，活血化瘀，伍玄参即增液汤滋阴散血，解毒凉血，合丹参凉血止血，活血化瘀，以防热与血结，7 味相合，共寓"入血就恐耗血动血，直须凉血散血"之意，为臣药。蒲公英、黄连清热解毒，浙贝母化痰散结，大黄凉血活血，推陈致新，蜈蚣、蝉蜕寒性凉血，虫性行血，为佐药。甘草一为解毒疗疮，二可入中防寒，三者调和诸药，为使药。

（吴红彦）

méihuā diǎnshéwán

梅花点舌丸（meihua dianshe pills）

清热剂，国家药典委员会《中华人民共和国药典·一部》（2020 年版）方。

组成 牛黄 60g，珍珠 90g，人工麝香 60g，蟾酥（制），60g，熊胆粉 30g，雄黄 30g，朱砂 60g，硼砂 30g，葶苈子 30g，乳香（制）30g，没药（制），30g，血竭 30g，沉香 30g，冰片 30g。

规格 每 10 丸重 1g。

用法 口服，一次 3 丸，一日 1~2 次；外用，用醋化开，敷于患处。

功用 清热解毒，消肿止痛。

主治 火毒内盛所致的疔疮痈肿初起、咽喉牙龈肿痛、口舌生疮。

方义 牛黄、熊胆、珍珠、朱砂、硼砂、蟾酥、雄黄、冰片清热解毒；麝香、乳香、没药、血竭活血消肿止痛；乳香、没药、血竭并能生肌；葶苈子泻肺清热；沉香降逆下气。

（李 冀）

qīngkāilíng zhùshèyè

清开灵注射液（qingkailing injection）

清热剂，国家药典委员会《中华人民共和国药典·一部》（2020 年版）方。

组成 胆酸 3.25g，珍珠母（粉）50.0g，猪去氧胆酸 3.75g，栀子 25.0g，水牛角（粉）25.0g，板蓝根 200.0g，黄芩苷 5.0g，金银花 60.0g。

规格 每支装 2ml、10ml。

用法 肌内注射，一日 2 ~ 4ml。

功用 清热解毒，化痰通络，醒神开窍。

主治 用于热病，神昏，中

风偏瘫，神志不清，急性肝炎，上呼吸道感染、肺炎、脑血栓形成、脑出血见上述证候者。

方义 水牛角、板蓝根、黄芩、金银花、栀子清热解毒；珍珠母清心肝之热，镇心坠痰。

（李 冀）

qīnghuǒ zhīmàipiàn

清火栀麦片（qinghuo zhimai tablets）

清热剂，国家药典委员会《中华人民共和国药典·一部》（2020 年版）方。

组成 穿心莲 800g，栀子 100g，麦冬 100g。

规格 薄膜衣片，每片重 0.27g、0.31g、0.34g、0.4g、0.42g。

用法 口服。一次 2 片，一日 2 次。

功用 清热解毒，凉血消肿。

主治 用于肺胃热盛所致的咽喉肿痛、发热、牙痛、目赤。

方义 穿心莲清热解毒，消肿止痛；栀子清热解毒；麦冬养阴清热。

（李 冀）

qīngyānwán

清咽丸（qingyan pills）

清热剂，国家药典委员会《中华人民共和国药典·一部》（2020 年版）方。

组成 桔梗 100g，北寒水石 100g，薄荷 100g，诃子肉 100g，甘草 100g，乌梅肉 100g，青黛 20g，硼砂（煅）20g，冰片 20g。

规格 小蜜丸，每 30 丸重 6g；大蜜丸，每丸重 6g。

用法 口服或含化，大蜜丸一次 1 丸，小蜜丸一次 6g，一日 2~3 次。

功用 清热利咽，生津止渴。

主治 肺胃热盛所致的咽喉肿痛，声音嘶哑，口舌干燥，咽下不利。

方义 寒水石、桔梗、薄荷、

青黛清热利咽；硼砂、冰片泻火解毒；诃子、乌梅生津止渴；甘草解毒调药。

（陈宝忠）

qīngwèi huángliánwán

清胃黄连丸（qingwei huanglian pills）

清热剂，国家药典委员会《中华人民共和国药典·一部》（2020 年版）方。

组成 黄连 80g，石膏 80g，桔梗 80g，甘草 40g，知母 80g，玄参 80g，地黄 80g，牡丹皮 80g，天花粉 80g，连翘 80g，栀子 200g，黄柏 200g，黄芩 200g，赤芍 80g。

规格 每袋装 9g。

用法 口服，一次 9g，一日 2 次。

功用 清胃泻火，解毒消肿。

主治 肺胃火盛所致的口舌生疮，齿龈、咽喉肿痛。

方义 黄连、黄芩、黄柏、栀子、石膏、知母清胃泻火；地黄、玄参、牡丹皮、赤芍凉血解毒；连翘、天花粉、桔梗、甘草清热解毒，散结消肿。

（陈宝忠）

qīngyīnwán

清音丸（qingyin pills）

清热剂，国家药典委员会《中华人民共和国药典·一部》（2020 年版）方。

组成 诃子肉 300g，川贝母 600g，百药煎 600g，乌梅肉 300g，葛根 600g，茯苓 300g，甘草 600g，天花粉 300g。

规格 水蜜丸，每 100 粒重 10g；大蜜丸，每丸重 3g。

用法 口服，温开水送服或嚼化，水蜜丸一次 2g，大蜜丸一次 1 丸，一日 2 次。

功用 清热利咽，生津润燥。

主治 肺热津亏，咽喉不利，口舌干燥，声哑失音。

方义 川贝母、百药煎、天花粉清热润肺利咽；诃子、乌梅、葛根生津止渴润燥；茯苓、甘草健脾和中。

(陈宝忠)

qīngrè jiědú kǒufúyè

清热解毒口服液（qingre jiedu oral liquid）

清热剂，国家药典委员会《中华人民共和国药典·一部》（2020年版）方。

组成 石膏 670g，金银花 134g，玄参 107g，地黄 80g，连翘 67g，栀子 67g，甜地丁 67g，黄芩 67g，龙胆 67g，板蓝根 67g，知母 54g，麦冬 54g。

规格 每支装 10ml。

用法 口服，一次 10～20ml，一日 3 次，儿童酌减。

功用 清热解毒。

主治 热毒壅盛所致的发热面赤，烦燥口渴，咽喉肿痛者。

方义 黄芩、栀子、龙胆、石膏、知母清热泻火；金银花、连翘、地丁、板蓝根清热解毒；地黄、玄参、麦冬养阴清热。

(陈宝忠)

qīnghóu lìyān kēlì

清喉利咽颗粒（qinghou liyan granules）

清热剂，国家药典委员会《中华人民共和国药典·一部》（2020年版）方。

组成 黄芩 36g，西青果 90g，桔梗 54g，竹茹 36g，胖大海 36g，橘红 36g，枳壳 36g，桑叶 36g，醋香附 36g，紫苏子 9g，紫苏梗 9g，沉香 5.4g，薄荷脑 0.054g。

规格 每袋装 10g、5g（含乳糖）。

用法 开水冲服，一次 1 袋，一日 2～3 次。

功用 清热利咽，宽胸润喉。

主治 外感风热所致的咽喉发干。

方义 黄芩、竹茹、桑叶、薄荷清热疏风；桔梗、西青果、胖大海利咽润喉；橘红、枳壳、紫苏、香附、沉香理气宽胸。

(陈宝忠)

qīnghóuyān héjì

清喉咽合剂（qinghouyan mixture）

清热剂，国家药典委员会《中华人民共和国药典·一部》（2020年版）方。

组成 地黄 180g，麦冬 160g，玄参 260g，连翘 315g，黄芩 315g。

用法 口服，第一次 20ml，以后每次 10～15ml，一日 4 次，小儿酌减。

规格 每瓶装 100ml、150ml。

功用 养阴清肺，利咽解毒。

主治 阴虚燥热、火毒内蕴所致的咽部肿痛，咽干少津，咽部白腐有苔膜，喉核肿大者。

方义 黄芩清泻肺热；连翘清热解毒；玄参、地黄、麦冬养阴清热。

(陈宝忠)

qīngwēn jiědúwán

清瘟解毒丸（qingwen jiedu pills）

清热剂，国家药典委员会《中华人民共和国药典·一部》（2020年版）方。

组成 大青叶 100g，连翘 75g，玄参 100g，天花粉 100g，桔梗 75g，炒牛蒡子 100g，羌活 75g，防风 50g，葛根 100g，柴胡 50g，黄芩 100g，白芷 50g，川芎 50g，赤芍 50g，甘草 25g，淡竹叶 100g。

规格 水蜜丸，每 120 丸重 12g；小蜜丸，每 100 丸重 20g；大蜜丸，每丸重 9g。

用法 口服，水蜜丸一次 12g，小蜜丸一次 18g，大蜜丸一次 2 丸，一日 2 次，小儿酌减。

功用 清瘟解毒。

主治 外感时疫，恶寒壮热，头痛无汗，口渴咽干，疹腮，大头瘟。

方义 牛蒡子、葛根、柴胡、羌活、白芷、川芎、防风疏风解表；大青叶、连翘清热解毒；黄芩、天花粉、淡竹叶、桔梗清热泻火；玄参、赤芍养阴清热；甘草解毒调药。

(陈宝忠)

língyáng qīngfèiwán

羚羊清肺丸（lingyang qingfei pills）

清热剂，国家药典委员会《中华人民共和国药典·一部》（2020年版）方。

组成 浙贝母 40g，蜜桑白皮 25g，前胡 25g，麦冬 25g，天冬 25g，天花粉 50g，地黄 50g，玄参 50g，石斛 100g，桔梗 50g，蜜枇杷叶 50g，炒苦杏仁 25g，金果榄 25g，金银花 50g，大青叶 25g，栀子 50g，黄芩 25g，板蓝根 25g，牡丹皮 25g，薄荷 25g，甘草 15g，熟大黄 25g，陈皮 30g，羚羊角粉 6g。

规格 小蜜丸，每 100 丸重 20g；大蜜丸，每丸重 6g。

用法 口服，小蜜丸一次 6g，大蜜丸一次 1 丸，一日 3 次。

功用 清肺利咽，清瘟止嗽。

主治 肺胃热盛，感受时邪，身热头晕，四肢酸懒，咳嗽痰盛，咽喉肿痛，鼻衄咳血，口干舌燥。

方义 贝母、桑白皮清肺化痰，止咳平喘；前胡、杏仁降气平喘，止咳化痰；金银花、大青叶、板蓝根、金果榄、栀子、黄芩清热泻火解毒；生地、玄参、牡丹皮清热凉血，养阴退虚热；麦冬、天冬、石斛、天花粉清热生津，养阴润肺；枇杷叶化痰止咳，清胃热，桔梗开宣肺气，载药上行，薄荷疏散风热，清利头目，配桔梗、甘草可清利咽喉，熟地养血滋阴，陈皮理气调中，燥湿化痰，羚羊角清热解毒，平肝息风；甘草又能调和诸药。

（葛鹏玲）

yějúhuāshuān

野菊花栓 （yejuhua suppository）

清热剂，国家药典委员会《中华人民共和国药典·一部》（2020 年版）方。

组成 野菊花 10000g。

规格 每粒重 2.4g。

用法 肛门给药，一次 1 粒，一日 1~2 次。

功用 清热解毒。

主治 前列腺炎及慢性盆腔炎等。

方义 野菊花清热解毒。

（葛鹏玲）

huánglián yánggānwán

黄连羊肝丸 （huanglian yang-gan pills）

清热剂，国家药典委员会《中华人民共和国药典·一部》（2020 年版）方。

组成 黄连 20g，胡黄连 40g，黄芩 40g，黄柏 20g，龙胆 20g，柴胡 40g，醋青皮 40g，木贼 40g，密蒙花 40g，茺蔚子 40g，炒决明子 40g，石决明（煅）40g，夜明砂 40g，鲜羊肝 160g。

规格 每丸重 9g。

用法 口服，一次 1 丸，一日 1~2 次。

功用 泻火明目。

主治 用于肝火旺盛，目赤肿痛，视物昏暗，羞明流泪，隐肉攀睛。

方义 黄连、黄芩、黄柏、胡黄连清热泻火；龙胆清泻肝火；柴胡有"火郁发之"之意，并能引诸药归于肝经；青皮疏肝理气；木贼疏散风热，明目退翳；密蒙花、茺蔚子、决明子、夜明砂、石决明清肝明目；鲜羊肝养肝明目。

（胡晓阳）

yǎjiàohādùnsǎn

雅叫哈顿散 （yajiao hadun powder）

清热剂，国家药典委员会《中华人民共和国药典·一部》（2020 年版）方。本方为傣族验方。

组成 小百部 100g，藤苦参 100g，苦冬瓜 100g，箭根薯 100g，羊耳菊根 100g，蔓荆子茎及叶 100g。

规格 每袋装 3g。

用法 口服。一次 3~9g，一日 3 次。

功用 清热解毒，止痛止血。

主治 感冒发热，喉炎，胸腹胀痛，虚劳心悸，月经不调，产后流血。

方义 方中以小百部润肺止咳，藤苦参、苦冬瓜清热解毒，箭根薯清热解毒，理气止痛；羊耳菊根解表散寒，行气止痛；蔓荆子祛风止痛。

（毕珺辉）

xīnqīngníngpiàn

新清宁片 （xinqingning tablets）

清热剂，国家药典委员会《中华人民共和国药典·一部》（2020 年版）方。

组成 熟大黄 300g。

规格 薄膜衣片，每片重 0.31g。

用法 口服。一次 3~5 片，一日 3 次；必要时可适当增量；学龄前儿童酌减或遵医嘱；用于便秘，临睡前服 5 片。

功用 清热解毒，泻火通便。

主治 内结实热所致的喉肿、牙痛、目赤、便秘、发热。

方义 熟大黄清热解毒，泻火通便。

（毕珺辉）

běidòugēnpiàn

北豆根片 （beidougen tablets）

清热剂，国家药典委员会《中华人民共和国药典·一部》（2020 年版）方。

组成 北豆根提取物 120g（相当于总生物碱 30g）。

规格 每片含总生物碱 15mg、30mg。

用法 口服，一次 60mg，一日 3 次。

功用 清热解毒，止咳，祛痰。

主治 热毒壅遏上焦证。咽喉肿痛，扁桃体炎，慢性支气管炎。

方义 北豆根清热解毒，尤善治热毒壅结上焦的咽喉疼痛、咳嗽，其总生物碱有抗炎、镇痛作用。

（杨 勇）

jiégěngtāng

桔梗汤 （jiegeng decoction）

清热剂。

东汉·张仲景《伤寒论·辨少阴病脉证并治》方。组成：桔梗一两，甘草二两。用法：上两味，以水三升，煮取一升，去滓，分温再服。功用：宣肺利咽，清热解毒。主治：风邪热毒客于少阴，上攻咽喉之咽痛喉痹；风热郁肺之肺痈。咳嗽，咽干不渴，时出浊沫，气息腥臭，久则吐脓者。方义：桔梗宣肺祛痰以利咽，甘草解毒利咽。

宋·严用和《严氏济生方》方。组成：桔梗（去芦）、贝母（去心、膜）、当归（去芦，酒浸）、瓜蒌子、枳壳（去瓤，麸炒）、薏苡仁（炒）、桑白皮（蜜水炙）、防己各一两，甘草节（生用）、杏仁（去皮、尖，麸炒）、百合（蒸）各半两，黄芪（去芦）一两半。用法：上药㕮咀。每服四钱，水一盏半，生姜五片，煎至八分，去滓，温服，不拘时候。功用：清热补肺，利气除痰，消痈排脓。主治：肺痈。心胸气壅，咳嗽脓血，心神烦闷，咽干多渴，两脚肿满，小便赤黄，大便多涩。

（吴红彦）

rèyánníng kēlì

热炎宁颗粒 （reyanning granules）

清热剂，国家药典委员会《中华人民共和国药典·一部》（2020年版）方。

组成 蒲公英232.14g，虎杖232.14g，北败酱232.14g，半枝莲116.07g。

规格 每袋装16g；每袋装4g（无蔗糖）。

用法 开水冲服，一次1~2袋，一日2~4次；或遵医嘱。

功用 清热解毒。

主治 外感风热、内郁化火所致的风热感冒。发热，咽喉肿痛，口苦咽干，咳嗽痰黄，尿黄便结等。

方义 蒲公英清热解毒；败酱草、半枝莲、虎杖既清热解毒，又散结排脓。

（吴红彦）

yìqì qīngjīntāng

益气清金汤 （yiqi qingjin decoction）

清热剂，清·吴谦《医宗金鉴·卷六十六》方。又名益气左金汤。

组成 苦桔梗三钱，黄芩二钱，浙贝母（去心，研）、麦冬（去心）、牛蒡子（炒，研）各一钱五分，人参、白茯苓、陈皮、生栀子（研）、薄荷、甘草（生）各一钱，紫苏五分。

用法 竹叶三十片，水三盅，煎一盅，食远服，渣再煎服。

功用 清肺益气。

主治 肺经郁热，更兼多语损气，致成喉瘤，形如圆眼，红丝相裹，或单或双，生于喉旁。

方义 黄芩、栀子、贝母、麦冬清热润肺；桔梗、牛蒡子、薄荷清利咽喉，紫苏、陈皮理气和中，人参、茯苓益气健脾；甘草调药和中。

（秦 竹）

qínliánpiàn

芩连片 （qinlian tablets）

清热剂，国家药典委员会《中华人民共和国药典·一部》（2020年版）方。

组成 黄芩213g，连翘213g，黄连85g，黄柏340g，赤芍213g，甘草85g。

规格 每片重0.55g。

用法 口服，一次4片，一日2~3次。

功用 清热解毒，消肿止痛。

主治 脏腑蕴热，症见头痛目赤，口鼻生疮，热痢腹痛，湿热带下，疮疖肿痛。

方义 黄芩、黄连、黄柏清热燥湿，泻火解毒，三药合用，清泄三焦之火，既可解毒疗疮，又可厚肠止痢，还可燥湿止带；连翘宣散郁热，使邪热从外而透，赤芍清热凉血，使邪热从内而彻，二药相配，有消肿散结止痛之效；甘草清热解毒，调和诸药。

（贺又舜）

sìwèi zhēncéng bīngpéng dīyǎnyè

四味珍层冰硼滴眼液 （siwei zhenceng bingpeng eye drops）

清热剂，国家药典委员会《中华人民共和国药典·一部》（2020年版）方。

组成 珍珠层粉水解液350ml（含总氮0.10g），天然冰片0.50g，硼砂1.91g，硼酸11.20g。

规格 每瓶装8ml；15ml。

用法 滴于眼睑内，一次1~2滴，每日3~5次；必要时可酌情增加。

功用 清热解痉，去翳明目。

主治 肝阴不足，肝气偏盛所致的不能久视、轻度眼胀、眼痛、青少年远视力下降；青少年假性近视、视力疲劳、轻度青光眼见上述证候者。

方义 珍珠层粉清热、解毒；冰片通诸窍，散郁火，去翳明目，消肿止痛；硼砂清热解毒，硼酸消毒杀虫防腐。

（杨 勇）

wǔhǔtāng

五虎汤 （wuhu decoction）

清热剂，宋·杨士瀛《仁斋直指方·卷八》方。

组成 麻黄七分，杏仁（去皮尖）一钱，甘草四分，细茶（炒）八分，石膏一钱五分。

用法 上作一剂，水煎服。

功用 宣肺清热，化痰平喘。

主治 外感风邪，痰热壅肺，喘咳气急，痰多者。

方义 麻黄宣肺平喘，解表散邪；石膏清泄肺热；杏仁利肺平喘，配伍麻黄有宣有降；甘草益气和中，调和诸药；细茶清热，生津，润肺。

（左铮云）

chuānbèi pípá tángjiāng

川贝枇杷糖浆 （chuanbei pipa syrup）

清热剂，国家药典委员会《中华人民共和国药典·一部》（2020年版）方。

组成 川贝母流浸膏45ml，桔梗45g，枇杷叶300g，薄荷脑0.34g。

用法 口服，一次10ml，一日3次。

功用 清热宣肺，化痰止咳。

主治 风热犯肺，痰热内阻所致的咳嗽痰黄或咯痰不爽、咽喉肿痛、胸闷胀痛，感冒、支气管炎见上述证候者。

方义 川贝母清肺化痰，润燥止咳；桔梗、枇杷叶宣降肺气，化痰止咳；薄荷疏散风热，宣肺利咽。

（樊巧玲）

yìniǎnjīnsǎn

一捻金散（yinianjin powder）
清热剂，宋·吴彦夔《传信适用方·卷上》引何仲颜方。

组成 全蝎（微炒）、郁金、白僵蚕（去丝头，炒）、甘草（炙）以上各半两，地龙八钱。

用法 上为细末，每服少许，干掺舌根，不数次立愈。

功用 开喉利咽。

主治 喉闭欲死及咽喉塞；喘息不通。

方义 全蝎攻毒散结以止痛；郁金清心凉血、活血止痛，僵蚕化痰散结，功专治咽喉疼痛；甘草清热利咽，并调和诸药。

（连建伟）

shèxiāng zhìchuāngshuān

麝香痔疮栓（shexiang zhi-chuang suppository） 清热剂，国家药典委员会《中华人民共和国药典·一部》（2020年版）方。

组成 人工麝香0.6g，珍珠0.6g，冰片67.5g，炉甘石粉135g，三七15g，五倍子75g，人工牛黄6.3g，颠茄流浸膏30ml。

规格 每粒重1.5g。

用法 早晚或大便后塞于肛门内，一次1粒，一日2次，或遵医嘱。

功用 清热解毒，消肿止痛，止血生肌。

主治 用于大肠热盛所致的大便出血、血色鲜红、肛门灼热疼痛；各类痔疮和肛裂见上述证候者。

方义 麝香芳香通络止痛；珍珠、冰片清热解毒，消肿止痛；炉甘石粉、三七、五倍子收敛止血；牛黄清热解毒。

（高彦宇）

xiāoyínpiàn

消银片（xiaoyin tablets） 清热剂，国家药典委员会《中华人民共和国药典·一部》（2020年版）方。

组成 地黄91g，牡丹皮46g，赤芍46g，当归46g，苦参46g，金银花46g，玄参46g，牛蒡子46g，蝉蜕23g，白鲜皮46g，防风23g，大青叶46g，红花23g。

规格 薄膜衣片，每片重0.32g；糖衣片，片心重0.3g。

用法 口服，一次5~7片，一日3次，一个月为一疗程。

功用 清热凉血，养血润燥，祛风止痒。

主治 血热风燥或血虚风燥之白疕。皮疹为点滴状、基底鲜红色、表面覆有银白色鳞屑，或皮疹表面覆有较厚的银白色鳞屑、较干燥、基底淡红色、瘙痒较甚等。

方义 丹皮、赤芍清热凉血，活血化瘀；金银花清热解毒，疏散风热；大青叶凉血消斑。生地黄滋阴养血，润燥；当归补血活血；红花活血通经，散瘀止痛；玄参清热滋阴。防风、白鲜皮、蝉蜕、牛蒡子、苦参祛风止痒。

（吴红彦）

shìdìtāng

柿蒂汤（shidi decoction） 清热剂，清·沈金鳌《杂病源流犀烛·卷九》方。

组成 柿蒂、黄柏、黄连、生地、侧柏叶、丹皮、白芍、木通、茯苓、泽泻。（原著本方无用量）。

用法 水煎服。

功用 清热凉血，利水通淋。

主治 热结膀胱所致尿血或血淋，血色鲜红，脉数而有力。

方义 黄柏、黄连、侧柏叶清热解毒；生地、丹皮、白芍清热凉血；柿蒂降逆止呕；木通、茯苓、泽泻利水通淋。

（于洋）

píngwèisǎn

平胃散（pingwei powder） 清热剂，宋·陈言《三因极一病证方论·卷八》方。

组成 厚朴（去皮，姜汁炒）、射干（米泔浸）、升麻、茯苓各一两半，芍药二两，枳壳（麸炒，去瓤）、大黄（蒸）、甘草（炙）各一两。

用法 上为㕮咀散，每服四钱，水一盏，煎七分，去滓，空心热服。

功用 清胃泻热，理气生津。

主治 胃实热，口唇干，呕哕烦闷，大小便秘涩；及热病后余热不除，蓄于胃中，四肢发热，口渴胸满，无汗。

方义 厚朴、枳壳祛湿行气；射干、升麻清热解毒；茯苓健脾利湿；芍药清热生津；大黄清热通便；炙甘草调和药性。

（杨勇）

bōyúnsǎn

拨云散（boyun powder） 清热剂，明·佚名氏《银海精微·卷之下》方。

组成 黄芩，甘草，藁本，栀子，防风，菊花，密蒙花，连翘，桔梗，薄荷，赤芍药，白蒺藜。

用法 水煎，食后服。

功用 清热凉血，祛风明目。

主治 三焦积热、肝膈风热上攻，眼赤涩肿痛，年深有红翳于乌睛上，浓泪如红霞映日者。

方义 密蒙花清热养肝、明目退翳，菊花疏散风热，平肝明目；黄芩清热解毒，栀子清热泻火；白蒺藜平肝疏肝、祛风明目，连翘解毒散结，藁本、防风祛风除湿，薄荷疏散风热、清利头目，赤芍药清热凉血，桔梗载药上行；甘草清热解毒，且调和诸药。

（韩向东）

qūshǔjì

祛暑剂（summer heat-dispelling prescriptions） 具有祛除暑邪等作用，用于治疗暑病的方剂。属于八法中之清法。以祛暑药为主组成。

《素问·热论》说："凡病伤寒而成温者，先夏至日者为病温，后夏至日者为病暑"，故暑邪致病有明显的季节性。祛暑剂一般分为祛暑解表、祛暑清热、清暑利湿、清暑益气等类型，分别适用于暑温兼表寒、暑温兼湿、暑热炽盛、暑热耗气伤津等证。代表方如新加香薷饮、桂苓甘露饮、清暑益气汤等。应用祛暑剂时应注意分析暑、湿、寒、虚兼挟之主次轻重，恰当选用及配伍相应药物。

(樊巧玲)

sìwèi xiāngrúyǐn

四味香薷饮 （siwei xiangru drink） 祛暑剂。

清·汪昂《医方集解·卷四》方。组成：香薷一两，厚朴（姜汁炒）、扁豆（炒）各五钱，黄连姜炒，三钱。用法：水煎，冷服。功用：祛暑清热，行气祛湿。主治：一切感冒暑气，皮肤蒸热，头痛头重，自汗肢倦，或烦渴，或吐泻。方义：香薷祛暑解表；扁豆祛湿止泻，厚朴温中行气，祛湿除满，黄连清心除烦，燥湿止呕。

清·陈国彭《医学心悟·卷三》方。组成：香薷、扁豆、厚朴（姜汁炒）各一钱五分，甘草（炙）五分。用法：水煎服。功用：祛暑解表，和中化湿。主治：风寒闭暑之证，头痛发热，烦心口渴，或呕吐泄泻，发为霍乱，或两足转筋。

(杨勇)

wǔwù xiāngrúyǐn

五物香薷饮 （ wuwu xiangru drink） 祛暑剂，清·汪昂《医方集解·卷四》方。

组成 香薷一两，厚朴（姜汁炒）、扁豆（炒）、茯苓各五钱，甘草三钱。

用法 水煎冷服。

功用 祛暑解表，化湿和中。

主治 感受暑湿，脾胃不和，呕吐泄泻，恶寒发热。

方义 香薷解表，祛暑，化湿；扁豆、茯苓健脾祛湿；厚朴理气燥湿；甘草调药和中。

(左铮云)

sìzhèngwán

四正丸 （sizheng pills） 祛暑剂，国家药典委员会《中华人民共和国药典·一部》（2020 年版）方。

组成 广藿香 90g，香薷 90g，紫苏叶 90g，白芷 90g，檀香 30g，木瓜 90g，法半夏 90g，厚朴（姜炙）90g，大腹皮 90g，陈皮 90g，白术（麸炒）90g，桔梗 90g，茯苓 90g，槟榔 30g，枳壳（麸炒）90g，山楂（炒）30g，六神曲（麸炒）90g，麦芽（炒）30g，白扁豆（去皮）90g，甘草 90g。

规格 每丸重 6g。

用法 姜汤或温开水送服，一次 2 丸，一日 2 次。

功用 祛暑解表，化湿止泻。

主治 内伤湿滞，外感风寒引起的头晕身重，恶寒发热，恶心呕吐，饮食无味，腹胀泄泻。

方义 藿香、香薷、紫苏、白芷祛暑解表，芳香化湿；半夏、陈皮降逆化痰，行气祛湿；白术、茯苓、扁豆健脾渗湿；枳壳、厚朴、大腹皮、槟榔、檀香行气祛湿，消胀除满；木瓜祛湿舒筋；桔梗宣肺利湿，山楂、神曲、麦芽消食和胃；甘草和药调中。

(杨勇)

yìwù guādìtāng

一物瓜蒂汤 （ yiwu guadi de-coction） 祛暑剂，东汉·张仲景《金匮要略·痉湿暍病篇》方。

组成 瓜蒂二七个。

用法 上剉，以水一升，煮取五合，去滓，顿服。

功用 行散暑湿。

主治 太阳中暍，身热疼重，身面四肢浮肿，苔白，脉微弱。

方义 方以瓜蒂行散暑湿。

(连建伟)

shídīshuǐ

十滴水 （ shidi decoction） 祛暑剂，国家药典委员会《中华人民共和国药典·一部》（2020 年版）方。

组成 樟脑 25g，干姜 25g，大黄 20g，小茴香 10g，肉桂 10g，辣椒 5g，桉油 12.5ml。

用法 口服。一次 2 ~ 5ml，儿童酌减。

功用 健胃，祛暑。

主治 暑湿证，症见头晕，恶心，呕吐，腹痛，舌苔厚腻，脉缓。

方义 桉油祛暑解表；樟脑行气止痛，通窍辟秽；肉桂、干姜、茴香、辣椒温中散寒，行气祛湿，健胃；大黄泻下祛湿。

(阮时宝)

liùyìsǎn

六一散 （ liuyi powder） 祛暑剂，金·刘完素《宣明论方·卷十》方。

组成 滑石六两，甘草一两。

用法 为细末，每服三钱，蜜少许，温水调下，或无蜜亦可，每日三服。

功用 清暑利湿。

主治 暑热挟湿之暑湿证，身热烦渴，小便不利，或赤涩淋痛，或泄泻。

方义 滑石既能清解暑热，又能渗湿利小便，使三焦湿热从小便而泻；生甘草益气和中，清热泻火，与滑石配伍，一可甘寒生津，使小便利而津液不伤，且可防滑石之寒滑重坠以伐胃。两药配合，使内蕴之暑湿从下而泻。

（王　迪）

liùhé dìngzhōngwán

六合定中丸（liuhe dingzhong pills）　祛暑剂，国家药典委员会《中华人民共和国药典·一部》（2020 年版）方。

组成　广藿香 16g，紫苏叶 16g，香薷 16g，木香 36g，檀香 36g，姜厚朴 48g，枳壳（炒）48g，陈皮 48g，桔梗 48g，甘草 48g，茯苓 48g，木瓜 48g，炒白扁豆 16g，炒山楂 48g，六神曲（炒）192g，炒麦芽 192g，炒稻芽 192g。

用法　口服，一次 3～6g，一日 2～3 次。

功用　祛暑除湿，和中消食。

主治　夏伤暑湿，宿食停滞，寒热头痛，胸闷恶心，吐泻腹痛。

方义　藿香祛暑解表；紫苏叶疏散风寒，行气宽中；香薷祛暑发汗；茯苓、白扁豆淡渗利湿，健脾止泻；陈皮、厚朴、木瓜温中燥湿，行气消积；木香、檀香理气散寒止痛；枳壳行气宽胸；麦芽、稻芽、六神曲、山楂消积和胃导滞；桔梗开提肺气，使肺通调水道，水利则大便实；甘草调和诸药。

（王　迪）

réndān

人丹（ren pills）　祛暑剂，中国中医研究院中药研究所·《中药制剂手册》方。

组成　甘草八两，草豆蔻一两，木香一两五钱，槟榔一两，茯苓一两，砂仁一两，橘皮一两，小茴香（盐水炒）一两，肉桂一两，青果一两，丁香五钱，薄荷冰九钱，冰片三钱，红花五钱，麝香一分。以上十五味，共重十九两七钱一分。

用法　麝香、冰片、薄荷冰单包，将甘草等十二味轧为细粉。先将麝香研细，再将冰片、薄荷冰研如糊状，兑入麝香细粉研匀，再加入甘草等细粉糊丸，每两约一千粒。每服一二十粒，温开水送服，平时每用二至三粒，口含噙化亦可。

功用　清暑祛湿，避秽排浊。

主治　中暑受热，恶心呕吐，腹痛泄泻，胸中满闷以及晕车晕船，水土不服。

方义　方中以甘草补脾益气，脾旺则水湿可化；茯苓既利水祛湿，又健脾以化水湿；草豆蔻、砂仁燥湿行气、温中止呕；丁香、茴香、肉桂温胃止呕，理气和胃；木香行气止痛；陈皮理气健脾，槟榔行气利水，使气行则水湿得化；青果清热生津，解毒；红花活血以利湿，通窍醒神；薄荷冰、冰片清热醒神开窍；麝香辛香通窜，助薄荷、冰片醒神开窍。

（周永学）

shíwèi xiāngrúsǎn

十味香薷散（shiwei xiangru powder）　祛暑剂，宋·王璆《是斋百一选方》方。

组成　香薷叶一两，人参（去芦）、白术、陈皮（温汤浸少时，去白）、白茯苓、黄芪（去芦）、厚朴（去粗皮，锉碎，生姜自然汁拌和，炒至黑色）、干木瓜、白扁豆（炒，去壳）、甘草（炙）以上各半两。

用法　上为粗末，每服三钱，水一盏，枣一枚，同煎至七分，去滓，不拘时候服。

功用　祛暑解表，益气和中。

主治　暑湿内伤，脾胃不和，食少腹胀。

方义　香薷解表散寒，祛暑化湿；陈皮、厚朴行气宽中，燥湿除满；白术、茯苓、白扁豆健

脾和中，化湿消暑；人参、黄芪补脾益肺；木瓜舒筋活络，和胃化湿；甘草调和诸药。

（阮时宝）

xiāngrúsǎn

香薷散（xiangru powder）　祛暑剂，宋·太平惠民和剂局《太平惠民和剂局方》方。

组成　香薷（去土）一斤，白扁豆（微炒）、厚朴（去粗皮姜制）各半斤。

用法　上为粗末，每服三钱，水一盏，入酒一分，煎七分，去滓，水中沉冷。连吃二服，不拘时候。

功用　祛暑解表，化湿和中。

主治　阴暑。恶寒发热，头重身痛，无汗，腹痛吐泻，胸脘痞闷，舌苔白腻，脉浮。

方义　香薷辛温芳香，解表散寒，祛暑化湿，祛在表之寒湿；厚朴辛香温燥，行气化湿；白扁豆甘平，健脾和中，渗湿消暑；入酒少许温散以助药力。

（杨力强）

xīnjiā xiāngrúyǐn

新加香薷饮（xinjia xiangru drink）　祛暑剂，清·吴瑭《温病条辨·卷一》方。

组成　香薷二钱，银花三钱，鲜扁豆花三钱，厚朴二钱，连翘二钱。

用法　水五杯，煮取两杯，先服一杯，得汗，止后服，不汗再服，服尽不汗，再作服。

功用　祛暑解表，清热化湿。

主治　暑温夹湿，复感外寒证。症见发热头痛，恶寒无汗，口渴面赤，胸闷不舒，舌苔白腻，脉浮而数。

方义　香薷芳香质轻，祛暑解表；厚朴行气除满，燥湿运脾；白扁豆健脾和中，渗湿消暑；金银花、连翘清热解暑。

（毕珺辉）

qīngshǔtāng

清暑汤 (qingshu decoction)

祛暑剂，清·王洪绪《外科全生集·卷四》方。

组成 连翘、花粉、赤芍、银花、甘草、滑石、车前、泽泻各等分。

用法 水煎服，外贴洞天膏。

功用 清热解毒，祛暑利湿。

主治 一切暑热，头面生石疖者。

方义 金银花、连翘清热解毒；滑石、车前子、泽泻清热解暑利湿；天花粉清热生津，赤芍凉血清热；甘草解毒调药。

（陈宝忠）

jīsūsǎn

鸡苏散 (jisu powder)

祛暑剂，金·刘完素《宣明论方·卷十》方。

组成 桂府腻白滑石六两，甘草（炙）一两，薄荷叶一分。

用法 为末，每服三钱，蜜少许，温水调下，无蜜亦得，日三服。欲冷饮者，新汲水调下。

功用 疏风解暑。

主治 暑湿兼表证。身热烦渴，微恶风寒，头痛头胀，咳嗽不爽，小便不利。

方义 滑石清解暑热，通利水道，使湿热从小便而泻。甘草益气和中，与滑石配伍，甘寒可生津，使利小便而不伤津，又可防滑石寒滑重坠伤胃。薄荷疏散表邪，清利头目。

（章健）

yìyuánsǎn

益元散 (yiyuan powders)

祛暑剂，金·刘完素《宣明论方·卷十》方。又名太白散、天水散、六一散、神白散、双解散。

组成 桂府腻白滑石六两，甘草一两。

用法 上为末，每服三钱，蜜少许，温水调下，无蜜亦得，日三服，欲冷饮者，新汲水调下；解利伤寒发汗，煎葱白、豆豉汤调下四钱，每服水一盏，葱白五寸，豆豉五十粒，煮取汁一盏调下，并三服，效为度。

功用 清暑利湿。

主治 身热吐利泄泻，肠澼下痢赤白，癃闭淋痛。

方义 滑石清解暑热，通利水道；甘草补脾和胃，调和药性。

（秦竹）

guìlíng gānlùyǐn

桂苓甘露饮 (guiling ganlu drink)

祛暑剂，金·刘完素《宣明论方·卷六》方。

组成 茯苓（去皮）一两，甘草（炙）二两，白术半两，泽泻一两，桂（去皮）半两，石膏二两，寒水石二两，滑石四两，猪苓半两。

用法 上为末，每服三钱，温汤调下，新水亦得，生姜汤尤良。小儿每服一钱，同上法。

功用 清暑解热，化气利湿。

主治 暑湿证。发热头痛，烦渴引饮，小便赤涩，大便急痛，湿热霍乱吐下，腹满痛闷，及小儿吐泻惊风。

方义 重用滑石清解暑热，利水渗湿；石膏、寒水石清解暑热，泽泻、茯苓、猪苓利水渗湿，白术健脾化湿，官桂助膀胱化气，兼防寒凉太过而凝滞留湿；甘草益气和中，调和诸药，缓和药性。

（年莉）

chūnzétāng

春泽汤 (chunze decoction)

祛暑剂，明·戴原礼《秘传证治要诀及类方·卷一》方。

组成 泽泻、猪苓、茯苓、白术、桂枝、人参（五苓散加人参一钱）。

用法 水煎服。

功用 益气健脾，利水渗湿。

主治 脾虚之人，伤暑泄泻，水肿，小便不利，口渴，神疲乏力。

方义 泽泻利水消肿，兼以泻热；茯苓、猪苓淡渗利湿；人参、白术益气健脾，兼以制水，桂枝温阳化气，并助行水。

（刘蔚雯）

huánglián xiāngrúyǐn

黄连香薷饮 (huanglian xiangru drink)

祛暑剂，元·朱震亨《丹溪心法·卷一》方。

组成 香薷一斤，厚朴（制）半斤，黄连四两。

用法 上㕮咀。每二三钱，水煎服。

功用 解表散寒，祛暑除烦。

主治 冒暑。症见腹痛水泻，恶心。

方义 黄连清热燥湿，除烦降逆；香薷解表散寒，祛暑化湿；厚朴理气燥湿。

（胡晓阳）

bìyùsǎn

碧玉散 (biyu powder)

祛暑剂，金·刘完素《宣明论方·卷十》方。

组成 滑石六两，甘草一两，青黛。

用法 研为散，每服三钱，开水调下，或水煎服。

功用 清暑利湿，凉肝解毒。

主治 暑湿证兼肝胆郁热，目赤咽痛，烦渴口苦。

方义 滑石清三焦，解暑热，渗湿邪，利小便；甘草清热泻火和中，兼可缓滑石寒滑重坠之性；青黛清肝胆，解热毒。

（高长玉）

qīngshǔ yìqìtāng

清暑益气汤 (qingshu yiqi decoction)

祛暑剂。

清·王孟英《温热经纬·卷五》方。组成：西洋参，石斛，麦冬、黄连、竹叶、荷梗、知母、甘草、粳米、西瓜翠衣。用法：水煎服。功用：清暑益气，养阴生津。主治：暑热气津两伤证。身热汗多，口渴心烦，小便短赤，体倦少气，精神不振，脉虚数。方义：西瓜翠衣清解暑热、生津止渴，西洋参益气生津、养阴清热；荷梗助西瓜翠衣清热解暑，石斛、麦冬助西洋参养阴清热；黄连清热泻火，知母泻火滋阴，竹叶清热除烦；粳米、甘草益气调药。

金·李杲《脾胃论·卷中》方。组成：黄芪（汗少，减五分）、苍术（泔浸，去皮）、升麻以上各一钱。人参（去芦）、泽泻、神曲（炒黄）、橘皮、白术以上各五分，麦门冬（去心）、当归身、炙甘草以上各三分，青皮（去白）二分半，黄柏（酒浸，去皮）二分或三分，葛根二分，五味子九枚。用法：上件同㕮咀，都作一服，水二大盏，煎至一盏，去渣大温服，食远。功用：清暑益气，除湿健脾。主治：平素气虚，又感暑湿。身热头痛，口渴自汗，四肢困倦，不思饮食，胸满身重，大便溏薄，小便短赤，苔腻，脉虚。

（陈宝忠）

huòdǎnwán

藿胆丸（huodan pills） 祛暑剂，国家药典委员会《中华人民共和国药典·一部》（2020 年版）方。

组成 广藿香叶 4000g，猪胆粉 315g。

用法 口服，一次 3~6g,，一日 2 次。

功用 清风热，通鼻窍。

主治 风热上扰引起的鼻塞欠通。

方义 藿香芳香化浊，猪胆汁清热泻火。

（高彦宇）

shāyào

痧药（sha pills） 祛暑剂，国家药典委员会《中华人民共和国药典·一部》（2020 年版）方。

组成 丁香 21g，苍术 110g，天麻 126g，麻黄 126g，大黄 210g，甘草 84g，冰片 0.5g，人工麝香 10.5g，制蟾酥 63g，雄黄 126g，朱砂 126g。

规格 每 33 丸重 1g。

用法 口服，一次 10~15 丸，一日 1 次；小儿酌减，或遵医嘱；外用，研细吹鼻取嚏。

功用 祛暑解毒，辟秽开窍。

主治 夏令贪凉饮冷，感受暑湿，猝然闷乱烦躁、腹痛吐泻、牙关紧闭、四肢逆冷。

方义 丁香行气温中；苍术燥湿健脾，祛风散寒；天麻息风定惊；麻黄发汗解表；大黄通下积滞；冰片、人工麝香开窍辟秽醒神；制蟾酥辟秽解毒；雄黄解毒，燥湿祛痰；朱砂镇惊安神；甘草调药和中。

（赵雪莹）

wēnlǐjì

温里剂（interior-warming prescriptions） 具有温里助阳，散寒通脉等作用，用于治疗里寒证的方剂。属于八法中之温法。以温热药为主组成。

温里剂是根据《素问·至真要大论》"寒者热之""寒淫于内，治以甘热""寒淫所胜，平以辛热"的原则立法，一般分为温中祛寒、回阳救逆、温经散寒等类型，代表方剂如理中丸、四逆汤、当归四逆汤等。应用温里剂应注意因人、因时、因地制宜。对于素体阳虚之人，或时值冬令季节，或居住北方之人，温里药物之剂量可稍重，反之宜轻，以防温燥劫津之虞。此外，对于阴寒太盛，或真寒假热之证，患者服药入口即吐者，可少佐寒凉之品，或热药冷服。

（樊巧玲）

xiǎojiànzhōngtāng

小建中汤（xiaojianzhong decoction） 温里剂，东汉·张仲景《伤寒论·辨太阳病脉证并治中》方。

组成 桂枝（三两）去皮，甘草（炙）二两，大枣（擘）十二枚，芍药六两，生姜（切）三两，胶饴一升。

用法 上六味，以水七升，煮取三升，去滓，内饴，更上微火消解。温服一升，日三服。

功用 温中补虚，和里缓急。

主治 中焦虚寒，肝脾不和，腹中拘急疼痛，喜温喜按，神疲乏力；或心悸而烦，面色无华；或手足烦热，咽干口燥；舌淡苔白，脉细弦。

方义 饴糖功能温中补虚，缓急止痛；桂枝温阳散寒，白芍养阴缓急；生姜温胃散寒，大枣补脾益气；炙甘草益气和中，调和诸药。

（樊巧玲）

dāngguī jiànzhōngtāng

当归建中汤（danggui jianzhong decoction） 温里剂，唐·孙思邈《千金翼方·卷六》方。

组成 当归四两，桂心三两，甘草（炙）二两，芍药六两，生姜三两，大枣（擘）十二枚。

用法 上六味，以水一斗，煮取三升，分为三服，一日令尽。若大虚，加饴糖六两作汤成，内之于火上暖，令饴糖消。

功用 温补气血，缓急止痛。

主治 产后虚羸不足，腹中疗痛不止，吸吸少气，或小腹拘急挛痛引腰背，不能饮食者。

方义 饴糖、芍药温中补虚，缓急止痛；当归补血和血；桂心温阳祛寒，合饴糖辛甘化阳，温中补脾；生姜温胃散寒，大枣补脾益气；炙甘草益气和中，兼调和诸药，合芍药酸甘化阴，缓急止痛。

（龙一梅）

dāngguī shēngjiāng yángròutāng

当归生姜羊肉汤（danggui shengjiang yangrou decoction）

温里剂，东汉·张仲景《金匮要略·腹满寒疝宿食病脉证治》方。

组成 当归三两，生姜五两，羊肉一斤。

用法 上三味，以水八升，煮取三升，温服七合，日三服。

功用 温中补血，祛寒止痛。

主治 寒疝腹中痛，胁痛里急；产后腹中㽲痛，腹中寒疝，虚劳不足。

方义 当归、生姜养血散寒，羊肉补虚生血。

（龙一梅）

dàjiànzhōngtāng

大建中汤（dajianzhong decoction）

温里剂，东汉·张仲景《金匮要略·腹满寒疝宿食病脉证治》方。

组成 蜀椒（去汗）二合，干姜四两，人参二两。

用法 上三味，以水四升，煮取二升，去渣，纳饴，微火煮取一升半，分温再服，如一炊顷，可饮粥二升，后更服，当一日食糜，温覆之。

功用 温中补虚，降逆止痛。

主治 中阳衰弱，阴寒内盛之心胸中大寒痛，呕不能食，腹中寒，上冲皮起出现有头足，上下痛而不可触近，舌苔白滑，脉细沉紧，甚则肢厥脉伏。

方义 蜀椒、干姜温中散寒止痛；饴糖温中补虚，缓急止痛；人参补脾益气，合饴糖补中缓急。

（贾波）

nèibǔ dāngguī jiànzhōngtāng

内补当归建中汤（neibu danggui jianzhong decoction）

温里剂，唐·孙思邈《备急千金要方·卷三》方，异名当归建中汤（《千金翼方·卷六》）、内补当归汤（《鸡峰·卷十六》）、内补建中汤（《产科发蒙·卷三》）。

组成 当归四两，芍药六两，甘草二两，桂心三两，生姜六两，大枣十枚。

用法 以水一斗，煮取三升，去滓，分三服，一日令尽。产后一月，日得服四五剂为善。

功用 温补气血，缓急止痛。

主治 妇人产后虚赢不足，腹中绵绵作痛，吸吸少气，或苦小腹拘急，痛引腰背，不能饮食。

方义 当归性善补血活血，养营血以荣冲任，又善止痛；芍药养血敛阴，缓急止痛；桂心温阳气，祛寒邪；生姜温胃散寒；大枣补脾益气；甘草益气和中，调和诸药。

（王迪）

gānjiāng rénshēn bànxiàwán

干姜人参半夏丸（ganjiang renshen banxia pills）

温里剂，东汉·张仲景《金匮要略·妇人病脉证并治》方。

组成 干姜一两，人参一两，半夏二两。

用法 上三味，末之，以生姜汁糊为丸，如梧子大，饮服十丸，日三服。

功用 益气温中，和胃降逆。

主治 妊娠呕吐不止。

方义 干姜温中散寒；人参益气补中；半夏和胃止呕。

（樊巧玲）

wúzhūyútāng

吴茱萸汤（wuzhuyu decoction）

温里剂。

东汉·张仲景《伤寒论·辨阳明病脉证并治》方。组成：吴茱萸（洗）一升，人参三两，生姜（切）六两，大枣（擘）十二枚。用法：上四味，以水七升，煮取二升，去滓，温服七合，日三服。功用：温中补虚，降逆止呕。主治：肝胃肾虚寒，寒邪上逆犯胃所致食谷欲呕，或兼胃脘疼痛，吞酸嘈杂；干呕吐涎沫，头痛，巅顶痛甚；呕吐下利，手足厥冷，烦躁欲死，舌淡苔白滑，脉沉弦细或迟。方义：吴茱萸胃暖肝肾，降逆止呕；重用生姜温胃散寒，降逆止呕；人参益气健脾补虚；大枣甘缓和中，助人参补脾气以升清阳，配生姜以调脾胃，制约吴茱萸、生姜的辛燥，并能调和诸药。

唐·王焘《外台秘要·卷十九》引许仁则方。组成：吴茱萸二两，生姜五两，橘皮三两，桂心二两，大槟榔合皮子（碎），十枚。用法：上药切，以水七升，煮。取二升半，去滓，分温三服，服相去如人行七、八里久。一服觉诸状可，欲重合，服亦佳。服汤后将息。经三四日，即服后桑根白皮等十味丸。忌生葱。功用：温里散寒，行气利水。主治：脚气，但觉脚肿，疼闷沉重，有时缓弱，乍冲心腹满闷，小腹下不仁，有时急痛。

（吴建红）

zhōngmǎn fēnxiāotāng

中满分消汤（zhongman fenxiao decoction）

温里剂，金·李杲《兰室秘藏·卷上》方。

组成 川乌、泽泻、黄连、人参、青皮、当归、生姜、麻黄、柴胡、干姜、荜澄茄各二分，益智仁、半夏、茯苓、木香、升麻各三分，黄芪、吴茱萸、厚朴、草蔻仁、黄柏各五分。

用法 上锉如麻豆大，都作

一服，水二大盏，煎至一盏，食前热服。

功用 温中祛寒，燥湿健脾，理气宽中。

主治 中满寒胀，寒疝，大小便不通，阴躁，足不收，四肢厥逆，食入反出，下虚中满，腹中寒，心下痞，下焦躁寒沉厥，奔豚不收。

方义 川乌、干姜、吴茱萸、荜澄茄、益智仁温中助阳；黄连、黄柏清热燥湿；半夏、生姜、草蔻仁、厚朴、木香、青皮燥湿健脾，行气和中；泽泻、茯苓淡渗利水；人参、黄芪、当归益气养血；麻黄、升麻、柴胡散寒升阳。

（左铮云）

báitōngtāng

白通汤（baitong decoction）

温里剂，东汉·张仲景《伤寒论·辨少阴病脉证并治》方。

组成 葱白四茎，干姜一两，附子（生，去皮，破八片）一枚。

用法 上三味，以水三升，煮取一升，去滓，分温再服。

功用 破阴回阳，宣通上下。

主治 少阴病阴盛戴阳证。手足厥逆，下利，脉微，面赤者。

方义 葱白辛温通阳，姜、附通阳复脉。

（韩 涛）

báitōng jiā zhūdǎnzhītāng

白通加猪胆汁汤（baitong jia zhudanzhi decoction）

温里剂，东汉·张仲景《伤寒论·辨少阴病脉证并治》方。

组成 葱白四茎，干姜一两，附子（生、去皮、破八片）一枚，人尿五合，猪胆汁一合。

用法 上五味，以水三升，煮取一升，去滓，纳胆汁、人尿，和令相得，分二次温服。若无胆，亦可用。

功用 通阳破阴。

主治 少阴病，阴盛格阳，下利不止，厥逆无脉，面赤干呕而烦躁。

方义 葱白辛温通阳，姜、附通阳复脉；人尿、猪胆汁滋阴和阳，此为反佐之法。

（韩 涛）

huíyáng jiùjītāng

回阳救急汤（huiyang jiuji decoction）

温里剂，明·陶节庵《伤寒六书·卷三》方。

组成 熟附子，干姜，人参，甘草（炙），白术，肉桂，陈皮，五味子，茯苓，半夏。

用法 水二盅，加生姜三片，煎后，临卧入麝香三厘调服。中病以手足温和即止，不得多服。

功用 回阳救急，益气生脉。

主治 寒邪直中三阴，真阳衰微证。四肢厥冷，神衰欲寐，畏寒蜷卧，吐泻腹痛，口不渴，甚则身寒战栗，或指甲口唇青紫；口吐涎沫；舌淡苔白，脉沉微，甚或无脉。

方义 附子、干姜、肉桂温里回阳，祛寒通脉；人参、白术、茯苓、炙甘草、半夏、陈皮、生姜补益脾胃，固守中州；麝香辛香走窜，通行十二经脉；五味子酸涩收敛，伍人参益气补心以生脉，伍麝香则散中有收，使诸药迅布周身，而无虚阳散越之虞。

（韩 涛）

sìwèi huíyángyǐn

四味回阳饮（siwei huiyang drink）

温里剂，明·张介宾《景岳全书·卷五十一》方。

组成 人参一二两，制附子二三钱，炙甘草一二钱，炮干姜二三钱。

用法 水二盅，武火煎七八分，温服，徐徐饮之。

功用 益气回阳，救逆固脱。

主治 元阳虚脱，危在顷刻者，症见神识昏愦，四肢厥逆，冷汗淋漓，气息微弱，脉微欲绝。

方义 此方为四逆汤和参附汤合方，方中人参大补元气，益气固脱；附子上温心阳以通脉，下温肾阳以益火，回阳救逆，干姜温壮脾阳，二药配伍，相须为用，合人参回阳救逆，益气固脱；再配伍甘草，既助人参益气生津，又合附子、干姜辛甘化阳，解附子之毒，且使益气回阳固脱之力持久。

（杨 勇）

sìnìtāng

四逆汤（sini decoction）

温里剂，东汉·张仲景《伤寒论·辨少阴病脉证并治》方。

组成 甘草（炙）二两，干姜一两半，附子（生用，去皮，破八片）一枚。

用法 上三味，以水三升，煮取一升二合，去滓，分温再服。强人可大附子一枚，干姜三两。

功用 回阳救逆。

主治 心肾阳衰之寒厥证。四肢厥逆，神衰欲寐，面色苍白，恶寒蜷卧，腹痛下利，呕吐不渴，甚则冷汗淋漓，舌淡苔白滑，脉微欲绝。

方义 附子温壮元阳，破阴散寒，以救助衰竭之阳气，用生者，其性更烈，能迅速通行周身，是回阳救逆第一品药；干姜既能温中焦，散寒邪，以扶助后天脾胃阳气，与附子配伍，又能助阳通脉，是回阳救逆的基本配伍；炙甘草作用有三：一助生附子、干姜温阳益气，使回阳救逆中有益气补虚之功；二能缓干姜、附子峻烈之性，使其破阴回阳而无暴散之虞；三调和药性，并能使药力作用持久。

（杨 勇）

sìnì jiā rénshēntāng

四逆加人参汤（sini jia renshen decoction）　温里剂，东汉·张仲景《伤寒论·辨霍乱病脉证并治》方。

组成　甘草（炙）二两，附子（生，去皮，破八片）一枚，干姜一两半，人参一两。

用法　上四味，以水三升，煮取一升二合，去滓，分温再服。

功用　回阳救逆，益气固脱。

主治　少阴病，亡阳脱液。四肢厥逆，恶寒蜷卧，脉微而下利，利止而余症仍在。

方义　附子走而不守，通行十二经，补命门火，回阳救逆，干姜温暖脾阳，守而不走，二药配伍既温先天以助后天，又暖后天以养先天，助阳通脉，壮阳气，散阴寒，使阳气复，血脉通，阴寒散；甘草助姜、附温阳益气，且缓二药峻烈之性；人参大补元气，生津固脱，对四逆汤证下利，利止四逆证仍在，属阳气津液大伤者，能奏益气回阳，生津固脱之功。

（杨　勇）

sìwéisǎn

四维散（siwei powder）　温里剂，明·张介宾《景岳全书·卷五十》方。

组成　人参一两，制附子二钱，干姜（炒黄）二钱，炙甘草一二钱，乌梅肉五分或一钱，酌其味之微甚，随病人之意而用之。或不用，此即四味回阳饮也。

用法　上为末，和匀，用水拌湿，蒸一饭顷，取起烘干，再为末。每服一二钱，温汤调下。

功用　益气回阳，敛阴固脱。

主治　脾肾虚寒，滑脱之甚，或泻痢不能止，或气虚下陷，二阴血脱不能禁者。

方义　此方为四味回阳饮加乌梅，方中人参、附子回阳救逆，益气固脱，挽救欲绝之阳气；干姜温暖脾阳，散寒止泻，配附子温阳散寒，配人参温补中焦阳气；炙甘草温补中气，甘缓和中，和人参、附子、干姜配伍，温肾暖脾，培土止泻，且能缓和干姜、附子峻烈之性，延缓药力；乌梅酸收敛阴，以固滑脱之气血津液。方以四维为名，寓挽救气血阴阳之义。

（杨　勇）

sìzhùsǎn

四柱散（sizhu powder）　温里剂，宋·太平惠民和剂局《太平惠民和剂局方·卷三》方。

组成　木香（湿纸裹煨）、茯苓、人参、附子（炮，去皮、脐）各一两。

用法　上为细末，每服二钱，水一大盏，生姜二片，大枣一个，盐少许，煎七分，空心、食前服。

功用　温肾健脾，回阳益气。

主治　丈夫元脏气虚，真阳耗败，两耳常鸣，脐腹冷痛，头眩目晕，四肢怠倦，小便滑数，泄泻不止。

方义　附子回阳救逆，补火暖土，人参大补元气，健脾助运，二药配伍，益气回阳固脱；木香辛散行气，助附子、人参益气回阳，且止疼痛，葱白通阳利窍，增附子回阳之力，茯苓健脾渗湿止泻，生姜、大枣健脾和胃，以资后天化源。

（杨　勇）

sānjiàngāofāng

三建膏方（sanjian paste）　温里剂，清·张璐《张氏医通》方。

组成　天雄、附子、川乌各一枚，桂心、官桂、桂枝、细辛、干姜、蜀椒各二两。

用法　上切为片，麻油二斤浸，春五夏三秋七冬十日，煎熬去滓，滤净再熬，徐下黄丹，不住手搅，滴水不散为度。阴疽以葱汤洗净，摊成加银粉少许贴患处。腹痛少食泄泻，摊成加丁香末少许，贴脐中及中脘。阳衰精冷，摊成加阿芙蓉少许，贴脐中及丹田。冷哮喘嗽，摊成加麝少许，贴肺腧及华盖膻中。癥瘕冷积，摊成加麝香、阿魏少许，贴患处。

功用　温阳散寒。

主治　阴疽歹肉不化，腹痛泄泻，阳衰精冷，冷哮喘嗽，癥瘕冷积。

方义　桂心、官桂、天雄、附子温肾壮阳，纳气平喘；桂枝、细辛解表散寒，温脉通窍；干姜、蜀椒温中散寒；川乌辛热，有大毒，祛风湿，温经止痛。

（阮时宝）

ānzhōngpiàn

安中片（anzhong tablets）　温里剂，国家药典委员会《中华人民共和国药典·一部》（2020年版）方。

组成　桂枝180g，醋延胡索180g，煅牡蛎180g，小茴香120g，砂仁120g，高良姜60g，甘草120g。

规格　每片重0.2g；薄膜衣片，每片重0.52g。

用法　口服，一次4～6片，儿童一次2～3片；一日3次。薄膜衣片：一次2～3片，儿童一次1～1.5片；一日3次。或遵医嘱。

功用　温中散寒，理气止痛，和胃止呕。

主治　阳虚胃寒所致的胃痛，症见胃痛绵绵、畏寒喜暖、泛吐清水、神疲肢冷；慢性胃炎、胃及十二指肠溃疡见上述症状者。

方义　高良姜温中散寒；桂枝合甘草辛甘化阳；桂枝又能温通经脉，散寒止痛；甘草又可益气健脾；砂仁、小茴香行气散寒，且能止痛；醋延胡索活血止痛，气血同治；煅牡蛎收敛制酸；甘草兼能调和诸药。

（闫润红）

bāwèi hēishénsǎn

八味黑神散 （ bawei heishen powder ）
温里剂，宋·朱端章《卫生家宝产科备要·卷七》方。

组成 当归（去芦头，酒浸，焙干）、白芍药（锉）、干姜（炮裂，锉）、肉桂（去皮，不见火，锉）、熟干地黄（锉，焙）、蒲黄（纸衬铫，炒香用）、甘草（炙，锉）各半两，黑豆（炒）一两。

用法 上为细末。每服二钱，温酒、米饮、童子小便，任意调服之。

功用 行血下胎。

主治 妇人产后，寒瘀肉停，恶露不下，心胸痞满，腹部胀痛，以及血晕神昏者；并治热病胎死腹中。

方义 熟地、当归、芍药养血和血，蒲黄、黑豆行气活血，肉桂、干姜辛热行血破血，甘草调和诸药，用童便增强散瘀作用，加酒者，引入血分以助药力。

（周永学）

dāngguī sìnìtāng

当归四逆汤 （ danggui sini decoction ）
温里剂，东汉·张仲景《伤寒论·辨厥阴病脉证并治》方。

组成 当归三两，桂枝（去皮）三两，芍药三两，细辛三两，甘草（炙）二两，通草二两，大枣（擘）二十五枚。

用法 上七味，以水八升，煮取三升，去滓，温服一升，日三服。

功用 温经散寒，养血通脉。

主治 血虚寒厥证。手足厥寒，或腰、股、腿、足、肩臂疼痛，口不渴，舌淡苔白，脉沉细或细而欲绝。

方义 当归养血和血；桂枝温经散寒，温通血脉；细辛温经散寒，助桂枝温通血脉；芍药养血和营，助当归补益营血；通草通经脉，利关节；大枣、甘草益气健脾养血，重用大枣，既合当归、芍药以补营血，又防桂枝、细辛燥烈太过，伤及阴血；甘草又可调和诸药。

（闫润红）

dāngguī sìnì jiā wúzhūyú shēngjiāngtāng

当归四逆加吴茱萸生姜汤
（ danggui sini jia wuzhuyu shengjiang decoction ）
温里剂，东汉·张仲景《伤寒论·辨厥阴病脉证并治》方。

组成 当归三两，芍药三两，甘草（炙）二两，通草二两，桂枝（去皮）三两，细辛三两，生姜（切）半斤，吴茱萸二升，大枣（擘）二十五枚。

用法 上九味，以水六升，清酒六升，和煮取五升，去滓，温分五服。

功用 温经散寒。

主治 中虚寒凝经脉证。手足厥逆，脉细欲绝，其人内有久寒者。

方义 当归养血和血；桂枝温经散寒，温通血脉；细辛温经散寒，助桂枝温通血脉；芍药养血和营，助当归补益营血；通草能通经脉，利关节；吴茱萸、生姜性善暖肝温胃，散寒开郁；加酒以行药势，以助温经散寒；大枣、甘草益气健脾养血；大枣合归、芍补营血，以防桂枝、细辛燥烈太过，伤及阴血；甘草又可调和诸药。

（闫润红）

yánghétāng

阳和汤 （ yanghe decoction ）
温里剂，清·王维德《外科证治全生集·卷四》方。

组成 熟地一两，麻黄五分，鹿角胶三钱，白芥子（炒研）二钱，肉桂一钱，生甘草一钱，炮姜炭五分。

用法 水煎服。

功用 温阳补血，散寒通滞。

主治 素体阳虚，营血不足，寒凝痰滞，痹阻于肌肉筋骨血脉所致的阴疽，如贴骨疽、脱疽、流注、痰核、鹤膝风等属于血虚寒凝者。患处漫肿无头，皮色不变，酸痛无热，或伴畏寒肢冷，口中不渴，舌淡苔白，脉沉细或迟细。

方义 熟地温补营血，补肾填精，鹿角胶补肾助阳，益精血，强筋骨，二药合用以补阴疽之营血不足；姜炭、肉桂入血分，温阳气，散寒凝，温经脉，助血行，以除阴疽阳虚寒凝；白芥子直达皮里膜外，温化寒痰，通络散结，少量麻黄发越阳气，开腠理通经络，散肌表腠理之寒凝；生甘草解毒而调和诸药。

（吴建红）

lǐzhōngwán

理中丸 （ lizhong pills ）
温里剂，东汉·张仲景《伤寒论·辨霍乱病脉证并治》方。

组成 人参、干姜、甘草（炙）、白术各三两。

用法 上四味，捣筛，蜜和为丸，如鸡子黄许大。以沸汤数合，和一丸，研碎，温服之。日三四，夜二服。腹中未热，益至三四丸。然不及汤。

功用 温中祛寒，补气健脾。

主治 ①脾胃虚寒证。脘腹疼痛，喜温喜按，恶心呕吐，不欲饮食，大便稀溏，畏寒肢冷，口不渴，舌淡苔白，脉沉细或沉迟无力。②阳虚失血证。便血、衄血或崩漏等，血色黯淡或清稀。

③胸痹、小儿慢惊、病后喜唾涎沫、霍乱等属中焦虚寒者。

方义　干姜温中祛寒，扶阳抑阴；人参补气益脾，与干姜相配，温补并用，正合脾胃虚寒之机，白术健脾燥湿，与干姜相配，温燥相合，以复脾胃升降之常；炙甘草一者可助人参、白术补益脾气，二者与干姜相配，辛甘养阳，以增强温阳散寒之力，三者缓急止腹痛，四者调和诸药。

（葛鹏玲）

huángqí jiànzhōngtāng

黄芪建中汤（huangqi jianzhong decoction）　温里剂，东汉·张仲景《金匮要略·血痹虚劳病脉证并治》方。

组成　桂枝（去皮）三两，甘草（炙）二两，大枣（擘）十二枚，芍药（六两），生姜（切）三两，胶饴一升，黄芪一两半。

用法　上七味，以水七升，煮取三升，去渣，内饴，更上微火消解。温服一升，日三服。

功用　温中补虚，和里缓急。

主治　阴阳气血俱虚证。里急腹痛，喜温喜按，面色无华，形体羸瘦，心悸气短，自汗盗汗。

方义　黄芪健脾益气；饴糖温中补虚，缓急止痛；桂枝温助脾阳，祛散虚寒；芍药滋养营阴，缓急止痛，伍以桂枝则调和营卫，燮理阴阳；生姜、大枣健脾益胃，调和营卫；炙甘草益气健脾，调和诸药。

（胡晓阳）

liánlǐtāng

连理汤（lianli decoction）　温里剂，明·秦景明《症因脉治·卷二》方。

组成　人参，白术，干姜，炙甘草，黄连。

用法　水煎服。

功用　温中祛寒，清湿热。

主治　脾胃虚寒，湿热内蕴之呕吐酸水，腹痛泄泻，苔白舌边红。

方义　干姜温中散寒；人参补益脾气；白术健脾燥湿以止泻；炙甘草补中益气缓急，调和药性。黄连清湿热。

（章　健）

fùzǐ lǐzhōngwán

附子理中丸（fuzi lizhong pills）　温里剂，宋·太平惠民和剂局《太平惠民和剂局方·卷五》方。

组成　附子（炮，去皮、脐）、人参（去芦）、干姜（炮）、甘草（炙）、白术各三两。

用法　上为细末，用炼蜜和为丸，每两作一十丸。每服一丸，以水一盏，化破，煎至七分，稍热服之，空心食前。

功用　温阳祛寒，补气健脾。

主治　脾胃虚寒较甚，或脾肾阳虚。脘腹冷痛，下利清谷，恶心呕吐，畏寒肢凉，或霍乱吐痢转筋，舌淡，苔白，脉微。

方义　附子温肾散寒，干姜温中祛寒；人参补气健脾，白术健脾燥湿；炙甘草合参、术以助益气健脾，又缓急止腹痛，兼调和诸药。

（章　健）

gùzhēntāng

固真汤（guzhen decoction）　清热剂，金·李杲《兰室秘藏·卷下》方。

组成　升麻、柴胡、羌活各一钱，炙甘草、草龙胆、泽泻各一钱五分，知母、黄柏各二钱。

用法　上剉，如麻豆大，分作二服。水二盏，煎至一盏，去滓，空心，稍热服，以早饭压之。

功用　泻火坚阴。

主治　睾丸冷凉，前阴痿弱，阴汗如水，小便后有余滴，尻臀并前阴冷，恶寒而喜热，膝下亦冷等。

方义　黄柏、知母清降阴虚之火。龙胆草清泻下焦湿热；羌活善治湿邪袭表，泽泻泻肾浊利小便，使湿热之邪从小便而出。柴胡、升麻升清以降浊，伍泽泻寓"欲降先升"之意。甘草调和诸药，又可防燥烈之品耗伤阴津。

（章　健）

shēnfùtāng

参附汤（shenfu decoction）　温里剂，明·薛己《校注妇人良方·卷十九》方。

组成　人参一两，附子（炮）五钱。

用法　作一服，姜、枣水煎，徐徐服。

功用　益气回阳固脱。

主治　阳气暴脱。手足逆冷，冷汗淋漓，大便自利，或脐腹疼痛，面白恶寒，脉微欲绝。

方义　人参大补元气以固后天。附子大辛大热，温壮元阳，以补先天。二药配伍，上温心阳，下补命火，中助脾土，相须为用，使气固阳回。

（章　健）

tōngmài sìnìtāng

通脉四逆汤（tongmai sini decoction）　温里剂，东汉·张仲景《伤寒论·辨少阴病脉证并治》方。

组成　甘草（炙）二两，附子（生用，去皮，破八片）大者一枚，干姜三两，强人可四两。

用法　上三味，以水三升，煮取一升二合，去滓，分温再服，其脉即出者愈。

功用　破阴回阳通脉。

主治　少阴病，阴盛格阳证，下利清谷，里寒外热，手足厥逆，脉微欲绝，身反不恶寒，其人面色赤，或腹痛，或干呕，或咽痛，或利止脉不出者。

方义　附子回阳救逆；干姜

通脉散寒；炙甘草镇守中州，且可调和药性。

（李 冀）

jíjiù huíyángtāng
急救回阳汤 （jijiu huiyang decoction） 温里剂。

清·王清任《医林改错·卷下》方。组成：党参八钱，附子（大片）八钱，干姜四钱，白术四钱，甘草三钱，桃仁（研）二钱，红花二钱。用法：水煎服。功用：益气回阳，温中祛寒。主治：津液暴亡，气液随脱，筋脉失养，吐泻转筋，四肢厥冷，大汗淋漓，大渴饮冷。方义：附子回阳救逆，温散阴寒，党参大补元气，益气固脱；干姜温中祛寒，助阳通脉，白术补脾益气，固表止汗；桃仁、红花活血通经；甘草益气和中，并缓和药性。

张锡纯《医学衷中参西录·上篇·卷七》方。组成：潞党参八钱，生山药一两，生杭芍五钱，山萸肉（去净核）八钱，炙甘草三钱，赭石（研细）四钱，朱砂（研细）五分。用法：先用童尿半盅炖热，送下朱砂，继服汤药。功用：回阳救急，益气敛阴。主治：吐泻已极，阴阳将离，霍乱吐泻，日夜不已，四肢厥冷，精神昏昏，气息奄奄，脉微欲绝。

（刘蔚雯）

huángqí guìzhī wǔwùtāng
黄芪桂枝五物汤 （huangqi guizhi wuwu decoction） 温里剂，东汉·张仲景《金匮要略·血痹虚劳病脉证并治》方。

组成 黄芪、芍药、桂枝各三两，生姜六两，大枣十二枚。

用法 上五味，以水六升，煮取二升，温服七合，日三服。

功用 益气温经，和血通痹。

主治 血痹。肌肤麻木不仁，

微恶风寒，舌淡，脉微涩而紧。

方义 黄芪甘温益气，补在表之卫气；桂枝散风寒而温经通痹；芍药养血和营，濡养肌肤而通血痹；生姜疏散风邪，大枣养血益气；二者配伍，和营卫，调诸药。

（胡晓阳）

xiāngshā yǎngwèiwán
香砂养胃丸 （xiangsha yangwei pills） 温里剂，国家药典委员会《中华人民共和国药典·一部》（2020年版）方。

组成 木香210g，砂仁210g，白术300g，陈皮300g，茯苓300g，半夏（制）300g，醋香附210g，枳实（炒）210g，豆蔻（去壳）210g，姜厚朴210g，广藿香210g，甘草90g，生姜90g，大枣150g。

用法 口服，一次1袋，一日2次。

功用 健脾祛湿，行气和中。

主治 脾胃气虚，湿阻气滞所致的胃痛，痞满，症见胃痛隐隐，脘闷不舒，呕吐酸水，嘈杂不适，不思饮食，四肢倦怠，舌淡苔白腻，脉沉实。

方义 白术健脾益气燥湿；砂仁、豆蔻、藿香化湿行气，和中止呕；陈皮、厚朴行气和中，燥湿除积；木香、香附理气解郁、和胃止痛；茯苓健脾利湿；枳实破气消积，散结除痞；半夏降逆止呕，消痞散结；生姜、大枣、甘草调药和中。

（杨力强）

guìfù lǐzhōngwán
桂附理中丸 （guifu lizhong pills） 温里剂，国家药典委员会《中华人民共和国药典·一部》（2020年版）方。

组成 肉桂30g，附片30g，党参90g，炒白术90g，炮姜90g，

炙甘草90g。

规格 水蜜丸，每10丸重0.24g；大蜜丸，每丸重9g。

用法 用姜汤或温开水送服，水蜜丸一次5g，小蜜丸一次9g，大蜜丸一次1丸，一日2次。

功用 补肾助阳，温中健脾。

主治 肾阳衰弱，脾胃虚寒证。症见脘腹冷痛，呕吐泄泻，四肢厥冷。

方义 炮姜温脾阳，散寒邪，党参补气健脾，白术健脾燥湿，肉桂、附子补肾助阳，炙甘草益气补中，缓急止痛，调和诸药。

（牟 莉）

lǐzhōng huàtánwán
理中化痰丸 （lizhong huatan pills） 温里剂，明·王纶《明医杂著·卷六》方。

组成 人参、白术（炒）、干姜、甘草、茯苓、半夏（姜制）各等分。

用法 上为细末，炼蜜为丸，如梧桐子大，每次四十至五十丸，一日三次，白开水送服。

功用 健脾温中，燥湿化痰。

主治 脾胃虚寒，痰饮内停，咳嗽痰多，自利腹痛，四肢不温，畏寒怕冷，呕吐少食，饮食难化。

方义 干姜既可温肺散寒以化饮，又能温助脾阳以祛湿；人参补益脾气，白术健脾燥湿，茯苓健脾渗湿，共治生痰之本；半夏燥湿化痰，为治湿痰之要药；甘草既可助补益脾气，又可调和诸药。

（葛鹏玲）

xūhán wèitòng kēlì
虚寒胃痛颗粒 （xuhan weitong granules） 温里剂，国家药典委员会《中华人民共和国药典·一部》（2020年版）方。

组成 炙黄芪335.8g，炙甘草224.0g，桂枝224.0g，党参

335.8g，白芍 335.8g，高良姜 134.4g，大枣 224.0g，干姜 44.8g。

规格 每袋装 5g、3g（无蔗糖）。

用法 开水冲服，一次一袋，一日 3 次。

功用 益气健脾，温胃止痛。

主治 脾虚胃弱所致的胃痛，胃脘隐痛，喜温喜按，遇冷或空腹加重；十二指肠球部溃疡，慢性萎缩性胃炎见上述证候者。

方义 干姜温助脾阳，祛散寒邪；黄芪补益脾气，干姜与黄芪相配，温补并用；高良姜温中止痛，助干姜温散脾胃寒邪，党参、大枣补中益气，助黄芪补益脾气，桂枝温运脾阳，白芍缓急止痛；炙甘草既可补脾益气，又可调和诸药。

（葛鹏玲）

dàiwēnjiǔgāo

代温灸膏（dai wenjiu plaster）

温里剂，国家药典委员会《中华人民共和国药典·一部》（2020 年版）方。

组成 辣椒 3800g，肉桂 750g，生姜 20000g，肉桂油 100ml。

用法 外用，根据病证，按穴位贴一张。

功用 温通经脉，散寒镇痛。

主治 风寒阻络所致的痹病，症见腰背、四肢关节冷痛；寒伤脾胃所致的脘腹冷痛、虚寒泄泻；慢性风湿性关节炎、慢性胃肠炎见上述证候者。

方义 辣椒温经散寒、活血消肿止痛，肉桂温里散寒、活血止痛，生姜祛风散寒温经。

（杨　勇）

guìzhī jiā guìtāng

桂枝加桂汤（guizhi jia gui decoction）

温里剂，东汉·张仲景《伤寒论·辨太阳病脉证并治中》方。

组成 桂枝（去皮，五两），芍药（三两），生姜（切）三两，甘草（炙）二两，大枣（擘）十二枚。

用法 上五味，以水七升，煮取三升，去滓。温服一升。

功用 温通心阳，平冲降逆。

主治 心阳虚弱，寒水凌心之奔豚。太阳病误用温针或因发汗太过而发奔豚，自觉有气从少腹上冲心胸，起卧不安，有发作性者。

方义 重用桂枝温通心阳，壮君火以平抑下焦阴寒冲逆；以芍药通血脉，利小便，去水气；炙甘草与桂枝相配辛甘养阳，温助心阳；生姜、大枣辛甘合化，温助心阳。

（年　莉）

guìzhī jiā sháoyàotāng

桂枝加芍药汤（guizhi jia shaoyao decoction）

温里剂，东汉·张仲景《伤寒论·辨太阴病脉证并治》方。

组成 桂枝（去皮）三两，芍药六两，甘草（炙）二两，大枣（擘）十二枚，生姜（切）三两。

用法 上五味，以水七升，煮取三升，去滓。温分三服。

功用 温脾和中，缓急止痛。

主治 伤寒太阳病误下伤中，土虚木乘之腹痛，喜温喜按，舌淡苔白，脉虚弦。

方义 桂枝温阳气，散寒邪，通血脉；白芍柔肝缓急，止腹痛；生姜、大枣、炙甘草补脾和中，炙甘草与桂枝相配辛甘化阳，温助脾阳；与白芍相配益阴和营，缓急止痛；兼调和诸药。

（年　莉）

bǔgāntāng

补肝汤（bugan decoction）

温里剂，宋·陈言《三因极一病证方论·卷八》方。

组成 山茱萸、甘草（炙）、桂心各一两，细辛（去苗）、茯苓、桃仁（麸炒，去皮尖）、柏子仁、防风各二两，川乌头（炮去皮脐）半两。

用法 上锉散，每服四大钱，水盏半，姜五片，枣三枚，煎至七分，去滓，空心服。

功用 温肝散寒。

主治 肝经虚寒，胁满筋急，不得太息，寒热腹满，不欲饮食，悒悒不乐，肢冷腹痛，目涩，或左胁偏痛，筋痿脚弱。

方义 山茱萸温肝补虚，桂心温通肝脉以散凝寒；细辛、防风、川乌功能散寒祛风，去湿止痛；茯苓健脾，桃仁活血，柏子仁养心安神；甘草缓急止痛，调和诸药。

（贺又舜）

qífùtāng

芪附汤（qifu decoction）

温里剂，宋·魏岘《魏氏家藏方》方。

组成 黄芪（去芦，蜜炙），大附子（炮，去皮脐）。

用法 各等分，每服四钱，姜十片，水一盅，煎八分，食前温服。

功用 温阳固表。

主治 大病、久病、重伤后气血耗失以致卫阳不固、阳虚自汗，症见自汗不止，畏寒肢冷，肢体倦怠，舌淡苔白，脉沉迟无力。

方义 附子辛功善回阳救逆，补火助阳；黄芪补气健脾，益气固表，两药合用，共奏温阳固表之功；生姜温中散寒，与附子相配，增温阳之力。

（贺又舜）

bànliúwán

半硫丸（banliu pills）

温里剂，宋·太平惠民和剂局《太平惠民和剂局方·卷六》方。

组成　半夏（汤浸七次，焙干，为细末），硫黄（明净好者，研令极细，用柳木槌子捣过）各等分。

用法　以生姜自然汁同熬，入干蒸饼末搅和匀，入臼内杵数百下，丸如梧桐子大。每服空心，温酒或生姜汤下十五丸至二十丸，妇人醋汤下。

功用　温脾暖肾，散寒通滞。

主治　心腹痃癖冷气，及年高风秘，冷秘或泄泻。

方义　半夏散结除痃，开通经络；硫黄除脏腑沉寒痼冷，温命门之火，除冷积，二药相和，温经散寒，开结除痃。

（杨　勇）

guìzhī gāncǎotāng

桂枝甘草汤（guizhi gancao decoction）　温里剂，东汉·张仲景《伤寒论·辨太阳病脉证并治中》方。

组成　桂枝（去皮）四两，甘草（炙）二两。

用法　上二味，以水三升，煮取一升，去滓。顿服。

功用　温通心阳。

主治　发汗过多，其人叉手自冒心，心下悸，欲得按。

方义　重用桂枝温助心阳，温通血脉，炙甘草补益心气；二者配伍，辛甘养阳，阳复而阴济，心悸自安。

（年　莉）

fùzǐtāng

附子汤（fuzi decoction）　温里剂。东汉·张仲景《伤寒论·辨少阴病脉证并治》方。组成：附子（炮，去皮，破八片）二枚，茯苓三两，人参二两，白术四两，芍药三两。用法：上五味，以水八升，煮取三升，去滓，温服一升，日三服。功用：温阳散寒，健脾祛湿。主治：阳虚寒湿内停。

身体骨节疼痛，背恶寒，手足寒，口中和，苔白滑，脉沉微。方义：附子温阳散寒；人参补气，伍附子温补阳气。茯苓、白术健脾除湿。芍药和营血而通痹止痛。

唐·孙思邈《备急千金要方·卷七》方。组成：附子三枚，芍药、桂心、甘草、茯苓、人参各三两，白术四两。用法：上七味，㕮咀。以水八升，煮取三升，分三服。功用：温阳散寒，健脾祛湿。主治：风寒湿痹。骨节疼痛，痛如锥刺，皮肤不仁，肌肉重着，四肢缓纵，舌淡，苔白滑，脉沉。

（章　健）

nuǎngānjiān

暖肝煎（nuangan decoction）　温里剂，明·张介宾《景岳全书·卷五十一》方。

组成　当归二三钱，枸杞三钱，小茴香二钱，肉桂一二钱，乌药二钱，沉香（或木香亦可）一钱，茯苓二钱。

用法　水一盅半，加生姜三五片，煎七分，食远温服。

功用　温补肝肾，行气止痛。

主治　肝肾不足，寒凝肝脉证。睾丸冷痛，或小腹疼痛，疝气痛，畏寒喜暖，舌淡苔白，脉沉迟。

方义　肉桂温肾暖肝，祛寒止痛；小茴香暖肝散寒，理气止痛；当归养血补肝，枸杞子补益肝肾，乌药、沉香辛温散寒，行气止痛；茯苓渗湿健脾，生姜散寒和胃，扶脾暖胃，顾护后天。

（毕珺辉）

báizhú fùzǐtāng

白术附子汤（baizhu fuzi decoction）　温里剂，东汉·张仲景《金匮要略·痉湿暍病脉证治》方。

组成　白术二两，附子（炮，去皮）一枚半，甘草（炙）一两，

生姜（切）一两半，大枣六枚。

用法　上五味，以水三升，煮取一升，去滓，分温三服。一服觉身痹，半日许再服，三服都尽，其人如冒状，勿怪，即是术、附并走皮中逐水气，未得故耳。

功用　温阳健脾，散寒除湿。

主治　风湿相搏，身体疼烦，不能自转侧，不呕不渴，脉浮虚而涩，大便坚，小便自利者。

方义　附子辛温大热，温阳除湿；白术苦温，健脾燥湿；附、术相合能并走皮中而逐残留之水气；姜、枣补脾和胃，调和营卫；甘草调和诸药。

（许二平）

guìzhī fùzǐtāng

桂枝附子汤（guizhi fuzi decoction）　温里剂，东汉·张仲景《伤寒论·辨太阳病脉证并治下》方。

组成　桂枝（去皮）四两，附子（炮，去皮，破）三枚，生姜（切）三两，大枣（擘）十二枚，甘草（炙）二两。

用法　上五味，以水六升，煮取二升，去滓。分温三服。

功用　祛风除湿，温经散寒。

主治　伤寒八九日，风湿相搏，身体疼烦，不能自转侧，不呕，不渴，脉浮虚而涩。

方义　桂枝祛散风寒，温通经脉；熟附子祛风除湿，温经散寒；生姜辛散寒邪，大枣益气养血，炙甘草补脾和中，一则与桂枝相配辛甘养阳，助阳气，散寒邪；二则缓解桂、附燥烈之性；三则调和诸药。

（年　莉）

shīxiàosǎn

失笑散（shixiao powder）　温里剂，清·顾世澄《疡医大全·卷十六》引江仍度方。

组成　荜茇八分，北细辛（净叶）一钱，大冰片二分五厘。

用法 共研极细，擦牙痛处。

功用 温经止痛。

主治 牙痛。

方义 荜茇温中止痛；细辛散寒止痛；冰片芳香走窜，通诸窍，散郁止痛。

(杨 勇)

bǔyìjì

补益剂 (tonifying and replenishing prescriptions)

具有补养人体气、血、阴、阳等作用，用于治疗各种虚证的方剂。属于八法中之补法。以补益药为主组成。

补益剂是根据"虚则补之""损者益之"，以及"形不足者，温之以气；精不足者，补之以味"的原则立法，主要分为补气、补血、补阴、补阳四类，分别适用于气虚、血虚、阴虚、阳虚之证，代表方剂如四君子汤、四物汤、六味地黄丸、左归丸、肾气丸、右归丸等。此外，临床亦常见到气血不足、阴阳两虚之证，故气血双补之八珍汤、十全大补汤，阴阳并补之地黄饮子、龟鹿二仙胶等亦很常用。补益剂的组成药物多味厚滋腻，煎药时宜文火久煎，以使有效成分充分溶出，服药时间以空腹或饭前为佳，若急证则不受此限。补益之药多味甘质腻，易于碍胃滞气，宜酌伍理气和胃之药同用。

(樊巧玲)

sìjūnzǐtāng

四君子汤 (sijunzi decoction)

补益剂，宋·太平惠民和剂局《太平惠民和剂局方·卷三》方。

组成 人参去芦 甘草炙 茯苓去皮 白术各等分。

用法 上为细末，每服二钱，水一盏，煎至七分，通口服，不拘时，入盐少许，白汤点亦得。

功用 补气健脾。

主治 脾胃气虚证。气短乏力，语声低微，面色萎白，食少便溏，舌淡苔白，脉虚缓。

方义 人参甘温益气，补益脾胃之气；白术健脾燥湿，助脾运化；茯苓渗湿健脾，且使人参、白术补而不滞；炙甘草甘温益气，助人参、白术补益中气之力，且调和诸药。

(杨 勇)

yìgōngsǎn

异功散 (yigong powder)

补益剂，宋·钱乙《小儿药证直诀·卷下》方。

组成 人参（切去顶）、茯苓（去皮）、白术、陈皮（锉）、甘草（炒），各等分。

用法 上为细末，每服二钱，水一盏，生姜五片，枣两个，同煎至七分，食前温服，量多少与之。

功用 益气健脾，行气化滞。

主治 脾胃气虚兼气滞证。症见胃脘闷滞，不思饮食，大便溏薄，或呕吐、泄泻等。

方义 人参益气健脾；白术健脾燥湿；茯苓健脾渗湿；陈皮理气和胃；炙甘草益气和中，调和诸药。

(闫润红)

liùjūnzǐtāng

六君子汤 (liujunzi decoction)

补益剂，明·虞抟《医学正传·卷三》方。

组成 陈皮一钱，半夏一钱五分，茯苓一钱，甘草一钱，人参一钱，白术一钱五分。

用法 切细，作一服，加大枣二枚，生姜三片，新汲水煎服。

功用 益气健脾，燥湿化痰。

主治 脾胃气虚兼痰湿证。面色萎黄，气短乏力，食少便溏，咳嗽有痰，色白清稀，呕恶呃逆，胸脘痞闷，舌淡苔白腻，脉虚。

方义 人参益气健脾；白术健脾燥湿，茯苓健脾渗湿；半夏、

陈皮燥湿化痰、行气和胃；生姜止呕健胃并制半夏毒性；甘草和中调药。

(王 迪)

qīwèi báizhúsǎn

七味白术散 (qiwei baizhu powder)

补益剂，宋·钱乙《小儿要证直诀·卷下》方。

组成 人参二钱五分，白茯苓五钱，白术（炒）五钱，藿香叶五钱，木香二钱，甘草一钱，葛根五钱（渴者加至一两），共为粗末。

用法 上咬咀，每服三钱，水煎，热甚发渴，去木香。

功用 健脾益气，和胃生津止泻。

主治 脾胃久虚，呕吐泄泻，频作不止，津液枯竭，烦躁口渴，但欲饮水，乳食不进，羸瘦困劣，因而失治，变成惊痫，不论阴阳虚实，并宜服。

方义 人参、葛根益气生津，止泻升清；茯苓、白术健脾化湿；藿香功能化湿和胃止呕，木香升降诸气，并能健脾止泻；甘草调和诸药。

(连建伟)

bǔzhōng yìqìtāng

补中益气汤 (buzhong yiqi decoction)

补益剂，金·李杲《内外伤辨惑论·卷中》方。

组成 黄芪（劳役病热甚者一钱）、甘草（炙）以上各五分，人参（去芦）、升麻、柴胡、橘皮、当归身（酒洗）、白术以上各三分。

用法 上咬咀，都作一服，水三盏，煎至一盏，去渣，温服。

功用 补中益气，升阳举陷。

主治 脾不升清证，症见头晕目眩，视物昏瞀，耳鸣耳聋，少气懒言，语声低微，面色萎黄，纳差便溏，舌淡脉弱；气虚发热

证，症见身热，自汗，渴喜热饮，气短乏力，舌淡而胖，脉大无力；中气下陷证，症见脱肛，子宫脱垂，久泄久痢，崩漏等，伴气短乏力，纳差便溏，舌淡，脉虚软。

方义　重用黄芪补中气，益肺气，实皮毛，且升阳举陷；人参大补元气，炙甘草补脾和中，三药相伍，可大补一身之气；白术补气健脾，助脾运化，当归补养营血，陈皮理气和胃，使诸药补而不滞；更加升麻、柴胡升阳举陷，与人参、黄芪配伍，可升提下陷之中气。诸药合用，既补益中焦脾胃之气，又提升下陷之气，且全方皆为甘温之药而能治气虚发热证，即所谓"甘温除热"之法。

（贺又舜）

shēngyáng yìwèitāng

升阳益胃汤（shengyang yiwei decoction）

补益剂，金·李杲《内外伤辨惑论·卷中》方，异名益胃汤（《医级·卷八》）。

组成　黄芪二两，半夏（汤洗，脉涩者用）、人参（去芦）、甘草（炙）各一两，独活、防风、白芍药、羌活各五钱，橘皮四钱，茯苓（小便利不渴者勿用）、柴胡、泽泻（不淋勿用）、白术各三钱，黄连一钱。

用法　上为粗末，每服三至五钱，用水三盏，加生姜五片，大枣二枚，煎至一盏，去滓，早饭后温服；服药后如小便罢而病加增剧，是不宜利小便，当少去茯苓、泽泻。

功用　益气升阳，清热燥湿。

主治　脾胃虚弱，湿热滞留中焦，怠惰嗜卧，四肢不收，体重节痛，口干舌干，饮食无味，食不消化，大便不调，小便频数。

方义　重用黄芪，并配伍人参、白术、甘草轻于健脾，重于

益胃；柴胡、防风、羌活、独活升举阳气；半夏、橘皮理气行滞；黄连除湿清热；茯苓、泽泻渗利湿邪；白芍养血和营，以防温燥之品所伤。

（王迪）

yùpíngfēngsǎn

玉屏风散（yupingfeng powder）

补益剂，元·朱震亨《丹溪心法·卷三》方。

组成　防风、黄芪各一两，白术二两。

用法　上每服三钱，水一盏半，姜三片，煎服。

功用　益气固表止汗。

主治　表虚自汗。汗出恶风，面色㿠白，舌质淡苔薄白，脉浮虚。亦治虚人腠理不固，易于感冒。

方义　黄芪内可大补脾肺之气，外可实卫气而固表止汗；白术健脾益气，助黄芪补气固表之力；防风走表而散风邪，合黄芪、白术以益气祛邪，且黄芪得防风，固表而不留邪；防风得黄芪，祛邪而不伤正，有补中寓疏，散中寓补之意。

（许二平）

shēngmàisǎn

生脉散（shengmai powder）

补益剂，金·李杲《内外伤辨惑论·卷中》方。

组成　人参，麦冬，五味子。

用法　长流水煎，不拘时服。

功用　益气生津，敛阴止汗。

主治　①温热、暑热耗气伤阴证。汗多神疲，体倦乏力，气短懒言，咽干口渴，舌干红少苔，脉虚数。②久咳伤肺，气阴两虚证。干咳少痰，短气自汗，口干舌燥，脉虚细。

方义　人参大补元气，止渴生津；麦门冬养阴清热，润肺止咳；五味子敛肺止汗，生津止渴，配人参则补固正气，伍麦冬则收

敛阴津。

（许二平）

rénshēn hútáotāng

人参胡桃汤（renshen hutao decoction）

补益剂，南宋·严用和《济生方·卷二》方。

组成　新罗人参（切片）寸许，胡桃（取肉，切片）五个。

用法　上作一服，用水一小盏，生姜五片，煎至七分，去滓，临卧温服。

功用　补肺肾，定虚喘。

主治　肺肾不足之虚喘，胸满喘急，不能睡卧。

方义　胡桃补肾，温肺，定喘止咳；人参补肺健脾；生姜温肺散寒。

（周永学）

rénshēn jiànpíwán

人参健脾丸（renshen jianpi pills）

补益剂，明·王肯堂《证治准绳》方。

组成　白术（炒）二两半，木香（另研）、黄连（酒炒）、甘草各七钱半，白茯苓（去皮）二两，人参一两五钱，神曲（炒）、陈皮、砂仁、麦芽（炒，取面）、山楂（取肉）、山药、肉豆蔻（面裹煨热，纸包槌去油）各一两。

用法　上为细末，蒸饼为丸，如绿豆大，每服五十丸，空心，下午各一次，陈米汤下。

功用　健脾和胃，消食止泻。

主治　脾虚食积证。食少难消，脘腹痞闷，大便溏薄，倦怠乏力，苔腻微黄，脉虚弱。

方义　人参、白术、茯苓、山药益气健脾化湿，和中止泻；麦芽、山楂、神曲消食化滞；木香、陈皮、砂仁理气化湿，醒脾和胃；肉豆蔻涩肠止泻；黄连清热燥湿，清除食积酿生之湿热；甘草补中益气，调和药性。

（周永学）

rénshēn géjièsǎn

人参蛤蚧散（renshen gejie powder）

补益剂，元·罗天益《卫生宝鉴·咳嗽门》方。

组成 蛤蚧（一对全者，河水浸五宿，逐日换水，洗去腥，酥炙黄色）、杏仁（去皮尖，炒）、甘草（炙）各五两，知母、桑白皮、人参、茯苓（去皮）、贝母各二两。

用法 上八味为末，净瓷盒子内盛，每日用如茶点服。

功用 益气清肺，止咳定喘。

主治 久咳气喘，痰稠色黄，或咳吐脓血，胸中烦热，身体日渐消瘦，或面目浮肿，脉浮虚，或日久成为肺痨。

方义 蛤蚧补益肺肾，止咳定喘；人参补肺脾之气；茯苓健脾渗湿；杏仁、桑白皮降肺热止咳定喘；贝母、知母清热化痰润肺；炙甘草补气调药。

（周永学）

bǔtiān dàzàowán

补天大造丸（butian dazao pills）

补益剂。

清·程国彭《医学心悟·卷三》方。组成：人参二两，黄耆（蜜炙）三两，白术（陈土蒸）三两，当归（酒蒸）一两五钱，枣仁（去壳，炒）一两五钱，远志（去心，甘草水泡，炒）一两五钱，白芍（酒炒）一两五钱，山药（乳蒸）一两五钱，茯苓（乳蒸）一两五钱，枸杞子（酒蒸）四两，大熟地（九蒸晒）四两，河车（一具），甘草（水洗），鹿角（熬膏）一斤，龟板（与鹿角同熬膏）八两。用法：以龟鹿胶和药，炼蜜为丸。每服四钱，早晨开水送下。功用：补五脏虚损。主治：虚劳，气短乏力，食少神疲，心悸失眠，腰膝酸软，头晕目眩等。方义：紫河车功善

温肾补精，益气养血；人参大补元气，鹿角胶温阳补血益精，龟板胶滋阴养血；黄芪、白术、山药、茯苓、甘草补气健脾，合人参以助后天生化之源，熟地、枸杞子补肾养血，益精填髓，当归、白芍，合熟地以滋阴补血，枣仁、远志宁心安神。

清·沈金鳌《杂病源流犀烛·脏腑门·卷九》方。组成：制紫河车一具，熟地黄、酒茴香、酒黄柏、白术各二两，生地黄（酒炒）、酒牛膝、天门冬、麦门冬、杜仲各一两半，五味子、枸杞子各七钱，陈皮、干姜各二钱，侧柏叶二两。用法：为细末，紫河车泥为丸，每服一百丸，米饭或温酒送下，日二服。功用：补肾益精，滋阴清热。主治：房事过度，肾精亏虚，五心烦热，虚劳不足。

（贺又舜）

bǔqì tōngpāoyǐn

补气通脬饮（buqi tongpao drink）

补益剂，清·沈尧封《沈氏女科辑要》方。

组成 黄芪五钱，麦冬一钱五分，通草八分。

用法 水煎服。

功用 益气生津，宣肺行水。

主治 肺脾气虚证致产后小便不通，小腹胀急，少气懒言，四肢无力，面色少华，舌质淡，苔少，脉缓弱。

方义 黄芪补益脾肺之气，气旺则水行；麦冬养阴生津而润肺；通草通利小便，与黄芪配伍，补气利水兼顾，与麦冬同施，利水而不伤阴。

（贺又舜）

érkāngníng tángjiāng

儿康宁糖浆（erkangning syrup）

补益剂，国家药典委员会《中华人民共和国药典·一部》

（2020 年版）方。

组成 党参 60g，黄芪 20g，白术 60g，茯苓 40g，山药 60g，薏苡仁 60g，麦冬 60g，制何首乌 60g，大枣 20g，焦山楂 20g，麦芽（炒）20g，桑枝 40g。

规格 每支装 10ml；每瓶装 150ml。

用法 口服，一次 10ml，一日 3 次，20～30 天为一疗程。

功用 益气健脾，消食开胃。

主治 脾虚之厌食。食欲不振，面黄身瘦，大便稀溏。

方义 党参、黄芪、山药、白术、大枣补气健脾；茯苓、薏苡仁健脾祛湿；桑枝通络行水；焦山楂、麦芽消食和胃；麦冬、制首乌养阴生津。

（周永学）

bāxiāntāng

八仙汤（baxian decoction）

补益剂，清·沈金鳌《杂病源流犀烛·卷十三》方。

组成 人参，茯苓，白术，甘草，川芎，当归身，白芍，地黄，羌活，半夏，陈皮，秦艽，牛膝，柴胡，桂枝，防风。

用法 水煎服。

功用 补气养血、活血通络。

主治 身麻。

方义 人参、茯苓、白术、甘草补气健脾；当归、川芎、白芍、地黄补血和血；羌活、秦艽、防风祛风通络；桂枝温经通脉；半夏、陈皮理气化痰；柴胡疏肝理气；牛膝活血通脉，引血下行。

（周永学）

shēngxiàntāng

升陷汤（shengxian decoction）

补益剂，张锡纯《医学衷中参西录·上篇》方。

组成 生黄芪六钱，知母三钱，柴胡一钱五分，桔梗一钱五分，升麻一钱。

用法 水煎服。

功用 益气升陷。

主治 胸中大气下陷，气短不足以息，或努力呼吸，有似乎喘；或气息将停，危在顷刻；其兼证，或寒热往来，或咽干作渴，或满闷怔忡，或神昏健忘，脉沉迟微弱，剧者或六脉不全，或叁伍不调。

方义 黄芪补气升提，与胸中大气有同气相求之用；配伍升麻、柴胡以助黄芪升阳举陷；知母凉润，以制黄芪之温；桔梗载药上行，上达胸中，用为向导。

（王 迪）

xiǎo'ér fùxièníng tángjiāng

小儿腹泻宁糖浆 （xiao'er fu-xiening syrup）

补益剂，国家药典委员会《中华人民共和国药典·一部》（2020 年版）方。

组成 党参150g，白术200g，茯苓200g，葛根250g，甘草50g，广藿香50g，木香50g。

规格 每瓶装10ml。

用法 口服，10 岁以上儿童一次 10ml，一日 2 次；10 岁以下儿童酌减。

功用 健脾和胃，生津止泻。

主治 脾胃气虚所致的泄泻，症见大便泄泻，腹胀腹痛，纳减，呕吐，口干，倦怠乏力，舌淡苔白者。

方义 党参、白术益气健脾补中；茯苓、藿香健脾化湿止泻；葛根升津升阳止泻；木香理气醒脾止痛；甘草补气和中调药。

（樊巧玲）

zhōnghétāng

中和汤 （zhonghe decoction）

补益剂，清·王清源《医方简义·卷三》方。

组成 神曲、生莱菔子、黄芩（酒炒）、姜半夏、茯苓、山楂、苍术、黄连（酒炒）各一钱

五分。

用法 水煎服。

功用 燥湿运脾，下气止痢。

主治 痢下赤白，里急后重，不拘男女小人，皆宜服之。

方义 方中茯苓、苍术燥湿运脾；神曲、山楂、莱菔子下气消食；黄芩、黄连清热燥湿止痢；半夏燥湿和胃。

（左铮云）

wúbǐ shānyàowán

无比山药丸 （wubi shanyao pills）

补益剂，宋·太平惠民和剂局《太平惠民和剂局方·卷五》方。

组成 赤石脂、茯神（去皮、木）、巴戟（去心）、熟干地黄（酒浸尽）、山茱萸、牛膝（去苗，酒浸）、泽泻各一两，山药二两、五味子六两、苁蓉（酒浸）四两、杜仲（去皮，炒）、菟丝子（酒浸）各三两。

用法 上件为末，炼蜜和搜为丸，如梧桐子大，每服二十丸至三十丸，食前，温酒下，温米饮亦得。

功用 补肾益精。

主治 丈夫诸虚百损，五劳七伤，头痛目眩，手足逆冷，或烦热有时，或冷痹骨疼，腰髋不随，饮食虽多，不生肌肉；或少食而胀满，体无光泽，阳气衰绝，阴气不行。

方义 菟丝子、肉苁蓉、杜仲、巴戟天补肾助阳以固精；熟地、山茱萸滋阴补肾；茯苓、山药补脾胃，益肺肾；泽泻、牛膝渗湿利水；五味子、赤石脂固涩精气。

（范 颖）

sìwùtāng

四物汤 （siwu decoction）

补益剂，宋·太平惠民和剂局《太平惠民和剂局方·卷九》方。

组成 当归（去芦，酒浸，

炒）、川芎、白芍药、熟干地黄（酒洒、蒸），各等分。

用法 上为粗末，每服三钱，水一盏半，煎至八分，去渣，热服，空心食前。

功用 养血和营。

主治 营血虚滞证。头晕目眩，心悸失眠，月经不调，脐腹疼痛，面色、唇爪无华，舌淡，脉细弦。

方义 熟地补益精血；当归补血和血，芍药养血敛阴，和营柔肝；川芎活血行气，祛瘀止痛，四药配伍既补血，又行血，是补血调血的基础方。

（杨 勇）

sìwù bǔgāntāng

四物补肝汤 （siwu bugan decoction）

补益剂，明·傅仁宇《审视瑶函·卷四》方。

组成 熟地黄（焙干）二两，香附子（酒制）、川芎、白芍（酒洗，炒）、当归身（酒洗，炒）、夏枯草各八钱，甘草四分。

用法 上共为细末，每服二三钱，食后滚白汤送下。

功用 养血补肝，清热明目。

主治 妇人产后，眼昏头晕，虚渴口干，气少脚弱。

方义 熟地滋阴养血，当归、白芍养血柔肝，以助熟地之力；香附行气解郁，疏通三焦，川芎活血行气，上行头目，配伍熟地、白芍、当归补而兼行，且能疏通眼部经络；夏枯草清肝明目，甘草调和诸药，当归、川芎、香附酒制上行，以助升散肝经郁火。

（杨 勇）

dāngguī bǔxuètāng

当归补血汤 （danggui buxue decoction）

补益剂，金·李杲《内外伤辨惑论·卷中》方。

组成 黄芪一两，当归（酒洗）二钱。

用法 上件㕮咀，都作一服，水二盏，煎至一盏，去滓，温服，空心食前。

功用 补气生血。

主治 血虚阳浮发热证，肌热面赤，烦渴欲饮，脉洪大而虚，重按无力，以及妇人经期、产后血虚发热头痛；或疮疡溃后久不愈合。

方义 重用黄芪，一者补气以急固浮阳退虚热，即"有形之血不能速生，无形之气所当急固"之理；二者大补肺脾之气，以资化源，使气旺血生。配当归养血和营。

（龙一梅）

dāngguī sháoyàosǎn

当归芍药散（dangui shaoyao powder） 补益剂，东汉·张仲景《金匮要略·妇人妊娠病脉证并治》方。

组成 当归三两，芍药一斤，芎劳半斤，茯苓四两，白术四两，泽泻半斤。

用法 上六味，杵为散，取方寸匕，酒和，日三服。

功用 养血调肝，健脾利湿。

主治 妇人妊娠或经期，肝脾两虚，腹中拘急，绵绵作痛，头晕心悸，或下肢浮肿，小便不利，舌质淡，苔白腻者。

方义 芍药养血柔肝，缓急止痛；当归、川芎能养血，活血，调肝；茯苓、白术、泽泻健脾利湿。

（龙一梅）

xiǎoyíngjiān

小营煎（xiaoying decoction） 补益剂，明·张介宾《景岳全书·卷五十一》方。

组成 当归二钱，熟地二三钱，芍药（酒炒）二钱，山药（炒）二钱，枸杞二钱，炙甘草一钱。

用法 水二盅，煎七分，食

远温服。

功用 滋阴养血。

主治 阴虚血少，头晕目眩，心悸怔忡，少寐多梦，皮肤不润，面色萎黄，舌淡苔少，脉细。

方义 当归、熟地、芍药滋阴养血，益肾填精；山药、枸杞补脾益肾，调补气血；炙甘草益气和中，调和诸药。

（樊巧玲）

guòqīyǐn

过期饮（guoqi drink） 补益剂，明·王肯堂《证治准绳·女科卷一》方。

组成 熟地黄、白芍药、当归、香附各二钱，川芎一钱，红花七分，桃仁泥六分，蓬莪术、木通各五分，甘草、肉桂各四分。

用法 水二盅，煎一盅，食前温服。

功用 补血祛瘀，行气调经。

主治 血虚气滞的月经后期，经期延后，经来量少，甚或闭经，经色黯红，有瘀块，经前胸胁胀闷，小腹胀痛，头晕眼花或心悸少寐，舌淡黯，或尖边瘀点，脉细涩。

方义 熟地滋补营血；芍药养血益阴柔肝，当归养血活血调经，川芎活血行气，祛瘀止痛，香附疏肝行气止痛；桃仁、红花、莪术祛瘀生新，活血止痛，木通利水通经，肉桂温经散寒，温通血脉；甘草和中，调和诸药。

（吴建红）

dāngguīwán

当归丸（dangui pills） 补益剂，宋·赵佶《圣济总录·卷一百五十》方。

组成 当归（切焙）一两，没药（研）半两，五灵脂（剉）一两。

用法 上三味，捣罗为末，醋煮面糊，丸如梧桐子大，每服

十丸至二十丸，温酒或生姜汤下，空心食前服。

功用 活血止痛。

主治 妇人血风血气。腹胁刺痛，不思饮食，筋挛骨痹，手足麻木，皮肤瘙痒。

方义 当归补血活血；没药活血止痛；五灵脂活血止痛，化瘀止血，使血止不留瘀。

（闫润红）

guīpítāng

归脾汤（guipi decoction） 补益剂，宋·陈自明《校注妇人良方·卷二十四》方。

组成 人参、白术（炒）、黄芪（炒）、白茯苓、龙眼肉、当归、远志、酸枣仁（炒）各一钱，木香、甘草（炙）各五分。

用法 加姜、枣，水煎服。

功用 健脾养心，益气补血。

主治 脾经失血少寐，发热盗汗，或思虑伤脾，不能摄血，以致妄行，或健忘怔忡，惊悸不寐，或心脾伤痛，嗜卧少食，或忧思伤脾，血虚发热，或肢体作痛，大便不调，或经候不准，晡热内热，或瘰疬流注，不能消散溃敛。

方义 参、芪、术、草大队甘温之品补脾益气以生血，使气旺而血生；当归、龙眼肉甘温补血养心；茯苓、酸枣仁、远志宁心安神；木香辛香而散，理气醒脾，与大量益气健脾药配伍，复中焦运化之功，又能防大量益气补血药滋腻碍胃，使补而不滞，滋而不腻；姜、枣调和脾胃，以资化源。

（许二平）

fùkē shíwèipiàn

妇科十味片（fuke shiwei tablets） 补益剂，国家药典委员会《中华人民共和国药典·一部》（2020年版）方。

组成 醋香附500g，川芎

20g，当归 180g，醋延胡索 40g，白术 29g，甘草 14g，大枣 100g，白芍 15g，赤芍 15g，熟地黄 60g，碳酸钙 65g。

规格 素片，每片重 0.3g；薄膜衣片，每片重 0.33g。

用法 口服，一次 4 片，一日 3 次。

功用 养血疏肝，调经止痛。

主治 血虚肝郁所致月经不调、痛经、月经前后诸证，症见行经后错，经水量少，有血块，行经小腹疼痛，血块排出痛减，经前双乳胀痛、烦躁、食欲不振。

方义 当归补血养肝；白芍养血柔肝；熟地黄滋肾养肝；白术、大枣、甘草益气健脾，使气血生化有源；醋香附疏肝行气；川芎活血行气；赤芍活血化瘀；醋延胡索活血止痛，诸药合用，肝脾同治，气行血活，则月经不调诸症自愈。

（闫润红）

fùkē tiáojīngpiàn

妇科调经片（fuke tiaojing tablets） 补益剂，国家药典委员会《中华人民共和国药典·一部》（2020 年版）方。

组成 当归 144g，川芎 16g，醋香附 400g，麸炒白术 23g，白芍 12g，赤芍 12g，醋延胡索 32g，熟地黄 48g，大枣 80g，甘草 11g。

规格 薄膜衣片，每片重 0.32g。

用法 口服，一次 4 片，一日 4 次。

功用 养血柔肝，理气调经。

主治 肝郁血虚所致的月经不调、经期前后不定、行经腹痛。

方义 当归、白芍、熟地黄、川芎养血柔肝，和血调经；醋香附疏肝理气；赤芍活血化瘀；醋延胡索活血行气止痛；麸炒白术、大枣、甘草益气健脾，以资气血

化生之源；甘草兼可调和诸药。

（闫润红）

sháoyào gāncǎotāng

芍药甘草汤（shaoyao gancao decoction） 补益剂，东汉·张仲景《伤寒论·辨太阳病脉证病治上》方。

组成 芍药，甘草（炙）各四两。

用法 上两味以水三升，煮取一升五合，去滓，分温再服。

功用 益阴缓急止痛。

主治 经脉失养之腿脚挛急，或腹中疼痛。

方义 芍药养血滋阴，柔肝缓急；炙甘草补气健脾，缓急止痛。二药相伍，酸甘化阴。

（龙一梅）

bǔgāntāng

补肝汤（bugan decoction） 补益剂，明·张三锡《医学六要·卷七》方。

组成 生地，当归，白芍，枣仁，川芎，木瓜，炙甘草。

用法 水煎服。

功用 养血柔肝，滋阴舒筋。

主治 虚劳肝血不足，症见筋缓不能行走，眼目昏暗；或头痛，眩晕，耳鸣，目干畏光，视物昏花，急躁易怒；或肢体麻木，筋惕肉瞤，舌干红，脉弦细数者。

方义 生地滋阴养血；当归、白芍养血柔肝；川芎条达肝气，补而不滞；酸枣仁、木瓜、炙甘草酸甘化阴，柔肝舒筋。

（贺又舜）

bāzhēntāng

八珍汤（bazhen decoction） 补益剂，明·薛己《正体类要·卷下》方。

组成 人参、白术、白茯苓、当归、川芎、白芍药、熟地黄各一钱，甘草（炙）五分。

用法 上姜、枣，水煎服。

功用 益气补血。

主治 气血两虚证。面色苍白或萎黄，头晕目眩，四肢倦怠，气短懒言，心悸怔忡，饮食减少，舌淡苔白，脉细弱或虚大无力。

方义 人参大补元气；熟地补血滋阴；白术、茯苓健脾祛湿以助人参补气；当归补血和血；白芍养血和营，助熟地滋阴养血；川芎活血行气，使诸药补而不滞；炙甘草益气和中；加入姜、枣为引，调和脾胃，以资化源。

（周永学）

bāzhēn yìmǔwán

八珍益母丸（bazhen yimu pills） 补益剂，明·张介宾《景岳全书·六十一卷》方。

组成 人参、白术（土炒）、茯苓、川芎各一两，当归（酒洗）、熟地（酒洗）各二两，炙甘草五钱，芍药（醋炒）一两，益母草（五六月采取，止用上半截带叶者，不见铁器，晒，杵为末）四两。

用法 上为末，炼蜜丸，弹子大，空心蜜汤或酒下一丸。

功用 补气养血，调经。

主治 气血两虚证。饮食减少，四肢无力，或腰酸胀痛，或断或续，赤白带下，身作寒热。

方义 人参、茯苓、白术、甘草补气健脾，使脾旺则气血生化有源；当归、熟地、川芎、芍药补血和血，调经止痛；益母草活血通经，调经止痛。

（周永学）

shèngyùtāng

圣愈汤（shengyu decoction） 补益剂，金·李杲《兰室秘藏·卷下》方。

组成 生地黄、熟地黄、川芎、人参以上各三分，当归身、黄芪以上各五分。

用法 上㕮咀，如麻豆大，

都作一服，水二大盏，煎至一盏，去渣，稍热，无时服。

功用 养血益气，凉血安神。

主治 诸恶疮，血出多而心烦不安，不得睡眠。

方义 生地、熟地养血凉血，既治血虚治本，又清血热之标；当归养血和营，川芎活血止痛，助生地、熟地养血凉血，散疮消痈之能；黄芪大补元气，托毒敛疮；人参益气安神，补气生血，全方气血并治，补血凉血，养血安神，且益气托疮，补气生血。

（杨　勇）

jiāwèi shèngyùtāng

加味圣愈汤（jiawei shengyu decoction） 补益剂，清·吴谦《医宗金鉴·卷四十六》方。

组成 熟地（酒拌蒸半日）、白芍（酒拌）、川芎、人参各七钱五分，当归（酒洗）、黄芪（炙）各五钱，杜仲、续断、砂仁。

用法 水煎服。

功用 益气养血，固肾安胎。

主治 妊娠胎伤，腹痛不下血者。

方义 熟地、白芍、当归、川芎养血和血，人参、黄芪补气生血，以助安养胎元；杜仲、续断补肾固本，以增安胎之力，砂仁理气，以助安胎之功。

（杨　勇）

fóshǒusǎn

佛手散（foshou powder） 补益剂，宋·许叔微《普济本事方·卷十》方。

组成 当归（洗，去芦，薄切，焙干，秤）六两，川芎（洗）四两。

用法 上粗末，每服二钱，水一小盏，煎令泣泣欲干，投酒一大盏，止一沸，去滓温服，口噤灌之。如人行五七里再进，不过二三服便生。

功用 补血行血止痛。

主治 血虚瘀阻所致的妊娠腹痛，胎动不安，胎漏，胎死不下，产后血虚头痛，产后腹痛，恶露不绝，跌打损伤，面色无华，头晕心悸，短气乏力，舌淡苔白，脉细弦。

方义 当归补血和血，柔肝止痛；川芎活血祛瘀，行气止痛。

（吴建红）

qīfúyǐn

七福饮（qifu drink） 补益剂，明·张介宾《景岳全书·卷五十》方。

组成 人参随宜、心，熟地随宜、肾，当归二三钱、肝，白术（炒）一钱半、肺，炙甘草一钱、脾，枣仁二钱，远志（制用）三五分。

用法 水二盅，煎七分，食远温服。

功用 补益气血，安神定惊。

主治 气血亏虚，心神不安。气血俱虚，而以心脾为甚者。

方义 人参、白术、甘草健脾益气；当归、熟地补血益精；枣仁、远志养肝安神。

（连建伟）

rénshēn yǎngróngtāng

人参养荣汤（renshen yangrong decoction） 补益剂，宋·太平惠民和剂局《太平惠民和剂局方·治痼冷附消渴》方。

组成 白芍药三两，当归、陈皮、黄芪、桂心（去粗皮）、人参、白术（煨）、甘草（炙）各一两，熟地黄（制）、五味子、茯苓各七钱半，远志（炒，去心）半两。

用法 上锉散，每服四钱，水一盏半，生姜三片，枣子二枚，煎至七分，去滓，温服。

功用 益气补血，养心安神。

主治 积劳虚损，四肢沉滞，骨肉酸疼，吸吸少气，行动喘啜，小腹拘急，腰背强痛，心虚惊悸，咽干唇燥，饮食无味，阴阳衰弱，悲忧惨戚，多卧少起，久者积年，急者百日，渐至瘦削，五脏气竭，难可振复。又治肺与大肠俱虚，咳嗽下痢，喘乏少气，呕吐痰涎。又治疮疡溃后气血不足，寒热不退，疮口久不收敛。

方义 人参、茯苓、白术、甘草、黄芪补气健脾；当归、芍药、地黄滋补阴血；五味子收敛肺气，益阴养血；远志宁心安神；桂枝温通经脉；陈皮理气，补而不滞；生姜、大枣调和脾胃。

（周永学）

bābǎo kūnshùnwán

八宝坤顺丸（babao kunshun pills） 补益剂，国家药典委员会《中华人民共和国药典·一部》（2020年版）方。

组成 熟地黄 80g，地黄 80g，白芍 80g，当归 80g，川芎 80g，人参 40g，白术 80g，茯苓 80g，甘草 40g，益母草 40g，黄芩 80g，牛膝 40g，橘红 80g，沉香 40g，木香 16g，砂仁 40g，琥珀 40g。

规格 每丸重 9g。

用法 口服。一次 1 丸，一日 2 次。

功用 益气养血调经。

主治 气血两虚所致之月经不调、痛经。症见经期后错、经血量少，行经腹痛。

方义 生熟地黄、白芍、当归、川芎补血和血调经；人参、茯苓、白术、甘草、陈皮补气健脾，使气血生化有源，气旺则血行；益母草活血调经，牛膝活血通经，引血下行，琥珀活血散瘀；沉香、木香、砂仁行气止痛，黄芩清热。

（周永学）

shísìyǒuwán

十四友丸（shisiyou pills） 补益剂，宋·太平惠民和剂局《太平惠民和剂局方·卷五》方。

组成 熟地黄，白茯苓，白茯神（去木），人参，酸枣仁（炒），柏子仁（别研），紫石英（别研），肉桂，阿胶（蛤粉炒），当归，黄芪，远志（汤浸，去心，酒洒，蒸）各一两，辰砂（别研）一分，龙齿（别研）二两。

用法 上为末，同别研四味，炼蜜为圆，如梧桐子大。每服三十丸，食后枣汤下。

功用 补心肾，益气血，安神定志。

主治 心肾两虚，气血不足证。症见怔忡健忘，神志不宁，睡卧不安。

方义 人参、黄芪、茯苓益气健脾养心；熟地黄、当归、阿胶补血滋肾；酸枣仁、柏子仁、远志、茯神养心安神；朱砂、龙齿、紫石英重镇安神；肉桂温肾助阳。

（阮时宝）

dìngkūndān

定坤丹（dingkun pills） 补益剂，国家药典委员会《中华人民共和国药典·一部》（2020年版）方。

组成 红参，鹿茸，西红花，三七，白芍，熟地黄，当归，白术，枸杞子，黄芩，香附，茺蔚子，川芎，鹿角霜，阿胶，延胡索。

规格 每丸重10.8g。

用法 口服。一次半丸至1丸，一日2次。

功用 滋补气血，调经舒郁。

主治 气血两虚、气滞血瘀所致的月经不调、行经腹痛、崩漏下血、赤白带下、血晕血脱、产后诸虚、骨蒸潮热。

方义 红参、白术益气健脾；

熟地黄、阿胶、当归、白芍滋养阴血；鹿茸、鹿角霜、枸杞子温阳益精；西红花、三七、川芎、茺蔚子活血化瘀；香附、延胡索疏肝行气，活血止痛；黄芩清解郁热，防诸药过于温燥。

（韩向东）

wūjī báifèngwán

乌鸡白凤丸（wuji baifeng pills） 补益剂，国家药典委员会《中华人民共和国药典·一部》（2020年版）方。

组成 乌鸡（去毛爪肠）640g，醋鳖甲64g，桑螵蛸48g，黄芪32g，白芍128g，天冬64g，地黄256g，川芎64g，丹参128g，芡实（炒）64g，鹿角胶128g，煅牡蛎48g，人参128g，当归144g，醋香附128g，甘草32g，熟地黄256g，银柴胡26g，山药128g，鹿角霜48g。

规格 大蜜丸，每丸重9g。

用法 口服，水蜜丸一次6g，小蜜丸一次9g，大蜜丸一次1丸，一日2次。

功用 益气养血，调经止带。

主治 气血两虚，身体瘦弱，腰膝酸软，月经不调，崩漏带下。

方义 人参、黄芪、山药补气健脾，乌鸡、熟地黄、当归、白芍、鳖甲、天冬养血滋阴，银柴胡、地黄、丹参、川芎凉血活血，鹿角胶、鹿角霜补肾益精，香附理气调经，桑螵蛸、芡实、煅牡蛎收涩止带，甘草调药和中。

（左铮云）

lóngmǔ zhuànggǔ kēlì

龙牡壮骨颗粒（longmu zhuang-gu granules） 补益剂，国家药典委员会《中华人民共和国药典·一部》（2020年版）方。

组成 党参45g，黄芪22.5g，山麦冬45g，醋龟甲13.5g，炒白术27g，山药54g，醋南五味子

27g，龙骨13.5g，煅牡蛎13.5g，茯苓45g，大枣22.5g，甘草13.5g，乳酸钙66.66g，炒鸡内金22.5g，维生素D_2 12mg，葡萄糖酸钙20.24g。

规格 每袋装5g；每袋装3g（无蔗糖）。

用法 开水冲服，二岁以下一次5g或3g（无蔗糖），二岁至七岁一次7.5g或4.5g（无蔗糖），七岁以上一次10g或6g（无蔗糖），一日3次。

功用 强筋壮骨，和胃健脾。

主治 小儿多汗、夜惊、食欲不振、消化不良。

方义 党参、黄芪、白术、山药、茯苓、大枣、甘草健脾益气；麦冬、龟甲滋阴清热，五味子滋补肝肾，龙骨、牡蛎敛阴潜阳，镇惊安神，煅用兼能收敛止汗；鸡内金和胃健脾；甘草调和诸药。乳酸钙、维生素D_2、葡萄糖酸钙补充钙质。

（韩 涛）

ānchōngtāng

安冲汤（anchong decoction） 补益剂，张锡纯《医学衷中参西录·医方》方。

组成 白术（炒）六钱，生黄芪六钱，生龙骨（捣细）六钱，生牡蛎（捣细）六钱，大生地六钱，生杭芍三钱，海螵蛸（捣细）四钱，茜草三钱，川续断四钱。

用法 水煎服。

功用 补脾益气、固涩止血。

主治 妇女经水行时多而且久，过期不止或不时漏下。

方义 黄芪补气升阳，固冲摄血；白术补气健脾，以复统血之功；生龙骨、生牡蛎、海螵蛸收敛止血，续断补肾养血、固冲止漏；生地、白芍凉血敛阴；茜草化瘀止血，使血止而不留瘀。

（闫润红）

 āntāiyǐn

安胎饮（antai drink） 补益剂。

明·龚廷贤《寿世保元·卷七》方。组成：当归身（酒洗）一钱，川芎八分，白芍（酒炒）一钱，熟地黄（酒蒸）一钱，黄芩一钱半，白术（去油、芦、炒）二钱，砂仁（微炒）一钱，陈皮一钱，苏梗八分，甘草（炒）四分。用法：上锉一剂，水煎，温服。功用：调气健脾，补血安胎。主治：胎动不安。妇人怀孕，气血虚弱，不能荣养，以致数月而堕也。方义：当归、熟地、白芍、川芎补血调血以养胎元；陈皮、苏梗、砂仁调气安胎；黄芩清热安胎；白术健脾以固胎元；甘草调和诸药。

清·沈金鳌《妇科玉尺》方。组成：人参，白术，甘草，陈皮，川芎，当归，白芍，苏梗，条芩，香附，砂仁。用法：水煎服。功用：益气固元，补血安胎。主治：胎气不安。

（闫润红）

liǎngyígāo

两仪膏（liangyi plaster） 补益剂，明·张介宾《景岳全书·卷五十一》方。

组成 人参半斤或四两，大熟地一斤。

用法 上二味，用好甜水或长流水十五碗，浸一宿，以桑柴文武火煎取浓汁。若味有未尽，再用水数碗，煎渣取汁，并熬稍浓，乃入瓷罐，重汤熬成膏，入真白蜜四两或半斤收之，每以白汤点服。若劳损咳嗽多痰，多贝母四两亦可。

功用 滋阴填精，补气养血。

主治 久疾劳损，精不化气，气不化血所致的真阴虚损，气血两虚证，身体消瘦，腰膝酸软，面色萎黄，头晕目眩，神疲健忘，心悸气短，食少乏力，舌淡苔薄白，脉细弱。

方义 熟地补血滋肾，益阴填精，以补先天之真阴；人参大补元气，补脾益肺，以助后天气血生化之源，二药合用，益精髓，补气血，壮五脏。

（吴建红）

chángníngtāng

肠宁汤（changning decoction）

补益剂，清·傅山《傅青主女科·卷下》方。

组成 当归（酒洗）一两，熟地（九蒸）一两，人参三钱，麦冬（去心）三钱，阿胶（蛤粉炒）三钱，山药（炒）三钱，续断二钱，甘草一钱，肉桂（去粗，研）二分。

用法 水煎服。

功用 补养气血。

主治 产后血虚，症见小腹疼痛，按之即止，恶露量少，色淡，大便干结者。

方义 当归养血补血，并能行血去恶漏而止腹痛，熟地大补阴血，与当归配可润肠以通便；人参、山药健脾益气，裕气血生化之源，麦冬、阿胶补血滋阴，助君药养血润肠；续断补益肝肾，肉桂温经通脉，助阳以养阴，寓"阳中求阴"；甘草补脾益气，缓急止痛，调和诸药。

（贺又舜）

liùwèi dìhuángwán

六味地黄丸（liuwei dihuang pills） 补益剂，宋·钱乙《小儿药证直诀·卷下》方。

组成 熟地黄八钱，山萸肉、干山药各四钱，泽泻、牡丹皮、茯苓（去皮）各三钱。

用法 上为末，炼蜜为丸，如梧桐子大；每服三丸，空心温水化下。

功用 滋补肝肾。

主治 肝肾阴虚，头晕目眩，耳鸣耳聋，腰膝酸软，盗汗遗精，消渴，骨蒸潮热，手足心热，口燥咽干，牙齿动摇，足跟作痛，以及小儿囟门不合，舌红少苔，脉沉细数。

方义 重用熟地黄滋阴补肾、填精益髓；山萸肉补养肝肾并能涩精；山药补益脾阴，亦能固精。三药相配，滋养肝脾肾而以补肾阴为主，补其不足以治本，称为"三补"。泽泻利湿泄浊，并防熟地黄之滋腻恋邪；牡丹皮清泻相火，并制山萸肉之温涩；茯苓淡渗脾湿并助山药之健运。三药渗湿浊，清虚热，平其偏盛，称为"三泻"。

（王迪）

qǐjú dìhuángwán

杞菊地黄丸（qiju dihuang pills） 补益剂，元·滑寿《麻疹全书》方。

组成 熟地黄八钱，山萸肉、干山药各四钱，泽泻、牡丹皮、白茯苓去皮各三钱，枸杞子、菊花各三钱。

用法 上为细末，炼蜜为丸，如梧桐子大。每服三钱，空腹服。

功用 滋肾养肝明目。

主治 肝肾阴虚证，症见两目昏花，视物不清，眼珠涩痛，怕日羞明，迎风流泪。

方义 重用熟地黄滋阴补肾，填精益髓；山茱萸入肝经，滋补肝肾，取"肝肾同源"之意；山药入脾经，补益脾阴，补先天以充后天，枸杞子入肝肾经，滋补肝肾，益精明目；泽泻利湿泻肾浊，并能减熟地黄之滋腻；牡丹皮清泻相火，并制山茱萸之温，茯苓淡渗脾湿，助山药补后天之本，与泽泻共泻肾浊，助真阴得复其位；菊花入肝经，清肝明目。

（贺又舜）

míngmù dìhuángwán

明目地黄丸（mingmu dihuang pills）

补益剂，明·傅仁宇《审视瑶函·卷五》方。

组成　熟地黄（焙干）四两，生地黄（酒洗）、山药、泽泻、山茱萸（去核，酒洗）、牡丹皮（酒洗）、柴胡、茯神（乳蒸，晒干）、当归身（酒洗）、五味子（烘干）各二两。

用法　上为细末，炼蜜为丸，如桐子大，每服三钱，空心淡盐汤送下，忌萝卜。

功用　滋补肝肾，养血明目。

主治　肾虚目暗不明，两目昏花，视物模糊，或眼睛干涩，迎风流泪等。

方义　熟地黄、生地黄填精益髓，滋补阴精；山茱肉补养肝肾涩精，山药补脾益肾；泽泻利湿泄浊，牡丹皮清泻相火，茯神健脾安神，柴胡疏肝行气，当归补养肝血，五味子滋补肺肾。

（韩向东）

zhībǎi dìhuángwán

知柏地黄丸（zhibai dihuang pills）

补益剂，明·吴昆《医方考·卷之三》方。

组成　熟地黄八两，山茱萸（去核，炙）、山药各四两，泽泻、牡丹皮（去木）、白茯苓各三两，黄柏（盐炒）、知母（盐炒）各二两。

用法　上为细末，炼蜜为丸，如梧桐子大，每服二钱，温开水送下。

功用　滋阴降火。

主治　肝肾阴虚，虚火上炎证，头目昏眩，耳鸣耳聋，虚火牙痛，五心烦热，腰膝酸痛，血淋尿痛，遗精梦泄，骨蒸潮热，盗汗颧红，咽干口燥，舌质红，脉细数。

方义　熟地黄填精益髓，滋

补阴精；山萸肉补养肝肾、涩精，山药双补脾肾；泽泻利湿泻浊，并防熟地黄之滋腻，牡丹皮清泻相火，并制山萸肉之温涩，茯苓健脾渗湿，配山药补脾而助健运；知母清热泻火、滋阴润燥，黄柏清热泻火、退热除蒸。

（韩向东）

bǔshèn dìhuángtāng

补肾地黄汤（bushen dihuang decoction）

补益剂，宋·陈沂《陈素庵妇科补解·卷一》方。

组成　熟地，麦冬，知母，黄柏，泽泻，山药，远志，茯神，丹皮，枣仁，元参，桑螵蛸，山萸肉，竹叶，龟板。

用法　水煎服。

功用　补肾滋阴，壮水制火。

主治　妇人阴虚经闭。症见月经周期延后、经量少、色红质稠，渐至月经停闭不行；五心烦热，颧红唇干，盗汗甚至骨蒸劳热，干咳或咳嗽唾血；舌红，苔少，脉细数。

方义　熟地、龟板大补肾精而壮肾水；山药健脾滋化源以充肾阴，山茱萸补肝而益肾，麦门冬、玄参滋阴生津；知母、黄柏、牡丹皮、淡竹叶清泻虚火，泽泻泻肾浊，桑螵蛸固肾而摄元气，远志、茯神、炒枣仁养心而安神。

（贺又舜）

guīsháo dìhuángwán

归芍地黄丸（guishao dihuang pills）

补益剂，国家药典委员会《中华人民共和国药典·一部》（2020年版）方。

组成　当归40g，酒白芍40g，熟地黄160g，酒萸肉80g，牡丹皮60g，山药80g，茯苓60g，泽泻60g。

规格　大蜜丸，每丸重9g。

用法　口服，水蜜丸一次6g，

小蜜丸一次9g，大蜜丸一次1丸，一日3次。

功用　滋肝肾，补阴血，清虚热。

主治　肝肾两亏，阴虚血少，头晕目眩，耳鸣咽干，午后潮热，腰腿酸疼，足跟疼痛。

方义　熟地黄补肾填精，山茱萸补肝肾、固精，山药补脾肾、养阴；当归、白芍养血敛阴；茯苓、泽泻利水渗湿，牡丹皮清热降火。

（许二平）

dàbǔyīnwán

大补阴丸（dabuyin pills）

补益剂，元·朱震亨《丹溪心法·卷三》方。

组成　黄柏（炒褐色）、知母（酒浸炒）各四两，熟地（酒蒸）、龟板（酥炙）各六两。

用法　上为末，猪脊髓蒸熟，炼蜜为丸。每服七十丸，空心盐白汤送下。

功用　滋阴降火。

主治　肝肾阴虚，虚火上炎。骨蒸潮热，盗汗遗精，咳嗽咯血，心烦易怒，足膝疼热或痿软，舌红少苔，尺脉数而有力。

方义　熟地、龟板补阴固本，滋水制火；黄柏、知母清热降火；猪脊髓、蜂蜜填精益髓。

（贾波）

zuǒguīwán

左归丸（zuogui pills）

补益剂，明·张介宾《景岳全书·新方八阵》方。

组成　大怀熟地八两，山药（炒）四两，枸杞四两，山茱萸肉四两，川牛膝（酒洗，蒸熟，精滑者不用）三两，菟丝子（制）四两，鹿胶（敲碎炒珠）四两，龟胶（切碎炒珠，无火者不必用）四两。

用法　上先将熟地蒸烂，杵

膏，加炼蜜丸，桐子大，每食前用滚烫或淡盐汤送下百余丸。

功用　滋阴补肾，填精益髓。

主治　真阴不足证。头晕目眩，腰酸腿软，遗精滑泄，自汗盗汗，口燥舌干，舌红少苔，脉细。

方义　重用熟地滋肾阴，益精髓，补真阴不足；山茱萸补养肝肾，固秘精气；山药补脾益阴，滋肾固精；龟板胶滋阴补髓；鹿角胶补益精血，温壮肾阳，有"阳中求阴"之义；枸杞子补肝肾，益精血，菟丝子补肝肾，助精髓；川牛膝补肝肾，强筋骨，八药合用为"纯甘壮水"之剂。

（杨　勇）

zuǒguīyǐn

左归饮（zuogui drink）

补益剂，明·张介宾《景岳全书·新方八阵》方。

组成　熟地二三钱（或加至一二两），山药二钱，枸杞二钱，炙甘草一钱，茯苓一钱半，山茱萸一二钱，畏酸者少用之。

用法　水二盅，煎七分，食远服。

功用　补益肾阴。

主治　真阴不足证。腰膝酸软，遗精滑泄，盗汗，口燥咽干，口渴欲饮，舌尖红，脉细数。

方义　熟地滋补肾阴；山茱萸滋补肝肾，收涩精气，山药补肾固脾；枸杞子滋补肝肾精血，茯苓健脾安神，兼利水湿；甘草甘缓补中，调和诸药。

（杨　勇）

yìyīnjiān

一阴煎（yiyin decoction）

补益剂，明·张介宾《景岳全书·卷五十一》方。

组成　生地二钱，熟地三、五钱，芍药二钱，麦冬二钱，甘草一钱，牛膝一钱半，丹参二钱。

用法　水二盅，煎七分，食远温服。

功用　养阴清热。

主治　肾水真阴虚损，虚火发热，及阴虚动血而见吐血、衄血等；或疟疾、伤寒屡散之后，取汗既多，阴亏津伤，而烦渴不止，潮热不退，舌红，脉虚者。

方义　熟地滋补真阴；生地益阴生津、清热凉血，芍药养血敛阴，麦冬养阴清热，丹参凉血止烦；牛膝补益肝肾，并引火下行；甘草调和诸药。

（连建伟）

bǎihé gùjīntāng

百合固金汤（baihe gujin decoction）

补益剂，明·周之干《慎斋遗书·卷七》方。

组成　熟地、生地、归身各三钱，白芍、甘草各一钱，桔梗、玄参各八分，贝母、麦冬、百合各一钱半。

用法　水煎服。

功用　滋肾保肺，止咳化痰。

主治　肺肾阴亏，虚火上炎证，咳嗽气喘，痰中带血，咽喉燥痛，头晕目眩，午后潮热，舌红少苔，脉细数。

方义　生地、熟地滋肾壮水；百合滋阴清热，润肺止咳；麦冬清热润燥；玄参助二地滋肾壮水，清虚火兼利咽喉；贝母清热润肺化痰止咳；桔梗宣肺利咽，化痰散结，并载药上行；当归、白芍养血和血；生甘草清热泻火，调和诸药。

（龙一梅）

liǎngdìtāng

两地汤（liangdi decoction）

补益剂，清·傅山《傅青主女科·卷上》方。

组成　大生地（酒炒）一两，玄参一两，白芍药（酒炒）五钱，麦冬肉五钱，地骨皮三钱，阿胶

三钱。

用法　水煎服。

功用　养阴清热，凉血调经。

主治　阴虚血热所致月经先期，经期提前，量少色红，质稠黏，伴有两颧潮红，潮热盗汗，手足心热，咽干口燥，舌红苔少，脉细数。

方义　生地滋肾阴清热，凉血止血；玄参滋阴清热凉血，麦冬养阴生津清热，地骨皮清虚热，除骨蒸；白芍养血柔肝敛阴，阿胶滋阴补血止血。

（吴建红）

bǔfèi ējiāotāng

补肺阿胶汤（bufei ejiao decoction）

补益剂，宋·钱乙《小儿药证直诀·卷下》方。

组成　阿胶（麸炒）一两五钱，鼠黏子（炒香）、甘草（炙）各二钱五分，马兜铃（焙）五钱，杏仁（去皮尖，炒）七个，糯米（炒）一两。

用法　上为末，每服一二钱，水一盏，煎至六分，食后温服。

功用　养阴补肺，清热止血。

主治　阴虚肺热证，症见咳嗽气喘，咽喉干燥，咯痰不爽，或痰中带血，舌红少苔，脉细数。

方义　阿胶滋阴补肺，养血止血；马兜铃清泻肺热，止咳平喘，牛蒡子（又称鼠黏子）宣肺清热，化痰利咽；杏仁宣降肺气，止咳平喘；糯米、甘草补脾益肺，培土生金而保肺，与阿胶合力，补肺之功愈大，且两药和缓又能调和诸药。

（贺又舜）

jiājiǎn yìyīnjiān

加减一阴煎（jiajian yiyin decoction）

补益剂，明·张介宾《景岳全书·卷五十一》方。

组成　生地、芍药、麦冬各二钱，熟地三五钱，炙甘草五七

分，知母、地骨皮各一钱。

用法 水二盅，煎服。

功用 滋阴降火。

主治 阴虚火旺证。潮热盗汗，烦渴不止，舌红少苔，脉虚数或细数。

方义 熟地滋阴填精；生地、芍药养血清热；知母、麦冬滋阴生津；地骨皮清退虚热，炙甘草调药和中。

（杨 勇）

zhìgāncǎotāng

炙甘草汤（zhigancao decoction）
补益剂，东汉·张仲景《伤寒论·辨太阳病脉证并治下》方。

组成 甘草（炙）四两，生姜（切）三两，人参二两，生地黄一斤，桂枝（去皮）三两，阿胶二两，麦门冬（去心）半升，麻仁半升，大枣十二枚（擘）。

用法 上以清酒七升，水八升，先煮八味，取三升，去滓，内胶烊消尽，温服一升，日三服。

功用 滋阴养血，益气温阳，复脉定悸。

主治 ①阴血不足，阳气虚弱证，脉结代，心动悸，虚羸少气，舌光少苔，或舌干而瘦小者。②虚劳肺痿，咳嗽，涎唾多，形瘦短气，虚烦不眠，自汗盗汗，咽干舌燥，大便干结，脉虚数。

方义 生地黄滋阴养血；炙甘草益气养心；麦门冬滋养心阴；桂枝温通心阳；人参补中益气；阿胶滋阴养血；麻仁滋阴润燥；大枣益气养血；生姜辛温宣通，合桂枝以温通阳气，配大枣益脾胃以滋化源、调阴阳、和气血；清酒温通血脉，以行药势。

（韩向东）

jiājiǎn fùmàitāng

加减复脉汤（jiajian fumai decoction）
补益剂，清·吴鞠通《温病条辨·卷三》方。

组成 炙甘草六钱，干地黄六钱，生白芍六钱，麦冬（不去心）五钱，阿胶三钱，麻仁三钱。

用法 水八杯，煮取三杯，分三次服。剧者，加甘草至一两，地黄、白芍八钱，麦冬七钱，日三夜一服。

功用 滋阴养血，生津润燥。

主治 温热病后期，邪热久羁，阴液亏虚证。身热面赤，口干舌燥，脉虚大，手足心热甚于手足背。

方义 地黄滋阴清热；阿胶、白芍滋阴养血，麦冬滋阴生津；麻仁滋阴润燥，炙甘草益气生津，且配芍药酸甘化阴。

（杨 勇）

èrjiǎ fùmàitāng

二甲复脉汤（erjia fumai decoction）
补益剂，清·吴鞠通《温病条辨·卷三》方。

组成 炙甘草六钱，干地黄六钱，生白芍六钱，麦冬（不去心）五钱，阿胶三钱，麻仁三钱，生牡蛎五钱，生鳖甲八钱。

用法 水八杯，煮取八分三杯，分三次服。剧者，加甘草至一两，地黄、白芍八钱，麦冬七钱，日三夜一服。

功用 育阴潜阳。

主治 温热病邪深入下焦，脉沉数，舌干齿黑，手指但觉蠕动。

方义 生牡蛎、生鳖甲滋阴潜阳，重镇息风；麦冬、白芍、干地黄、阿胶滋阴养液以息风止痉；麻仁养阴润燥；炙甘草调和诸药。

（周永学）

èrzhìwán

二至丸（erzhi pills）
补益剂，元·危亦林《世医得效方·卷三》方。

组成 鹿角（镑）一两，麋角（镑）二两，附子（炮，去皮

脐）、桂心（不见火）、补骨脂（炒）各一两，杜仲（去皮，锉，炒丝断）一两，鹿茸（酒蒸焙）一两，青盐（别研）半两。

用法 上为末，酒糊丸如梧子大，每服七十丸，空心，用胡桃肉细嚼，以盐酒、盐汤任下。恶热药，去附子，加肉苁蓉一两，酒浸微炙干用。

功用 温肾助阳。

主治 老人、虚弱人肾气虚损，腰痛不可屈伸，头眩眼黑，下体痿软。

方义 鹿角、麋角、鹿茸温肾壮阳，填精补髓；杜仲补肝肾，强筋骨；附子、肉桂补火助阳；补骨脂温补脾肾之阳；青盐引诸药入肾。

（周永学）

yíguànjiān

一贯煎（yiguan decoction）
补益剂，清·魏之琇《续名医类案·卷十八》方。

组成 当归，北沙参，麦冬，生地黄，枸杞，川楝子。

用法 水煎服。

功用 滋阴疏肝。

主治 肝肾阴虚，肝气不舒，胸脘胁痛，吞酸吐苦，咽干口燥，舌红少津，脉细弱或虚弦。

方义 生地黄滋阴养血、补益肝肾；北沙参、麦冬、当归身、枸杞益阴养血柔肝，配合生地黄以补肝体，育阴涵阳；川楝子疏泻肝热，理气止痛。

（连建伟）

qīwèi dìhuángwán

七味地黄丸（qiwei dihuang pills）
补益剂，清·顾世澄《疡医大全·卷九》方。

组成 六味地黄丸加肉桂一两，临用去皮忌火，勿出气。

用法 上药为末，炼蜜为丸，如梧桐子大，每服四钱，空腹时

用淡盐汤送下。

功用 滋补肾阴，引火归元。

主治 肾水不足，虚火上炎，发热作渴，口舌生疮，或牙龈溃烂，咽喉作痛，或形体憔悴，寝汗发热。

方义 六味地黄丸滋补肾阴，肉桂引火归元，使阴中生阳。

(连建伟)

èrdōngtāng

二冬汤（erdong decoction）补益剂，清·程国彭《医学心悟·第三卷》方。

组成 天冬（去心）二钱，麦冬（去心）三钱，花粉一钱，黄芩一钱，知母一钱，甘草五分，人参五分，荷叶一钱。

用法 水煎服。

功用 养阴润肺，生津止渴。

主治 上消，口渴多饮。

方义 麦冬润肺养阴，益胃生津；天冬清肺降火，滋阴润燥；天花粉、知母、荷叶清热生津止渴；黄芩清肺胃之热；人参补气生津；甘草调和诸药。

(周永学)

rénshēn màidōngsǎn

人参麦冬散（renshen maidong powder）补益剂，明·万全《万氏女科·卷二》方。

组成 人参、茯苓、黄芩、麦冬、知母、炙草、生地各等分，竹茹一大团。

用法 水煎，食前服。

功用 清热养阴，除烦安胎。

主治 子烦。妊娠心中烦闷，坐卧不宁，午后潮热，手足心烦热，口干咽燥，干咳无痰，舌红苔薄黄，脉细数而滑等。

方义 生地、麦冬、知母清热养阴除烦；黄芩清热除烦安胎；竹茹清热除烦；人参、茯苓、炙草补气健脾，安固胎元。

(周永学)

dānggguī dìhuángyǐn

当归地黄饮（danggui dihuang drink）补益剂，明·张介宾《景岳全书·卷五十一》方。

组成 当归二三钱，熟地三五钱，山药二钱，杜仲二钱，牛膝一钱半，山茱萸一钱，炙甘草八分。

用法 水二盅，煎八分，空腹服。

功用 补肾强腰。

主治 肾虚，腰膝疼痛等症。

方义 熟地滋阴补肾；山药、山茱萸补肾肝脾；当归补益肝肾精血，杜仲、牛膝补肾强腰；炙甘草补脾，兼调和诸药。

(龙一梅)

sāncái fēngsuǐdān

三才封髓丹（sancai fengsui pills）补益剂，金·李杲《医学发明·卷七》方。

组成 天门冬（去心）半两，熟地黄、人参（去芦）各半两，黄柏三两，缩砂仁一两半，甘草（炙）七钱半。

用法 上为细末，水糊为丸，如梧桐子大。每服50丸，用苁蓉半两，切作片子，酒一大盏，浸一宿，次日煎3~4沸，去滓，送下前丸子，空心。

功用 降心火，益肾水。

主治 肾虚舌音不清；肾经咳嗽，真阴涸竭；梦遗走泄。

方义 熟地黄、天冬滋补肾阴；黄柏泻火坚阴；人参大补元气，补脾益肺；砂仁化湿行气，温中；甘草调和诸药。

(阮时宝)

shíhú yèguāngwán

石斛夜光丸（shihu yeguang pills）补益剂，元·倪维德《原机启微·卷二》方。

组成 天门冬（去心，焙）、麦门冬（去心，焙）、生地黄（怀州道地）、熟地黄（怀州道地）、新罗参（去芦）、白茯苓（去黑皮）、干山药各一两，枸杞子（拣净）、牛膝（酒浸，另捣）、金钗石斛（酒浸，焙干，另捣）、草决明（炒）、杏仁（去皮尖，炒）、甘菊（拣净）、菟丝子（酒浸，焙干，另捣）、羚羊角（镑，各七钱半），肉苁蓉（酒浸，焙干，另捣）、五味子（炒）、防风（去芦）、甘草（炙赤色，锉）、沙苑蒺藜（炒）、黄连（去须）、枳壳（去瓤，麸炒）、川芎、生乌犀（镑）、青葙子各半两。

用法 上除另捣外，为极细末，炼蜜为丸，如梧桐子大。每服三五十九，空心温酒送下，盐汤亦可。

功用 滋补肝肾，清热明目。

主治 肝肾不足，虚火上扰证。瞳神散大，视物昏花，羞明流泪，头晕目眩，以及白内障等症。

方义 生地、熟地、枸杞子补肾益精，养肝明目；天门冬、麦门冬、石斛养心益胃，菟丝子、肉苁蓉、沙苑蒺藜补肾固精，养肝明目；人参、山药、茯苓、甘草补脾益肺，资生气血；黄连、草决明、青葙子、犀角、羚羊角清肝潜阳，明目退翳；川芎、防风、甘菊花疏散肝经风热，条达肝气，和血通脉；杏仁、枳壳宽胸理气，牛膝强肾益精，引火下行，五味子酸敛涩精，酸甘化阴，甘草调和药性。

(韩涛)

ěrlóng zuǒcíwán

耳聋左慈丸（erlong zuoci pills）补益剂，清·戴天章《重订广温热论》方。

组成 熟地黄八钱，山萸肉、干山药各四钱，泽泻、牡丹皮、白茯苓（去皮）各三钱，磁石三两，石菖蒲一两半，北五味五钱。

用法 上为细末，炼蜜为丸，每服三钱，淡盐汤送下。

功用 滋阴益肾，潜阳通窍。

主治 肝肾阴亏，虚阳上扰，头晕目眩，耳鸣耳聋。

方义 熟地滋阴补肾；山萸肉补养肝肾；山药双补脾肾；泽泻利湿泄浊；丹皮清泻相火；茯苓健脾渗湿；磁石平肝潜阳，聪耳明目；石菖蒲开窍醒神，五味子滋阴益肾。

(龙一梅)

yuèhuáwán

月华丸（yuehua pills） 补益剂，清·程国彭《医学心悟·卷三》方。

组成 天冬（去心蒸）、麦冬（去心蒸）、生地（酒洗）、熟地（九蒸，晒）、山药（乳蒸）、百部（蒸）、沙参（蒸）、川贝（去心，蒸）、真阿胶各一两，茯苓（乳蒸）、獭肝、广三七各五钱。

用法 用白菊花二两（去蒂），桑叶二两（经霜者）熬膏，将阿胶化入膏内和药，炼蜜为丸；每服一丸，噙化，一日三次。

功用 滋阴降火，消痰祛瘀，止咳定喘，保肺平肝。

主治 阴虚咳嗽。

方义 北沙参、麦冬、天冬、生地、熟地滋阴润肺；桑叶、白菊花清肺止咳；百部、獭肝、川贝润肺止嗽，兼能杀虫；阿胶、三七止血和营；茯苓、山药健脾补气，以资生化之源。

(范 颖)

sìyīnjiān

四阴煎（siyin decoction） 补益剂，明·张介宾《景岳全书·卷五十》方。

组成 生地二三钱，麦冬二钱，白芍药二钱，百合二钱，沙参二钱，生甘草一钱，茯苓一钱半。

用法 水二盅，煎七分，食远服。

功用 滋阴清热，生津润肺。

主治 阴虚劳损，相火炽盛，津枯烦渴，咳嗽吐衄多热。

方义 生地滋阴清热；麦冬、沙参、百合润肺养阴，清热生津；白芍敛阴柔肝，以防木火刑金，茯苓、甘草健脾祛湿，培土生金。

(杨 勇)

gānlùyǐn

甘露饮（ganlu drink） 补益剂，宋·太平惠民和剂局《太平惠民和剂局方·卷六》方。

组成 枇杷叶（刷去毛）、干熟地黄（去土）、天门冬（去心，焙）、枳壳（去瓤，麸炒）、山茵陈（去梗）、生干地黄、麦门冬（去心，焙）、石斛（去芦）、甘草（炙）、黄芩各等分。

用法 为末，每服二钱，水一盏，煎至七分，去滓温服，食后，临卧。小儿一服分两服，仍量岁数，加减与之。

功用 清热养阴，行气利湿。

主治 丈夫、妇人、小儿胃中客热，牙宣口气，齿龈肿烂，时出脓血，目睑垂重，或即饥烦，不欲饮食，及赤目肿痛，不任凉药，口舌生疮，咽喉肿痛，疮疹已发，可服之。又疗脾胃受湿，瘀热在里，或醉饱房劳，湿热相搏，致生疸病，身面皆肿，胸满气短，大便不调，小便黄涩，或时身热，并皆治之。

方义 二地、二冬、甘草、石斛之甘，治肾胃之虚热，泻而兼补；茵陈、黄芩之苦寒，折热而去湿；火热上行为患，故又以枳壳、枇杷叶抑而降之。

(许二平)

shēngfā shénxiào hēidòugāo

生发神效黑豆膏（shengfa shenxiao heidou plaster） 补益剂，宋·王怀隐等《太平圣惠方·卷八十九》方。

组成 黑豆三合，莒藤三合，诃黎勒皮一两。

用法 上为末，以水拌令匀，纳于竹筒中，以乱发塞口，用糖灰内煨取油，贮于瓷器中。先以米泔皂荚汤洗头，拭干，涂之，日再用，十日发生。

功用 补肾生发。

主治 小儿脑疳，头发连根作穗子，脱落不生；兼疮白秃，发不生者。

方义 黑豆补肾益阴；莒藤（又名黑芝麻）、诃黎勒皮敛疮生发；三味药做成膏剂，寓滋润生发之意。

(许二平)

bǎilìng jiāonáng

百令胶囊（bailing capsules） 补益剂，国家药典委员会《中华人民共和国药典·一部》（2020年版）方。

组成 发酵冬虫夏草菌粉。

规格 ①每粒装0.2g。②每粒装0.5g。

用法 口服。一次5~15粒（每粒装0.2g）或2~6粒（每粒装0.5g），一日3次。

功用 补肺肾，益精气。

主治 肺肾两虚引起的咳嗽、气喘、咯血、腰背酸痛；慢性支气管炎的辅助治疗。

方义 冬虫夏草补肾益肺，止血化痰，止咳平喘。

(龙一梅)

yīnxū wèitòng kēlì

阴虚胃痛颗粒（yinxu weitong granules） 补益剂，国家药典委员会《中华人民共和国药典·一部》（2020年版）方。

组成 北沙参240g，麦冬200g，石斛300g，川楝子200g，玉竹200g，白芍240g，炙甘草120g。

规格 每袋装10g。

用法　开水冲服，一次 1 袋，一日 3 次。

功用　养阴益胃，缓中止痛。

主治　胃阴不足所致的胃脘隐隐灼痛、口干舌燥、纳呆干呕；慢性胃炎、消化性溃疡见上述证候者。

方义　北沙参、麦冬养阴润燥，益胃生津；石斛、玉竹养胃益阴；川楝子舒肝泻热，行气止痛，白芍养血柔肝缓急；甘草和中调和诸药，与白芍配伍酸甘化阴，缓急止痛。

（吴建红）

fúsāngwán

扶桑丸（fusang pills）　补益剂，清·汪昂《医方集解·卷一》方。

组成　嫩桑叶（去蒂洗净，暴干，为末）一斤，巨胜子（即黑芝麻，淘净）四两，白蜜一斤。

用法　将芝麻擂碎，熬浓汁，和蜜炼至滴水成珠，入桑叶末，为丸。一方桑叶为末，芝麻蒸捣，等分，蜜丸，早盐汤晚酒下。

功用　滋养肝肾，祛风明目。

主治　肝肾阴虚，血虚化燥所致头晕目眩，四肢麻木，久咳不愈，皮肤粗糙，须发早白，大便干结者，舌红少苔，脉沉细。

方义　桑叶祛风明目，凉血平肝；黑芝麻滋补肝肾，润燥益精，乌须发，二药合用，滋养肝肾，益精明目，祛风除痹；白蜜润肠通便，润肺止咳，滋养补中，调和诸药。

（吴建红）

gèngnián'ānpiàn

更年安片（gengnian'an tablets）　补益剂，国家药典委员会《中华人民共和国药典·一部》（2020 年版）方。

组成　地黄 40g，泽泻 40g，麦冬 40g，熟地黄 40g，玄参 40g，茯苓 80g，仙茅 80g，磁石 80g，牡丹皮 26.67g，珍珠母 80g，五味子 40g，首乌藤 80g，制何首乌 40g，浮小麦 80g，钩藤 80g。

规格　薄膜衣片，每片重 0.31g；糖衣片，片心重 0.3g。

用法　口服。每次 6 片，一日 2~3 次。

功用　滋补肝肾、除烦安神。

主治　肝肾阴血不足，水不涵木，虚阳上亢，症见头晕目眩，面部烘热，耳鸣如蝉，烦躁不安，潮热汗出。现代常用于治疗更年期综合征。

方义　熟地黄、制何首乌滋阴血，补肝肾，益精髓，使阴充以制阳；生地黄、玄参、麦冬养阴生津，助补肝肾之力，兼能清泻虚热；丹皮、钩藤清热平肝，珍珠母、磁石潜阳镇肝，五味子、浮小麦、首乌藤敛阴敛阳，宁心安神；泽泻泻肾浊，茯苓渗脾湿，使补中有泻；仙茅入肾，温摄肾阳，有引阳入阴之妙。

（贺又舜）

bǔshèn yìnǎo piàn

补肾益脑片（bushen yinao tablets）　补益剂，国家药典委员会《中华人民共和国药典·一部》（2020 年版）方。

组成　鹿茸（去毛）6g，红参 39g，茯苓 38g，山药（炒）38g，熟地黄 81g，当归 38g，川芎 29g，盐补骨脂 29g，牛膝 29g，枸杞子 30g，玄参 29g，麦冬 38g，五味子 29g，炒酸枣仁 38g，远志（蜜炙）38g，朱砂 10g。

用法　口服，一次 4~6 片，一日 2 次。

功用　补肾生精，益气养血。

主治　肾虚精亏、气血两虚所致的心悸气短，失眠健忘，遗精盗汗，腰腿酸软，耳鸣耳聋。

方义　鹿茸壮肾阳，补精髓，强筋骨；红参、茯苓、远志补气健脾，养心安神以益智；枸杞子、补骨脂、牛膝、熟地黄、五味子补肾气、壮筋骨，养血滋阴，固精止遗；山药、麦冬、玄参养阴补肾，当归养血活血，川芎活血行气，酸枣仁养心安神，朱砂宁神定悸。

（贺又舜）

yìqìdān

一炁丹（yiqi pills）　补益剂，明·张介宾《景岳全书·卷五十一》方。

组成　人参、制附子各等分。

用法　炼白蜜丸，如绿豆大。每用滚白汤送下三、五分。

功用　益气助阳。

主治　脾肾虚寒，阳痿怯寒，不时易泻腹痛，舌淡，脉沉微。

方义　人参大补元气，附子温壮肾阳，共同补益脾肾元阳。

（周永学）

jiāwèi shènqìwán

加味肾气丸（jiawei shenqi pills）　补益剂，宋·严用和《严氏济生方·卷四》方。

组成　附子（炮）二两，白茯苓（去皮）、泽泻、山茱萸（取肉）、山药（炒）、车前子（酒蒸）、牡丹皮（去木）各一两，官桂（不见火）、川牛膝（去芦，酒浸）、熟地黄各半两。

用法　上为细末，炼蜜为丸，如梧桐子大，每服七十丸，空心米饮下。

功用　温补肾阳，化气利水。

主治　肾阳虚水肿。腰重脚肿，小便不利。

方义　附子、肉桂温补肾阳，化气利水；茯苓、泽泻利水渗湿；熟地、山萸、山药滋阴补肾，丹皮清泻相火，活血利水；牛膝补肝肾，强筋骨，引血下行以助利水，车前子渗湿利尿。

（杨　勇）

yòuguīwán

右归丸（yougui pills） 补益剂，明·张介宾《景岳全书·卷五十一》方。

组成 大怀熟地八两，山药（炒）四两，山茱萸（微炒）三两，枸杞（微炒）四两，鹿角胶（炒珠）四两，菟丝子（制）四两，杜仲（姜汁炒）四两，当归三两、便溏勿用，肉桂二两、渐可加至四两，制附子自二两渐可加至五六两。

用法 丸如弹子大，每嚼服二三丸，以滚白汤送下。

功用 温补肾阳，填精益髓。

主治 肾阳不足，命门火衰证。年老或久病神疲气怯，畏寒肢冷，腰膝酸软，阳痿遗精，或阳衰无子，或饮食少进，大便不实，或小便自遗，舌淡苔白，脉沉而迟。

方义 肉桂、附子温壮元阳，鹿角胶温肾阳，益精血；熟地、山茱萸、山药、枸杞、当归滋阴养血填精，补益肝肾；菟丝子、杜仲补肾强腰膝。

（杨 勇）

yòuguīyǐn

右归饮（yougui drink） 补益剂，明·张介宾《景岳全书·卷五十一》方。

组成 熟地二三钱，或加至一二两，山药（炒）二钱，山茱萸一钱，枸杞二钱，甘草（炙）一二钱，杜仲（姜制）二钱，肉桂一二钱，制附子一二三钱。

用法 水二盅，煎七分，食远温服。

功用 温补肾阳，填精补血。

主治 肾阳不足证。气怯神疲，腹痛腰酸，手足不温，阳痿遗精，大便稀溏，小便频多，舌淡苔薄，脉虚细。

方义 肉桂、附子温壮元阳；

熟地、山茱萸、山药、枸杞滋阴填精；杜仲补肾强腰膝；炙甘草调药和中。

（杨 勇）

shíbǔwán

十补丸（shibu pills） 补益剂。

宋·太平惠民和剂局《太平惠民和剂局方·卷五》方。组成：附子（炮，去皮脐）、肉桂（去粗皮）、巴戟（去心）、破故纸（炒）、干姜（炮）、远志（去心，姜汁浸，炒）、菟丝子（酒浸，别研）、赤石脂（煅）、厚朴（去粗皮，姜汁炙）各一两，川椒（去目及闭口者，炒出汗）二两。用法：上为末，酒糊圆如梧桐子大。每服三十圆至五十圆，温酒、盐汤任下。功用：补五脏，行荣卫，益精髓，进饮食。主治：真气虚损，下焦伤竭证。症见脐腹强急，腰脚疼痛，亡血盗汗，遗泄白浊，大便自利，小便滑数，或三消渴疾，饮食倍常，肌肉消瘦，阳事不举，颜色枯槁等。方义：附子、肉桂补火助阳，散寒通脉；巴戟天、破故纸、菟丝子补肾壮阳固精；赤石脂涩肠止泻；川椒、干姜温中散寒；厚朴燥湿下气除满；远志安神益智。

宋·严用和《严氏济生方》方。组成：附子（炮，去皮脐）、五味子各二两，山茱萸（取肉）、山药（剉炒）、牡丹皮（去木）、鹿茸（去毛，酒蒸）、熟地黄（酒蒸）、肉桂（去皮，不见火）、白茯苓（去皮）、泽泻各一两。用法：上为细末。炼蜜为丸。如梧桐子大。每服七十丸。空心盐酒、盐汤下。功用：补肾阳，益精血。主治：肾阳虚损，精血不足证。症见面色黧黑，足冷足肿，耳鸣耳聋，肢体羸瘦，足膝软弱，小便不利，腰脊疼痛，或阳痿，遗精，舌淡苔白，脉沉迟，尺脉

弱等。

清·沈金鳌《杂病源流犀烛》方。组成：附子一两（切如豆大，用防风一两，盐四两，黑豆一合，同炒以附子裂为度，去诸药只取附子）、胡芦巴、木香、巴戟、肉桂、川楝子肉、元胡索、荜澄茄、茴香、破故纸各一两。用法：酒、糯米粉糊丸，朱砂为衣，酒下三五十丸。功用：温补肾阳，驱寒逐冷。主治：寒疝厥冷，及小肠膀胱奔豚等症。

（阮时宝）

chénxiāng lùróngwán

沉香鹿茸丸（chenxiang lurong pills） 补益剂，宋·吴彦夔《传信适用方·卷二》方。

组成 沉香一两，大附子（炮，去皮脐）二两，鹿茸（燎去毛，酥炙）三两，苁蓉（洗，酒浸）四两，菟丝子（洗净，酒浸）五两，熟地黄（洗净，酒浸，焙干）六两。

用法 上为细末，炼蜜为丸，如梧桐子大，每服三十至五十丸，空心，食前以温酒吞下。

功用 温补下元，壮肾阳，益精气。

主治 肾阳亏虚证，症见四肢不温，腰膝冷痛，阳痿遗精，夜尿频多，小便清长。

方义 沉香温助命火，配鹿茸壮肾阳、益精髓，治真气不足、下元冷惫、阳痿遗精；附子温复肾阳，逐寒止痛，肉苁蓉补肾壮阳益精；熟地黄滋阴补血，益精填髓，使阴充阳长，菟丝子滋补肝肾，固精缩尿。

（贺又舜）

nèibǔwán

内补丸（neibu pills） 补益剂，清·吴本立《女科切要·卷二》方。

组成 鹿茸，丝子，沙蒺藜，紫菀茸，黄芪，肉桂，桑螵蛸，肉

苁蓉, 附子 (制), 茯苓, 白蒺藜。

用法 上为末, 蜜丸如绿豆大; 每服二十丸, 食远酒服。

功用 温肾固精。

主治 女子白淫, 属阳虚者。

方义 鹿茸大补元阳, 生精髓, 益血脉; 菟丝子、肉桂、桑螵蛸、肉苁蓉、附子温补肾阳, 使肾阳旺盛, 而蒸化水湿; 紫菀茸下气利水, 而助祛湿化浊; 沙蒺藜补肾固精; 白蒺藜止带下; 黄芪、茯苓益气健脾, 复其运化之职。

(王 迪)

ānshènwán

安肾丸（anshen pills） 补益剂。

宋·陈言《三因极一病证方论·卷十三》方。组成: 补骨脂 (炒)、胡芦巴 (炒)、茴香 (炒)、川楝 (炒)、续断 (炒) 各三两, 桃仁 (麸炒去皮尖, 别研)、杏仁 (如上法)、山药 (炒切) 茯苓各二两。用法: 上为末, 蜜丸如梧子大, 盐汤五十丸, 空心服。功用: 补肾壮阳, 散寒除湿。主治: 肾虚, 腰痛, 阳事不举, 膝骨痛, 耳鸣口干, 面色黧黑, 耳轮焦枯。方义: 补骨脂、胡芦巴补肾助阳、散寒祛湿; 续断补肝肾、强腰膝; 茴香、川楝子温经散寒、行气止痛; 杏仁发散风寒; 桃仁活血化瘀止痛; 山药、茯苓健脾渗湿, 使全方补而不滞。

宋·太平惠民和剂局《太平惠民和剂局方·卷五》方。组成: 肉桂 (去粗皮, 不见火)、川乌 (炮, 去皮、脐) 各十六两, 桃仁 (麸炒)、白蒺藜 (炒, 去刺)、巴戟 (去心)、山药、茯苓 (去皮)、肉苁蓉 (酒浸, 炙)、石斛 (去根, 炙)、萆薢、白术、破故纸各四十八两。用法: 上为末, 炼蜜为丸, 如梧桐子大。每服三

十丸, 温酒或盐汤下, 空心, 食前。小肠气, 炒茴香, 盐酒下。功用: 补肾壮阳, 散寒除湿。主治: 肾经久积阴寒, 膀胱虚冷, 下元衰惫, 耳重唇焦, 腰腿肿疼, 脐腹撮痛, 两胁刺胀, 小腹坚疼, 下部湿痒, 夜梦遗精, 恍惚多惊, 皮肤干燥, 面无光泽, 口淡无味, 不思饮食, 大便溏泻, 小便滑数, 精神不爽, 事多健忘。

(闫润红)

qībǎo měirándān

七宝美髯丹（qibao meiran pills） 补益剂, 明·李时珍《本草纲目》卷十八引《积善堂方》。

组成 赤、白何首乌 (米泔水浸三四日, 瓷片刮去皮, 用淘净黑豆二升, 以砂锅木甑, 铺豆及首乌, 重重铺盖蒸之。豆熟, 取出去豆, 曝干, 换豆再蒸, 如此九次, 曝干为末) 各一斤、赤、白茯苓 (去皮研末, 以水淘去筋膜及浮者, 取沉者捻块, 以人乳十碗浸匀, 晒干研末) 各一斤, 牛膝 (去苗, 酒浸一日, 同何首乌第七次蒸之, 至第九次止, 晒干) 八两, 当归 (酒浸晒) 八两, 枸杞子 (酒浸晒) 八两, 菟丝子 (酒浸生芽, 研烂晒) 八两, 补骨脂 (以黑脂麻炒香) 四两。

用法 并忌铁器, 石臼为末, 炼蜜和丸弹子大, 一百五十丸, 每日三丸, 侵晨温酒下, 午时姜汤下, 卧时盐汤下。其余并丸梧子大, 每日空心酒服一百丸, 久服极验。

功用 补益肝肾, 乌发壮骨。

主治 肝肾不足, 须发早白, 牙齿动摇; 梦遗滑精; 崩漏带下; 肾虚不育, 腰膝酸软, 筋骨无力。

方义 赤、白何首乌补肝肾, 益精血, 乌须发, 壮筋骨; 赤、白茯苓健脾宁心, 渗利湿浊; 枸杞子、菟丝子滋补肝肾精血, 牛膝

补肝肾、益精血、活血脉, 当归养肝补血, 补骨脂补肾壮阳固精。

(连建伟)

dàyíngjiān

大营煎（daying decoction） 补益剂, 明·张介宾《景岳全书·妇人规下》方。

组成 当归二三钱或五钱, 熟地三五七钱, 枸杞二钱, 炙甘草一二钱, 杜仲二钱, 牛膝一钱半, 肉桂一二钱。

用法 水二盅, 煎七分, 食远温服。

功用 补肾益精养血。

主治 肾精亏损, 阴血不足证。妇人经迟血少, 腰膝筋骨疼痛, 或气血虚寒, 心腹疼痛。

方义 熟地补肾滋阴, 填精益髓; 当归、枸杞补肝肾, 益精血; 杜仲、牛膝益肝肾, 强腰膝, 健筋骨; 肉桂温肾助阳; 炙甘草益气健脾, 并调药性。

(贾 波)

wǔzǐ yǎnzōngwán

五子衍宗丸（wuzi yanzong pills） 补益剂, 明·李梴《医学入门·卷六》方。

组成 枸杞子、菟丝子各八两, 五味子一两, 覆盆子四两, 车前子二钱。

用法 上为末, 蜜丸梧桐子大, 每空心九十丸, 临卧五十丸, 白汤或盐汤下, 冬月酒下。

功用 补肾益精。

主治 肾虚精亏, 阳痿早泄, 夜梦遗精, 久不生育。

方义 菟丝子温肾壮阳力强; 枸杞子填精补血; 五味子敛肺补肾, 补中寓涩; 覆盆子固精益肾; 车前子利湿泄浊。

(左铮云)

shòutāiwán

寿胎丸（shoutai pills） 补益剂, 张锡纯《医学衷中参西录·

《上册》方。

组成 菟丝子（炒熟）四两，桑寄生二两，川续断二两，真阿胶二两。

用法 上药将前三味轧细，水化阿胶和为丸，一分重（干足一分）。每服二十丸，开水送下，日再服。

功用 补肾固冲，养血安胎。

主治 肾虚所致胎漏、胎动不安，妊娠期中，腰酸腹痛，胎动下坠，或伴阴道少量下血，色黯淡，头晕耳鸣，两膝酸软，小便频数，或曾屡有堕胎，舌淡苔白，脉沉细而滑。

方义 菟丝子补而不峻，温而不燥，补肾益精，固摄冲任，肾旺自能荫胎；桑寄生补肝肾固冲任，养血安胎，续断补肝肾固冲任、止血安胎，二药共奏补肝益肾、安胎止漏之效；阿胶滋补阴血止血，即可使血旺能养胎安胎，又可止血以防胎漏伤及胎气。

（吴建红）

kànggǔzēngshēngwán

抗骨增生丸（kanggu zeng-sheng pills） 补益剂，国家药典委员会《中华人民共和国药典·一部》（2020年版）方。

组成 熟地黄210g，酒肉苁蓉140g，狗脊（盐制），140g，女贞子（盐制）70g，淫羊藿140g，鸡血藤140g，炒莱菔子70g，骨碎补140g，牛膝140g。

规格 大蜜丸，每丸重3g。

用法 口服，水蜜丸一次2.2g，小蜜丸一次3g，大蜜丸一次1丸，一日3次。

功用 补腰肾，强筋骨，活血止痛。

主治 肝肾不足，瘀血阻络的骨性关节炎，症见关节肿胀、麻木、疼痛、活动受限。

方义 熟地黄滋阴补血，益精填髓；肉苁蓉、淫羊藿补肾阳，益精血，壮腰膝，祛风湿；骨碎补、狗脊、牛膝祛风湿，补肝肾，强筋骨兼活血；鸡血藤补血活血，舒筋活络；女贞子补养肝肾，莱菔子行气消滞。

（吴建红）

kànggǔzēngshēng jiāonáng

抗骨增生胶囊（kanggu zeng-sheng capsules） 补益剂，国家药典委员会《中华人民共和国药典·一部》（2020年版）方。

组成 熟地黄175g，酒肉苁蓉117g，狗脊（盐制）117g，女贞子（盐制）58g，淫羊藿117g，鸡血藤117g，炒莱菔子58g，骨碎补117g，牛膝117g。

规格 每粒装0.35g。

用法 口服。一次5粒，一日3次。

功用 补腰肾，强筋骨，活血止痛。

主治 肝肾不足，瘀血阻络的骨性关节炎，症见关节肿胀、麻木、疼痛、活动受限。

方义 熟地黄滋阴补血，益精填髓；肉苁蓉、淫羊藿补肾阳，益精血，壮腰膝，祛风湿；骨碎补、狗脊、牛膝祛风湿，补肝肾，强筋骨兼活血；鸡血藤补血活血，舒筋活络；女贞子补养肝肾，莱菔子行气消滞。

（吴建红）

dìhuángyǐnzǐ

地黄饮子（dihuang decoction） 补益剂。

金·刘完素《黄帝素问宣明论方·卷二》方。组成：熟干地黄、巴戟（去心）、山茱萸、石斛、肉苁蓉（酒浸，焙）、附子（炮）、五味子、官桂、白茯苓、麦门冬（去心）、菖蒲、远志（去心），各等分。用法：上为末，每服三钱，水一盏半，生姜五片、枣一枚、薄荷少许，同煎至八分，不计时候。功用：滋肾阴，补肾阳，开窍化痰。主治：喑痱证，舌强不能言，足废不能用。方义：熟地黄、山茱萸补肾填精，肉苁蓉、巴戟天温壮肾阳，四药配伍阴阳并补；附子、肉桂温养下元，摄纳浮阳，引火归原；石斛、麦冬、五味子滋阴敛液；菖蒲、远志、白茯苓开窍化痰，交通心肾；薄荷疏散而轻清上行，引药上行以清利咽喉窍道；生姜、大枣调药和中。

元·朱震亨《丹溪心法·卷三》方。组成：甘草（炙），人参，生地黄，熟地黄，黄芪，天门冬，麦门冬（去心），泽泻，石斛，枇杷叶（炒）。用法：上每服五钱，水煎服。功用：养阴益气。主治：消渴咽干，面赤烦躁。

（闫润红）

sānbǎo jiāonáng

三宝胶囊（sanbao capsules） 补益剂，国家药典委员会《中华人民共和国药典·一部》（2020年版）方。

组成 人参20g，当归40g，醋龟甲20g，山茱萸20g，熟地黄60g，五味子20g，肉苁蓉30g，菊花20g，赤芍20g，麦冬10g，玄参20g，鹿茸20g，山药60g，砂仁（炒）10g，灵芝20g，丹参100g，菟丝子（炒）30g，何首乌40g，牡丹皮20g，杜仲40g，泽泻20g。

规格 每粒装0.3g。

用法 口服。一次3~5粒，一日2次。

功用 益肾填精，养心安神。

主治 用于肾精亏虚、心血不足所致的腰酸腿软、阳痿遗精、头晕眼花、耳鸣耳聋、心悸失眠、食欲不振。

方义 鹿茸壮肾阳，益精血，

强筋骨；肉苁蓉补肾阳，益精血；菟丝子补肾固精；山茱萸补肾益精，收敛固涩；杜仲补肝肾，强筋骨；龟甲滋阴潜阳，大补元阴；麦冬、玄参养阴生津；熟地黄、当归、人参、灵芝、山药、五味子、何首乌补脾益气，养血宁心；牡丹皮、赤芍、丹参活血化瘀；泽泻渗湿利水，以泻肾浊；菊花平降肝阳；砂仁行气化湿，醒脾开胃，可使滋补之品补而不滞。

(阮时宝)

tiáozhōng yìqìtāng

调中益气汤（tiaozhong yiqi decoction） 补益剂。

金·李杲《兰室秘藏·卷上》方。组成：橘皮、黄柏（酒洗）各二分，升麻、柴胡各三分，人参、炙甘草、苍术各五分，黄芪一钱。用法：上件到如麻豆大，都作一服，水二大盏，煎，去粗，稍热食远服之。功用：益气健脾，和中祛湿。主治：肠胃虚弱，湿阻气滞，脘腹胀满，不思饮食，身体倦怠，大便泄泻，肢节烦疼者。方义：黄芪、人参、炙甘草益气健脾；升麻、柴胡升举阳气；橘皮理气和中，黄柏、苍术燥湿健脾。

元·罗天益《卫生宝鉴·卷五》方。组成：黄芪一钱，人参、甘草（炙）、当归、白术各钱半，白芍药、柴胡、升麻各三分，橘皮二分，五味子十五个。用法：上十味，㕮咀，作一服，水二盏，煎至一盏，去滓，温服，食前。功用：健脾益气生津。主治：身体沉重，四肢困倦，百节烦疼，胸满短气，膈咽不通，心烦不安，耳鸣耳聋，目有瘀肉，热壅如火，视物昏花，口中沃沫，饮食失味，忽肥忽瘦，怠惰嗜卧，尿色发赤，或清利而数，或上饮下便，或时殡泻，腹中虚痛，不思饮食。

(秦 竹)

yìqì cōngmíngtāng

益气聪明汤（yiqi congming decoction） 补益剂，明·王肯堂《证治准绳》方。

组成 黄芪、人参各五钱；葛根、蔓荆子各三钱；白芍、黄柏各二钱（如有热烦乱，春月渐加，夏倍之；如脾虚去之；热减少用）；升麻一钱半，炙甘草一钱。

用法 将上药放入砂锅内，加水 1000ml，浸泡 30 分钟，然后以大火煮沸，再改小火慢煮 45～60 分钟，即可服用。最好在每日早餐前和临睡前温饮。

功用 聪耳明目。

主治 内障目昏、耳鸣耳聋。

方义 《医方集解》：参、芪甘温以补脾胃；甘草甘缓以和脾胃；干葛、升麻、蔓荆轻扬升发，能入阳明，鼓舞胃气，上行头目。中气既足，清阳上升，则九窍通利，耳聪而目明矣；白芍敛阴和血，黄柏补肾生水。盖目为肝窍，耳为肾窍，故又用二者平肝滋肾。

(秦 竹)

yìhuángsǎn

益黄散（yihuang powder） 补益剂，宋·钱乙《小儿药证直诀·卷下》方。又名补脾散。

组成 陈皮（去白）一两，丁香（一方用木香）二钱，诃子（炮，去核）五钱，青皮（去白），甘草（炙）各五钱。

用法 上为末，三岁儿一钱五半，水半盏，煎三分，食前服。

功用 理气健脾。

主治 小儿脾胃虚弱，腹痛泻痢，不思饮食，呕吐脘胀，神倦面黄，疳积腹大身瘦。

方义 陈皮、青皮行气导滞，以通为补；丁香温中止呕，诃子涩肠止泻；甘草补脾和胃，调和诸药。

(秦 竹)

zīshēngwán

资生丸（zisheng pills） 补益剂，明·缪希雍《先醒斋医学广笔记·卷二》方。又名保胎资生丸。

组成 人参（人乳浸，饭上蒸，烘干）三两，白术三两，白茯苓（细末，水澄蒸，晒干，入人乳再蒸，晒干）一两半，广陈皮（去白，略蒸）二两，山楂肉（蒸）二两，甘草（去皮蜜炙）五钱，怀山药（切片炒）一两五钱，川黄连（如法炒七次）三钱，薏苡仁（炒三次）一两半，白扁豆（炒）一两半，白豆蔻仁（不可见火）三钱五分，藿香叶（不见火）五钱，莲肉（去心炒）一两五钱，泽泻（切片炒）三钱半，桔梗（米泔浸，去芦蒸）五钱，芡实粉（炒黄）一两五钱，麦芽（炒研磨，取净面）一两。

用法 为细末，炼蜜为丸如弹子大，每丸重二钱，用白汤，或清米汤、橘皮汤、炒砂仁汤嚼化下。

功用 益气健脾安胎。

主治 妊娠三月，阳明脉衰，胎无所养，而胎堕者。

方义 人参、白术、茯苓、山药、白扁豆健脾益胃；芡实、薏苡仁、莲肉、豆蔻、藿香叶、黄连、泽泻祛湿化浊；陈皮、桔梗、山楂、麦芽理气和胃；甘草益气调药。

(秦 竹)

zīshēng jiànpíwán

资生健脾丸（zisheng jianpi pills） 补益剂，清·徐大椿《兰台轨范》方。

组成 党参三两，炒白扁豆一两五钱，豆蔻八钱，黄连（姜汁炒）四钱，炒白术三两，莲子肉二两，六神曲二两，茯苓二两，陈皮二两，山楂蒸一两五钱，炙甘草一两五钱，芡实一两五钱，藿香一两，炒麦芽二两，山药二两，砂仁一两五钱，桔梗一两，炒薏仁米一两五钱。

用法 以上十八味，粉碎成细粉，过筛，混匀，用水泛丸，干燥，口服米饮汤或开水送下，妇人淡姜汤送下。

功用 健脾益胃，补中益气。

主治 脾胃虚弱证。症见食欲不振，饮食不化，脘腹闷胀，舌淡苔白腻，脉虚弱。常用于治疗慢性腹泻、消化不良、妊娠妇女脾虚呕吐或胎滑不固等症。

方义 是方以党参、白术、茯苓、甘草、莲子肉、芡实、山药、白扁豆、薏仁米之甘平，以补脾元；陈皮、山楂、六神曲、麦芽、砂仁、豆蔻、藿香、桔梗之香辛，以调胃气；其有湿热，以黄连清之、燥之，全方健脾和胃以资气血，故名资生健脾丸。

（秦　竹）

jǔyuánjiān

举元煎（juyuan decoction） 补益剂，明·张介宾《景岳全书·卷五十一》方。

组成 人参、黄芪（炙），各三五钱，炙甘草一二钱，升麻（炒用）五七分，白术（炒）一二钱。

用法 水一盏半，煎七八分，温服。

功用 益气举陷。

主治 气虚下陷，血崩血脱，亡阳垂危等证。

方义 人参、黄芪、白术益气补中，摄血固脱；升麻升阳举陷；炙甘草益气和中。

（冯　泳）

huǎngān lǐpítāng

缓肝理脾汤（huangan lipi decoction） 补益剂，清·吴谦《医宗金鉴·卷五十一》方。

组成 广桂枝，人参，白茯苓，白芍药（炒），白术（土炒），陈皮，山药（炒），扁豆（炒，研），甘草（炙）。

用法 引用煨姜、大枣，水煎服。

功用 健脾缓肝。

主治 慢惊风，发时缓缓抽搐，时作时止，面色淡黄，或青白相兼，身必温和，昏睡眼合，或睡卧露睛，脉来迟缓，大便青色等。

方义 人参、白术、山药补气健脾；茯苓、扁豆健脾利湿；桂枝温通经脉；白芍柔肝缓急；陈皮理气健脾；甘草健脾和中，调和药性。

（赵雪莹）

huángqí liùyītāng

黄芪六一汤（huangqi liuyi decoction） 补益剂，宋·太平惠民和剂局《太平惠民和剂局方·卷五》方。

组成 黄芪（去芦，蜜炙）六两，甘草（炙）一两。

用法 上㕮咀，每二钱，水一盏，枣一枚，煎至七分，去滓，温服，不拘时。

功用 补气血，和脏腑。

主治 肢体劳倦，胸中烦悸，时常焦渴，唇口干燥，面色萎黄，不思饮食，或先渴而发疮疖，或病痈疽而后渴者。

方义 黄芪健脾益气，托疮生肌；甘草补气生津，调和诸药。

（胡晓阳）

jiàngùtāng

健固汤（jiangu decoction） 补益剂，清·傅山《傅青主女科·卷上》方。

组成 人参五钱，白茯苓三钱，白术（土炒）一两，巴戟（盐水浸）五钱，薏苡仁（炒）三钱。

用法 上为细末，都作一服，水一盏半，煎至七分，去渣，放冷服之。

功用 健脾化湿，温肾助阳。

主治 妇人经行前大便溏薄或清稀如水，日解数次或天亮前泄泻，经净后泻止，或带下量多，色白或淡黄，或月经大多先期、量多、质稀、色淡，腰膝酸软，畏寒肢冷，乏力倦怠，纳谷欠佳，舌淡嫩，苔腻，脉沉迟。

方义 人参补元气，益脾肺，茯苓、白术健脾渗湿止泻；巴戟能温肾助阳，薏苡仁健脾渗湿以止泻。

（杨力强）

xiāngshā liùjūnzǐtāng

香砂六君子汤（xiangsha liujunzi decoction） 补益剂，明·张介宾《景岳全书·古方八阵》方。

组成 人参、白术、茯苓、半夏、陈皮各一钱，砂仁（炒）、藿香各八分，炙甘草六分。

用法 上姜水煎服。

功用 益气健脾，行气化痰。

主治 脾胃气虚，痰阻气滞证。呕吐痞闷，不思饮食，脘腹胀痛，消瘦倦怠，舌淡苔白腻，脉虚弱。

方义 人参、白术甘温益气，健脾养胃；茯苓渗湿健脾；半夏燥湿化痰，降逆止呕；藿香芳香化湿，和中止呕；陈皮、砂仁理气化湿、行气止痛；生姜和胃止呕；炙甘草调和诸药。

（杨力强）

bǎotāi zīshēngwán

保胎资生丸（baotai zisheng pills） 补益剂，明·缪希雍《先醒斋医学广笔记·卷二》方。

组成 人参（人乳浸，饭上蒸，烘干）三两，白术三两，白茯苓（细末，水澄，蒸，晒干，入人乳再蒸，晒干）一两半，广陈皮（去白，略蒸）二两，山楂肉（蒸）二两，甘草（去皮，蜜炙）五钱，怀山药（切片，炒）一两五钱，川黄连（如法炒七次）三钱，薏苡仁（炒三次）一两半，白扁豆（炒）一两半，白豆蔻仁（不可见火）三钱五分，藿香叶（不见火）五钱，莲肉（去心，炒）一两五钱，泽泻（切片，炒）三钱半，桔梗（米泔浸，去芦，蒸）五钱，芡实粉（炒黄）一两五钱，麦芽（炒，研磨，取净面）一两。

用法 上药共十七味，如法修事，细末，炼蜜丸，如弹子大，每丸重二钱。用白汤，或清米汤、橘皮汤、炒砂仁汤嚼化下。

功用 补气醒脾，安胎和胃，渗湿和中。

主治 妊娠三月，阳明脉衰，胎无所养所致胎堕。脾胃气虚，湿热蕴结，以及小儿疳积腹胀，面黄肌瘦，久泄久痢等一切脾胃不足之症。

方义 人参、白术、茯苓、甘草、莲肉、芡实粉、山药、白扁豆补益脾气，安胎；茯苓、泽泻、薏苡仁利湿健脾；藿香叶、白豆蔻化湿和中，醒脾止呕；山楂、麦芽消食导滞；桔梗宣肺化痰；黄连清热燥湿。

（冯　泳）

bǎoyuántāng

保元汤（baoyuan decoction）
补益剂，明·张介宾《景岳全书·卷六十三》方。

组成 人参二三钱，炙甘草一钱，肉桂五七分，黄芪二三钱（灌脓时酒炒，回浆时蜜炙）。

用法 水一盏半，加糯米一撮，煎服。此药煎熟，或加人乳，好酒各半盏和服更妙，酌宜用之。

功用 益气温阳。

主治 虚损劳怯，元气不足，倦怠乏力，少气畏寒，以及小儿痘

疮，阳虚顶陷，不能发起灌浆者。

方义 人参、黄芪补气；肉桂补火助阳；炙甘草益气和中。

（冯　泳）

shēnlíng báizhúsǎn

参苓白术散（shenling baizhu powder）
补益剂，宋·太平惠民和剂局《太平惠民和剂局方·卷三》方。

组成 莲子肉（去皮）、薏苡仁、缩砂仁、桔梗（炒令深黄色）各一斤，白扁豆（姜汁浸，去皮，微炒）一斤半，白茯苓、人参（去芦）、甘草（炒）、白术、山药各二斤。

用法 为细末。每服二钱，枣汤调下。小儿量岁数加减服。

功用 益气健脾，渗湿止泻。

主治 脾虚湿盛。饮食不化，胸脘痞闷，肠鸣泄泻，神疲乏力，形体消瘦，面色萎黄，舌淡苔白腻，脉虚缓。

方义 人参补益脾胃之气；白术、茯苓健脾除湿；山药补脾益肺。莲子肉健脾涩肠止泻。扁豆、薏苡仁健脾渗湿。砂仁芳香醒脾，行气和胃；桔梗开宣肺气，通调水道，并载药上行而培土生金。炙甘草、大枣益气和中，调和诸药。

（章　健）

zhùchēwán

驻车丸（zhuche pills）
补益剂，唐·孙思邈《备急千金要方·卷十五》方。

组成 黄连六两，干姜二两，当归、阿胶各三两。

用法 上四味为末，以大醋八合烊胶和之，并手丸如大豆，候干。大人饮服三十丸，小儿以意量减，日三服。

功用 清热燥湿，养阴止痢。

主治 久痢赤白，休息痢。痢下赤白脓血，或时发时止，里急

后重，腹痛，舌红少苔，脉细数。

方义 黄连清肠止痢；阿胶、当归滋阴养血和血；干姜温中阳，制约黄连苦寒之性，防苦寒太过。

（冯　泳）

zīxuètāng

滋血汤（zixue decoction）
补益剂，宋·陈自明《妇人大全良方·卷二》方。

组成 当归、川芎、芍药、人参、麦门冬、牡丹皮、阿胶各二两，琥珀（别研）三分，酸枣仁（炒）、粉草、桂心各一两，半夏曲一两半。

用法 上为粗末，每服三大钱，水一盏，姜三片，煎七分，去滓温服，一日三服。

功用 滋阴养血，温经散寒。

主治 妇人诸虚，血海久冷，月经不调，前后不定期，舌淡，脉沉细。

方义 当归、芍药、阿胶养血补血；酸枣仁养血安神；桂心温暖下元；麦门冬养阴生津；川芎、丹皮活血祛瘀；人参补益脾胃；半夏降逆和胃；琥珀安神定志；甘草和中调药。

（赵雪莹）

tiáogāntāng

调肝汤（tiaogan decoction）
补益剂，清·傅山《傅青主女科·卷上》方。

组成 山药（炒）五钱，阿胶（白面炒）三钱，当归（酒洗）三钱，白芍（酒炒）三钱，山萸肉（蒸熟）三钱，巴戟（盐水浸）一钱，甘草一钱。

用法 水煎服。

功用 补肾柔肝养血。

主治 妇人行经后少腹疼痛。

方义 山药、山萸肉、巴戟补益肝肾；当归、阿胶、白芍补血柔肝；甘草调和诸药。

（秦　竹）

sāngmáwán

桑麻丸 (sangma pills)　补益剂，明·龚廷贤《寿世保元·卷四》方。

组成　嫩桑叶一斤，黑芝麻四两，白蜜一斤。

用法　将黑芝麻擂碎熬浓汁，和蜜炼至滴水成珠，入桑叶末为丸。早盐汤下，晚酒下。

功用　补养肝肾，养血明目。

主治　肝肾阴虚证。头晕眼花，肌肤甲错，须发早白，久咳不愈，津枯便秘。

方义　桑叶清肝明目，清肺润燥；黑芝麻补肝肾，益精血；白蜜滋阴润燥。

（吴红彦）

huángqí dāngguīsǎn

黄芪当归散 (huangqi danggui powder)　补益剂，明·朱橚《普济方·卷四十八》方。

组成　黄芪、当归、芍药、人参各二两，桂心、甘草、川芎、生姜各八分，大枣十二枚。

用法　上为散，以水七升，煮取三升，分温三服。

功用　温补气血。

主治　产后风虚羸瘦，不生肌肉，劳弱无力。

方义　黄芪、人参、桂心、甘草益气温阳；当归、芍药、川芎养血和血；生姜、大枣调和脾胃，调和气血；甘草调和诸药。

（胡晓阳）

jiāo'àitāng

胶艾汤 (jiao'ai decoction)　补益剂，东汉·张仲景《金匮要略·妇人妊娠病证治》方。原名芎归胶艾汤。

组成　川芎、阿胶、甘草各二两，艾叶、当归各三两，芍药四两，干地黄六两。

用法　上七味，以水五升，清酒三升，合煮，取三升，去滓，内胶，令消尽，温服一升，日三服，不差更作。

功用　补血止血、调经安胎。

主治　妇人冲任虚损。崩中漏下，月经过多，淋漓不止，或半产后下血不绝，或妊娠下血，腹中疼痛者。

方义　阿胶补血止血，艾叶温经止血；干地黄、当归、芍药、川芎补血调经；甘草调和诸药。

（秦　竹）

jiāo'ài sìwùtāng

胶艾四物汤 (jiao'ai siwu decoction)　补益剂，明·龚信《古今医鉴·卷十一》方。

组成　阿胶（蛤粉炒珠），艾叶（醋炒），当归，川芎，白芍，熟地，蒲黄（炒），黄连，黄芩，生地，栀子，地榆，白术，甘草。

用法　上锉，水煎，空心服。

功用　养血健脾，凉血止血。

主治　妇人血虚火旺，血崩不止。

方义　阿胶、艾叶、蒲黄补血止血；熟地、白芍、当归、川芎养血活血；黄连、黄芩、栀子、生地、地榆清热凉血，白术健脾益气；甘草调和诸药。

（秦　竹）

yǎngjīng zhòngyùtāng

养精种玉汤 (yangjing zhongyu decoction)　补益剂，清·傅山《傅青主女科·卷上》方。

组成　大熟地（九蒸）一两，当归（酒洗）五钱，白芍（酒炒）五钱，山萸肉（蒸熟）五钱。

用法　水煎。服三月便可身健受孕，断可种子。

功用　滋肾填精，补血和血。

主治　妇人瘦怯，久不受孕，体倦乏力。

方义　熟地黄滋阴补肾，填精益髓，寓"滋水涵木"之意；山茱萸补益肝肾，并能固精；当归温补营血，且补中寓行，白芍养血敛阴，柔肝和营。

（刘蔚雯）

qīnggān zhǐlìntāng

清肝止淋汤 (qinggan zhilin powder)　补益剂，清·傅青主《傅青主女科·卷上》方。

组成　白芍（醋炒）一两，当归（酒洗）一两，生地（酒炒）五钱，阿胶（白面炒）三钱，粉丹皮三钱，黄柏二钱，牛膝二钱，香附（酒炒）一钱，红枣十个，小黑豆一两。

用法　水煎服。

功用　养血清肝。

主治　赤带。带下色红，似血非血，淋沥不断。

方义　白芍、当归、阿胶、大枣、小黑豆养血补肝；生地、丹皮凉血清肝；黄柏、牛膝清利湿热；香附行气调血。

（李　冀）

tàishān pánshísǎn

泰山磐石散 (tanshan panshi powder)　补益剂，明·张介宾《景岳全书》方。

组成　人参一钱，黄芪一钱，白术二钱，炙甘草五分，当归一钱，川芎八分，白芍八分，熟地黄八分，川续断一钱，糯米一撮，黄芩一钱，砂仁五分。

用法　上用水一盅半，煎至七分，食远服。但觉有孕，三五日常用一服，四月之后，方无虑也。

功用　益气健脾，养血安胎。

主治　气血虚弱所致的堕胎、滑胎。胎动不安，或屡有堕胎宿疾，面色淡白，倦怠乏力，不思饮食，舌淡苔薄白，脉滑无力。

方义　人参、黄芪、白术、炙甘草益气健脾以固胎元；当归、熟地、白芍、川芎补血调血以养胎元；续断、熟地补肝肾、益冲任而保胎元；砂仁和胃安胎；

黄芩清热安胎；糯米补脾养胃安胎。

(吴红彦)

qīnghúnsǎn

清魂散（qinghun powder） 补益剂，明·薛己《校注妇人良方·卷十八》方。

组成 泽兰叶、人参、川芎各一钱，荆芥三钱。

用法 上各另为末，和匀，每服一二钱，热汤和酒调服。

功用 益气补血，活血祛风。

主治 产后气血暴损，虚火妄动，血随火上，以致心神昏乱，口噤眼花，甚至闷绝而苏。

方义 人参大补元气，气旺血生；泽兰、川芎活血通经；荆芥祛风散邪。

(陈宝忠)

gùxià yìqìtāng

固下益气汤（guxia yiqi decoction） 补益剂，清·叶桂《临证指南医案·卷九》方。

组成 人参，白术，熟地，阿胶，白芍，炙草，砂仁，艾炭。

用法 水煎服，日二次。

功用 益气养血，固冲安胎。

主治 气血虚弱，冲任不固之妊娠期阴道少量下血，色淡质稀，神疲肢倦，气短懒言，面色㿠白，舌淡，苔薄白，脉滑无力。

方义 人参、白术、炙甘草补中益气，固摄冲任，使气旺以摄血载胎，并助生化之源。熟地、阿胶、白芍养血止血并濡养胎元。艾叶炭温经止血；砂仁理气安胎，且使补益药补而不滞。

(章 健)

tōngrǔdān

通乳丹（tongru pills） 补益剂，清·傅山《傅青主女科·卷下》方。

组成 人参一两，生黄芪一两，当归二两（酒洗），麦冬五钱（去心），木通三分，桔梗三分，

七孔猪蹄二个（去爪壳）。

用法 水煎服。

功用 补气血，生乳汁。

主治 产后气血两虚，乳汁不下。

方义 人参、生黄芪补气健脾；当归补血活血；麦冬益胃生津；七孔猪蹄补气养血，通经下乳；木通通行经络；桔梗能载药上行。

(李 冀)

sòngzǐdān

送子丹（songzi pills） 补益剂，清·傅山《傅青主女科·卷下》方。

组成 生黄芪一两，当归（酒洗）一两，麦冬（去心）一两，熟地（九蒸）五钱，川芎三钱。

用法 水煎服，连服二剂。

功用 益气补血。

主治 血虚难产。妊娠有腹痛数日，不能生产，伴有面色苍白或萎黄，眩晕耳鸣，四肢倦怠，舌淡苔薄白，脉弦细。

方义 黄芪大补元气，以资化源，熟地滋阴养血，补肾填精；当归、麦冬滋阴养血；川芎活血行气，使地、归、麦补而不滞。

(杨力强)

bǎozhēntāng

保真汤（baozhen decoction） 补益剂，明·王肯堂《证治准绳·类方·卷一》方。

组成 当归、生地黄、熟地黄、黄芪（蜜水炙）、人参、白术、甘草、白茯苓各五分，天门冬（去心）、麦门冬（去心）、白芍药、黄柏（盐水炒）、知母、五味子、软柴胡、地骨皮、陈皮各一钱，莲心五分。

用法 水二盅，姜三片，枣一枚，煎八分，食远服。

功用 滋补真阴，清热泻火。

主治 劳证体虚骨蒸，诸虚百损，五劳七伤，骨蒸潮热，咳

嗽，诸汗、诸血。

方义 当归、生地黄、熟地黄、白芍滋阴补血；黄芪、人参、白术、甘草、茯苓益气健脾；黄柏、知母清热泻火，清降虚火；麦冬、天冬、地骨皮、莲心、五味子养阴清肺，敛肺止咳；柴胡入肝清热；陈皮助脾行滞，补而不滞；生姜、大枣调和脾胃以资化源。

(冯 泳)

yùlínzhū

毓麟珠（yulin zhu） 补益剂，明·张介宾《景岳全书·卷五十一》方。

组成 人参、白术土炒、茯苓、芍药酒炒，各二两，川芎、炙甘草各一两，当归、熟地（蒸捣）各四两，菟丝子（制）四两，杜仲（酒炒）、鹿角霜、川椒各二两。

用法 上药为末，炼蜜丸，弹子大。每空心嚼服一二丸，用酒或白汤送下。或为小丸吞服。

功用 补益气血，调经助孕。

主治 妇人气血俱虚，经脉不调，或断续，或带浊，或腹痛，或腰酸，或饮食不甘，瘦弱不孕。

方义 人参、白术、茯苓、甘草健脾益气；熟地、当归、白芍、川芎补血活血；菟丝子、杜仲、鹿角霜、川椒补肝肾，益精髓，助肾阳。

(高长玉)

dàngguǐtāng

荡鬼汤（danggui decoction） 补益剂，清·傅山《傅青主女科·卷下》方。

组成 人参一两，当归一两，大黄一两，雷丸三钱，川牛膝三钱，红花三钱，丹皮三钱，枳壳一钱，厚朴一钱，小桃仁三十粒。

用法 水煎服，一剂腹必大

鸣，可泻恶物半桶，再服一剂，又泻恶物而愈矣。断不可复用三剂也。

功用 荡涤破瘀，散结消肿，益气养血。

主治 妇人有腹似怀妊，终年不产，甚至二三年不生者。其人必面色黄瘦，肌肤消削，腹大如斗。

方义 雷丸、大黄荡涤凝瘀败血，导瘀下行，大黄兼有活血之功；桃仁、红花活血破瘀；丹皮清热凉血，活血散瘀；牛膝活血通经，祛瘀止痛，引血下行；枳壳、厚朴行气，既可助雷丸、大黄荡涤泻下，又可增强桃仁、红花活血破瘀之力；人参、当归益气养血，使雷丸、大黄荡涤泻下而不伤正；桃仁、红花活血破瘀而不耗血。

（杨力强）

bǎochǎn wúyōusǎn

保产无忧散（baochan wuyou powder） 补益剂，清·傅青主《傅青主女科歌括·产后篇下卷·补编》方。

组成 当归（酒洗）一钱半，炒黑芥穗（八分），川芎（一钱半），艾叶（炒）七分，面炒枳壳六分，炙黄芪八分，菟丝子（酒炒）一钱四分，厚朴（姜炒）七分，羌活五分，川贝母（去心）一钱，白芍（酒炒）一钱二分，甘草五分。

用法 姜三片，温服，保胎每月三五服，临产热服催生。

功用 益气养血，理气安胎，助产。

主治 妊娠胎动，腰疼腹痛，势欲小产；或临产时，交骨不开，横生逆下，或胎死腹中。

方义 川芎、当归、白芍活血养血；厚朴、枳壳、羌活理气行滞；荆芥穗、艾叶温经止血安胎；黄芪益气固胎；菟丝子补肾固精安胎；川贝母清热润肺；甘草和中缓急。

（冯泳）

bǎochǎn shénxiàofāng

保产神效方（baochan shenxiao prescription） 补益剂，清·傅青主《傅青主女科歌括·产后篇下卷·补编》方。

组成 全当归（酒洗）一钱五分，紫厚朴（姜汁炒）七分，真川芎（一钱五分），菟丝子（酒泡）一钱五分，川贝母（去心，净煎好方和入）二钱，枳壳（面炒）六分，川羌活六分，荆芥穗八分，黄芪（蜜炙）八分，蕲艾（醋炒）五分，炙草五分，白芍（酒炒）一钱二分，冬用二钱。

用法 生姜三片，水二盅，煎八分，渣水一盅煎六分，产前空腹预服二剂，临产随时热服。

功用 补气养血，安胎催生。

主治 未产能安，临产能催，偶伤胎气，腰疼腹痛，甚至见红不止，势欲小产，危急之际，一服即愈，再服安全。临产时交骨不开，横生逆下，或子死腹中，命在垂危，服之奇效。

方义 川芎、当归、白芍活血养血；厚朴、枳壳、羌活理气行滞；荆芥穗、艾叶温经止血安胎；黄芪益气固胎；菟丝子补肾固精安胎；贝母清热散结；甘草和中缓急。

（冯泳）

yùyīntāng

育阴汤（yuyin decoction） 补益剂，韩百灵《百灵妇科》方。

组成 熟地、山药、川断、桑寄生、山萸肉、阿胶各9g，海螵蛸、龟板、牡蛎、白芍各12g，炒地榆30g。

用法 水煎服，每日1剂。日服2次。

功用 滋肾益阴，固冲止血。

主治 肾阴不足，虚火内炽之崩漏证。症见经血非时而下，出血量少或多，甚则突然大下，或淋漓不断，血色鲜红质稠，头晕耳鸣，腰酸膝软，潮热盗汗，手足心热，颧赤唇红，舌干红无苔，脉弦细数。

方义 方中以熟地、山萸萸、续断、桑寄生补肾益精；以龟板、牡蛎、海螵蛸育肾阴，固冲任，涩精止血；以山药补脾阴，白芍敛肝阴，阿胶养血滋阴止血；以地榆凉血止血。

（冯泳）

qīngxuè yǎngyīntāng

清血养阴汤（qingxue yangyin decoction） 补血剂，清·夏禹铸《幼科铁镜·卷五》方。

组成 川芎八分，归身一钱，生地（酒洗）一钱，知母一钱，白芍（湿纸包煨）一钱，麦门冬（去心）一钱，川连八分，乌梅肉五分，天花粉七分，薄荷、石莲肉、川黄柏（蜜炒）、炙甘草各五分。

用法 水煎，热服。

功用 消热养阴，生津止渴。

主治 上消，渴饮茶水，饮之又渴。

方义 方中川芎、当归、生地、白芍共成四物汤，为补血调血之总方，知母、麦冬滋阴生津，薄荷、川连、川黄柏清中下焦郁热，乌梅、天花粉生津止渴，石莲肉养心益肺，补脾生津，炙甘草调和诸药。

（李冀）

yìyīnjiān

益阴煎（yiyin decoction） 补益剂，清·吴谦《医宗金鉴·卷四十四》方。

组成 生地三钱，知母、黄柏各二钱，龟板（醋炙）四钱，缩砂仁、甘草（炙）各一钱。

用法 上剉，水煎服。

功用 滋阴清热。

主治 妇人月经已停，因阴虚血热又来者。

方义 生地、龟板滋阴清热；黄柏、知母清热泻火养阴；砂仁行气，甘草调药。

（秦　竹）

màiwèi dìhuángwán

麦味地黄丸（maiwei dihuang pills） 补益剂，清·陈梦雷等《古今图书集成医部全录·卷三百三十一引〈体仁汇编〉》方。

组成 熟地黄（酒蒸）、山茱萸（酒浸去核，取净肉）各八钱，丹皮、泽泻各二钱（小便多，以益智仁代），白茯神（去皮、木）、山药（蒸）各四钱，五味子（去梗）、麦冬（去心）各五钱。

用法 为细末，炼蜜为丸。每日空心白汤下七十丸，冬天酒下亦宜。

功用 滋补肺肾。

主治 肺肾阴虚之喘咳吐血，潮热盗汗，口燥咽干，舌红少苔，脉细数。

方义 熟地黄滋阴补肾，填精益髓；山茱萸补养肝肾，并能涩精，山药补益脾阴，亦能固肾。泽泻利湿而泻肾浊，并能减熟地黄之滋腻；丹皮清泻虚热，并制山萸肉之温涩；茯神淡渗脾湿，并助山药之健运。麦冬润肺养阴；五味子敛肺止咳。

（章　健）

jīngāngwán

金刚丸（jingang pills） 补益剂，金·刘完素《素问病机气宜保命集·卷下》方。

组成 萆薢、杜仲（炒去丝）、苁蓉（酒浸）、菟丝子（酒浸）各等分。

用法 上为细末，酒煮猪腰子，同捣为丸，梧桐子大，每服五十至七十丸，空腹酒送下。

功用 补益肝肾，强精壮骨。

主治 肾损，骨痿不能起于床。宜益精。

方义 杜仲、肉苁蓉补肝肾，强筋骨；萆薢渗湿通痹；菟丝子、猪腰子补肾养肝，强腰益精。

（冯　泳）

zīyīn dìhuángwán

滋阴地黄丸（ziyin dihuang pills） 补益剂，明·孙一奎《赤水玄珠·卷二十六》方。

组成 熟地黄一两，白茯苓四钱，山茱萸五钱，甘菊四钱，牡丹皮四钱，何首乌（黑豆蒸三次）、黄柏各四钱。

用法 炼蜜丸，梧子大，每三五十丸。

功用 滋阴降火。

主治 耳虚鸣，脓汁不干，肾阴不足。

方义 熟地补填精益，山茱萸补肝肾之阴，白茯苓脾脾肾，三药配伍，肾肝脾三脏同补；何首乌补肝肾，益精血；甘菊清肝明目；牡丹皮清泻相火；黄柏泻火坚阴。

（赵雪莹）

hǔqiánwán

虎潜丸（huqian pills） 补益剂，元·朱震亨《丹溪心法·卷三·补损》方。

组成 黄柏（酒炒）半斤，龟板（酒炙）四两，知母（酒炒）二两，熟地黄、陈皮、白芍各二两，锁阳一两半，虎骨（炙，豹骨代）一两，干姜半两。

用法 上为末，酒糊丸，或粥丸。

功用 滋阴降火，强筋壮骨。

主治 肝肾阴虚，精血不足，筋骨软弱，腿足消瘦，行走无力，舌红少苔，脉细弱。

方义 黄柏、知母清热泻火；熟地、龟板、白芍滋阴养血；虎骨（豹骨代）强壮筋骨；锁阳功能温阳益精；干姜、陈皮温中理气和胃。

（冯　泳）

bǎoyīnjiān

保阴煎（baoyin decoction） 补益剂。

明·张介宾《景岳全书·卷五十一》方。组成：生地、熟地、芍药各二钱，山药、川续断、黄芩、黄柏各一钱半，生甘草一钱。用法：水二盅，煎七分，食远温服。功用：滋阴补肾，清热止血。主治：男子或妇女带浊遗淋，色赤带血，脉滑多热，便血不止，及血崩血淋，或月经先期，一切阴虚内热动血；胎气热而不安，及产妇淋沥不止，心烦不安，口干咽燥，渴喜冷饮，舌红，苔薄黄而干，脉细数。方义：生地养阴清热，凉血止血；熟地滋阴养血，调补肝肾；芍药柔肝敛阴，养血调经；续断补肝肾以固冲任；黄芩、黄柏清热坚阴；山药益脾补肾；甘草调和诸药。

清·顾靖远《顾松园医镜·卷十一》方。组成：熟地三钱至一两，生地、麦冬各二三钱，天冬二钱，牛膝（酒蒸）二三钱，茯苓二钱，山药（蒸）二三钱，玉竹、鳖甲、龟甲各四五钱，圆肉十枚。用法：煎汤，温服。功用：大补真阴，除烦泻热。主治：真阴虚衰，相火炽盛而发热，其热在于午后子前，或但皮寒骨蒸，五心常热，鼻中干燥，唇红颧赤，口苦舌干，耳鸣目眩，腰膝酸软，四肢无力，倦怠嗜卧，大便燥结，小便黄赤，六脉弦数或虚数无力。或病日久，饮食少思，大便溏泻，午后洒淅恶寒，少顷发热，或热至鸡鸣寅卯时分，盗汗身凉等证。

方义：方中以生地养阴清热，凉血止血；以熟地滋阴养血，调补肝肾；以麦冬、天冬、玉竹养阴生津，清心除烦；以牛膝补肝肾；以鳖甲滋阴潜阳，退热除蒸；以龟甲滋阴潜阳，益肾强骨；以山药、桂圆肉益脾补肾，养心安神；以茯苓健脾利湿。

（冯 泳）

zīshuǐ qīnggānyǐn

滋水清肝饮（zishui qinggan drink）
补益剂，清·杨乘六《医宗己任编·卷六》方。

组成　熟地，山药，萸肉，丹皮，茯苓，泽泻，柴胡，白芍，山栀，枣仁，归身。

用法　水煎服。

功用　滋阴养血，疏肝清热。

主治　阴虚肝郁，胁肋胀痛，胃脘疼痛，咽干口燥，舌红少苔，脉虚弱或细数。

方义　熟地补肾填精；山药、萸肉补脾养肝；白芍、枣仁、归身养血；丹皮、山栀清热泻火；茯苓、泽泻利水渗湿；柴胡疏肝解郁。

（赵雪莹）

dūqìwán

都气丸（duqi pills）
补益剂，明·秦景明《症因脉治·卷三》方。

组成　六味地黄丸加五味子。

用法　作蜜丸。亦可作汤剂煎服。

功用　滋肾纳气。

主治　肾阴虚气喘，呃逆之证。

方义　熟地黄滋补肾阴；山萸萸、山药补肝益脾，化生精血；泽泻、茯苓利水渗湿，并可防地黄之滋腻；丹皮清肝泻热，三药补中寓泻；五味子性善补肾涩精止遗。诸药共奏补肾纳气，涩精止遗之功。

（李 冀）

shùnjīngtāng

顺经汤（shunjing decoction）
补益剂，清·傅山《傅青主女科·卷上》方。

组成　当归（酒洗）五钱，大熟地（九蒸）五钱，白芍（酒炒）二钱，丹皮五钱，白茯苓三钱，沙参三钱，黑芥穗三钱。

用法　水煎服，一剂而吐血止；二剂而经顺；十剂不再发。

功用　补肾和血调经。

主治　妇人肾阴不足，肝气上逆，经前一二日，忽然腹痛而吐血。

方义　熟地滋阴补肾，当归、白芍补血和血；丹皮凉血，沙参养阴，茯苓健脾，黑芥穗止血。

（杨力强）

tāiyuányǐn

胎元饮（taiyuan drink）
补益剂，明·张介宾《景岳全书·卷五十一》方。

组成　人参随宜，当归二钱，杜仲二钱，芍药二钱，熟地二三钱，白术一钱半，炙甘草一钱，陈皮七分（无滞者不必用）。

用法　水两盅，煎七分，食远服。或间日，或二三日，常服一二剂。

功用　益气养血，固冲安胎。

主治　气血不足，冲任不固之胎动不安，面色淡白，倦怠乏力，不思饮食，腰膝酸软，舌淡苔薄白，脉滑无力。

方义　人参益气，熟地滋阴养血；白术健脾益气，资气血生化之源；当归、芍药滋阴养血；杜仲合芍药、熟地补肝肾，固冲任以安胎；陈皮理气醒脾，使补而不滞；甘草调和诸药。

（章 健）

huánshàodān

还少丹（huanshao pills）
补益剂，南宋·洪遵《洪氏集验方·

卷一》方。

组成　干山药、牛膝（酒浸一宿，焙干）各一两半，山茱萸、白茯苓去皮、五味子、肉苁蓉（酒浸一宿，焙干）、石菖蒲、巴戟（去心）、远志（去心）、杜仲（去粗皮，用生姜汁并酒合和，涂炙令熟）、楮实、舶上茴香以上各一两，枸杞子、熟干地黄各半两

用法　上药捣罗为末，炼蜜，入枣肉为丸，如梧桐子大。每服三十丸，温酒盐汤下，日进三服，皆食空时。

功用　温补脾肾。

主治　虚损劳伤，脾肾虚寒。未老先衰，疲乏无力，腰膝酸软，失眠健忘，眩晕倦怠，小便混浊，遗精阳痿，尺脉微细。

方义　肉苁蓉、巴戟天、杜仲、牛膝、舶上茴香温补肾阳，壮腰膝；熟干地黄、山萸肉、枸杞子、楮实补肾涩精。茯苓、山药健脾渗湿固精。远志、菖蒲交通心肾，安神；五味子收敛固精，兼能安神。大枣健脾益气，养血安神；盐引药入肾。

（章 健）

shènqìwán

肾气丸（shenqi pills）
补益剂，东汉·张仲景《金匮要略·妇人杂病脉证并治》方。

组成　干地黄八两，薯蓣、山茱萸各四两，泽泻、茯苓、牡丹皮各三两，桂枝、附子（炮）各一两。

用法　上八味，末之，炼蜜和丸梧子大，酒下十五丸，加至二十五丸，日再服。

功用　温补肾阳。

主治　肾气不足，腰酸脚软，肢体畏寒，少腹拘急，小便不利或频数，舌质淡胖，尺脉沉细；及痰饮喘咳，水肿脚气，消渴，久泄。

方义 地黄滋补肾阴，益精填髓；山茱萸补肝肾，涩精气；山药补脾固精；桂枝、附子温肾助阳，鼓舞肾气，少火生气；茯苓健脾利湿，泽泻泻肾湿浊，牡丹皮清降相火而制虚阳浮动。

（冯 泳）

qīng'éwán

青娥丸（qing'e pills） 补益剂，宋·陈言《三因极一病证方论·卷十三》方。

组成 杜仲（炒）一斤，生姜（炒）十两，破故纸（炒）一斤。

用法 上为末，用胡桃肉一百二十个，汤浸去皮，研成膏，入少熟蜜，丸如梧桐子大，每服五十丸，盐酒、盐汤送下，食前服。

功用 壮筋补虚，填精益髓。

主治 肝肾两虚，腰腿重痛，并治风湿脚气。

方义 胡桃仁补肾益精；补骨脂温肾助阳；杜仲补肝肾，强筋骨；生姜温中和胃。

（冯 泳）

wēnbāoyǐn

温胞饮（wenbao drink） 补益剂，清·傅山《傅青主女科·上卷》方。

组成 白术（土炒）一两，巴戟（盐水浸）一两，人参三钱，杜仲（炒黑）三钱，菟丝子（酒浸，炒）三钱，山药（炒）三钱，芡实（炒）三钱，肉桂（去粗，研）二钱，附子（制）二分，补骨脂（盐水炒）二钱。

用法 水煎服。

功用 温补肾阳。

主治 妇人心肾火衰，胞胎寒冷，下身冰凉，畏寒肢冷，腰膝酸软，月经不调，久不受孕，舌淡，脉沉。

方义 巴戟天、附子、肉桂、补骨脂补肾壮阳；杜仲、菟丝子补肝肾、强腰膝；白术、人参补

气健脾；山药补脾益肾；芡实固肾涩精。

（赵雪莹）

zànyùdān

赞育丹（zanyu pills） 补益剂，明·张介宾《景岳全书·卷五十一》方。

组成 熟地（蒸捣）八两，白术（用冬术）八两，当归、枸杞各六两，仙茅（酒蒸一日）、杜仲（酒炒）、山茱萸、淫羊藿（羊脂拌炒）、巴戟肉（甘草汤炒）、肉苁蓉（酒洗，去甲）、韭子（炒黄）各四两，蛇床子（微炒）、附子（制）、肉桂各二两。

用法 上为末，炼蜜为丸服。若作汤剂，则用量按照原方比例酌减。

功用 温肾散寒，益精壮阳。

主治 男子阳痿精衰，虚寒不育。

方义 熟地、当归、枸杞、山茱萸填精补血；白术益气健脾；杜仲、仙茅、淫羊藿、巴戟天、肉苁蓉、附子、肉桂、韭菜子、蛇床子温肾壮阳。

（高彦宇）

guīlù èrxiānjiāo

龟鹿二仙胶（guilu erxian glue） 补益剂，清·徐大椿《兰台轨范·卷一》方。

组成 鹿角（血者）十斤，龟板（自败者）五斤，以上两味另熬膏，枸杞子（甘州者）三十两，人参十五两。

用法 上用铅坛，如法熬胶。初服酒化一钱五分，渐加至三钱，空心下。

功用 滋阴填精，益气壮阳。

主治 真元虚损，精气不足。全身瘦弱，遗精阳痿，两目昏花，腰膝痠软，久不受孕。

方义 鹿角胶善于温肾壮阳，益精补血；龟板胶长于填精补髓，

滋阴养血，二味血肉有情之品相合，能峻补阴阳以化生精血。人参大补元气，健脾养胃，以资气血生化之源；枸杞子补肾益精，养肝明目，以助龟、鹿二药之力。

（章 健）

guīlù bǔshènwán

龟鹿补肾丸（guilu bushen pills） 补益剂，国家药典委员会《中华人民共和国药典·一部》（2020 年版）方。

组成 盐菟丝子 51g，淫羊藿（蒸）43g，续断（盐蒸）43g，锁阳（蒸）51g，狗脊（盐蒸）64g，酸枣仁（炒）43g，制何首乌 64g，炙甘草 21g，陈皮（蒸）21g，鹿角胶（炒）9g，熟地黄64g，龟甲胶（炒）13g，金樱子（蒸）51g，炙黄芪 43g，山药（炒）43g，覆盆子（蒸）85g。

规格 大蜜丸，每丸重 6g、12g。

用法 口服，水蜜丸一次 4.5～9g，大蜜丸一次 6～12g，一日 2 次。

功用 补肾壮阳，益气血，壮筋骨。

主治 肾阳虚之身体虚弱，精神疲乏，腰腿酸软，头晕目眩，精冷，性欲减退，夜多小便，健忘失眠。

方义 菟丝子、淫羊藿、续断、锁阳、狗脊补肾助阳，强壮筋骨。熟地滋补肝肾阴血；何首乌补血固肾。酸枣仁养血安神，用诸补阴血药以阴中求阳。黄芪、山药益气健脾，加强扶正之力，山药兼可固涩。龟甲胶、鹿角胶均为血肉有情之品，既可滋肾壮阳，填精补髓，又可防止补阳药燥热伤阴之弊。覆盆子、金樱子益肾固精。陈皮理气醒脾，使补而不滞；甘草调和诸药。

（章 健）

lùróngwán

鹿茸丸 (lurong pills)

补益剂，宋·王怀隐《太平圣惠方·卷三十》方。

组成 鹿茸（去毛，涂酥炙微黄）一两半，菟丝子（酒浸三日，晒干，别捣为末）二两，牛膝（去苗）一两半，石斛（去根，锉）一两半，五味子一两，巴戟一两，肉苁蓉（酒浸一宿，刮去皲皮，炙干）一两半，覆盆子一两，萆薢（锉）一两，白茯苓一两，防风（去芦头）三分，黄芪（锉）一两，麦门冬（去心，焙）一两半，钟乳粉二两，桂心一两，熟干地黄二两，人参（去芦头）一两，附子（炮裂，去皮脐）一两。

用法 上为末，炼蜜为丸，如梧桐子大，每服三十丸，食前以暖酒送下。

功用 温肾助阳，益气健脾，养血和血。

主治 虚劳伤惫，骨气不足，精清而少，阴痿，脚膝无力。

方义 鹿茸补肾阳，益精血，强筋骨，附子、肉桂温壮元阳，肉桂并可引火归元；巴戟天、肉苁蓉、菟丝子助鹿茸补肾助阳，菟丝子兼补肾阴，人参、黄芪补气健脾，以助后天气血生化之源，麦冬、石斛、熟地滋阴养血；牛膝补肝肾，强筋骨，性善下行，且可活血祛瘀，使诸药补而不滞，五味子、覆盆子滋阴敛液，且覆盆子可补肾阳，萆薢利湿而分清去浊，茯苓渗湿健脾，防风、钟乳粉通利血脉，治虚损。

（葛鹏玲）

shēnróng báifèngwán

参茸白凤丸 (shenrong baifeng pills)

补益剂，国家药典委员会《中华人民共和国药典·一部》（2020年版）方。

组成 人参8.2g，鹿茸（酒制）9.4g，党参（炙）40g，酒当归39g，熟地黄77.5g，黄芪（酒制）39g，酒白芍39g，川芎（酒制）30g，延胡索（制）23g，胡芦巴（盐炙）30g，酒续断30g，白术（制）30g，香附（制）31g，砂仁23g，益母草（酒制）39g，酒黄芩30g，桑寄生（蒸）21g，炙甘草30g。

规格 大蜜丸，每丸重9.4g。

用法 口服。水蜜丸一次6g，大蜜丸一次1丸，一日1次。

功用 益气补血，调经安胎。

主治 气血不足。月经不调，经期腹痛，经漏早产，舌淡，苔白，脉弱。

方义 人参大补元气；鹿茸补肾益精，调理冲任。党参、黄芪、白术益气健脾，增强人参补气之力。熟地黄滋阴养血，补肾填精；当归、白芍、川芎养血活血。胡芦巴、续断、桑寄生补肾益精，强筋安胎。香附、益母草、延胡索理气活血，调经止痛。黄芩清热安胎，并防温燥太过；砂仁安胎止呕，且理气醒脾和胃，使补而不滞。炙甘草调和诸药。

（章 健）

shēnróng bǎotāiwán

参茸保胎丸 (shenrong baotai pills)

补益剂，国家药典委员会《中华人民共和国药典·一部》（2020年版）方。

组成 党参66g，龙眼肉20g，菟丝子（盐炙）33g，香附（醋制）41g，茯苓58g，山药50g，艾叶（醋制）41g，白术（炒）50g，黄芩66g，熟地黄41g，白芍41g，阿胶41g，炙甘草28g，当归50g，桑寄生41g，川芎（酒制）41g，羌活20g，续断41g，鹿茸20g，杜仲58g，川贝母20g，砂仁33g，化橘红41g。

用法 口服，一次15g，一日2次。

功用 滋养肝肾，养血安胎。

主治 肝肾不足，营血亏虚。身体虚弱，腰膝酸痛，少腹坠胀，妊娠下血，胎动不安。

方义 鹿茸补肾益精，强筋骨，调冲任。杜仲、续断、桑寄生、菟丝子补肝肾，益精血，安胎。熟地黄、白芍、当归、川芎养血和血。阿胶滋补阴血，补血养血以养胎元。党参、白术、茯苓、山药、甘草益气健脾，以助后天气血生化之源，白术兼可安胎。艾叶调经安胎；黄芩清热安胎。香附、橘红、砂仁、川贝母调理冲任，理气宽中，以防补益药壅中滞气，砂仁兼可安胎。羌活祛风湿止腰膝酸痛。龙眼肉补益心脾，养血安神。

（章 健）

shēnjīng zhǐkěwán

参精止渴丸 (shenjing zhike pills)

补益剂，国家药典委员会《中华人民共和国药典·一部》（2020年版）方。

组成 红参135g，黄芪135g，黄精270g，茯苓135g，白术135g，葛根135g，五味子27g，黄连27g，大黄27g，甘草27g。

规格 每100丸重7g。

用法 口服，一次10g，一日2~3次。

功用 益气养阴，生津止渴。

主治 气阴两亏、内热津伤之消渴。少气乏力，口干多饮，易饥，形体消瘦，舌干红少津，脉细。

方义 人参、黄芪大补脾肺之气；茯苓、白术健脾益气。黄精补脾润肺生津；五味子敛肺滋肾，生津宁心。两组药相配以益气生津。葛根清热生津，与黄芪配伍升发脾胃清阳，输布津液而止渴。大黄、黄连清热泻火以保阴液。甘草补脾润肺，解毒调药。

（章　健）

gùběn kéchuǎnpiàn

固本咳喘片（guben kechuan tablets）

补益剂，国家药典委员会《中华人民共和国药典·一部》（2020年版）方。

组成　党参151g，白术（麸炒）151g，茯苓100g，麦冬151g，盐补骨脂151g，炙甘草75g，醋五味子75g。

规格　每片重0.4g。

用法　口服，一次3片，一日3次。

功用　益气固表，健脾补肾。

主治　脾虚痰盛、肾气不固之咳嗽，痰多，喘息气促，动则喘剧，舌淡，苔白润，脉沉细无力。

方义　党参补中益气；白术、茯苓健脾祛湿，以治生痰之源；炙甘草益气和胃，调和诸药，四药共达培土生金之效。麦冬养阴生津，润肺清心；补骨脂补肾助阳，纳气平喘；五味子敛肺止咳，生津润肺，补肾宁心。

（章　健）

jīnshuǐbǎo jiāonáng

金水宝胶囊（jinshuibao capsules）

补益剂，国家药典委员会《中华人民共和国药典·一部》（2020年版）方。

组成　发酵虫草菌粉（Cs-4）330g。

规格　每粒装0.33g。

用法　口服，一次3粒，一日3次。

功用　补益肺肾、秘精益气。

主治　肺肾两虚，精气不足，久咳虚喘，神疲乏力，不寐健忘，腰膝酸软，月经不调，阳痿早泄；慢性支气管炎、慢性肾功能不全、高脂血症、肝硬化见上述证候者。

方义　以发酵虫草菌粉单行

为用，取冬虫夏草补益肺肾，固精益气之功。

（冯　泳）

qiánlièshūwán

前列舒丸（qianlieshu pills）

补益剂，国家药典委员会《中华人民共和国药典·一部》（2020年版）方。

组成　熟地黄120g，薏苡仁120g，冬瓜子75g，山茱萸60g，山药60g，牡丹皮60g，苍术60g，桃仁60g，泽泻45g，茯苓45g，桂枝15g，附子（制）15g，韭菜子15g，淫羊藿20g，甘草15g。

规格　水蜜丸，每10丸重1.3g；大蜜丸，每丸重9g。

用法　口服。水蜜丸一次6~12g，大蜜丸一次1~2丸，一日3次；或遵医嘱。

功用　滋阴补肾，温阳利水。

主治　下元虚衰，气化失司，湿浊下注，尿频尿急，尿时淋沥不尽。

方义　熟地黄、山茱萸 山药滋补肾阴；附子、淫羊藿、韭菜子温养肾阳；泽泻、茯苓、牡丹皮利湿泻热，薏苡仁、冬瓜子利水通淋；苍术燥湿健脾，桃仁活血通脉，桂枝助阳化气；甘草和中调药。

（刘蔚雯）

fùfāng fúfāngténg héjì

复方扶芳藤合剂（fufang fufangteng mixture）

补益剂，国家药典委员会《中华人民共和国药典·一部》（2020年版）方。

组成　扶芳藤，黄芪，红参。

用法　口服。一次15ml，一日2次。

功用　益气补血，健脾养心。

主治　心脾两虚，气血不足，心悸健忘，失眠多梦，纳谷不馨，脘腹胀满，大便溏软，面色不华，少气懒言，胸闷气短，神疲乏力，

自汗，舌淡胖或有齿痕，脉细弱。

方义　红参补益心脾，振奋阳气；黄芪补中益气，实卫固表；扶芳藤活血通络，补而不滞。

（刘蔚雯）

fùfāng zàofánwán

复方皂矾丸（fufang zaofan pills）

补益剂，国家药典委员会《中华人民共和国药典·一部》（2020年版）方。

组成　皂矾，西洋参，海马，肉桂，大枣（去核），核桃仁。

规格　每丸重0.2g。

用法　口服。一次7~9丸，一日3次，饭后即服。

功用　温肾益髓，补气养阴，生血止血。

主治　肾阳不足，气血两虚，身发紫斑，咯血，衄血，便血，尿血等，心悸气短，头晕目眩，面色无华，倦怠乏力。

方义　海马、肉桂、核桃仁温肾壮阳；西洋参益气养阴，大枣甘温益气，养血安神；皂矾补血生血，收敛止血。

（刘蔚雯）

shǒuwūwán

首乌丸（shouwu pills）

补益剂，国家药典委员会《中华人民共和国药典·一部》（2020年版）方。

组成　制何首乌360g，熟地黄20g，酒牛膝40g，桑椹182g，酒女贞子40g，墨旱莲235g，桑叶（制）40g，黑芝麻16g，菟丝子（酒蒸）80g，金樱子259g，盐补骨脂40g，豨莶草（制）80g，金银花（制）20g

用法　口服，一次16g，一日2次。

功用　补肝肾，强筋骨，乌须发。

主治　肝肾两虚，头晕目花，耳鸣，腰酸肢麻，须发早白。

方义　何首乌养血益肝，固

精益肾，乌须发，健筋骨；黑芝麻、女贞子、墨旱莲滋补肝肾，生精养血；地黄滋阴养血，填精益髓；桑椹滋肾阴，养肝血；菟丝子、补骨脂补肾阳；牛膝补肝肾，强筋骨；豨莶草补虚，安五脏，生毛发；金樱子固肾涩精；桑叶、金银花清热凉血。

（杨力强）

jiànbùwán

健步丸（jianbu pills） 补益剂，国家药典委员会《中华人民共和国药典·一部》（2020 年版）方。

组成 盐黄柏 40g，盐知母 20g，熟地黄 20g，当归 10g，酒白芍 15g，牛膝 35g，豹骨（制）10g，醋龟甲 40g，陈皮（盐炙）7.5g，干姜 5g，锁阳 10g，羊肉 320g。

用法 口服，一次 9g，一日 2 次。

功用 补肝肾，强筋骨。

主治 肝肾不足，腰膝酸软，下肢痿弱，步履艰难，舌红少苔，脉细弱。

方义 熟地、龟甲、羊肉滋阴填精以补虚；陈皮燥湿化痰健脾助运化；干姜、牛膝、锁阳、豹骨温肾壮阳，强筋健骨；当归、白芍养肝血，黄柏、知母清泻相火。

（杨力强）

guìfù dìhuángwán

桂附地黄丸（guifu dihuang pills） 补益剂，国家药典委员会《中华人民共和国药典·一部》（2020 年版）方。

组成 肉桂 20g，附子（制）20g，熟地黄 160g，酒萸肉 80g，牡丹皮 60g，山药 80g，茯苓 60g，泽泻 60g。

规格 大蜜丸，每丸重 9g。

用法 口服，水蜜丸一次 6g，小蜜丸一次 9g，大蜜丸一次 1 丸，一日 2 次。

功用 温补肾阳。

主治 肾阳气不足，腰膝酸冷，肢体浮肿，小便不利或反多，痰饮喘咳；消渴。

方义 重用熟地黄滋补肾阴，益精填髓，山茱萸补肝肾，涩精气，山药健脾气，固肾精；肉桂、附子温肾助阳，阴中求阳，微微生火，升发肾气；茯苓、泽泻渗湿泻浊，丹皮降相火。

（年莉）

yìqì yǎngxuè kǒufúyè

益气养血口服液（yiqi yangxue oral liquid） 补益剂，国家药典委员会《中华人民共和国药典·一部》（2020 年版）方。

组成 人参 8.3g，黄芪 83.4g，党参 75g，麦冬 50g，当归 33.3g，炒白术 33.3g，地黄 33.3g，制何首乌 30g，五味子 25g，陈皮 33.3g，地骨皮 25g，鹿茸 1.7g，淫羊藿 50g。

规格 每支装 10ml。

用法 口服，一次 15～20ml，一日 3 次。

功用 益气养血。

主治 气血不足所致的气短心悸、面色不华、体虚乏力。

方义 人参、黄芪、党参、白术补气健脾；当归、地黄、何首乌、麦冬、五味子养血滋阴；鹿茸、淫羊藿补阳益气，地骨皮清热凉血，陈皮理气和中。

（秦竹）

yìshènlíng kēlì

益肾灵颗粒（yishenling granules） 补益剂，国家药典委员会《中华人民共和国药典·一部》（2020 年版）方。

组成 枸杞子 200g，女贞子 300g，附子（制）20g，芡实（炒）300g，车前子（炒）100g，补骨脂（炒）200g，覆盆子 200g，五味子 50g，桑葚 200g，沙苑子 250g，韭菜子（炒）100g，淫羊藿 150g，金樱子 200g。

规格 每袋装 20g；每袋装 8g（无蔗糖）。

用法 开水冲服，一次 1 袋，一日 3 次。

功用 温阳补肾。

主治 肾气亏虚、阳气不足所致的阳痿、早泄、遗精或弱精症。

方义 补骨脂、沙苑子、韭菜子、淫羊藿、附子补肾壮阳；枸杞子、女贞子、桑葚滋阴补血；芡实、覆盆子、五味子、金樱子收敛固涩，车前子渗利以去浊。

（秦竹）

yìxīn tōngmài kēlì

益心通脉颗粒（yixin tongmai granules） 补益剂，国家药典委员会《中华人民共和国药典·一部》（2020 年版）方。

组成 黄芪 266g，人参 44g，北沙参 333g，玄参 222g，丹参 333g，川芎 222g，郁金 222g，炙甘草 133g。

规格 每袋装 10g。

用法 温开水冲服，一次 1 袋，一日 3 次。四周为一疗程，或遵医嘱。

功用 益气养阴，活血通络。

主治 气阴两虚、瘀血阻络所致的胸痹，症见胸闷心痛、心悸气短、倦怠汗出、咽喉干燥；冠心病心绞痛见上述证候者。

方义 黄芪、人参益气健脾；沙参养阴生津，玄参滋阴清热；丹参、川芎、郁金活血止痛；炙甘草补脾和胃，调和药性。

（秦竹）

cán'é gōngbǔpiàn

蚕蛾公补片（can'e gongbu tablets） 补益剂，国家药典委员会《中华人民共和国药典·一部》

（2020 年版）方。

组成 雄蚕蛾（制）156.25g，人参 15.625g，熟地黄 75g，炒白术 75g，当归 56.25g，枸杞子 56.25g，盐补骨脂 56.25g，盐菟丝子 37.5g，蛇床子 37.5g，仙茅 37.5g，肉苁蓉 37.5g，淫羊藿 37.5g。

用法 口服，一次 3～6 片，一日 3 次。

功用 补肾壮阳，养血填精。

主治 肾阳虚损，阳痿早泄，性功能衰退。

方义 雄蚕蛾、补骨脂、菟丝子、仙茅、肉苁蓉、淫羊藿、蛇床子补肾壮阳；熟地黄、当归、枸杞子养血滋阴，填精益髓；人参、白术益气健脾。

（秦 竹）

tiáojīng cùyùnwán

调经促孕丸（tiaojing cuyun pills） 补益剂，国家药典委员会《中华人民共和国药典・一部》（2020 年版）方。

组成 鹿茸（去毛）5g，炙淫羊藿 10g，仙茅 10g，续断 10g，桑寄生 10g，菟丝子 15g，枸杞子 10g，覆盆子 10g，山药 30g，莲子（去芯）10g，茯苓 15g，黄芪 10g，白芍 15g，炒酸枣仁 10g，钩藤 10g，丹参 15g，赤芍 15g，鸡血藤 30g。

规格 每 100 丸重 10g。

用法 口服，一次 5g（50 丸），一日 2 次。自月经周期第五天起连服 20 天；无周期者每月连服 20 天，连服三个月或遵医嘱。

功用 温肾健脾，活血调经。

主治 脾肾阳虚、瘀血阻滞所致的月经不调、闭经、痛经、不孕，症见月经后错、经水量少、有血块、经行小腹冷痛、经水日久不行、久不受孕、腰膝冷痛。

方义 鹿茸、淫羊藿、仙茅、

续断、桑寄生、菟丝子温补肾阳，益精填髓；枸杞子、覆盆子、白芍滋补肝肾；钩藤清热平肝，黄芪、茯苓、山药益气健脾，酸枣仁、莲子养血安神，丹参、赤芍、鸡血藤活血通络。

（秦 竹）

tōngrǔ kēlì

通乳颗粒（tongru granules） 补益剂，国家药典委员会《中华人民共和国药典・一部》（2020 年版）方。

组成 黄芪 44.44g，熟地黄 33.33g，通草 44.44g，瞿麦 44.44g，天花粉 33.33g，路路通 44.44g，漏芦 44.44g，党参 44.44g，当归 44.44g，川芎 33.33g，白芍（酒炒）33.33g，王不留行 66.67g，柴胡 33.33g，穿山甲（烫）3.17g，鹿角霜 22.22g。

规格 每袋装 15g、30g、5g（无蔗糖）。

用法 口服，一次 30g 或 10g（无蔗糖），一日 3 次。

功用 益气养血，通络下乳。

主治 产后气血亏损，乳少，无乳，乳汁不通。

方义 黄芪、党参补气健脾；熟地、当归、白芍、川芎补血活血；通草、瞿麦、漏芦、王不留行、穿山甲、路路通、天花粉通经下乳；柴胡疏肝解郁；鹿角霜温补肾阳，养血生精。

（李 冀）

qiángyáng bǎoshènwán

强阳保肾丸（qiangyang baoshen pills） 补益剂，国家药典委员会《中华人民共和国药典・一部》（2020 年版）方。

组成 炙淫羊藿 36g，阳起石（煅，酒淬）36g，酒肉苁蓉 36g，盐葫芦巴 48g，盐补骨脂 48g，醋五味子 42g，沙苑子 36g，蛇床子 36g，覆盆子 48g，韭菜子 42g，

麸炒芡实 60g，肉桂 24g，盐小茴香 30g，茯苓 36g，制远志 36g。

规格 每 100 丸重 6g。

用法 口服，一次 6g，一日 2 次。

功用 补肾助阳。

主治 肾阳不足所致腰酸腿软、精神倦怠、阳痿遗精。

方义 淫羊藿、阳起石、肉苁蓉、葫芦巴、蛇床子、韭菜子、补骨脂、肉桂温肾助阳；小茴香温肾散寒；覆盆子、沙苑子、五味子、芡实补肾涩精止遗；远志、茯苓交通心肾，安神定志。

（胡晓阳）

zīxīnyīn kǒufúyè

滋心阴口服液（zixinyin oral liquid） 补益剂，国家药典委员会《中华人民共和国药典・一部》（2020 年版）方。

组成 麦冬 500g，赤芍 400g，北沙参 200g，三七 100g。

规格 每支装 10ml。

用法 口服，一次 10ml，一日 3 次。

功用 滋养心阴，活血止痛。

主治 阴虚血瘀所致的胸痹，胸闷胸痛，心悸怔忡，五心烦热，夜眠不安，舌红少苔，冠心病心绞痛见上述证候者。

方义 麦冬、沙参滋补阴津；赤芍凉血活血；三七活血止痛。

（赵雪莹）

shíquán dàbǔtāng

十全大补汤（shiquandabu decoction） 补益剂，宋・太平惠民和剂局《太平惠民和剂局方・卷五》方。

组成 人参、肉桂（去粗皮，不见火）、川芎、地黄（洗酒蒸，焙）、茯苓（焙）、白术（焙）、甘草（炙）、黄芪（去芦）、川当归（洗，去芦）、白芍药各等分。

用法 上一十味，剉为粗末。

每服二大钱,水一盏,生姜三片,枣子二个,同煎至七分,不拘时候温服。

功用 温补气血。

主治 气血两虚证,症见面色苍白,气短心悸,头晕目眩,自汗,体倦乏力,四肢不温以及妇女崩漏,月经不调,舌淡,脉细弱。

方义 人参、熟地补气养血;黄芪补气健脾;当归、白芍养血调经;茯苓祛湿健脾;白术健脾燥湿;川芎活血行气;肉桂温中补阳,鼓舞气血生成;炙甘草调和诸药。

(阮时宝)

wèishūníng kēlì

胃舒宁颗粒 (weishuning granules)
补益剂,国家药典委员会《中华人民共和国药典·一部》(2020年版)方。

组成 甘草595g,海螵蛸595g,白芍464g,白术310g,延胡索310g,党参119g。

规格 每袋装5g、3g、3g(含乳糖)。

用法 开水冲服,一次1袋,一日3次。

功用 补气健脾,制酸止痛。

主治 脾胃气虚、肝胃不和所致的胃脘疼痛、喜温喜按、泛吐酸水;胃及十二指肠溃疡见上述证候者。

方义 党参、白术补气健脾;延胡索、海螵蛸化瘀止痛,海螵蛸并用能制酸;白芍、甘草缓急止痛。

(于 洋)

báizhúsǎn

白术散 (baizhu powder)
补益剂,宋·钱乙《小儿药证直诀·卷下》方。

组成 人参(切去头)二钱五分,白茯苓五钱,白术(炒)

五钱,藿香叶五钱,木香二钱,甘草一钱,葛根五钱,渴者加至一两。

用法 上咬咀,每服三钱,水煎。

功用 益气健脾止泻。

主治 脾胃久虚,呕吐泄泻,频作不止,精液枯竭,烦渴躁,但欲饮水,乳食不进,羸瘦困劣。

方义 人参、茯苓、白术益气健脾,渗湿止泻;木香、藿香芳香悦脾,和中止呕,化湿止泻;葛根升阳止泻,生津止渴,又解肌热;甘草调和诸药,助参、术健脾和胃。

(许二平)

huángqítāng

黄芪汤 (huangqi decoction)
补益剂,清·尤怡《金匮翼·卷八》方。

组成 绵黄芪、陈皮(去白)各半两。

用法 上为末,每服三钱,用大麻仁一合研烂,以水投取浆水一盏,滤去滓,于银石器内煎,后有乳起,即入白蜜一大匙,再煎令沸,调药末,空心食前服。

功用 益气补虚,润肠通便。

主治 老人虚秘。

方义 黄芪补脾肺之气;陈皮理气以助通便;麻仁、白蜜润肠通便。

(胡晓阳)

gùyīnjiān

固阴煎 (guyin decoction)
补益剂,明·张介宾《景岳全书·卷五十一》方。

组成 人参随宜,熟地三五钱,山药(炒)二钱,山茱萸一钱半,远志(炒)七分,炙甘草一二钱,五味子十四粒,菟丝子(炒香)二三钱。

用法 水二盅,煎七分,食远温服。

功用 滋补肝肾,益气固摄。

主治 肝肾阴虚。遗精滑泄,带浊淋遗,经水不固,舌暗淡,苔白润,脉沉细。

方义 菟丝子补肾益精。熟地黄、山茱萸滋肾养阴,既善于养血,且能滋阴生津补髓。人参大补元气;山药健脾固涩;炙甘草益气和中,三药合用健脾以资气血生化之源,补后天养先天以固命门。五味子酸涩收敛,与远志配伍交通心肾,使心气下通,以加强肾气固摄之力。

(章 健)

yùquánwán

玉泉丸 (yuquan pills)
补益剂,元·朱震亨《丹溪心法·卷三》方。

组成 麦门冬(去心)、人参、茯苓、黄芪(半生半蜜炙)、乌梅(焙)、甘草各一两,瓜蒌根、干葛各一两半。

用法 上为末,蜜丸弹子大。每服一丸,温汤嚼下。

功用 益气滋阴,生津止渴。

主治 气阴两亏,烦渴口干。

方义 人参、黄芪益气升阳,布津止渴;茯苓健脾补中,以滋化源;麦门冬养阴生津;葛根升阳生津,助脾气上升,散精达肺;瓜蒌根、乌梅生津液,止烦渴;甘草益气补中,调和诸药。

(许二平)

mùguāwán

木瓜丸 (mugua pills)
补益剂,宋·太平惠民和剂局《太平惠民和剂局方·卷五》方。

组成 狗脊(去毛)六两,大艾(去梗,糯米糊调成饼,焙干为末)四两,木瓜(去瓤)四两,天麻(去芦)二两,当归(酒浸制)二两,萆薢二两,苁蓉(去芦,酒浸)二两,牛膝(洗去土,酒浸一宿)二两。

用法 上为细末,炼蜜为丸,如梧桐子大,每服二十丸,渐加至三十丸,空心、食前温酒吞下,盐汤亦可。

功用 补肝肾,强筋骨。

主治 肾经虚弱,腰膝沉重,腿脚肿痒,痒破生疮,脚心隐痛,筋脉拘挛,或腰膝缓弱,步履艰难,举动喘促,面色黧黑,大小便秘涩,饮食减少,无问新久。

方义 狗脊补肝肾,强腰脊;大艾消肿散瘀;木瓜舒筋活络;天麻通络止痛;肉苁蓉、当归温肾益精,润肠通便;牛膝补肾壮腰,善行于下;萆薢利湿浊,强筋骨。

(范 颖)

jiāwèi ējiāotāng

加味阿胶汤 (jiawei ejiao de-coction) 补益剂,清·吴谦《医宗金鉴·卷四十六》方。

组成 阿胶(炙燥)、熟地(焙)、艾叶(微炒)、芎䓖、当归(切,焙)、杜仲(去粗皮,炙,锉)、白术各一两。

用法 上咬咀,每服四钱,水一盏半,枣三枚,擘破,同煎至八分,去滓,食前温服。

功用 养血安胎,固肾止痛。

主治 妊娠数堕胎,小腹痛不可忍。

方义 阿胶、熟地、当归养血安胎,杜仲补肾安胎,艾叶温经止痛,川芎活血止痛,白术补中安胎。

(杨 勇)

gùsèjì

固涩剂 (astringent prescriptions) 具有收敛固涩的作用,用于治疗气、血、精、津液滑脱散失之证的方剂。属于十剂中"涩可固脱"之范畴。以收涩药为主组成。

固涩剂是根据《素问·至真要大论》"散者收之"的原则立法,常分为固表止汗、敛肺止咳、涩肠固脱、涩精止遗、固崩止带等类型,分别用于表虚不固之自汗盗汗、肺肾气虚之久咳气喘、脾肾阳虚之久泻久痢、肾虚不固之遗精遗尿、冲任虚损之崩漏、脾肾不足之带下等,代表方剂如牡蛎散、九仙散、真人养脏汤、金锁固精丸、固冲汤等。固涩剂是为虚证而设,凡因实邪所致之热病汗出、痰饮咳嗽、火扰精泄、热痢初起、食滞泄泻、实热崩带等,均非本类方剂所宜。若病证由实转虚,但邪气未尽者,亦不可早用收涩,以免"闭门留寇"。

(樊巧玲)

mǔlìsǎn

牡蛎散 (muli powder) 固涩剂。

宋·太平惠民和剂局《太平惠民和剂局方·卷八》方。组成:黄芪(去苗土)、麻黄根(洗)、牡蛎(米泔浸,刷去土,火烧通赤)各一两。用法:上三味为粗散,每服三钱,水一盏半,小麦百余粒,同煎至八分,去渣热服,日二服,不拘时候。功用:益气固表,敛阴止汗。主治:体虚自汗、盗汗证,症见常自汗出,夜卧尤甚,心悸惊惕,短气烦倦,舌淡红,脉细弱。方义:牡蛎益阴潜阳,镇惊安神,煅用又善收涩止汗;黄芪益气实卫,固表止汗,与牡蛎相配,敛阴潜阳,益气固表,止汗之力尤著;麻黄根收敛止汗,小麦养心除烦。

唐·孙思邈《备急千金要方·卷十》方。组成:牡蛎、白术、防风各三两,用法:上三味,下筛,酒服方寸匕,日二次。功用:固涩止汗,兼能疏风。主治:自汗、盗汗。

宋·王怀隐《太平圣惠方·卷二十九》方。组成:牡蛎粉一两,麻黄根一两,杜仲(去粗皮,微炙,锉)一两,黄耆(锉)二两,白茯苓、败蒲扇各一两。用法:上药捣筛为散,每服四钱,以水一中盏,煎至六分,去滓,不计时候,温服。功用:固表益气,收敛止汗。主治:虚劳盗汗。

(贺又舜)

jiǔxiānsǎn

九仙散 (jiuxian powder) 固涩剂,元·罗天益《卫生宝鉴·卷十二》方。

组成 人参、款冬花、桑白皮、桔梗、五味子、阿胶、乌梅各一两,贝母半两、御米壳(去顶,蜜炒黄)八两。

用法 上为末,每服三钱,白汤点服。嗽住止后服。

功用 敛肺止咳,益气养阴。

主治 久咳不愈,以致肺气耗散,肺阴亏损之证。症见久咳不已,咳甚则气喘自汗,痰少而粘,脉虚数。

方义 罂粟壳敛肺止咳;乌梅、五味子收敛耗散之肺气,人参以补气,阿胶以润肺,款冬花、桑白皮、贝母止咳平喘,兼以化痰;桔梗载药上行。

(连建伟)

chìshízhī yǔyúliángtāng

赤石脂禹余粮汤 (chishizhi yuyuliang decoction) 固涩剂,东汉·张仲景《伤寒论·卷四》方。

组成 赤石脂(碎)一斤,太一禹余粮(碎),一斤。

用法 上二味,以水六升,煮取三升,去滓,分温三服。

功用 收敛固脱,涩肠止泻。

主治 久泻久痢,症见下利不止,滑脱不禁,或脱肛等。

方义 赤石脂功善涩肠止泻,收敛止血;禹余粮长于涩肠固脱,二药配伍固下焦而治久泻、脱肛。

(贺又舜)

fúpíwán

扶脾丸（fupi pills） 固涩剂，金·李杲《兰室秘藏·卷上》方。

组成 干生姜、肉桂以上各五分，干姜、藿香、红豆以上各一钱，白术、茯苓、橘皮、半夏、诃子皮、炙甘草、乌梅肉以上各二钱，大麦蘖（炒）、神曲（炒），以上各四钱。

用法 上为细末，荷叶裹，烧饭为丸，如梧桐子大，每服五十丸，白汤送下，食前。

功用 温脾消食，涩肠止泻。

主治 脾胃虚寒的泄泻，腹痛喜温，大便溏泻或久泄不愈，甚泄泻无度，食不消化，呕吐吞酸，倦怠食少，面黄肌瘦，舌淡苔白，脉沉弱。

方义 干姜温中祛寒，白术益气健脾燥湿，二药和用，温中祛寒，益气健脾；诃子皮、乌梅肉涩肠止泻；肉桂温肾暖脾，散寒止痛，茯苓、红豆健脾利湿止泻，大麦蘖、神曲消食和胃；干生姜温胃散寒止呕，橘皮、半夏理气燥湿，和胃降逆，藿香芳香化湿，升清降浊，和中止呕；炙甘草益气和中，调和诸药。

（吴建红）

chángwèiníngpiàn

肠胃宁片（changweining tablets） 固涩剂，国家药典委员会《中华人民共和国药典·一部》（2020年版）方。

组成 党参96g，白术64g，黄芪96g，赤石脂190g，姜炭38g，木香38g，砂仁38g，补骨脂96g，葛根96g，防风38g，白芍64g，延胡索64g，当归64g，儿茶32g，罂粟壳38g，炙甘草64g。

用法 口服，每次4~5片，日3次。

功用 健脾益肾，温中止痛，涩肠止泻。

主治 阳虚泄泻，症见大便不调，五更泄泻，时带黏液，伴有腹胀腹痛，胃脘疼痛，小腹坠胀，饮食不佳，舌质淡红，苔薄白或腻，脉细微或沉细。现常用于治疗慢性结肠炎、溃疡性结肠炎、肠功能紊乱属脾肾阳虚者。

方义 赤石脂暖下焦而善涩肠止泻；党参、黄芪、白术益气健脾而助运化以止泻，干姜、补骨脂补肾暖脾止泻，葛根升阳止泻，防风疏肝理脾止泻；白芍、当归、延胡索养血活血止血，缓急止痛，木香、砂仁行气止痛，儿茶、罂粟壳生肌敛疮，涩肠止泻；甘草益气健脾，调和诸药。

（贺又舜）

shuǐlù èrxiāndān

水陆二仙丹（shuilu erxian pills） 固涩剂，宋·洪遵《洪氏集验方·卷三》方。

组成 金樱子（去子洗净捣碎，入瓶中蒸令熟，用汤淋之，取汁慢火成膏）、芡实肉（研为粉）各等分。

用法 将上膏同酒糊和芡粉为丸，如梧桐子大。每服三十丸。酒吞，食前服。一方用妇人乳汁丸为妙。一方盐汤下。

功用 涩精气，利小便。

主治 白浊。

方义 芡实固肾涩精；金樱子固精缩尿。

（范 颖）

qiānjīn zhǐdàiwán

千金止带丸（qianjin zhidai pills） 固涩剂，国家药典委员会《中华人民共和国药典·一部》（2020年版）方。

组成 党参50g，炒白术50g，当归100g，白芍50g，川芎100g，醋香附200g，木香50g，砂仁50g，小茴香（盐炒）50g，

醋延胡索50g，盐杜仲50g，续断50g，盐补骨脂50g，鸡冠花200g，青黛50g，椿皮（炒）200g，煅牡蛎50g。

用法 口服。一次6~9g，一日2~3次。

功用 健脾补肾，调经止带。

主治 脾肾两虚所致的月经不调、带下病，症见月经先后不定期、量多或淋漓不净、色淡无块，或带下量多、色白清稀、神疲乏力、腰膝酸软。

方义 党参、白术补脾益气；当归、白芍、川芎补血和血；香附、木香、砂仁、小茴香、延胡索行气调经，并寓"补而不滞"之意；杜仲、续断、补骨脂补益肝肾；鸡冠花、椿皮、煅牡蛎止血止带；青黛祛湿止带。

（贾 波）

yìhuángtāng

易黄汤（yihuang decoction） 固涩剂，清·傅山《傅青主女科·黄带下》方。

组成 山药（炒）一两，芡实（炒）一两，黄柏（盐水炒）二钱，车前子（酒炒）一钱，白果（碎）十枚。

用法 水煎，连服四剂。

功用 补益脾肾，清热祛湿，收涩止带。

主治 脾肾虚弱，湿热带下，带下黏稠量多，色如浓茶，其气臭秽，舌红，苔黄腻。

方义 炒山药、炒芡实，补脾益肾，固精止带；白果收涩止带；黄柏清热燥湿，车前子清热利湿。

（韩向东）

ānlǎotāng

安老汤（anlao decoction） 固涩剂，清·傅山《傅青主女科·卷上》方。

组成 人参一两，黄芪（生

用）一两，熟地（九蒸）一两，白术（土炒）五钱，当归（酒洗）五钱，山萸（蒸）五钱，阿胶（蛤粉炒）一钱，黑芥穗一钱，甘草一钱，香附（酒炒）五分，木耳炭一钱。

用法 水煎服。

功用 补脾益肾，养阴止血。

主治 年老经水复行。妇人年五十外或六七十岁忽然行经者，或下紫血块，或如红血淋。

方义 人参、白术、黄芪益气健脾，以复统血之功；山茱萸补益肝肾，收敛固涩；熟地滋阴补肾，当归养血补肝，阿胶养血止血；香附理气疏肝，使气调则血调；黑芥穗散风止血，木耳炭凉血止血；甘草调和诸药。

（闫润红）

shēngyáng chúshītāng

升阳除湿汤（shengyang chushi decoction） 固涩剂。

金·李杲《脾胃论·卷下》方。组成：甘草、大麦蘖面（如胃寒腹鸣者加）、陈皮、猪苓各三分，泽泻、益智仁、半夏、防风、神曲、升麻、柴胡、羌活各五分，苍术一钱。用法：上药作一服，水三大盏，生姜三片，枣二枚，同煎至一盏，去渣，空心服。功用：化湿健脾，升阳止泻。主治：脾胃虚弱，不思饮食，肠鸣腹痛，泄泻无度，小便黄，四肢困弱。方义：升麻、柴胡助清阳上行而止泻；羌活、防风、苍术祛风以胜湿；猪苓、泽泻利尿以渗湿；陈皮、半夏行气以化湿；神曲、麦芽导滞以和中；益智仁温中止泻；甘草保护津液；姜、枣调和营卫。

金·李杲《兰室秘藏·卷中》方，异名调经升麻除湿汤（原书同卷）、调经升阳除湿汤（《普济方·卷三三零》）、升阳调经汤（《医学入门·卷四》）。组成：当

归（酒洗）、独活各五分，蔓荆子七分，防风、炙甘草、升麻、藁本各一钱，柴胡、羌活、苍术、黄芪各一钱五分。用法：上锉如麻豆大，勿令作末，都作一服，以洁净新汲水三大盏，煎至一大盏，去渣，空心热服，待少时，以早饭压之。功用：升阳除湿，理脾调经。主治：妇人饮食劳倦，或素有心气不足，心火乘脾，漏下恶血，月事不调；或暴崩不止，多下水浆之物，怠惰嗜卧，四肢不收，困倦乏力，气短上气，脉缓而弦急，按之洪大。

（王 迪）

shēngjǔ dàbǔtāng

升举大补汤（shengju dabu decoction） 固涩剂，清·傅山《傅青主女科·产后编》方。

组成 黄芪、白术、陈皮各四分，人参二钱，炙草、升麻各四分，当归、熟地各二钱，麦冬一钱，川芎一钱，白芷四分，黄连（炒）三分，荆芥穗（炒黑）四分。

用法 加大枣，水煎温服。

功用 滋荣益气，升阳止血。

主治 产后虚极，半月外血崩；年老虚人患崩。

方义 人参、黄芪、白术、甘草、升麻益气升阳，固冲摄血；白芷、黑芥穗升阳固经止血；熟地、当归、川芎补血益精；陈皮行气解郁，使补摄而不郁滞；麦冬养阴清热、黄连清热降泻，既防血虚生热，又防升固太过。

（王 迪）

wēnfěn

温粉（wen powder） 固涩剂，宋·牛肱《类证活人书·卷十三》方。

组成 白术、藁本、川芎、白芷各等分。

用法 上为细末，每用一两，

以米粉三两和匀，外扑周身。

功用 固表止汗。

主治 伤寒，太阳中风，脉浮紧，服大青龙汤后，汗多不止。

方义 白术健脾益气止汗；藁本、川芎、白芷解表散寒祛风。

（赵雪莹）

zhēnrén yǎngzàngtāng

真人养脏汤（zhenren yangzang decoction） 固涩剂，宋·太平惠民和剂局《太平惠民和剂局方·卷六》方。原名纯阳真人养脏汤。

组成 人参、当归（去芦）、白术（焙）各六钱，肉豆蔻（面裹，煨）半两，肉桂（去粗皮）、甘草（炙）各八钱，白芍药一两六钱，木香（不见火）一两四钱，诃子（去核）一两二钱，罂粟壳（去蒂、盖，蜜制）三两六钱。

用法 上锉为粗末，每服二大钱，水一盏半，煎至八分，去滓，食前温服。

功用 涩肠固脱，温补脾肾。

主治 久泻久痢，脾肾虚寒证。大便滑脱不禁，甚至脱肛，或下痢赤白，或便脓血，日夜无度，里急后重，脐腹疼痛，喜温喜按，倦怠食少，舌淡苔白，脉沉迟细。

方义 罂粟壳涩肠固脱；肉豆蔻、诃子温中涩肠；肉桂温肾暖脾，人参、白术补气健脾，当归、白芍养血和血，木香调气醒脾；甘草益气和中，调和诸药。

（秦 竹）

táohuātāng

桃花汤（taohua decoction） 固涩剂，东汉·张仲景《伤寒论·辨少阴病脉证并治》方。

组成 赤石脂一斤（一半全用，一半筛末），干姜一两，粳米一斤。

用法 上三味，以水七升，

煮米令熟，去滓，温服七合，内赤石脂末方寸匕，日三服。若一服愈，余勿服。

功用 温中涩肠止利。

主治 脾胃虚寒之久泻、久痢。泻痢日久不愈，便脓血，色黯不鲜，腹痛喜温喜按，舌质淡苔白，脉迟弱，或微细。

方义 赤石脂涩肠固脱；干姜温中祛寒；粳米养胃和中。

（吴红彦）

jīnsuǒ gùjīngwán

金锁固精丸（ jinsuo gujing pills） 固涩剂，清·汪昂《医方集解·收涩之剂第十七》方。

组成 沙苑蒺藜（炒）、芡实（蒸）、莲须各二两，龙骨（酥炙）、牡蛎（盐水煮一日一夜，煅粉）各一两。

用法 共为末，莲子粉糊为丸，盐汤下。

功用 补肾涩精。

主治 肾虚精关不固，遗精滑泄，腰酸耳鸣，四肢乏力，舌淡苔白，脉细弱。

方义 沙苑蒺藜补肾固精；芡实、莲子益肾固精，补脾养心，莲子并能交通心肾；煅龙骨、煅牡蛎收敛固涩，固精止遗；莲须收敛固精。

（冯 泳）

suōquánwán

缩泉丸（suoquan pills） 固涩剂，宋·魏岘撰《魏氏家藏方·卷四》方。

组成 天台乌药（细锉）、益智仁（大者，去皮，炒）各等分。

用法 上为末，酒煎山药末为糊，丸桐子大，每服七十丸，盐、酒或米饮下。

功用 温肾祛寒，缩尿止遗。

主治 膀胱虚寒证。小便频数，或遗尿不禁，舌淡，脉沉弱。

方义 益智仁温补脾胃，固涩精气，缩泉止遗；乌药调气散寒，除膀胱肾间冷气，止小便频数；山药补肾健脾，固涩精气。

（高长玉）

sāngpiāoxiāosǎn

桑螵蛸散（sangpiaoxiao powder） 固涩剂，北宋·寇宗奭《本草衍义·卷十七》方。

组成 桑螵蛸、远志、菖蒲、人参、茯神、当归、龙骨、龟甲（酥炙）以上各一两。

用法 上为末，夜卧人参汤调下二钱。

功用 调补心肾，涩精止遗。

主治 心肾两虚证。小便频数，或尿如米泔，或遗尿，或遗精，心神恍惚，健忘，舌淡苔白，脉细弱。

方义 桑螵蛸补肾固精止遗。龟甲滋养肾阴，补心安神；龙骨收敛固涩，镇心安神。人参大补元气，合茯神可益心气、宁心神；当归补心血；菖蒲、远志安神定志，交通心肾。

（吴红彦）

guìzhī jiā lónggǔ mǔlìtāng

桂枝加龙骨牡蛎汤（guizhi jia longgu muli decoction） 固涩剂，东汉·张仲景《金匮要略·血痹虚劳病脉证并治》方。

组成 桂枝、芍药、生姜各三两，甘草二两，大枣十二枚，龙骨、牡蛎各三两。

用法 上七味，以水七升，煮取三升，分温三服。

功用 调和阴阳，涩精止遗。

主治 阴阳两虚，心肾不交。男子遗精，或滑精，女子梦交，少腹弦急，外阴寒冷，目眩脱发，自汗盗汗，心悸失眠，舌淡红，苔薄白，脉细弱或芤迟。

方义 桂枝温通阳气，解散阴寒；白芍滋阴和营，酸敛涩精；二者配伍，通阳固阴，调和阴阳；

龙骨、牡蛎下涩肾精，上安心神；生姜助桂枝温散阴寒，大枣助白芍滋养营血，二者配伍，调和阴阳；甘草益气和中，调和诸药；伍桂枝辛甘合化以滋养阳气；伍芍药酸甘合化以滋养阴血。

（年 莉）

gùchōngtāng

固冲汤（guchong decoction） 固涩剂，清·张锡纯《医学衷中参西录·上册》方。

组成 白术（炒）一两，生黄芪六钱，龙骨（煅，捣细）八钱，牡蛎（煅，捣细）八钱，萸肉（去净核）八钱，生杭芍四钱，海螵蛸（捣细）四钱，茜草三钱，棕边炭二钱，五倍子（轧细，药汁送服）五分。

用法 水煎服。

功用 固冲摄血，益气健脾。

主治 脾肾亏虚，统摄无权，冲脉不固。血崩或月经过多，或漏下不止，色淡质稀，面色㿠白，心悸气短，神疲乏力，腰膝酸软，舌淡，脉微弱。

方义 黄芪、白术补气健脾，使脾气健旺则统摄有权。山萸肉、生白芍补益肝肾，养血敛阴，以固冲摄血。龙骨、牡蛎煅用，收涩之力更强，与棕榈炭、五倍子相合，收涩止血之力益著。海螵蛸、茜草既能止血，又能化瘀，使血止而无留瘀之弊。

（章 健）

gùjīngwán

固经丸（gujing pills） 固涩剂，明·李梴《医学入门·卷七》方。

组成 黄芩、白芍、龟板各一两，椿根皮七钱，黄柏三钱，香附二钱半。

用法 为末，酒糊丸梧子大，每五十丸，酒下。

功用 滋阴清热，固经止血。

主治 阴虚血热之崩漏，经

血过多，或过期不止，血色深红或紫黑稠黏，手足心热，腰膝酸软，舌红，脉弦数。

方义 龟板滋阴潜阳而降火；白芍敛阴益血以养肝。黄芩清热止血；黄柏泻火坚阴，既助黄芩以清热，又助龟板以降火。椿根皮收涩止血，清热固经。香附理气调经，又防寒凉太过而止血留瘀。

(章 健)

洋参保肺丸 yángshēn bǎofèiwán

洋参保肺丸（yangshen baofei pills） 固涩剂，国家药典委员会《中华人民共和国药典·一部》（2020 年版）方。

组成 罂粟壳 120g，五味子（醋炙）30g，川贝母 60g，陈皮60g，砂仁 30g，枳实 60g，麻黄30g，苦杏仁 60g，石膏 30g，甘草 60g，玄参 60g，西洋参 45g。

规格 每丸重 6g。

用法 口服，一次 2 丸，一日 2~3 次。

功用 滋阴补肺，止嗽定喘。

主治 阴虚肺热，咳嗽痰喘，胸闷气短，口燥咽干，睡卧不安。

方义 罂粟壳敛肺止咳；川贝母清热润肺，化痰止咳；西洋参补气养阴，清火生津；麻黄、杏仁宣利肺气，止咳平喘；砂仁、陈皮、枳实理气宽中止咳；五味子敛肺止咳；石膏、玄参清肺泻热；甘草调药和中。

(于 洋)

锁阳固精丸 suǒyáng gùjīngwán

锁阳固精丸（suoyang gujing pills） 固涩剂，国家药典委员会《中华人民共和国药典·一部》（2020 年版）方。

组成 锁阳 20g，肉苁蓉（蒸）25g，制巴戟天 30g，补骨脂（盐炒）25g，菟丝子 20g，杜仲（炭）25g，八角茴香 25g，韭菜子 20g，芡实（炒）20g，莲子

20g，莲须 25g，煅牡蛎 20g，龙骨（煅）20g，鹿角霜 20g，熟地黄 56g，山茱萸（制）17g，牡丹皮 11g，山药 56g，茯苓 11g，泽泻 11g，知母 4g，黄柏 4g，牛膝20g，大青盐 25g。

规格 水蜜丸，每 100 丸重10g；小蜜丸，每 100 丸重 20g；大蜜丸，每丸重 9g。

用法 口服。水蜜丸一次 6g，大蜜丸一次 1 丸，一日 2 次。

功用 温肾固精。

主治 肾阳不足之腰膝酸软，头晕耳鸣，遗精早泄。

方义 锁阳补肾固精，熟地黄益精填髓，肉苁蓉、巴戟天、八角茴香温补肾阳，鹿角霜补肾助阳，补骨脂补肾壮阳，固精止遗；菟丝子补肾益精，杜仲、牛膝补益肝肾，强筋壮骨；芡实、莲子、莲须补肾固精，煅龙骨、煅牡蛎收敛固涩，山茱萸补养肝肾，并能涩精；山药补肾固精，泽泻利湿泄浊，防熟地之滋腻；茯苓健脾渗湿，助山药以补脾健运；牡丹皮清泻相火，并制山茱萸之温涩；知母、黄柏滋阴降火，韭菜子补肾助阳，固精止遗；大青盐引药入肾经。

(毕珺辉)

纯阳真人养脏汤 chúnyáng zhēnrén yǎngzàngtāng

纯阳真人养脏汤（chunyang zhenren yangzang decoction） 固涩剂，宋·太平惠民和剂局《太平惠民和剂局方·卷六》方。

组成 人参、当归（去芦）、白术（焙）各六钱，肉豆蔻（面裹，煨）半两，肉桂（去粗皮）、甘草（炙）各八钱，白芍药一两六钱，木香（不见火）一两四钱，诃子（去核）一两二钱，罂粟壳（去蒂、盖，蜜炙）三两六钱。

用法 上件锉为粗末，每服二大钱，水一盏半，煎至八分，

去渣，食前温服。老人、孕妇、小儿暴泻，急宜服之立愈。忌酒、面、生冷、鱼腥、油腻。

功用 涩肠止泻，温补脾肾。

主治 泻痢日久，脾肾虚寒，大便滑脱不禁，甚或脱肛坠下，腹痛喜温喜按，或下痢赤白，或便下脓血，日夜无度，里急后重，倦怠食少，舌淡苔白，脉沉细迟。

方义 罂粟壳涩肠固脱；诃子、肉豆蔻涩肠止泻，温中止痛；肉桂温肾暖脾，兼散阴寒，人参、白术益气健脾，当归、白芍补血和血，木香醒脾和胃，调气和血，寓"行血则便脓自愈，调气则后重自除"之法；炙甘草缓急止痛，和中调药。

(刘蔚雯)

清带汤 qīngdàitāng

清带汤（qingdai decoction） 固涩剂，清·张锡纯《医学衷中参西录·上册》方。

组成 生山药一两，生龙骨（捣细）六钱，生牡蛎（捣细）六钱，海螵蛸（去净甲，捣）四钱，茜草三钱。

用法 水煎服。

功用 滋阴收涩，化瘀止带。

主治 妇女赤白带下，绵绵不绝。

方义 山药滋真阴，固元气；生龙骨、生牡蛎滋阴潜阳，收敛固脱；海螵蛸、茜草化滞祛瘀，收敛固涩。

(陈宝忠)

安神剂 ānshénjì

安神剂（sedative prescriptions） 具有安神定志作用，治疗神志不安疾患的方剂。以安神药为主组成。

安神剂是根据《素问·至真要大论》"惊者平之"，《素问·阴阳应象大论》"虚者补之""损者益之"的原则立法，常分为重

镇安神与补养安神两类，分别适用于心肝阳亢、火热扰心，或阴血不足、心神失养之证，代表方剂如朱砂安神丸、天王补心丹等。重镇安神剂多由矿物类药物组成，补养安神药多由滋腻补养药物组成，均有碍脾胃的运化，故不宜久服。素体脾胃虚弱者尤应注意，必要时配伍补脾和胃、理气之品。神志方面疾患与精神因素有密切关系，在服用安神剂的同时，适当配合心理治疗有助于提高疗效。

（樊巧玲）

zhūshā ānshénwán

朱砂安神丸（zhusha anshen pills）

安神剂，金·李杲《内外伤辨惑论·卷中》方。

组成　朱砂（另研，水飞为衣）五钱，甘草五钱五分，黄连（去须净，酒洗）六钱，当归（去芦）二钱五分，生地黄一钱五分。

用法　上药除朱砂外，四味共为细末，汤浸蒸饼为丸，如黍米大。以朱砂为衣，每服十五丸或二十丸，食后津唾咽下，食后，或温水、凉水少许送下亦得。

功用　镇心安神，清热养血。

主治　心火亢盛，阴血不足证，失眠多梦，惊悸怔忡，心烦神乱，或胸中懊侬，舌尖红，脉细数。

方义　朱砂重镇安神，清心火；黄连清心泻火，除烦热；生地、当归滋阴养血；炙甘草调药和中。

（龙一梅）

qīzhēnwán

七珍丸（qizhen pills）

安神剂，国家药典委员会《中华人民共和国药典·一部》（2020年版）方。

组成　炒僵蚕160g，全蝎160g，人工麝香16g，朱砂80g，雄黄80g，胆南星80g，天竺黄80g，巴豆霜32g，寒食曲160g。

规格　每200丸重3g。

用法　口服，小儿3至4个月，一次3丸；5至6个月，一次4~5丸；周岁，一次6~7丸，一日1~2次；周岁以上及体实者酌加用量，或遵医嘱。

功用　定惊豁痰，消积通便。

主治　痰食上壅所致小儿急惊风，身热、昏睡、气粗、烦躁，痰涎壅盛，停乳停食，大便秘结。

方义　僵蚕、全蝎祛风定惊，胆南星、天竺黄、雄黄、巴豆祛痰开窍以定惊；朱砂功善安神定惊；又以麝香芳香行气，寒食曲消食健胃，防止诸虫类药、矿物药伤脾碍胃之弊。

（连建伟）

shēngtiěluòyǐn

生铁落饮（shengtieluo drink）

安神剂，清·程国彭《医学心悟·卷四》方。

组成　天冬（去心）、麦冬（去心）、贝母各三钱，胆星、橘红、远志肉、石菖蒲、连翘、茯苓、茯神各一钱，元参、钩藤、丹参各一钱五分，辰砂三分。

用法　用生铁落煎熬三炷线香，取此水煎药，服后安神静睡，不可惊骇叫醒，犯之则病复作，难乎为力。

功用　镇心安神，涤痰清火。

主治　痰火上扰，急躁发狂证。病起急骤，面红目赤，喜怒无常，狂乱无知，骂詈叫号，毁物伤人，不避亲疏，逾垣上屋，头痛，失眠，两目怒视，舌质红绛，苔多黄腻，脉象弦大滑数。

方义　生铁落、朱砂平肝祛怯，镇心安神；胆南星、贝母、橘红清热涤痰定惊；石菖蒲、远志、茯苓、茯神祛痰开窍，宁心安神；钩藤息风定惊；连翘清心泻火；丹参安神凉血；天冬、麦冬、元参滋阴清火，除烦安神。

（许二平）

èryīnjiān

二阴煎（eryin decoction）

安神剂，明·张介宾《新方八阵·补阵》方。

组成　生地二三钱，麦冬二三钱，枣仁二钱，生甘草一钱，玄参一钱半，黄连或一二钱，茯苓一钱半，木通一钱半。

用法　水二盅，加灯草二十根，或竹叶亦可，煎七分，食远服。

功用　清热，养阴，安神。

主治　心经有热，水不制火之惊狂失志，多言多笑，或疡疹烦热失血等。

方义　生地、麦冬、玄参滋阴降火；黄连、灯草清心火，安心神；木通、茯苓、竹叶利水泻热，枣仁宁心安神；生甘草清热解毒，调和诸药。

（周永学）

èrdānwán

二丹丸（erdan pills）

安神剂，金·刘完素《素问病机气宜保命集·卷中》方。

组成　丹参一两半，丹砂（为衣）五钱，远志（去心）半两，茯神一两，人参五钱，菖蒲五钱，熟地黄一两半，天门冬（去心）一两半，麦冬（去心）一两，甘草一两。

用法　上为细末，炼蜜为丸，如桐子大，每服五十丸至一百丸，空心食前。

功用　安神定志，益气养血。

主治　健忘。

方义　丹参养血凉血安神；丹砂镇心安神；远志、石菖蒲、茯神宁心安神；熟地黄、天门冬、麦冬滋阴养血清热；人参补气安神；甘草调和诸药。

（周永学）

yènìngtángjiāng

夜宁糖浆（yening syrup）

安神剂，国家药典委员会《中华人

民共和国药典·一部》(2020 年版) 方。

组成 合欢皮 105g, 灵芝 50g, 首乌藤 105g, 大枣 75g, 女贞子 105g, 甘草 30g, 浮小麦 300g。

规格 每瓶装 20ml、200ml、250ml。

用法 口服, 一次 40ml, 一日 2 次。

功用 养血安神。

主治 心血不足所致的失眠、多梦、头晕、乏力; 神经衰弱见上述证候者。

方义 合欢皮安神解郁, 首乌藤养血安神; 女贞子补益肝肾, 灵芝补气安神; 浮小麦补养心气, 大枣补气养血; 甘草益气健脾, 调和诸药。

(韩向东)

dìngzhìwán

定志丸 (dingzhi pills) 安神剂, 唐·孙思邈《备急千金要方·卷第十四》方。

组成 菖蒲、远志各二两, 茯苓、人参各三两。

用法 上四味, 末之, 蜜丸, 饮服如梧子大七丸, 日三。

功用 益气安神, 宁心定志。

主治 心神虚怯, 五脏不足, 深思不安, 甚者悲忧不乐, 或善忘惊悸, 或喜笑不休, 语言无伦, 朝轻暮重, 或暮愈朝发。

方义 人参补益心气, 安神益智; 茯苓健脾宁神; 菖蒲、远志开窍, 宁心安神。

(韩向东)

ānshén bǔxīnwán

安神补心丸 (anshen buxin pills) 安神剂, 国家药典委员会《中华人民共和国药典·一部》(2020 年版) 方。

组成 丹参 300g, 五味子(蒸) 150g, 石菖蒲 100g, 安神膏 560g。

规格 每 15 丸重 2g。

用法 口服, 一次 15 丸, 一日 3 次。

功用 养心安神。

主治 心血不足、虚火内扰所致的心悸失眠、头晕耳鸣。

方义 安神膏滋阴养血, 清泻虚火, 重镇安神, 是治疗心血不足, 虚火内扰之神志不安的主药; 丹参凉血安神; 五味子补益心肾, 宁心安神; 石菖蒲芳香而散, 舒心气, 畅心神, 宁神志, 三药协助安神膏共奏养心安神之效。

(闫润红)

ānshén bǔnǎoyè

安神补脑液 (anshen bunao oral liquid) 安神剂, 国家药典委员会《中华人民共和国药典·一部》(2020 年版) 方。

组成 鹿茸 3g, 制何首乌 62.5g, 淫羊藿 50g, 干姜 12.5g, 甘草 6.25g, 大枣 12.5g, 维生素 B_1 0.5g。

规格 每支装 10ml (含维生素 B_1 5mg); 每瓶装 100ml (含维生素 B_1 50mg)。

用法 口服, 一次 10ml, 一日 2 次。

功用 生精补髓, 益气养血, 强脑安神。

主治 肾精不足、气血两亏所致的头晕、乏力、健忘、失眠; 神经衰弱症见上述证候者。

方义 鹿茸壮肾阳益精血; 制何首乌补益精血; 淫羊藿补肾气、助元阳; 干姜温补脾阳; 大枣益气补脾; 甘草益气健脾, 且能调和诸药。维生素 B_1 有助于维持神经组织的正常活动, 改善精神状态。

(闫润红)

dǎochì qīngxīntāng

导赤清心汤 (daochi qingxin decoction) 安神剂, 清·俞根初

《重订通俗伤寒论·六经方药》方。

组成 鲜生地六钱, 辰茯神二钱, 细木通五分, 原麦冬(辰砂染) 一钱, 粉丹皮二钱, 益元散(包煎) 三钱, 淡竹叶钱半, 莲子心(冲) 三十支, 灯芯(辰砂染) 二十支, 莹白童便(冲) 一杯。

用法 水煎服。

功用 养阴清热, 利水通淋。

主治 热陷心经, 内蒸包络, 舌赤神昏, 小便短涩赤热。

方义 鲜生地养心清热; 粉丹皮清泻虚火; 辰茯神、益元散、细木通、淡竹叶利水通淋, 导热从小便而出; 麦冬、灯芯养阴清热, 且灯芯可清利小便, 导热下行, 同时二药均有安神作用; 莲子心清心除烦; 童便益阴降火。

(闫润红)

gānmài dàzǎotāng

甘麦大枣汤 (ganmai dazao decoction) 安神剂, 东汉·张仲景《金匮要略·妇人杂病脉证并治》方。

组成 甘草三两, 小麦一升, 大枣十枚。

用法 上三味, 以水六升, 煮取三升, 温分三服。

功用 养心安神, 和中缓急, 亦补脾气。

主治 脏躁, 精神恍惚、常悲伤欲哭不能自主、睡眠不实、言行失常、哈欠频作、舌红苔少。

方义 重用小麦补心养肝, 除烦安神; 甘草、大枣益气和中, 润燥缓急。

(许二平)

zhènxīn niúhuángwán

镇心牛黄丸 (zhenxin niuhuang pills) 安神剂, 宋·赵佶《圣济总录·卷九十》方。

组成 牛黄(研)、紫菀

（去苗土）、菖蒲各二两，防风（去叉）、人参、细辛（去苗叶）、蜀椒（去目及合口者，炒出汗）、茯神（去木）、附子（炮裂，去皮脐）、紫石英（研）、防葵各一两，铁精一分半，肉桂（去粗皮）、干姜（炮）各一两半，丹参、远志（去心）、麦门冬（去心，焙）、甘草（炙）各一两一分。

用法　上为末，炼蜜为丸，如梧桐子大，每服十丸，空腹米饮送下，日二服。

功用　镇心安神，益气养血。

主治　老少气虚弱惊悸，语则劳乏气短。

方义　紫石英镇心安神，牛黄清心安神，铁精镇心安神，三药合用，定惊悸，安心神；附子、肉桂温阳通脉，散少阴寒邪，干姜、蜀椒温中散寒，细辛、紫菀化痰散饮以助宁心安神；菖蒲开窍化痰，茯神宁心安神，防葵助安神之力，防风疏风散邪，人参大补元气、安神益智，远志交通心肾，丹参凉血清心，麦门冬滋养心阴；甘草调和诸药，益气养心。诸药合用，以重镇之品宁心定悸，佐以温阳散寒，益气养血，化痰开窍之品，共奏镇心安神，益气养血之功。

（杨　勇）

qīyè shén'ānpiàn
七叶神安片（qiye shen'an tablets）　安神剂，国家药典委员会《中华人民共和国药典·一部》（2020年版）方。

组成　三七叶总皂苷50g。

规格　每片含三七叶总皂苷50mg、100mg。

用法　口服，一次50～100mg，一日3次；饭后服或遵医嘱。

功用　益气安神，活血止痛。

主治　心气不足、心血瘀阻所致的心悸、失眠、胸痛、胸闷。

方义　三七具活血化瘀止痛之功。

（连建伟）

miàoxiāngsǎn
妙香散（miaoxiang powder）安神剂。

宋·太平惠民和剂局《太平惠民和剂局方·卷五》方。组成：麝香（别研）一钱，木香（煨）二两半，山药（姜汁炙）、茯神（去皮，木）、茯苓（去皮，不焙）、黄芪 远志（去心，炒）各一两，人参、桔梗、甘草（炙）各半两，辰砂（别研）三钱。用法：上为细末，每服二钱，温酒调服，不拘时候。功用：益气补虚，宁心安神。主治：心气不足，志意不定所致惊悸怔忡，悲忧惨戚，虚烦少寐，喜怒无常，盗汗，饮食无味，头目昏眩等。方义：人参、黄芪、山药、茯苓补益心脾之气；茯神、远志安神定志，交通心肾，辰砂镇心安神；木香理气醒脾，与补益药配伍补而不滞，麝香通经开窍以行药势；桔梗载药上行以使药力上入心经，甘草益气和中，调和诸药。

清·沈金鳌《杂病源流犀烛·卷七》方。组成：茯苓、茯神、山药、黄芪、姜远志各一两，人参、桔梗、甘草各五钱，朱砂三钱，木香二钱半，麝香一钱。用法：共为细末，每二钱，莲肉煎汤调下，酒亦可。功用：益气安神。主治：心气耗散所致血汗。

（吴建红）

píngbǔ zhènxīndān
平补镇心丹（pingbu zhenxin pills）　安神剂，宋·太平惠民和剂局《太平惠民和剂局方·卷五》方。

组成　酸枣仁（去皮，隔纸炒）二钱半，车前子（去皮，碾破）、白茯苓（去皮）、五味子

（去枝、梗）、肉桂（去粗皮，不见火）、麦门冬（去心）、茯神（去皮）各一两二钱半，天门冬（去心）、龙齿、熟地黄（洗，酒蒸）、山药（姜汁制）各一两半，人参（去芦）半两，朱砂（细研为衣）半两，远志（去心），甘草（炙）一两半。

用法　上为末，炼蜜丸，如梧桐子大。每服三十丸，空心，饭饮下，温酒亦得，加至五十丸。

功用　益气补心，养血安神。

主治　心气不足，志意不定，神情恍惚，夜多异梦，忡悸烦郁，及肾气伤败，血少气多，四肢倦怠，足胫酸疼，睡卧不稳，梦寐遗精，时有白浊，渐至羸瘦。

方义　人参补养元气，安神益智，茯神、山药、甘草健脾益气，化生气血，以助养心安神；酸枣仁、远志养血安神，五味子补益心肾之气，固肾涩精，茯苓、车前子甘淡渗利，分清别浊，以利小便；麦冬、天冬、熟地滋阴养血，补心体以安心神，肉桂引火归元，阳中求阴，使心肾相交，龙齿、朱砂重镇安神。

（杨　勇）

rénshúsǎn
仁熟散（renshu powder）　安神剂，清·沈金鳌《杂病源流犀烛》方。

组成　柏子仁、熟地各一钱，人参、五味子、枳壳、山茱萸、肉桂、野菊花、茯神、枸杞子各七分半。

用法　煎服，或为末，酒下二钱。

功用　益气壮胆，养心安神。

主治　胆虚恐畏，不能独卧，头目不利。

方义　熟地、枸杞子、肉桂补肾固本；柏子仁、茯神、五味子补肾宁心安神；山茱萸补益肝

肾；野菊花清肝明目；枳壳理气宽胸。

（左铮云）

tiānwáng bǔxīndān

天王补心丹 （tianwang buxin pills）

安神剂，宋·陈自明《校注妇人良方·卷六》方。

组成 人参（去芦）、茯苓、玄参、丹参、桔梗、远志各五钱，当归（酒浸）、五味子、麦门冬（去心）、天门冬、柏子仁、酸枣仁（炒）各一两，生地黄四两。

用法 上为末，炼蜜丸，桐子大，用朱砂为衣；每服二三十丸，临卧，竹叶煎汤送下。

功用 滋阴养血，补心安神。

主治 阴虚血少，神志不安，心悸失眠，虚烦神疲，梦遗健忘，手足心热，口舌生疮，舌红少苔，脉细数。

方义 生地滋阴养血，清虚热；天冬、麦冬滋阴清热；酸枣仁、柏子仁养心安神；当归补心血；人参补气，使气旺而阴血自生；五味子敛阴，养心神；茯苓、远志养心安神，交通心肾；玄参滋阴降火，制虚火上炎；丹参养血活血，使补而不滞；朱砂镇心安神；竹叶清心除烦；桔梗载药上行，使药力上入心经。

（范 颖）

kǒngzǐ dàshèng zhīzhěnzhōngdān

孔子大圣知枕中丹 （kongzi dasheng zhizhenzhong pills）

安神剂，唐·孙思邈《备急千金要方·卷十四》方。

组成 龟甲，龙骨，菖蒲，远志。

用法 上四味，等分，治下筛，酒服方寸匕，日三次，常服令人大聪。

功用 补肾宁心，益智安神。

主治 读书善忘；久服令人聪明。

方义 远志、石菖蒲交通心肾；龟甲性善滋阴潜阳；龙骨重镇安神。

（范 颖）

shíwèi wēndǎntāng

十味温胆汤 （shiweiwendan decoction）

安神剂，明·王肯堂《证治准绳》方。

组成 半夏（汤泡）、枳实（麸炒）、陈皮（去白）各二钱，白茯苓（去皮）一钱半，酸枣仁（炒）、远志（去心，甘草汁煮）、五味子、熟地黄（酒洗，焙）、人参（去芦）各一钱，粉草（炙）半钱。

用法 水二盅，生姜五片，红枣一枚，煎一盅，不时服。

功用 化痰宁心。

主治 心胆虚怯证。症见触事易惊，四肢浮肿，饮食无味，心悸烦闷，坐卧不安。

方义 半夏、陈皮燥湿化痰，理气散结，降逆止呕；生姜化痰和胃，降逆止呕；枳实化痰消积，散结除痞；人参、熟地益气养血；五味子、酸枣仁、远志宁心安神，祛痰开窍；茯苓健脾宁心，利水消肿；甘草调和诸药。

（阮时宝）

wūlíng jiāonáng

乌灵胶囊 （wuling capsules）

安神剂，国家药典委员会《中华人民共和国药典·一部》（2020年版）方。

组成 乌灵菌粉330g。

规格 每粒装0.33g。

用法 口服，一次3粒，一日3次。

功用 补肾填精，养心安神。

主治 心肾不交所致的失眠，健忘，心悸心烦，神疲乏力，腰膝酸软，头晕耳鸣，少气懒言，脉细或沉无力；神经衰弱见上述证候者。

方义 方中乌灵菌粉补肾填精，养心安神。

（左铮云）

jiāotàiwán

交泰丸 （jiaotai pills）

安神剂，明·韩懋《韩氏医通·卷下》方。

组成 川黄连五钱，肉桂心五分。

用法 上为末，炼蜜为丸，空心淡盐汤送下。

功用 交通心肾。

主治 心肾不交，心悸怔忡，失眠。

方义 肉桂温热，温肾助阳，引火归原；黄连苦寒，清热泻火，二者相配，水火互济，呈交通心肾之效，治心火偏亢，心肾不交之证。

（韩 涛）

guìzhī gāncǎo lónggǔ mǔlìtāng

桂枝甘草龙骨牡蛎汤 （guizhi gancao longgu muli decoction）

安神剂，东汉·张仲景《伤寒论·辨太阳病脉证并治中》方。

组成 桂枝（去皮）一两，甘草（炙）二两，牡蛎（熬）二两，龙骨二两。

用法 上四味，以水五升，煮取二升半，去滓。温服八合，日三服。

功用 温通心阳，潜镇安神。

主治 心阳虚弱，心神失养。症见烦躁不安，心悸自汗，或怵惕不寐，胸闷气短，舌淡苔白，脉虚弱或沉细。

方义 桂枝温通心阳，炙甘草温养心气；二者配伍，辛甘合化，温助心阳；龙骨、牡蛎镇敛心气，安定心神。

（年 莉）

zhēnzhūwán

真珠丸 （zhenzhu pills）

安神剂，宋·许叔微《普济本事方·卷一》方。

组成 真珠母（未钻真珠母，研如粉，同碾）三分，当归（洗，去芦，薄切，焙干后称）、熟干地黄（酒洒，九蒸九曝，焙干）各一两半，人参（去芦）、酸枣仁（微炒，去皮，研）、柏子仁（研）各一两，犀角（镑为细末）、茯神（去木）、沉香、龙齿各半钱。

用法 上为细末，炼蜜为丸，如梧桐子大，辰砂为衣，每服四五十丸，金银薄荷汤下，日午夜卧服。

功用 镇惊养血安神。

主治 肝经因虚，内受风邪，卧则魂散而不守，状若惊悸。

方义 珍珠母（真珠母）、龙齿重镇安神；熟地黄、当归、酸枣仁、柏子仁、茯神、人参养血益气安神；犀角定惊，沉香理气。

（秦 竹）

cízhūwán

磁朱丸（cizhu pills） 安神剂，唐·孙思邈《备急千金要方·卷六》方。

组成 磁石二两，朱砂一两，神曲四两。

用法 三味末之，炼密为丸，如梧桐子大，饮服三丸，日三服。

功用 重镇安神，交通心肾，益阴明目。

主治 心肾不交证。视物昏花，耳鸣耳聋，心悸失眠；亦治癫痫。

方义 磁石益阴潜阳，重镇安神；朱砂重镇安神，清心定志；二药相合，能益阴潜阳，交融水火，使心肾相交，精气得以上输，心火得以下降，则神志归于安宁，耳目得以聪明。神曲健胃和中，以助石药之运化，并可防其重镇伤胃。磁石、朱砂重镇安神，平肝潜阳，故又以治心肝阳亢、肝风上扰、心神失宁之癫痫。

（高长玉）

zhēnzhūmǔwán

珍珠母丸（zhenzhumu pills）

安神剂，宋·许叔微《普济本事方·卷一》方。

组成 真珠母（未钻真珠也，研如粉，同碾）三分，当归（洗，去芦，薄切，焙干，后秤）、熟干地黄（酒洒，九蒸九曝，焙干）各一两半，人参（去芦）、酸枣仁（微炒，去皮，研）、柏子仁（研）各一两，犀角（镑为细末，水牛角代）、茯神（去木）、沉香、龙齿各半两。

用法 上为细末，炼蜜为丸，如梧子大，辰砂为衣。每服四、五十丸，金银薄荷煎汤送下，日午、夜卧服。

功用 镇心安神，平肝潜阳，滋阴养血。

主治 肝阳偏亢，阴血不足之不寐。

方义 珍珠母（真珠母）、龙齿镇心安神，平肝潜阳；酸枣仁、柏子仁、茯神、人参补气养血，宁心安神；当归、熟地黄滋阴养血；犀角（水牛角代）清心凉血；沉香温肾纳气以助潜阳；朱砂为衣，以助重镇安神。

（于 洋）

yǎngxīntāng

养心汤（yangxin decoction）

安神剂。

宋·陈自明《校注妇人良方·卷三》方。组成：黄芪（炒）、白茯苓、茯神（去木）、半夏曲、当归（酒拌）、川芎各半两，辣桂（去皮）、柏子仁、酸枣仁（炒）、五味子（杵炒）、人参各三钱，甘草（炙）四钱。用法：为末，每服三五钱，加生姜、大枣，水煎服。功用：补气养血，宁心安神。主治：心血虚，惊悸怔忡不宁，或盗汗无寐，发热烦躁。方义：黄芪、人参补心气；

川芎、当归养心血；茯苓、茯神、酸枣仁、柏子仁、五味子宁心安神；半夏和胃化痰；肉桂辛散温通；生姜、大枣滋脾和胃、调和营卫，炙甘草调和诸药。

元·朱震亨《丹溪心法·卷四》方。组成：炙黄芪五钱，茯苓五钱，茯神五钱，半夏曲五钱，炒枣仁三钱，当归五钱，柏子仁二钱，川芎五钱，炙远志二钱，五味子二钱，人参二钱，肉桂二钱，炙甘草四钱。用法：上药研粗末，每服三钱，加生姜三片、枣一枚，水煎服。功用：补气养血，宁心安神。主治：心虚血少，惊悸不宁。

清·傅青山《傅青主女科歌括·产后编·卷下》方。组成：炙黄芪一钱，茯神八分，川芎八分，当归二钱，麦冬一钱八分，远志八分，柏子仁一钱，人参一钱半，炙草四分，五味十粒。用法：加生姜，水煎服。功用：补气养血，安神定志。主治：产后心血不定，心神不安。

（冯 泳）

suānzǎoréntāng

酸枣仁汤（suanzaoren decoction） 安神剂，东汉·张仲景《金匮要略·血痹虚劳病脉证并治》方。

组成 酸枣仁二升，甘草一两，知母二两，茯苓二两，川芎二两。

用法 上五味，以水八升，煮酸枣仁，得六升，内诸药，煮取三升，分温三服。

功用 养血安神，清热除烦。

主治 肝血不足，虚热内扰之虚烦不眠证。虚烦失眠，头目眩晕，心悸不安，咽干口燥，舌红，脉弦细。

方义 酸枣仁养血补肝，宁心安神；茯苓宁心安神；知母滋阴润燥，清热除烦；川芎调肝血而疏肝气，与酸枣仁相伍，寓散于收，补中有行，共奏养血调肝之功。甘草和中缓急，调和诸药。

（高长玉）

huánglián ējiāotāng

黄连阿胶汤 (huanglian ejiao decoction)

安神剂，东汉·张仲景《伤寒论·辨少阴病脉证并治》方。

组成 黄连四两，黄芩二两，芍药二两，鸡子黄二枚，阿胶三两。

用法 上五味，以水六升，先煎三物，取二升，去滓，内阿胶烊尽，小冷，内鸡子黄，搅匀相得，温服七合，日三服。

功用 养阴泻火，除烦安神。

主治 阴虚火旺，心神不安证。心中烦热，失眠，口燥咽干，舌红苔少，脉细数。

方义 黄连泻心火；阿胶滋阴补血；黄芩清热泻火；芍药养血，助阿胶滋阴养血，与黄连相伍，泻火而不伤阴，敛阴而不留邪。鸡子黄滋肾阴，养心血，并能安中。

（胡晓阳）

bǎizǐ yǎngxīnwán

柏子养心丸 (baizi yangxin pills)

安神剂，明·彭用光《体仁汇编》方。

组成 柏子仁（蒸，晒，去壳）四两，枸杞子（酒洗，晒）三两，麦门冬（去心）、当归（酒浸）、石菖蒲（去毛，洗净）、茯神（去皮心）各一两，熟地黄（酒蒸）、玄参各二两，甘草（去粗皮）五钱。

用法 蜜丸，梧桐子大，每服四五十丸。

功用 养心安神，滋阴补肾。

主治 阴血亏虚，心肾失调之精神恍惚，惊悸怔忡，夜寐多梦，

健忘盗汗，舌红少苔，脉细数。

方义 柏子仁甘平滋润，养心安神，补养阴血；枸杞子滋补肝肾，益精养血；麦门冬、熟地黄、当归滋阴补血；茯神、石菖蒲、宁心安神；玄参养阴清热；甘草调和诸药。

（于 洋）

cìwǔjiāpiàn

刺五加片 (ciwujia tablets)

安神剂，国家药典委员会《中华人民共和国药典·一部》（2020年版）方。

组成 刺五加浸膏150g。

规格 薄膜衣片，每片重0.25g、0.31g；糖衣片，片心重0.25g。

用法 口服，一次2~3片，一日2次。

功用 益气健脾，补肾安神。

主治 脾肾阳虚。体虚乏力，食欲不振，腰膝酸痛，失眠多梦，舌淡苔白，脉沉细。

方义 刺五加扶正固本，滋补强壮，益智强心，养心安神。

（章 健）

nǎolèjìng

脑乐静 (naolejing)

安神剂，国家药典委员会《中华人民共和国药典·一部》（2020年版）方。

组成 甘草浸膏35.4g，大枣125g，小麦416g。

用法 口服，一次30ml，一日3次，小儿酌减。

功用 养心安神。

主治 心神失养所致的精神忧郁、易惊不寐、烦躁。

方义 小麦养心安神，大枣益气安神，甘草补脾和中。

（秦 竹）

shēnqí wǔwèizǐpiàn

参芪五味子片 (shenqi wuwei-zi tablets)

安神剂，国家药典委员会《中华人民共和国药典·一

部》（2020年版）方。

组成 南五味子180g，党参60g，黄芪120g，炒酸枣仁30g。

规格 素片，每片重0.25g；薄膜衣片，每片重0.26g。

用法 口服，一次3~5片，一日3次。

功用 健脾益气，宁心安神。

主治 气血不足、心脾两虚之失眠，多梦，健忘，乏力，心悸，气短，自汗，舌淡，苔白，脉沉细。

方义 五味子酸涩收敛，补益心肾，宁心安神；酸枣仁补血养心安神。党参健脾益气，使气血生化有源；黄芪补气固表止汗。

（章 健）

hǔpò bàolóngwán

琥珀抱龙丸 (hupo baolong pills)

安神剂，国家药典委员会《中华人民共和国药典·一部》（2020年版）方。

组成 山药（炒）256g，朱砂80g，甘草48g，琥珀24g，天竺黄24g，檀香24g，枳壳（炒）16g，茯苓24g，胆南星16g，枳实（炒）16g，红参24g。

规格 小蜜丸，每100丸重20g；大蜜丸，每丸重1.8g。

用法 口服，小蜜丸一次1.8g（9丸），大蜜丸一次1丸，一日2次；婴儿小蜜丸一次0.6g（3丸），大蜜丸每次1/3丸，化服。

功用 清热化痰，镇静安神。

主治 饮食内伤所致的痰食型急惊风，发热抽搐，烦躁不安，痰喘气急，惊痫不安。

方义 朱砂、琥珀镇静安神；天竺黄、胆南星清热祛痰；山药、红参、甘草健脾益气；檀香、枳壳、枳实行气以助祛痰；茯苓健脾渗湿，以杜生痰之源。

（赵雪莹）

lóngchǐ zhènxīndān

龙齿镇心丹 (longchi zhenxin pills)

安神剂，宋·太平惠民和剂局《太平惠民和剂局方·卷五》方。

组成 龙齿（水飞）、远志（去心，炒）、天门冬（去心）、熟地黄、山药（炒）各六两，茯神、麦门冬（去心）、车前子（炒）、白茯苓、桂心、地骨皮、五味子各五两。

用法 上为末，蜜为丸，如梧桐子大。每服三十丸至五十丸，空心，温酒、米汤送下。

功用 镇心安神，滋阴益肾。

主治 心肾气不足，惊悸，健忘，梦寐不安，遗精，面少色，足胫酸疼。

方义 龙齿镇心安神，清热除烦；远志，白茯苓、茯神、五味子宁心安神；天门冬、麦门冬，山药、熟地黄滋补肾阴；桂心引火归元；地骨皮清虚热，车前子利湿泄浊。

（韩 涛）

bànxiàtāng

半夏汤 (banxia decoction)

安神剂，《灵枢·邪客》方。

组成 秫米一升，半夏五合。

用法 以流水千里以外者八升，扬之万遍，取其清五升，煮之，炊以苇薪火，沸，置秫米一升，治半夏五合，徐炊令竭为一升半，去其滓，饮汁一小杯，一日三次。稍益，以知为度。病新发者，覆杯则卧，汗出而已矣；久者，三杯而已矣。

功用 通经和胃，调和阴阳。

主治 阳不入阴，胃气失和之失眠。

方义 半夏和胃通经，化痰散邪，引阳入阴；秫米滋养津血，且和胃气，以阴配阳，二药相伍，则壅塞得决，经络大通，阴阳相

和而得安卧。

（杨 勇）

kāiqiàojì

开窍剂 (resuscitative prescriptions)

具有开窍醒神作用，用于治疗神昏窍闭证的方剂。以芳香开窍药为主组成。

开窍剂一般分为凉开和温开两类。其中凉开剂适用于热毒内陷心包，或痰热蒙蔽心窍之热闭证，代表方剂如安宫牛黄丸、至宝丹、紫雪等；温开剂适用于寒湿痰浊蒙蔽心窍，或秽浊之邪闭阻气机之寒闭证，代表方剂如苏合香丸。开窍剂是为闭证而设，脱证切勿误用；开窍剂中多芳香走窜之品，易耗元气，故应中病即止，不可久服；此类方剂不宜加热煎煮，古今多制成丸、散剂服用，现代也有制成注射剂而用者。

（樊巧玲）

wànshì niúhuáng qīngxīnwán

万氏牛黄清心丸 (wanshi niuhuang qingxin pills)

开窍剂，国家药典委员会《中华人民共和国药典·一部》（2020年版）方。

组成 牛黄10g，朱砂60g，黄连200g，栀子120g，郁金80g，黄芩120g。

规格 每丸重1.5g、3g。

用法 口服。一次2丸（每丸重1.5g）或一次1丸（每丸重3g），一日2~3次。

功用 清热解毒，镇惊安神。

主治 用于热入心包，热盛动风证。症见高热烦躁、神昏谵语及小儿高热惊厥，舌红，苔黄，脉数等。

方义 牛黄清心解毒，豁痰开窍；黄连、黄芩、栀子清热解毒；朱砂镇心安神，郁金行气解郁，兼以开窍。

（阮时宝）

niúhuáng qīngxīnwán

牛黄清心丸 (niuhuang qingxin pills)

开窍剂，明·万全《痘疹世医心法·卷二十二》方。

组成 黄连（生）五钱，黄芩三钱，山栀仁三钱，郁金二钱，辰砂一钱半，牛黄二分半。

用法 共研细末，腊雪调面糊丸，如黍米大；每服七八丸，灯心汤下。

功用 清热解毒，开窍安神。

主治 温邪内陷，热入心包，身热烦躁，神昏谵语；中风痰热内闭，神昏语謇，及小儿惊风，发热抽搐。

方义 牛黄清心解毒，豁痰开窍；黄连、黄芩、山栀清热泻火；郁金芳香开闭；朱砂寒凉重镇，开窍安神。

（范 颖）

niúhuáng chéngqìwán

牛黄承气丸 (niuhuang chengqi pills)

开窍剂，清·吴鞠通《温病条辨·卷二》方。

组成 安宫牛黄丸二丸，生大黄末三钱。

用法 用安宫牛黄丸调服生大黄末；先服一半，不知再服。

功用 清热开窍，豁痰解毒。

主治 邪闭心包，神昏舌短，内窍不通、饮不解渴。

方义 安宫牛黄丸清热开窍，豁痰解毒；生大黄泻热通便，使邪从大便而解。

（范 颖）

niúhuáng zhènjīngwán

牛黄镇惊丸 (niuhuang zhenjing pills)

开窍剂，国家药典委员会《中华人民共和国药典·一部》（2020年版）方。

组成 牛黄80g，全蝎300g，炒僵蚕100g，珍珠100g，人工麝香40g，朱砂100g，雄黄100g，天麻200g，钩藤100g，防风

200g，琥珀 60g，胆南星 100g，制白附子 100g，半夏（制）100g，天竺黄 100g，冰片 40g，薄荷 100g，甘草 400g。

规格 大蜜丸，每丸重 1.5g。

用法 口服，水蜜丸一次 1g，小蜜丸一次 1.5g，大蜜丸一次 1 丸，一日 1～3 次；三岁以内小儿酌减。

功用 镇惊安神，祛风豁痰。

主治 小儿惊风，高热抽搐，牙关紧闭，烦躁不安。

方义 牛黄清热解毒、豁痰开窍，雄黄祛痰解毒，麝香、冰片芳香开窍；胆南星、天竺黄涤痰开窍，息风定惊；朱砂、珍珠、琥珀重镇安神，息风定搐；全蝎、僵蚕、钩藤、天麻平肝息风；白附子、半夏搜风祛痰止痉；防风、薄荷疏风散表，给邪以出路；甘草解毒，调和诸药。

（杨 勇）

āngōng niúhuángwán

安宫牛黄丸（angong niuhuang pills） 开窍剂，清·吴瑭《温病条辨·卷一》方。

组成 牛黄一两，郁金一两，犀角（水牛角代）一两，黄连一两，朱砂一两，梅片二钱五分，麝香二钱五分，真珠五钱，山栀一两，雄黄一两，黄芩一两。

用法 上为极细末，炼老蜜为丸，每丸一钱，金箔为衣，蜡护。脉虚者人参汤下，脉实者银花、薄荷汤下，每服一丸。

功用 清热解毒，豁痰开窍。

主治 邪热内陷心包证。高热烦躁，神昏谵语，或舌謇肢厥，舌红或绛，脉数有力；亦治中风昏迷，小儿惊厥，属邪热内闭者。

方义 牛黄清热解毒，豁痰开窍，息风止痉；犀角（水牛角代）清心凉血，安神定惊；麝香通达经络，开窍醒神，三药相配，

是为清心开窍，凉血解毒的常用组合；黄芩、黄连、山栀子苦寒清热，泻火解毒以助牛黄、犀角清泻心包之热；冰片（梅片）、郁金芳香走窜，通窍醒神，化痰开郁，助牛黄、麝香芳香辟浊、通窍开闭；雄黄解毒豁痰，助牛黄开泄蒙蔽心窍之痰浊；朱砂、珍珠（真珠）、金箔清心镇静安神，息风止痉定惊；蜂蜜和胃调中。

（闫润红）

zhìbǎodān

至宝丹（zhibao pills） 开窍剂，宋·沈括、苏轼《苏沈良方·卷五》方。

组成 生乌犀、生玳瑁、琥珀、朱砂、雄黄各一两，牛黄一分，龙脑一分，麝香一分，安息香一两半（酒浸，重汤煮令化，滤过滓，约取一两净），金、银箔各五十片。

用法 上药丸如皂子大，人参汤下一丸，小儿量减。

功用 清热开窍，化浊解毒。

主治 痰热内闭心包证，神昏谵语，身热烦躁，痰盛气粗，舌红苔黄垢腻，脉滑数，以及治疗中风、中暑、小儿惊厥属热痰内闭者。

方义 犀角清心凉血解毒；麝香、安息香、龙脑开窍醒神，辟秽化浊；雄黄豁痰解毒；牛黄镇心安神，清热解毒，息风定惊；朱砂、琥珀、玳瑁、金箔、银箔镇心安神。

（龙一梅）

xíngjūnsǎn

行军散（xingjun powder） 开窍剂，清·王孟英《随息居重订霍乱论·卷下》方。

组成 西牛黄、当门子（麝香）、真珠、梅片、硼砂各一钱，明雄黄（飞净）八钱，火硝三分，飞金二十页。

用法 上八味，各研极细如粉，再合研匀，瓷瓶密收，以蜡封之，每服三五分，凉开水调下。

功用 清热开窍，辟秽解毒。

主治 霍乱痧胀及暑秽，吐泻腹痛，烦闷欲绝，头目昏晕，不省人事。并治口疮喉痛，点目祛风热障翳，搐鼻辟时疫之气。

方义 麝香、冰片（梅片）芳香走串，透窍开闭，辟秽化浊，并善止痛，冰片兼清热，牛黄清热解毒，豁痰开窍；雄黄辟秽解毒，珍珠（真珠）镇心安神，清热坠痰；火硝通腑泻热，硼砂清热化痰，飞金重镇安神。方中牛黄、冰片、硼砂、珍珠等药具有清热解毒，防腐消翳之功，故又能治目赤翳障，喉肿口疮。

（吴建红）

bàolóngwán

抱龙丸（baolong pills） 开窍剂，宋·太平惠民和剂局《太平惠民和剂局方·卷之六》方。

组成 雄黄（研飞）四两，白石英（研飞）、生犀角、麝香（研）、朱砂（研飞）各一两，藿香叶二两，天南星（牛胆制）十六两，牛黄（研）半两，阿胶（碎炒如珠）三两，金箔（研）、银箔（研）各五十片。

用法 上件为细末，入研者药令匀，用温汤搜和为丸，如鸡头实大。每服一丸，用新汲水化破，入盐少许服，食后。

功用 清热豁痰，安神定惊。

主治 风壅痰实，头目昏眩，胸膈烦闷，心神不宁，恍惚惊悸，痰涎壅塞，及治中暑烦渴，阳毒狂躁。

方义 天南星化痰息风定惊，麝香开窍醒神；雄黄镇惊豁痰，牛黄清热解毒，犀角清热凉血解毒；朱砂安神定惊，白石英镇惊安神，藿香叶芳香化湿醒神，阿

胶补血，防诸药伤及阴血；金箔、银箔定惊安神。

（韩向东）

hónglíngsǎn
红灵散（hongling powder）
开窍剂，国家药典委员会《中华人民共和国药典·一部》（2020年版）方。

组成 人工麝香71.4g，雄黄142.8g，朱砂238.1g，硼砂142.8g，煅金礞石95.2g，硝石（精制）238.1g，冰片71.4g。

规格 每瓶装0.6g。

用法 口服，一次0.6g，一日一次。

功用 祛暑，开窍，辟瘟，解毒。

主治 中暑昏厥，头晕胸闷，恶心呕吐，腹痛泄泻。

方义 麝香、冰片辟秽化浊，开窍醒神；朱砂镇静安神；硼砂解毒；礞石下气坠痰，平肝定惊；硝石、雄黄解毒止痛，清暑止痢。

（龙一梅）

sūhéxiāngwán
苏合香丸（suhexiang pills）
开窍剂，《广济方》录自《外台秘要·卷十三》方。

组成 吃力伽（即白术）、光明砂（研）、麝香（当门子）、诃黎勒皮、香附子（中白）、沉香（重者）、青木香、丁子香、安息香、白檀香、荜茇（上者）、犀角各一两，熏陆香、苏合香、龙脑香各半两。

用法 上十五味，捣筛极细，白蜜煎，去沫，和为丸。朝取井华水，服如梧子四丸，于净器中研破服，老小每碎一丸服之，冷水、暖水，临时斟量。仍取一丸如弹丸，蜡纸裹，绯袋盛，当心带之。

功用 温通开窍，行气止痛。

主治 寒邪、秽浊或气郁闭阻机窍之寒闭证。症见中风、中气及感受时行瘴疠之气，突然昏倒，不省人事，牙关紧闭，苔白，脉迟，以及气滞寒凝，心腹猝痛，甚则昏厥。

方义 苏合香、麝香、冰片、安息香芳香开窍，辟秽化浊；木香、香附、丁香、沉香、白檀香、乳香、荜茇以行气解郁，散寒止痛，活血化瘀；荜茇温中散寒，助诸香药以增强驱寒止痛开郁之力；犀角清心解毒，朱砂（光明砂）重镇安神，二药药性虽寒，但与大队温热之品相伍，则不悖温通开窍之旨；白术益气健脾，燥湿化浊，诃子收涩敛气，二药一补一敛，以防诸香辛散温热，耗气蕴热之弊。

（贺又舜）

shíxiāng fǎnshēngwán
十香返生丸（shixiang fansheng pills）
开窍剂，国家药典委员会《中华人民共和国药典·一部》（2020年版）方。

组成 沉香30g，檀香30g，醋香附30g，广藿香30g，天麻30g，郁金30g，瓜蒌子（蜜炙）30g，诃子肉30g，苏合香30g，人工麝香15g，朱砂30g，牛黄15g，丁香30g，土木香30g，降香30g，乳香（醋炙）30g，僵蚕（麸炒）30g，莲子心30g，煅金礞石30g，甘草60g，安息香30g，冰片7.5g，琥珀30g。

规格 每丸重6g。

用法 口服。一次1丸，一日2次；或遵医嘱。

功用 开窍化痰，镇静安神。

主治 中风痰迷心窍证，症见神志昏迷，言语不清，口舌歪斜，半身不遂，痰涎壅盛，牙关紧闭，颈项强直，癫痫惊狂，舌偏红，苔黄腻，脉弦数。

方义 苏合香、麝香、安息香芳香开窍，解郁化痰；檀香、降香辟秽呕，降浊气；沉香、丁香芳香开窍；藿香行气和中；乳香活血行气止痛；青木香行气止痛；天麻、僵蚕息风镇痉；金礞石逐顽痰；朱砂、琥珀安神而镇惊；冰片清热开窍；香附、郁金行气解郁；牛黄、莲子心清心解毒；瓜蒌子润肠通便；诃子肉敛气；甘草调和诸药。

（阮时宝）

kāiguānsǎn
开关散（kaiguan powder）
开窍剂，元·罗天益《卫生宝鉴·卷十一》方。

组成 白僵蚕（直者，炒，去丝嘴）、枯白矾各等分。

用法 上二味为末，每服三钱，生姜蜜水一盏调下，细细服之，不拘时候。

功用 祛风化痰，散结行经。

主治 缠喉风，气息不通。

方义 白僵蚕祛风解痉，化痰散结；枯白矾消痰，燥湿散结。

（范 颖）

zǐxuě
紫雪（zixue pills）
开窍剂，唐·王焘《外台秘要·卷十八》方录自《苏恭方》。

组成 黄金百两，寒水石三斤，石膏三斤，磁石三斤，滑石三斤，玄参一斤，羚羊角（屑）五两，犀角（水牛角代，屑）五两，升麻一升，沉香五两，青木香五两，丁子香一两，甘草（炙）八两。

用法 上十三味，以水一斛，先煮五种金石药，得四斗，去滓后内八物，煮取一斗五升，去滓，取硝石四升，芒硝，亦可用朴硝精者十斤投汁中，微炭上煎，柳木篦搅，勿住手，有七升，投在木盆中，半日欲凝，内成研朱砂三两，细研麝香当门子五分，内中搅调，寒之二日，成霜雪紫色。患者强壮者一服二分，当利热毒；老弱人或热毒微者，一服一分。

功用 清热开窍，息风止痉。

主治 热闭心包热盛动风证，高热烦躁，神昏谵语，痉厥，口渴，唇焦，尿赤便秘，舌红绛，苔干黄，脉数有力或弦数；以及小儿热盛惊厥。

方义 犀角（水牛角代）清心凉血解毒；羚羊角清热凉肝息风；麝香芳香开窍醒神；生石膏、寒水石清热泻火，除烦止渴；滑石清热利窍，引热下行；硝石、芒硝泻热通便；玄参滋阴清热凉血；升麻清热解毒透邪；青木香、丁香、沉香行气通窍；黄金、朱砂、磁石重镇安神，潜镇肝阳；甘草调和诸药。

（赵雪莹）

jíshā zhìbǎodān

急痧至宝丹（jisha zhibao pills） 开窍剂，清·谢元庆《良方集腋·卷上》方。

组成 蟾酥（活虫段螟，取下晒干，临用切片，烧酒化开）三钱，西黄（研）三分，茅术（土炒焦）四钱，丁香（研细）二钱，朱砂（水飞净）一钱五分，木香（研细）二钱，雄黄（水飞净）三钱，沉香（研细）二钱，麝香（拣净）一钱。

用法 上药，先期各研极细。合法，择上吉日，净室中和匀，同蟾酥加糯米粽尖五个，捣千余下，丸如椒子大，晒干盛于磁盖碗内，再用朱砂一钱五分，烧酒调涂碗内，盖好，摇一二千下，则光亮，收贮磁瓶内。每服三粒，轻者一粒，重者五粒，泉水吞下，或口内含化津液咽下。服药后停烟、茶、酒、饭两时。

功用 清热开窍，辟秽解毒。

主治 暑秽伤中，升降失常，清浊相干，吐泻腹痛，甚则昏厥。

方义 麝香、蟾酥开窍醒神，辟秽化浊，兼以止痛，牛黄清热解毒，豁痰开窍；丁香、沉香、木香温中降逆，行气止痛；白术补气健脾，燥湿化浊，雄黄辟秽解毒，朱砂重镇安神。

（刘蔚雯）

zǐjīndìng

紫金锭（zijin troches） 开窍剂，宋·王璆《百一选方》方。

组成 雄黄一两，文蛤（一名五倍子，捶碎，洗净，焙）三两，山慈菇（去皮，洗净，焙）二两，红芽大戟（去皮，洗净，焙干燥）一两半，千金子（一名续随子，去壳，研，去油取霜）一两，朱砂五钱，麝香三钱。

用法 上除雄黄、朱砂、千金子、麝香另研外，其余三味为细末，却入前四味再研匀，以糯米糊合剂，杵千余下，作饼子四十个，如钱大，阴干。体实者一饼作二服，体虚者一饼作三服，凡服此丹但得通利一二行，其效尤速；如不要行，以米粥补之。若用涂疮，立消。

功用 化痰开窍，辟秽解毒，消肿止痛。

主治 暑令时疫，脘腹胀闷疼痛，恶心呕吐，泄泻，痢疾，舌润，苔厚腻或浊腻，以及痰厥，外敷治疔疮肿毒，虫咬损伤，无名肿毒，以及痄腮、丹毒、喉风等。

方义 山慈菇化痰解毒，消肿散结；麝香辟秽解毒，散瘀止痛；千金子霜泻下逐水，破血消癥，杀虫攻毒；大戟泻下逐水，消肿散结；五倍子化痰解毒；雄黄辟秽解毒；朱砂镇惊安神。

（赵雪莹）

shǔzhèngpiàn

暑症片（shuzheng tablets） 开窍剂，国家药典委员会《中华人民共和国药典·一部》（2020 年版）方。

组成 猪牙皂 80g，细辛 80g，薄荷 69g，广藿香 69g，木香 46g，白芷 23g，防风 46g，陈皮 46g，清半夏 46g，桔梗 46g，甘草 46g，贯众 46g，枯矾 23g，雄黄 57g，朱砂 57g。

用法 口服，一次 2 片，一日 2～3 次，必要时将片研成细粉，取少许吹入鼻内取嚏。

功用 祛寒辟瘟，化浊开窍。

主治 夏令中恶昏厥，牙关紧闭，腹痛吐泻，四肢发麻。

方义 藿香外散风寒，内化湿滞，辟秽和中；猪牙皂、半夏祛痰开窍；细辛、薄荷、白芷、防风散寒邪，辟秽浊；木香、陈皮行气止痛；枯矾、雄黄、朱砂祛痰开窍镇惊；贯众清热解毒；桔梗引药上行；甘草调和诸药。

（胡晓阳）

xiǎo'ér huíchūndān

小儿回春丹（xiao'er huichun pills） 开窍剂，清·钱澍田《敬修堂药说》方。

组成 川贝母、陈皮、木香、白豆蔻、枳壳、法半夏、沉香、天竺黄、僵蚕、全蝎、檀香各一两二钱半，牛黄、麝香各四钱，胆南星二两，钩藤八两，大黄二两，天麻一两二钱半，甘草八钱七分半，朱砂适量。

用法 上药为小丸，每丸重0.09g。口服，周岁以下，每次 1 丸；1～2 岁，每次 2 丸，一日2～3 次。

功用 开窍定惊，清热化痰。

主治 小儿急惊风，痰热蒙蔽心窍证，发热烦躁，神昏惊厥，或反胃呕吐，夜啼吐乳，痰嗽哮喘，腹痛泄泻。

方义 牛黄、麝香清热解毒，开窍定惊；钩藤、天麻、天竺黄、僵蚕、全蝎凉肝息风，豁痰止痉；川贝母、胆南星、半夏清热燥湿，涤痰息风；陈皮、白豆蔻、檀香、木香、枳壳、沉香芳香走窜，行气通窍；大黄功能泻火通腑，导热下行；朱砂重镇安神；甘草调和诸药。

（樊巧玲）

chāngpúwán

菖蒲丸（changpu pills）　开窍剂，清·吴谦《医宗金鉴》方。

　　组成　人参、石菖蒲、麦门冬（去心）、远志（去心）、川芎、当归（酒洗）、乳香、朱砂（水飞）各一钱。

　　用法　上为细末，炼白蜜为丸，如黍米大，食远用米汤送下。

　　功用　益气养血，活血开窍。

　　主治　小儿受胎，其母卒有惊怖，邪气乘心，儿感受母气，心宫不守，舌本不通，四五岁大而不能言。

　　方义　人参补气，安神增智；石菖蒲芳香开窍，宁心安神；麦冬养阴，清心除烦而安神，远志宁心安神，川芎行气活血而祛瘀，当归补血活血，乳香活血化瘀；朱砂镇心安神。

（葛鹏玲）

tōngguānsǎn

通关散（tongguan powder）　开窍剂，元·危亦林《世医得效方·卷十三》方。

　　组成　细辛、薄荷叶、牙皂（去子）、雄黄各一钱。

　　用法　上药共研为末，每用少许，铜管吹入鼻中，候喷嚏，然后进药。

　　功用　开窍通关。

　　主治　卒暴中风，昏塞不醒，牙关紧急，药不得下咽。

　　方义　细辛、薄荷宣散开窍，牙皂、雄黄通窍解毒。

（李冀）

dúshèngsǎn

独圣散（dusheng powder）　开窍剂，宋·赵佶《圣济总录·卷一一五》方。

　　组成　灵磁石（有窍子如针眼者）。

　　用法　上为细散，每服一钱匕，冷水调下。

　　功用　益肾开窍。

　　主治　汗后耳聋。

　　方义　磁石入肾，益阴潜阳，镇摄心神。

（于洋）

lǐqìjì

理气剂（qi-regulating prescriptions）　具有行气或降气的作用，用于治疗气滞或气逆病证的方剂。属于八法中之消法。以理气药为主组成。

　　理气剂是根据《素问·至真要大论》"逸者行之""高者抑之"的原则立法，以调节气机升降失常为宗旨。若以郁滞为主者，治宜行而调之；如以冲逆为主者，则当降以平之，故理气剂一般分为行气与降气两类，分别适用于气滞证和气逆证，代表方剂如越鞠丸、半夏厚朴汤、苏子降气汤、旋覆代赭汤等。理气剂中多辛温香燥之品，易于耗气伤津，助热生火，故不宜久服，年老体弱或素体气虚阴亏、内热较著者慎用。理气药物辛散走窜，有动血及动胎之虞，妇女经期慎用，孕妇忌用。

（樊巧玲）

sìqītāng

四七汤（siqi decoction）　理气剂，宋·太平惠民和剂局《太平惠民和剂局方·卷四》方。

　　组成　制半夏五两，茯苓四两，紫苏叶二两，厚朴三两。

　　用法　上㕮咀，每服四钱，水一盏半，生姜七片，枣一个，煎至六分，去滓，热服，不拘时候。

　　功用　行气散结，降逆化痰。

　　主治　七情气郁，痰涎结聚。咯不出，咽不下，胸满喘急，或咳或喘，或攻冲作痛。

　　方义　半夏化痰降逆散结；厚朴降气除满；紫苏宽中行气，茯苓渗湿健脾；生姜、大枣调和脾胃。

（杨勇）

qīzhì xiāngfùwán

七制香附丸（qizhi xiangfu pills）　理气剂，明·李梴《医学入门·外集卷七》方。

　　组成　香附米十四两，分七份，一份同当归二两酒浸；一份同莪术二两童便浸；一份同牡丹皮、艾叶各一两，米泔浸；一份同乌药二两，米泔浸；一份同川芎、玄胡索各一两，水浸；一份同三棱、柴胡各一两，醋浸；一份同红花、乌梅各一两，盐水浸。

　　用法　春三夏二，秋七冬十日晒干，取单香附为末，浸药水，打糊为丸梧子大，每八十丸，临卧酒下。

　　功用　开郁顺气、调经养血。

　　主治　妇女一切经脉不调，诸虚百损，气血不调，月水前后，闭经，或结成癥瘕；或骨蒸发热，四肢无力；胎前产后，小腹冷痛，舌淡，脉细弦。

　　方义　香附疏肝理气，调经止痛；当归、川芎养血疏肝、活血化瘀，红花、莪术、三棱调经活血、化瘀消癥，乌药行气散寒、温经止痛，延胡索（玄胡索）行气活血止痛；艾叶温理下焦、散寒止痛，牡丹皮活血散瘀、并清虚热，且能制理气活血药之燥性，乌梅泄肝安胃止痛；柴胡疏肝解郁，调经止痛，并能引诸药直达肝经。

（连建伟）

气滞胃痛颗粒

qìzhì wèitòng kēlì

气滞胃痛颗粒（qizhi weitong granules） 理气剂，国家药典委员会《中华人民共和国药典·一部》（2020 年版）方。

组成 柴胡 360g，醋延胡索 400g，枳壳 400g，醋香附 400g，白芍 480g，炙甘草 200g。

规格 每袋装 5g。

用法 开水冲服，一次 1 袋，一日 3 次。

功用 舒肝理气，和胃止痛。

主治 肝郁气滞，胸痞胀满，胃脘疼痛。

方义 柴胡、枳壳、香附疏理肝气；延胡索行气止痛；白芍缓急止痛；甘草调和诸药。

（范 颖）

ānwèipiàn

安胃片（anwei tablets） 理气剂，国家药典委员会《中华人民共和国药典·一部》（2020 年版）方。

组成 醋延胡索 63g，枯矾 250g，海螵蛸（去壳）187g。

规格 素片，每片重 0.6g；薄膜衣片，每片重 0.7g。

用法 口服，一次 5～7 片，一日 3~4 次。

功用 行气活血，制酸止痛。

主治 气滞血瘀所致的胃脘刺痛、吞酸嗳气、脘闷不舒；胃及十二指肠溃疡、慢性胃炎见上述证候者。

方义 醋延胡索行气活血止痛；海螵蛸制酸止痛；枯矾取其酸涩收敛作用而治溃疡，有敛疮止血作用。

（闫润红）

fēnxīnqìyǐn

分心气饮（fenxinqi drink） 理气剂。

宋·太平惠民和剂局《太平惠民和剂局方·宝庆新增方》方。

组成：木香（不见火）、桑白皮（炒）各半两，丁香皮一两，大腹子（炮）、桔梗（去芦，炒）、麦门冬（去心）、草果仁、大腹皮（炙）、厚朴（去粗皮，姜汁制）、白术 人参（剉）各半两，香附子（炒，去毛）、紫苏（去梗）、陈皮（去白）、藿香各一两半，甘草（炙）一两。用法：上为粗末，每服二钱，水一盏，入生姜三片、枣子一个（擘破去核），及灯心十茎，煎至七分，去滓温服，不拘时候。功用：行气解郁，调顺三焦。主治：男子、妇人一切气不和，多因忧愁思虑，怒气伤神，或临食忧戚，或事不随意，使郁抑之气留滞不散，停于胸膈之间，不能流畅，致心胸痞闷，胁肋虚胀，噎塞不通，噫气吞酸，呕哕恶心，头目昏眩，四肢倦怠，面色萎黄，口苦舌干，饮食减少，日渐羸瘦，或大肠虚秘；或因病之后，胸膈虚痞，不思饮食。方义：木香、丁香皮、香附子、紫苏、陈皮行气解郁，而散郁抑留滞之气；桔梗、厚朴宣降调气，并复脏腑升降之机；草果仁、大腹皮、大腹子、藿香、桑白皮行气祛湿，以防气郁生湿；麦门冬养阴，人参、白术、甘草益气，以防诸辛香之品伤津耗气，甘草并调和诸药。

宋·太平惠民和剂局《太平惠民和剂局方·续添诸局经验秘方》方。组成：木通（去节）、赤芍药、赤茯苓、肉桂（去粗皮）、半夏（汤洗七次）、桑白皮（微炒）、大腹皮、陈皮（去瓤）、青皮（去白）、甘草（炙）、羌活各一两，紫苏（去粗梗）四两。用法：上为粗末，每服三钱，水一盏，生姜三片，枣二个，灯心五茎，同煎至七分，去滓温服，不拘时候。功用：行气解郁，调顺三焦。主治：与前分心气饮同。

（王 迪）

bànxià hòupòtāng

半夏厚朴汤（banxia houpo decoction） 理气剂，东汉·张仲景《金匮要略·妇人杂病脉证并治》方。

组成 半夏一升，厚朴三两，茯苓四两，生姜五两，苏叶二两。

用法 上五味，以水七升，煮取四升，分温四服，日三夜一服。

功用 行气散结，降逆化痰。

主治 梅核气。咽中如有物阻，咳吐不出，吞咽不下，或咳或呕，舌苔白润或白滑，脉弦缓或弦滑。

方义 半夏化痰散结，降逆和胃，厚朴行气开郁，下气除满，二药配伍，行气化痰散结；生姜辛温散饮，降逆和胃，助半夏化痰散结，并解半夏之毒；茯苓渗湿健脾，以杜生痰之源；苏叶芳香疏散，助厚朴开郁散结，且引药上行，诸药辛苦合用，行气散结，燥湿降逆。

（杨 勇）

wǔgé kuānzhōngsǎn

五膈宽中散（wuge kuanzhong powder） 理气剂，宋·太平惠民和剂局《太平惠民和剂局方·卷三》方。

组成 白豆蔻（去皮）二两，甘草（炙）五两，木香三两，厚朴（去皮，生姜汁炙熟）一斤，缩砂仁、丁香、青皮（去白）、陈皮（去白）各四两，香附子（炒，去毛）十六两。

用法 上为细末，每服二钱，入生姜二片，盐少许，沸汤点服，不计时。

功用 行气宽中。

主治 五膈。一曰忧膈，胸中气结，津液不通，饮食不下，羸瘦短气；二曰恚膈，心下实满，噫辄醋心，饮食不消，大小便不利；三曰气膈，胸胁逆满，噫塞不通，噫闻食臭；四曰寒膈，心腹胀满，咳嗽气逆，腹上苦冷，雷鸣，绕脐痛，不能食肥；五曰热膈，五心中热，口中烂，生疮，四肢烦重，唇口干燥，身体或热，腰背疼痛，胸痹引背，不能多食，及一切气疾。

方义 香附子行气开郁；丁香、白豆蔻、缩砂仁、木香、陈皮、青皮、厚朴温中健脾，行气消胀；甘草调和药性。

（左铮云）

sìmótāng

四磨汤（simo decoction） 理气剂，宋·严用和《严氏济生方·卷二》方。

组成 人参，沉香，槟榔，天台乌药。

用法 上四味，各浓磨水，和作七分盏，煎三五沸，放温服。

功用 行气降逆，宽胸散结。

主治 肝气郁结证。胸膈胀闷，上气喘急，心下痞满，不思饮食，苔白脉弦。

方义 乌药善于疏通气机，疏肝气郁滞，行脾胃气滞；沉香下气降逆，最宜气机上逆之证，槟榔破气导滞，且消积滞，下气降逆而除胀满；人参益气扶正，使郁滞开而正气不伤，四药配伍，可散郁滞之气，平上逆之气。

（杨　勇）

wǔmó yǐnzǐ

五磨饮子（wumo decoction） 理气剂，清·汪昂《医方集解·卷三》方。

组成 槟榔、沉香、乌药、木香、枳实各等分。

用法 白酒磨服。

功用 解郁，降气。

主治 暴怒猝死，名曰气厥。

方义 乌药行气疏肝解郁；

槟榔行气导滞；沉香下气降逆；木香、枳实破气除痞散结。

（左铮云）

liùmó yǐnzǐ

六磨饮子（liumo decoction） 理气剂，清·俞根初《重订通俗伤寒论》方。

组成 大槟榔、沉香、木香、乌药、枳壳、大黄各等分。

用法 上药于擂盆内各磨半盏，和匀温服。

功用 行气降逆，通便导滞。

主治 气滞腹胀，胸胁痞满或腹中胀痛，大便秘结，纳食减少，舌苔薄腻，脉弦。

方义 大黄通腑导滞；木香理气和中止痛；枳壳行气宽中导滞；乌药行气温里止痛；槟榔行气消积；沉香温里行气。

（王　迪）

guālóu xièbái bànxiàtāng

瓜蒌薤白半夏汤（gualou xie-bai banxia decoction） 理气剂，东汉·张仲景《金匮要略·胸痹心痛短气病脉证并治》方。

组成 瓜蒌实（捣）一枚，薤白三两，半夏半斤，白酒一斗。

用法 上四味，同煮，取四升，温服一升，日三服。

功用 行气解郁，通阳散结，祛痰宽胸。

主治 痰盛瘀阻胸痹证，症见胸中满痛彻背，背痛彻胸，不能安卧者，短气，或痰多黏而白，舌质紫暗或有暗点，苔白或腻，脉迟。现常用于治疗冠心病心绞痛、风湿性心脏病、肋间神经痛、慢性支气管肺炎等。

方义 方中瓜蒌苦寒滑利，豁痰下气，宽畅胸膈；薤白辛温，通阳散结以止痹痛；白酒通阳，可助药势。半夏辛温，燥湿化痰以逐痰饮。

（许二平）

guālóu xièbái báijiǔtāng

瓜蒌薤白白酒汤（gualou xie-bai baijiu decoction） 理气剂，东汉·张仲景《金匮要略·胸痹心痛短气病脉证并治》方。

组成 瓜蒌实（捣）一枚，薤白半升，白酒七升。

用法 上三味，同煮，取二升，分温再服。

功用 通阳散结，豁痰下气。

主治 胸痹，证见胸背疼痛、痰多喘闷、气短不得卧，苔白腻而滑，脉沉弦者。

方义 方中瓜蒌苦寒滑利，豁痰下气，宽畅胸膈；薤白辛温，通阳散结以止痹痛；白酒通阳，可助药势。诸药配伍，使痹阻得通，胸阳得宣，则诸症可解。

（许二平）

liángfùwán

良附丸（liangfu pills） 理气剂，清·谢元庆《良方集腋·卷上》方。

组成 高良姜（酒洗七次，焙研），香附子（醋洗七次，焙研）各等分。

用法 上药各焙、各研、各贮，用时以米饮汤加入生姜汁一匙，盐一撮为丸，服之立止。

功用 行气疏肝，祛寒止痛。

主治 肝胃气滞寒凝证，症见胃脘冷痛，畏寒喜热，胸胁胀闷，苔白脉弦，亦治妇女痛经。

方义 高良姜温中暖胃，散寒止痛；香附疏肝解郁、行气止痛，二者相伍，既散寒凝，又行气滞，共奏温中理气止痛之功。

（贺又舜）

kāiyù zhòngyùtāng

开郁种玉汤（kaiyu zhongyu decoction） 理气剂，清·傅青主《傅青主女科·卷上》方。

组成 白芍（酒炒）一两，香附（酒炒）三钱，当归（酒洗）五钱，白术（土炒）五钱，丹皮（酒洗）三钱，茯苓（去皮）三钱，花粉二钱。

用法 水煎服。

功用 疏肝解郁，调经种子。

主治 妇人肝气郁结所致的不孕症。

方义 白芍、香附疏肝解郁；当归养血活血；白术、茯苓健脾益气，补益后天之本；丹皮、花粉清热凉血滋阴。

(范　颖)

sìhǎi shūyùwán

四海舒郁丸（sihai shuyu wan）

理气剂，清·顾世澄《疡医大全·卷十八》方。

组成 青木香五钱，陈皮、海蛤粉各三钱，海带、海藻、昆布、海螵蛸各二两，俱用滚水泡去盐。

用法 共研细，每服三钱，不拘酒水，日服三次；渣沉在碗底内者，敷气颈上。

功用 行气化痰，散结消瘿。

主治 肝脾气郁，致患气瘿，结喉之间，气结如胞，随喜怒消长，甚则妨碍饮食。

方义 海带、海藻、昆布软坚散结，海螵蛸消散瘿瘤；海蛤粉润燥化痰，以助消瘿散结之力，青木香行气止痛、解毒消肿，陈皮理气燥湿、和中化痰，配伍青木香增强行气化痰之力。

(杨　勇)

chuānliàntāng

川楝汤（chuanlian decoction）

理气剂，清·叶桂《竹林寺女科》方。

组成 川楝子（炒）、大茴、小茴、猪苓、泽泻、白术（蜜炙）各一钱，乌药（炒）、槟榔、乳香（去油）、玄胡索各八分，木香五分，麻黄六分。

用法 姜三片，葱一根，水煎服。

功用 行气止痛。

主治 经来有两条筋从阴吊至两乳，痛不可忍，身上发热。

方义 川楝子、延胡索（玄胡索）、乌药、槟榔、木香疏肝行气止痛；大茴香、小茴香、乳香行气活血止痛；猪苓、泽泻、白术健脾祛湿化浊；麻黄宣利窍道，以助和血通脉。

(樊巧玲)

liùwèi mùxiāngsǎn

六味木香散（liuwei muxiang powder）

理气剂，国家药典委员会《中华人民共和国药典·一部》（2020年版）方。

组成 木香200g，栀子150g，石榴100g，闹羊花100g，豆蔻70g，荜茇70g。

规格 每袋装15g。

用法 口服，一次2~3g，一日1~2次。

功用 开郁行气止痛。

主治 寒热错杂、气滞中焦，胃脘痞满疼痛、吞酸嘈杂、嗳气腹胀、腹痛、大便不爽。

方义 方中以木香行气消胀，理气止痛；以石榴、闹羊花、豆蔻、荜茇温中和胃，健胃消食；以栀子清热凉血，与温热之品相配而除错杂的寒热。

(王　迪)

zhèngqì tiānxiāngsǎn

正气天香散（zhengqi tianxiang powder）

理气剂，明·万密斋《保命歌括·卷七》方。

组成 乌药两半，香附六两，陈皮、紫苏各七钱半，干姜五钱。

用法 共为细末，每服二钱，白汤入盐少许调下，或神曲糊丸，如梧桐子大，每次五十丸，使汤同上。

功用 行气活血，调经止痛。

主治 妇人一切诸气作痛，或上冲凑心胸，或攻筑胁肋，腹中结块，发则刺痛，月水因之而不调，或眩晕呕吐，往来寒热，无问胎前产后，一切气病。

方义 香附理气活血，调经止痛；乌药辛散温通，疏肝解郁，行气止痛；陈皮、紫苏理气止痛；干姜和胃止呕，解郁散肝，令气调而血和，则经行有常，自无痛壅之患。

(许二平)

dǎoqìtāng

导气汤（daoqi decoction）

理气剂，清·汪昂《医方集解·卷中》方。

组成 川楝子四钱，木香三钱，茴香二钱，吴茱萸（汤泡）一钱。

用法 长流水煎。

功用 疏肝行气，散寒止痛。

主治 寒疝疼痛。囊冷结硬如石，或引睾丸而痛。

方义 川楝子行气止痛，为治疝之要药；木香、小茴香行气散寒止痛；吴茱萸温暖肝肾，散寒止痛，三药皆辛温之品，既有行气止痛的作用，又可制约川楝子的寒性。

(闫润红)

xiàrǔ yǒngquánsǎn

下乳涌泉散（xiaru yongquan powder）

理气剂，《清太医院配方·妇科门》方。

组成 当归30g，川芎30g，花粉30g，白芍30g，生地30g，柴胡30g，青皮15g，漏芦15g，桔梗15g，木通15g，白芷15g，通草15g，山甲45g，王不留90g，甘草7.5g。

用法 共研细末，每服6~9g，临卧用暖黄酒调服。

功用 疏肝养血，通络下乳。

主治 产后乳汁不行。产后乳汁甚少或全无，或平日乳汁正常或偏少，突为七情所伤后，乳汁骤减，甚至点滴皆无，乳汁色黄质稠，乳房胀满作痛，精神抑郁，食欲减退，舌暗红，苔微黄，脉弦。

方义 柴胡、青皮疏肝解郁，行气止痛；川芎白芍、当归、生地养血和血，柔肝缓急；穿山甲、王不留行、通草、木通、漏芦通经下乳；花粉、白芷消肿散结；桔梗宣肺气而助气机畅行；甘草缓急止痛，并调和诸药。

（贾 波）

shíwǔwèi chénxiāngwán
十五味沉香丸（shiwuwei chenxiang pills）

理气剂，国家药典委员会《中华人民共和国药典·一部》（2020 年版）方。

组成 沉香 100g，藏木香 150g，檀香 50g，紫檀香 150g，红花 100g，肉豆蔻 25g，高山辣根菜 150g，悬钩子茎（去皮、心）200g，宽筋藤（去皮）100g，干姜 50g，石灰华 100g，广枣 50g，诃子（去核）150g，毛诃子（去核）80g，余甘子 100g。

规格 每丸重 0.5g。

用法 研末后开水送服。一次 3~4 丸，一日 2 次。

功用 调和气血，止咳，安神。

主治 用于气血郁滞，胸痛，干咳气短，失眠。症见胸闷痛，常因情绪引发，舌暗有瘀斑，脉弦涩。

方义 沉香、藏木香、檀香、紫檀香芳香行气活血；红花活血通经，散瘀止痛；诃子酸敛止咳；悬钩子茎、宽筋藤祛风止痛，舒筋活络；高山辣根菜、余甘子清热止咳，消食健胃；广枣行气活血，养心安神；干姜、肉豆蔻温中行气；石灰华、毛诃子清热泻火，收敛养血，调和诸药。

（阮时宝）

chénxiāng huàqìwán
沉香化气丸（chenxiang huaqi pills）

理气剂，国家药典委员会《中华人民共和国药典·一部》（2020 年版）方。

组成 沉香 25g，木香 50g，广藿香 100g，醋香附 50g，砂仁 50g，陈皮 50g，醋莪术 100g，神曲（炒）100g，炒麦芽 100g，甘草 50g。

用法 口服，一次 3~6 克，一日 2 次。

功用 理气疏肝，消积和胃。

主治 肝胃气滞所致的脘腹胀痛，症见胸膈痞满，不思饮食，嗳气泛酸，情志抑郁或易怒，舌苔厚腻，脉弦滑。现多用于肝郁气滞，肝胃不和引起的胃脘胀痛，两胁胀满或刺痛，烦躁易怒，呕吐吞酸，呃逆嗳气，倒饱嘈杂，不思饮食。

方义 沉香行气止痛，既可理气疏肝，又可温中降气；香附、木香疏肝理气止痛、调和脾胃、通行三焦气分；陈皮、藿香、砂仁行气宽中、和胃化湿、消胀，莪术消积化痞、行气止痛，炒神曲、炒麦芽消积导滞、理脾开胃；炙甘草缓急止痛、调和诸药。

（贺又舜）

shíxiāng zhǐtòngwán
十香止痛丸（shixiang zhitong pills）

理气剂，国家药典委员会《中华人民共和国药典·一部》（2020 年版）方。

组成 香附（醋炙）160g，乌药 80g，檀香 40g，延胡索（醋炙）80g，香橼 80g，蒲黄 40g，沉香 10g，厚朴（姜汁炙）80g，零陵香 80g，降香 40g，丁香 10g，五灵脂（醋炙）80g，木香 40g，香排草 10g，砂仁 10g，乳香（醋炙）40g，高良姜 6g，熟大黄 80g。

规格 每丸重 6g。

用法 口服。一次 1 丸，一日 2 次。

功用 疏气解郁，散寒止痛。

主治 肝胃气滞之胃脘痛。症见两胁胀痛，胃脘刺痛，腹部隐痛，四肢不温，舌淡苔白，脉弦。

方义 香附疏肝理气解郁；檀香温中散寒止痛；木香、香橼疏肝理气；沉香、丁香、乌药、高良姜温中散寒、降逆止痛；降香、零陵香、乳香、香排草、砂仁、厚朴理气宽中止痛；五灵脂、蒲黄、延胡索活血散瘀止痛；熟大黄消积导滞。

（范 颖）

mùxiāng dà'ānwán
木香大安丸（muxiang da'an pills）

理气剂，明·王肯堂《证治准绳·幼科》方。

组成 木香二钱，黄连、陈皮、白术各三钱，枳实、山楂肉、莱菔子（炒）、连翘、神曲（炒）麦芽（炒）、砂仁各一钱五分。

用法 上为末，神曲糊为丸，陈廪米汤下。

功用 消食导滞。

主治 痘后呕吐，但闻食臭即吐，不欲食。

方义 木香、陈皮、枳实、砂仁行气和中；山楂肉、莱菔子、神曲、麦芽消食化积；白术健脾益气；黄连、连翘清热解毒，防食积化热。

（范 颖）

mùxiāng fēnqìwán
木香分气丸（muxiang fenqi pills）

理气剂，国家药典委员会《中华人民共和国药典·一部》（2020 年版）方。

组成 木香 192g，砂仁 48g，丁香 48g，檀香 48g，醋香附 384g，广藿香 48g，陈皮 192g，姜厚朴 384g，枳实 192g，豆蔻 48g，醋莪术 384g，炒山楂 192g，白术

（麸炒）192g，甘松 192g，槟榔 96g，甘草 192g。

规格 每 100 丸重 6g。

用法 口服，一次 6g，一日 2 次。

功用 宽胸消胀，理气止呕。

主治 肝郁气滞，脾胃不和所致的胸膈痞闷，两胁胀满，胃脘疼痛，倒饱嘈杂，恶心呕吐，嗳气吞酸。

方义 木香、砂仁、丁香、檀香、香附、广藿香芳香行气；陈皮、厚朴、枳实、豆蔻行气除满，降逆和胃；莪术、甘松行气活血；山楂、槟榔消食化积；白术健脾益气；甘草调和诸药。

（范 颖）

mùxiāng shùnqìsǎn

木香顺气散 （muxiang shunqi powder）

理气剂，明·王肯堂《证治准绳·类方》方。

组成 木香、香附、槟榔、青皮（醋炒）、陈皮、厚朴（姜汁炒）、苍术（米泔浸一宿，炒）、枳壳（麸炒）、砂仁各一钱，甘草（炙）五分。

用法 水二盏，姜三片，煎八分，食前服。

功用 顺气宽胸，行气止痛。

主治 气滞腹痛。

方义 木香、香附、青皮、陈皮顺气宽胸，行气止痛；槟榔、厚朴、枳壳、砂仁行气宽中，下气除满；苍术燥湿健脾；甘草调和诸药。

（范 颖）

mùxiāng liúqìyǐn

木香流气饮 （muxiang liuqi drink）

理气剂，宋·太平惠民和剂局《太平惠民和剂局方·卷三》方。

组成 半夏（汤洗七次）二两，陈皮（去白）二斤，厚朴（去粗皮、姜制、炒）、青皮（去

白）、甘草、香附（炒、去毛）、紫苏叶（去枝、梗）各一斤，人参、赤茯苓（去黑皮）、乾木瓜、石菖蒲、白术、白芷、麦门冬各四两，草果仁、肉桂（去粗皮、不见火）、蓬莪（煨、切）、大腹皮、丁香皮、槟榔、木香（不见火）、藿香叶各六两，木通（去节）八两。

用法 上粗末，每四钱，水盏半，姜三片，枣二枚，煎七分，去滓热服。

功用 调顺荣卫，通流血脉，快利三焦，安和五脏。

主治 气滞痞满不通，胸膈膨胀，口苦咽干，呕吐食少，肩背腹胁走注刺痛，喘急痰嗽，面目虚浮，四肢肿满，大便秘结，小便赤涩；忧思太过，怔忡郁积，脚气风热，聚结肿痛，喘满胀急。

方义 半夏、陈皮、厚朴、青皮行气除满，燥湿化痰；香附、木香疏肝理气；紫苏、白芷祛风胜湿；人参、肉桂温阳补气；赤茯苓、白术健脾燥湿；石菖蒲交通心肾，养心安神；麦门滋阴生津；木瓜、槟榔、藿香、草果仁燥湿除寒，消食化食；蓬莪活血通络；大腹皮、丁香皮、木通行气利水，通利三焦；生姜、大枣调和营卫；以甘草调和诸药。

（范 颖）

qǐgésǎn

启膈散 （qige powder）

理气剂，清·程国彭《医学心悟·卷三》方。

组成 沙参三钱，丹参三钱，茯苓一钱，川贝母（去心）一钱五分，郁金五分，砂仁壳四分，荷叶蒂二个，杵头糠五分。

用法 水煎服。

功用 理气开郁，润燥化痰。

主治 痰气交阻，津液不足所致的噎膈，咽食梗塞不舒，胸膈

痞胀隐痛，嗳气则舒，干呕或泛吐痰涎，口干咽燥，消瘦，大便干结，舌红苔白，脉细弦。

方义 沙参养阴润燥，清胃生津，川贝解郁化痰散结，二药重用，润燥化痰开结；郁金行气开郁，祛瘀散结，砂仁壳行气畅中，和胃化湿；茯苓渗湿化痰，健脾助运以资气血生化，杵头糠开胃下气，消磨积块，善疗卒噎，丹参活血祛瘀，消癥散结，荷叶蒂升阳健脾，化湿和胃。

（吴建红）

sāncéng huíxiāngwán

三层茴香丸 （sanceng huixiang pills）

理气剂，宋·王璆《是斋百一选方 卷十五》方。

组成 第一料：舶上茴香（用海盐半两，同炒焦黄，和盐秤）、川楝子（炮，去核）、沙参（洗锉）、木香（洗）各一两。第二料加下项药：荜茇一两，槟榔半两。第三料又加下项药：白茯苓（紧小实者，去黑皮）四两，黑附子半两（炮，去皮脐秤，或加作一两）。

用法 第一料为细末，以水煮米粉，稠糊为丸，如梧桐子大，每服二十丸，温酒或盐汤下，空心食前，日进三服。小病此一料可安，才尽便可服第二料。第二料入前件药，共六味，重五两半，细末，依前法糊丸、汤使、丸数服之，若病大未愈，便服第三料。第三料通前件药，共八味，重十两，并依前法糊丸、汤使、丸数服之，加至三十丸，新久大病，不过此三料可愈。小肠气发频及三十年者，寒疝渐至栲栳大者，皆可消散，神效。

功用 温肾祛寒，疏肝理气。

主治 治寒疝脐腹疼痛，睾丸偏大，阴囊肿胀重坠，有妨行步者。

方义 该方依所治寒疝病情轻重,逐步增加药味,使药效渐次加强。第一料以茴香、木香行气散寒止痛;川楝子疏肝行气止痛,沙参养阴以防诸行气药辛散伤阴。第二料加荜茇、槟榔则增散寒行气破滞之功。第三料中又加白茯苓、黑附子,则又具温肾健脾除湿之功。如此则全方功用次第增益。

(阮时宝)

jiǔqì niāntòngwán

九气拈痛丸 (jiuqi niantong pills)

理气剂,国家药典委员会《中华人民共和国药典·一部》(2020 年版)方。

组成 醋香附 138g,木香 34.5g,高良姜 34.5g,陈皮 69g,郁金 69g,醋莪术 276g,醋延胡索 138g,槟榔 69g,甘草 34.5g,五灵脂(醋炒)138g.

用法 口服,一次 6~9g,一日 2 次。

功用 理气,活血,止痛。

主治 气滞血瘀导致的胸胁胀满疼痛、痛经。

方义 香附疏肝理气,畅中止痛;延胡、莪术、郁金理气活血止痛,五灵脂祛瘀止痛;高良姜、陈皮理气温中散寒,槟榔行气散满,木香通行三焦之气;甘草调和诸药。

(连建伟)

tiāntái wūyàosǎn

天台乌药散 (tiantai wuyao powder)

理气剂,金·李杲《医学发明·卷五》方。

组成 天台乌药、木香、茴香(炒)、青皮(去白)、良姜(炒)各半两,槟榔(锉)二个,川楝子十个,巴豆七十粒。

用法 先以巴豆微打破,同楝子用麸炒,候黑色,豆、麸不用,余为细末;每服一钱,温酒送下;疼甚者,炒生姜、热酒送下亦得。

功用 行气疏肝,散寒止痛。

主治 肝经寒凝气滞所致的小肠疝气牵引脐腹疼痛,睾丸偏坠肿胀;妇人瘕聚,痛经等。

方义 乌药疏肝行气,散寒止痛;青皮疏肝行气;木香、川楝子理气止痛;小茴香暖肝散寒;高良姜散寒止痛;槟榔下气导滞,直达下焦而破坚;巴豆制苦寒之性,增行气散结之力。

(范 颖)

wūyàotāng

乌药汤 (wuyao decoction)

理气剂,明·武之望《济阴纲目·卷一》方。

组成 乌药一钱半,香附二钱,当归一钱,木香、甘草(炙)各五分。

用法 上锉,水煎服。

功用 行气止痛。

主治 痛经。经前及经行时少腹胀痛,胀甚于痛。

方义 乌药顺气开郁,调经止痛;香附、木香疏肝行气止痛;当归养血活血;甘草和中缓急,调和药性。

(左铮云)

wūyào shùnqìsǎn

乌药顺气散 (wuyao shunqi powder)

理气剂,宋·太平惠民和剂局《太平惠民和剂局方·卷一》方。

组成 麻黄(去根、节)、陈皮(去瓤)、乌药(去木)各二两,白僵蚕(去丝、嘴,炒)、川芎、枳壳(去瓤,麸炒)、甘草(炒)、白芷、桔梗各一两,干姜(炮)半两。

用法 上为细末,每服三钱,水一盏,姜三片,枣一枚,煎至七分,温服。

功用 疏风顺气。

主治 男子、妇人一切风气攻注四肢,骨节疼痛,遍身顽麻,头目眩晕;瘫痪,语言謇涩,筋脉拘挛;脚气,步履艰难,脚膝软弱;妇人血风,老人冷气,上攻胸臆,两胁刺痛,心腹膨胀,吐泻肠鸣。

方义 乌药行气开郁止痛;麻黄、川芎、白芷、僵蚕祛风散寒除湿;干姜、桔梗、枳壳、陈皮温中祛寒,宽胸理气;甘草调和药性。

(左铮云)

wūyàosǎn

乌药散 (wuyao powder)

理气剂,宋·钱乙《小儿药证直诀·卷下》方。

组成 乌药,香附子(破,用白者),高良姜,赤芍药各等分。

用法 上药研末,每服一钱,水一盏,同煎六分,温服。如心腹痛,入酒煎。水泻,米饮调下,不拘时。

功用 温中散寒,行气止痛。

主治 乳母冷热不和,心腹时痛,或水泻,或乳不好。

方义 乌药、香附能散寒行气止痛;高良姜、赤芍温中散寒止痛。

(左铮云)

jiāwèi wūyàotāng

加味乌药汤 (jiawei wuyao decoction)

理气剂,明·武之望《济阴纲目·卷一》方。

组成 乌药、缩砂、木香、延胡索各一两,香附(炒,去毛)二两,甘草(炙)一两半。

用法 上细锉,每服七钱,水一盏半,生姜三片,水煎温服。

功用 理气活血止痛。

主治 妇人经水欲来,脐腹疼痛。

方义 乌药行气止痛,温暖下焦以散寒,为治疗妇女寒凝气滞通经要药，配伍香附理气活血止痛；木香、元胡行气止痛；砂仁温中行气，以助止痛；甘草甘缓和中，增止痛之力。

（杨 勇）

tiānxiānténgsǎn

天仙藤散 （tianxianteng powder） 理气剂，宋·陈自明《妇人大全良方·卷十五》方。

组成 天仙藤（洗，略炒）、香附子（炒）、陈皮、甘草、乌药（不须要天台者，但得软白、香而辣者良）各等分。

用法 为细末，每服三钱，水一大盏，加生姜三片，木瓜三片，紫苏三叶，同煎至七分，放温澄清，空心、食前服，每日三次。

功用 行气活血止痛。

主治 子气，症见妊娠自三月成胎之后，两足自脚面渐肿，腿膝以来，行步艰辛，以致喘闷，饮食不美，似水气状，至于脚趾间有黄水出者。

方义 天仙藤疏气活血，解血中之风气；香附、乌药、陈皮行气解郁；甘草和正气，调诸药。

（范 颖）

sūzǐ jiàngqìtāng

苏子降气汤 （suzi jiangqi decoction） 理气剂，宋·太平惠民和剂局《太平惠民和剂局方·卷三》方。

组成 紫苏子、半夏汤洗七次，各二两半，川当归去芦，两半，甘草炙，二两，前胡去芦，厚朴去粗皮，姜汁拌炒，各一两，肉桂去皮一两半

用法 上为细末，每服二大钱，水一盏半，入生姜二片，枣子一个，苏叶五叶，同煎至八分，去滓热服，不拘时候。

功用 降气平喘，祛痰止咳。

主治 上盛下虚之咳喘证，症见痰涎壅盛，喘嗽短气，胸膈满闷，咽喉不利，或腰痛脚弱，肢体倦怠，或肢体浮肿，舌苔白滑或白腻，脉弦滑。

方义 紫苏子善降上逆之肺气，消壅滞之痰涎；半夏燥湿化痰降逆，厚朴辛温苦降，助苏子以降逆气；前胡降气祛痰，肉桂温肾纳气，当归辛甘温润，既止咳逆上气，又可养血补虚以助肉桂温补下元，生姜、苏叶宣肺散寒；大枣、甘草和中益气，调和药性。

（贺又舜）

dìngchuǎntāng

定喘汤 （dingchuan decoction） 理气剂，明·张时彻《摄生众妙方·卷之六》方。

组成 白果（去壳砸碎，炒黄）二十一个，麻黄三钱，苏子二钱，甘草一钱，款冬花三钱，杏仁（去皮尖）一钱五分，桑皮（蜜炙）三钱，黄芩（微炒）一钱五分，法制半夏（如无，用甘草汤泡七次，去脐用）三钱。

用法 上用水三盅，煎二盅，作二服，每服一盅，不用姜，不拘时候，徐徐服。

功用 宣降肺气，清热化痰。

主治 痰热内蕴，风寒外束之哮喘，咳喘痰多气急，痰稠色黄，或微恶风寒，舌苔黄腻，脉滑数。

方义 麻黄疏散风寒，宣肺平喘，白果敛肺定喘，二药配伍，宣肺而不耗气，敛肺而不留邪；桑白皮泻肺平喘，黄芩清热化痰；杏仁、苏子、半夏、款冬花降气平喘，化痰止咳；甘草止咳，调药和中。

（韩向东）

bǎokéníng kēlì

宝咳宁颗粒 （baokening granules） 理气剂，国家药典委员会《中华人民共和国药典·一部》（2020年版）方。

组成 紫苏叶 30g，桑叶 30g，前胡 60g，浙贝母 30g，麻黄 30g，桔梗 30g，制天南星 60g，陈皮 30g，炒苦杏仁 60g，黄芩 60g，青黛 21g，天花粉 60g，麸炒枳壳 60g，炒山楂 45g，甘草 15g，人工牛黄 3g。

规格 每袋装 5g。

用法 开水冲服。一次半袋一日2次；周岁以内小儿酌减。

功用 清热解表，止嗽化痰。

主治 小儿外感风寒、内热停食引起的头痛身烧、咳嗽痰盛、气促作喘、咽喉肿痛、烦躁不安。

方义 麻黄发汗解表、宣肺平喘，天南星燥湿化痰、消肿散结；杏仁降气止咳，紫苏叶、桔梗解表散邪、宣肺止咳，桑叶疏散风热；浙贝母润肺化痰，前胡下气止咳，天花粉清热生津、消肿散结，黄芩清肺泻火，青黛清热凉血，人工牛黄清热解毒、息风止痉，山楂、枳壳、陈皮消食化滞、行气和胃；甘草和中调药。

（韩向东）

shíliùwèi dōngqīngwán

十六味冬青丸 （shiliuwei dongqing pills） 理气剂，国家药典委员会《中华人民共和国药典·一部》（2020年版）方。

组成 冬青叶 150g，石榴 25g，石膏 75g，肉桂 50g，豆蔻 50g，木香 50g，丁香 50g，甘草 50g，白葡萄干 125g，沉香 75g，拳参 75g，荜茇 50g，肉豆蔻 50g，红花 50g，广枣 50g，方海 50g。

规格 每丸重 6g。

用法 口服。一次 1 丸，一日 1~2 次。

功用 宽胸顺气，止嗽定喘。

主治 用于胸满腹胀，头昏浮肿，寒嗽痰喘。

方义 木香、沉香、豆蔻行

气宽胸；丁香、肉桂、广枣、荜茇、肉豆蔻行气散寒，温通经脉；冬青叶止咳祛痰；石膏、白葡萄、拳参、方海清热消肿；红花活血通经，散瘀止痛；石榴酸敛收涩；甘草调和诸药。

（阮时宝）

dīngxiāng shìdìtāng

丁香柿蒂汤（dingxiang shidi decoction） 理气剂，明·秦昌遇《症因脉治·卷二》方。

组成 丁香，柿蒂，人参，生姜。

用法 水煎服。

功用 温中降逆，益气和胃。

主治 胃寒呃逆，胸脘痞闷，舌淡，苔白，脉沉迟。

方义 丁香温胃暖肾；柿蒂苦涩降气；人参补中益气；生姜散寒和胃。

（连建伟）

dīngxiāng shìdìsǎn

丁香柿蒂散（dingxiang shidi powder） 理气剂，元·危亦林《世医得效方·卷四》方。

组成 人参、茯苓、橘皮、半夏、良姜（炒）、丁香、柿蒂各一两，生姜一两半，甘草五钱。

用法 上锉散，每服三钱，水一盏煎，乘热顿服。

功用 益气温中，降逆化痰。

主治 中焦脾胃虚寒，气逆所致各种呃逆，呕吐痰涎；吐利及病后胃中虚寒，咳逆至七八声相连，收气不回者。

方义 人参、茯苓益气健脾，良姜、丁香温中散寒，半夏、陈皮、柿蒂、生姜化痰降逆，甘草调药和中。

（连建伟）

dīngxiāng tòugésǎn

丁香透膈散（dingxiang touge powder） 理气剂，明·孙文胤《丹台玉案》卷四方。

组成 丁香，木香，香附，砂仁，白蔻仁，人参，白术，麦芽，炙甘草，神曲。

用法 共为细末，每次 5～10g。

功用 健脾和胃，温中降逆。

主治 脾胃虚寒，胃气上逆引起的朝食暮吐，暮食朝吐；反胃，食后腹胀，倦怠乏力；宿食停胃，宿谷不化，吐后转舒，舌淡苔薄，脉缓弱。现常用于不完全性幽门痉挛、梗阻、慢性胃炎等病。（注：丁香柿蒂汤长于治呃逆，丁香透膈散长于治反胃。）

方义 丁香温中降逆，木香、香附理气和胃，砂仁、白蔻仁芳香醒脾；人参、白术补气健脾；麦芽、神曲消食和胃，炙甘草和中调药。

（连建伟）

dàbànxiàtāng

大半夏汤（dabanxia decoction） 理气剂，东汉·张仲景《金匮要略·呕吐哕下利病脉证治》方。

组成 半夏（洗完用）二升，人参三两，白蜜一升。

用法 上三味，以水一斗二升，和蜜扬之二百四十遍，煮药取升半，温服一升，余分再服。

功用 和胃降逆，益气润燥。

主治 胃反证。朝食暮吐，或暮食朝吐，宿谷不化，吐后转舒，神疲乏力，面色少华，肢体羸弱，大便燥结如羊屎状，舌淡红苔少，脉细弱。

方义 半夏和胃止呕，燥湿化痰；人参益气补虚，健脾养胃；白蜜补中和脾，益胃润燥。

（贾波）

xiǎobànxiàtāng

小半夏汤（xiaobanxia decoction） 理气剂，东汉·张仲景《金匮要略·痰饮咳嗽病脉证并治》方。

组成 半夏一升，生姜半斤。

用法 上两味，以水七升，煮取一升半，分温再服。

功用 和胃止呕，散饮降逆。

主治 呕吐不渴，心下有支饮者，以及诸呕吐谷不得下者。

方义 半夏燥湿化饮，和胃降逆；以生姜温胃散寒，化饮止呕，又解半夏之毒。

（樊巧玲）

shēngjiāng bànxiàtāng

生姜半夏汤（shengjiang banxia decoction） 理气剂，东汉·张仲景《金匮要略·呕吐哕下利病脉证治》方。

组成 半夏半斤，生姜汁一升。

用法 上二味，以水三升，煮半夏，取二升，纳生姜汁，煮取一升半，小冷，分四服，日三夜一服。呕止，停后服。

功用 和胃化饮，降逆止呕。

主治 胸中似喘不喘，似呕不呕，似哕不哕，彻心中愦愦然无奈者。

方义 重用生姜汁散饮止呕，兼制约半夏之毒性；半夏燥湿化饮，降逆止呕。

（许二平）

zǐsūyǐn

紫苏饮（zisu drink） 理气剂，宋·许叔微《普济本事方·卷第十》方。

组成 大腹皮、人参（去芦）、川芎（洗）、陈橘皮（去白）、白芍药各半两，当归（洗，去芦，薄切）三钱，紫苏茎叶一两，甘草（炙）一钱。

用法 上各细锉，分作三服，每服用水一盏半，生姜四片，葱白七寸，煎至七分，去渣空心服。

功用 行气消胀。

主治 妊娠胎气不和，怀胎

近上，胀满疼痛，兼治临产惊恐，气结连日不产。

方义 紫苏茎叶行气宽胸安胎；大腹皮、陈橘皮、川芎行气消胀；人参补气，防行气太过；白芍药、当归补血和血；甘草调药和中。

（赵雪莹）

jiěgānjiān

解肝煎（jiegan decoction） 理气剂，明·张介宾《景岳全书·卷五十一》方。

组成 陈皮、半夏、茯苓、厚朴各钱半，苏叶、芍药各一钱，砂仁七分。

用法 水一钟半，加生姜三五片，煎服。

功用 疏肝理气，化湿畅中。

主治 暴怒伤肝，气逆胀满阴滞等证。

方义 陈皮理气和胃，培土抑木；半夏燥湿散结除满；茯苓健脾利湿，助陈皮培土之效；厚朴宽中下气除满；苏叶轻清宣散，理气和中；白芍养肝柔肝；砂仁燥湿理气。

（高长玉）

cháihú shūgānsǎn

柴胡疏肝散（chaihu shugan powder） 理气剂，明·张介宾《景岳全书·卷五十六》方。

组成 陈皮（醋炒）、柴胡各二钱，川芎、枳壳（麸炒）、芍药各一钱半，甘草（炙）五分，香附一钱半。

用法 水一盏半，煎八分，食前服。

功用 疏肝解郁，行气止痛。

主治 肝气郁滞证。胁肋疼痛，胸闷善太息，情志抑郁或易怒，或嗳气，脘腹胀满，脉弦。

方义 柴胡条达肝气而疏郁结，香附理气疏肝止痛，川芎行气活血，止疼痛；陈皮、枳

壳性善理气行滞以疏理肝脾，白芍养血柔肝，缓急止痛；炙甘草伍白芍以增缓急止痛之功，并调和诸药。

（年莉）

cháihú qīnggānyǐn

柴胡清肝饮（chaihu qinggan drink） 理气剂，明·秦昌遇《症因脉治·卷一》方。

组成 柴胡，白芍药，山栀，黄芩，丹皮，当归，青皮，钩藤，甘草。

用法 水煎服。

功用 清肝泻火，疏理肝气。

主治 肝火上冲，内伤头痛。头痛或在半边或在两边，或痛二三日，或痛七八日，甚则数日之外，痛止仍如平人，偶一触犯则痛立至，恼怒即发，痛引胁下，舌质红，脉左关弦数。

方义 柴胡、青皮疏肝理气，山栀、黄芩、牡丹皮清泻肝火，白芍、当归养血柔肝，钩藤清热平肝，甘草调和诸药。

（年莉）

júhéwán

橘核丸（juhe pills） 理气剂，宋·严用和《重订严氏济生方·诸疝门》方。

组成 橘核（炒）、海藻（洗）、海带（洗）、昆布（洗）、川楝子（取肉，炒）、桃仁（麸炒）各一两，厚朴（去皮，姜汁炒）、木通、枳实（麸炒）、延胡索（炒，去皮）、桂心（不见火）、木香（不见火）各半两

用法 上药为细末，酒糊为丸，如桐子大。每服七十丸，空心盐酒汤送下。

功用 行气止痛，软坚散结。

主治 癫疝。睾丸肿胀偏坠，或坚硬如石，或痛引脐腹，甚则阴囊肿大，轻者时出黄水，甚则成痈溃烂。

方义 橘核散结止痛；川楝子行气止痛；桃仁活血散结消肿；海藻、昆布、海带软坚散结消肿胀；延胡索活血止痛；木香行气散结；厚朴下气除湿；枳实行气破坚；肉桂温肝肾而散凝结；木通通利血脉而除湿。

（高彦宇）

zhǐshí xièbái guìzhītāng

枳实薤白桂枝汤（zhishi xiebai guizhi decoction） 理气剂，东汉·张仲景《金匮要略·胸痹心痛短气病脉证治》方。

组成 枳实四枚，厚朴四两，薤白半斤，桂枝一两，瓜蒌实（捣）一枚。

用法 上以水五升，先煮枳实、厚朴，取二升，去滓，纳诸药，煮数沸，分三次温服。

功用 下气降逆，通阳散结。

主治 胸痹，心中痞气，气结在胸，胸满，胁下逆抢心。

方义 枳实行气除痞，厚朴下气除满，二药相协，开痞除满；薤白通阳散结；瓜蒌理气宽胸；桂枝平冲降逆。

（于洋）

yuèjūwán

越鞠丸（yueju pills） 理气剂，元·朱震亨《丹溪心法·卷三》方。

组成 香附、苍术、川芎、栀子、神曲各等分。

用法 上为末，水泛为丸如绿豆大。

功用 行气解郁。

主治 六郁证。胸膈痞闷，脘腹胀痛，嗳腐吞酸，恶心呕吐，饮食不消。

方义 香附行气解郁，以治气郁；川芎行气活血，以解血郁；苍术燥湿运脾，以解湿郁；栀子清热泻火，以解火郁；神曲消食和胃，以解食郁。

（毕珺辉）

sànjùtāng

散聚汤（sanju decoction）

理气剂，宋·陈言《三因极一病证方论·卷八》方。

组成 半夏（汤洗七次）、槟榔、当归各三分，橘皮、杏仁（麸炒，去皮尖）、桂心各二两，茯苓、甘草（炙）、附子（炮，去皮脐）、川芎、枳壳（麸炒，去瓤）、厚朴（姜汁制）、吴茱萸（汤洗）各一两。

用法 上药锉散。每服四钱，水一盏半，煎七分，去滓，食前服。

功用 行气解郁，化痰消积。

主治 久气积聚，状如癥瘕，随气上下，发作有时，心腹绞痛，攻刺腰胁，上气窒塞，喘咳满闷，小腹胀，大小便不利，或腹痛泄泻，淋沥无度，遗精白浊，状若虚劳。

方义 槟榔、枳壳、厚朴行气解郁，消胀除满；当归、川芎调气理血；半夏、橘皮、茯苓燥湿化痰，理气和中；桂心、附子、吴茱萸助阳益气，散寒止痛；杏仁宣利肺气，化痰止咳；甘草和中调药。

（胡晓阳）

zhǐshí xiāopǐwán

枳实消痞丸（zhishi xiaopi pills）

理气剂，金·李杲《兰室秘藏·卷上》方。

组成 干生姜、炙甘草、麦蘖面、白茯苓、白术各二钱，半夏曲、人参各三钱，厚朴（炙）四钱，枳实、黄连各五钱。

用法 上为细末，汤浸蒸饼为丸，如梧桐子大，每服五七十丸，白汤送下，食远服。

功用 行气消痞，健脾和胃。

主治 脾虚气滞，寒热互结，心下痞满，不欲饮食，倦怠乏力，舌苔腻而微黄，脉弦。

方义 枳实苦辛微寒，行气消痞；厚朴苦辛而温，下气除满；黄连苦寒降泄，清热燥湿；半夏曲辛温散结除痞，降逆和胃；干姜味辛而热，温中散寒；人参、白术、茯苓、甘草益气健脾，以复脾之运化；麦芽（麦蘖面）消食和胃。

（于洋）

zhǐzhútāng

枳术汤（zhizhu decoction）

理气剂，东汉·张仲景《金匮要略·水气病脉证并治》方。

组成 白术二两，枳实七枚。

用法 以水五升，煮取三升，分三次温服。

功用 行气消痞。

主治 气滞水停，心下坚，大如盘，边如旋盘。

方义 枳实除胸胁痰癖，逐停水，破结实，消胀满；白术健脾益气，燥湿利水。

（于洋）

zhǐzhúwán

枳术丸（zhizhu pills）

理气剂，金·李杲《内外伤辨惑论·卷下》引张洁古方。

组成 白术二两，枳实（麸炒黄色，去瓤）一两。

用法 上同为极细末，荷叶裹烧饭为丸，如梧桐子大，每服五十丸，白汤下，无时。

功用 健脾消痞。

主治 脾虚气滞。胸脘痞闷，不思饮食，舌淡苔白腻，脉弱。

方义 白术甘苦温，健脾益气，并能燥湿；枳实行气消痞；荷叶利湿升阳，烧饭和药，与白术协力，滋养谷气。

（于洋）

hòupò sānwùtāng

厚朴三物汤（houpo sanwu de-coction）

理气剂，东汉·张仲景《金匮要略·腹满寒疝宿食病脉证治》方。

组成 厚朴八两，大黄四两，枳实五枚。

用法 上三味，以水一斗二升，先煮二味，取五升，内大黄，煮取三升，温服一升。以利为度。

功用 行气通便。

主治 阳明热结，气滞不行，腹满胀痛，大便秘结，胀甚于积。

方义 厚朴行气除满；枳实下气开痞；大黄泻热通便。

（刘蔚雯）

hòupò wēnzhōngtāng

厚朴温中汤（houpo wenzhong decoction）

理气剂，金·李杲《内外伤辨惑论·卷中》方。

组成 厚朴（姜制）、橘皮（去白）以上各一两，甘草（炙）、草豆蔻仁、茯苓（去皮）、木香以上各五钱，干姜七分。

用法 上为粗散，每服五钱匕，水二盏，生姜三片，煎至一盏，去渣，温服，食前。忌一切冷物。

功用 行气除满，温中燥湿。

主治 脾胃寒湿，气机不畅，脘腹胀满或疼痛，不思饮食，四肢倦怠，苔白腻，脉沉弦。

方义 厚朴行气消胀，燥湿除满；草豆蔻燥湿化浊，温中行气，木香、陈皮行气止痛，兼以祛湿；干姜温中祛寒，兼以和胃，茯苓渗湿健脾；炙甘草调和诸药。

（刘蔚雯）

hòupò dàhuángtāng

厚朴大黄汤（houpo dahuang decoction）

理气剂，东汉·张仲景《金匮要略·痰饮咳嗽病脉证并治》方。

组成 厚朴一尺，大黄六两，枳实四枚。

用法 上三味，以水五升，煮取二升，分温再服。

功用 行气除满，荡热涤饮。

主治 饮热交结，肺胃气滞，胸腹胀满，气急，大便秘结。

方义 厚朴下气除满涤饮；大黄荡热导滞逐饮；枳实行气破结消饮。

（刘蔚雯）

jīnlíngzǐsǎn

金铃子散 （jinlingzi powder）

理气剂，金·刘完素《素问病机气宜保命集·卷中》方。

组成 金铃子、玄胡各一两。

用法 为细末，每服三钱，酒调下。

功用 疏肝泻热，活血止痛。

主治 肝郁化火，心腹胁肋诸痛，或发或止，口苦，舌红苔黄，脉弦数。

方义 金铃子疏肝行气，清泻肝火而止痛，延胡索（玄胡）活血行气而功善止痛。二味相配，一泻气分之热，一行血分之滞；用酒服用，行其药势。

（冯 泳）

hòupò máhuángtāng

厚朴麻黄汤 （houpo mahuang decoction）

理气剂，东汉·张仲景《金匮要略·肺痿肺痈咳嗽上气病脉证并治》方。

组成 厚朴五两，麻黄四两，石膏如鸡子大，杏仁半升，半夏半升，干姜二两，细辛二两，小麦一升，五味子半升。

用法 上九味，以水一斗二升，先煮小麦熟，去滓，内诸药，煮取三升，温服一升，日三服。

功用 降逆化饮，宣肺平喘。

主治 寒饮夹热，上迫于肺，咳嗽喘逆，胸满烦躁，咽喉不利，痰声辘辘，但头汗出，倚息不得卧，苔滑脉浮。

方义 厚朴下气平喘，燥湿化痰；麻黄、杏仁宣降肺气，止咳平喘，干姜、细辛温肺化饮；半夏燥湿化痰，石膏清热除烦，

五味子敛肺止咳；小麦护胃安中。

（刘蔚雯）

júpí zhúrútāng

橘皮竹茹汤 （jupi zhuru decoction）

理气剂，东汉·张仲景《金匮要略·呕吐哕下利病脉证治》方。

组成 橘皮二升，竹茹二升，大枣三十枚，生姜半斤，甘草五两，人参一两。

用法 上六味，以水一升，煮取三升，温服一升，日三服。

功用 降逆止呃，益气清热。

主治 胃虚有热之呃逆。呃逆或干呕，虚烦少气，口干，舌红嫩，脉虚数。

方义 橘皮行气和胃；竹茹清热和胃；生姜和胃止呕；人参益气补中；甘草、大枣补脾和胃；甘草兼能调和药性。

（高彦宇）

géjièsǎn

蛤蚧散 （gejie powder）

理气剂，元·许国祯《御药院方·卷五》方。

组成 蛤蚧一对全者（以河水浸五宿，逐日换水浸洗净，去腥气，酥炙香熟），人参、茯苓、知母、贝母、桑白皮各二两，甘草（炒紫）、大杏仁（炒去皮尖）各五两。

用法 上为细末，净磁盒子内盛，每日如茶点服，一料水除神效。

功用 补肺益肾，止咳定喘。

主治 肺肾气虚，痰热内蕴咳喘证。咳嗽气喘，呼多吸少，声音低怯，痰稠色黄，或咳吐脓血，胸中烦热，身体羸瘦，或遍身浮肿，脉浮虚。

方义 蛤蚧纳气定喘，止痨嗽；人参补益肺脾，茯苓渗湿健脾，杏仁、桑白皮肃降肺气，止咳定喘；知母、贝母清热润肺，

化痰止咳；甘草补中益气，调和诸药。

（毕珺辉）

tínglì dàzǎo xièfèitāng

葶苈大枣泻肺汤 （tingli dazao xiefei decoction）

理气剂，东汉·张仲景《金匮要略·肺痿肺痈咳嗽上气病脉证治》方。

组成 葶苈子（熬令色黄，捣丸如弹子大），大枣十二枚。

用法 上药先以水三升煮枣，取二升，去枣，内葶苈，煮取一升，顿服。

功用 泻肺行水，下气平喘。

主治 痰水壅实之咳喘胸满。

方义 葶苈子开泻肺气，泻下逐痰；大枣甘温和中，培土生金，缓和药性。

（毕珺辉）

xuánfù dàizhětāng

旋覆代赭汤 （xuanfu daizhe decoction）

理气剂，东汉·张仲景《伤寒论》方。

组成 旋覆花三两，人参二两，生姜五两，代赭一两，半夏（洗）半升，大枣（擘）十二枚，甘草（炙）三两。

用法 上七味，以水一斗，煮取六升，去滓，再煎服三升，温服一升，日三服。

功用 降逆化痰，益气和胃。

主治 胃气虚弱，气逆不降所致嗳气或呃逆。亦可用于脾胃虚弱而生痰，痰阻肺气不降而致的咳嗽气急。

方义 旋覆花降肺胃之逆气并能消痰；代赭石平肝镇逆；人参、甘草、大枣益气和中；半夏与生姜降气和胃化痰。

（李 冀）

xīnzhì júpí zhúrútāng

新制橘皮竹茹汤 （xinzhi jupi zhuru decoction）

理气剂，清·吴瑭《温病条辨·卷二》方。

组成 橘皮三钱，竹茹三钱，柿蒂七枚，姜汁（冲）三茶匙。

用法 用水五杯，煮取二杯，分二次温服，不知再作服。

功用 清化痰热，和胃降逆。

主治 阳明湿温，气壅发哕。

方义 橘皮行气和胃，竹茹清热化痰，和胃止哕；柿蒂降逆止哕，姜汁和胃止哕。

（毕珺辉）

shìdìtāng
柿蒂汤（shidi decoction） 理气剂，宋·严用和《济生方·呕吐翻胃噎膈门》方。

组成 柿蒂、丁香各一两。

用法 上㕮咀，每服四钱，水一盏半，加生姜五片，煎至七分，去滓服，不拘时候。

功用 降逆止呃，温中散寒。

主治 胃寒胸满，咳逆不止。

方义 柿蒂苦降胃气，降气止呃；丁香温中降逆，暖脾胃而行气滞。

（于洋）

rǔkuàixiāopiàn
乳块消片（rukuaixiao tablets） 理气剂，国家药典委员会《中华人民共和国药典·一部》（2020年版）方。

组成 橘叶 825g，丹参 825g，皂角刺 550g，王不留行 550g，川楝子 550g，地龙 550g。

规格 薄膜衣片，每片重 0.36g；糖衣片，片心重 0.35g。

用法 口服，一次 4~6 片，一日 3 次。

功用 疏肝理气，活血化瘀。

主治 肝气郁结，气滞血瘀。乳腺增生，乳房胀痛，月经前尤甚，脉弦。

方义 橘叶、川楝子疏肝理气，解郁散结。丹参活血祛瘀，通络止痛；王不留行活血通络消肿；地龙通行经络；皂角刺消肿

散结。

（章 健）

guànxīn sūhéwán
冠心苏合丸（guanxin suhe pills） 理气剂，国家药典委员会《中华人民共和国药典·一部》（2020 年版）方。

组成 苏合香 50g，冰片 105g，乳香（制）105g，檀香 210g，土木香 210g。

用法 嚼碎服。一次 1 丸，一日 1~3 次；或遵医嘱。

功用 芳香开窍，行气活血，宽胸止痛。

主治 寒凝气滞，心脉不通，胸闷，胸痛。

方义 苏合香、冰片芳香开窍，散寒止痛；檀香、土木香行气止痛，宽胸利膈；乳香活血定痛，通气化滞。

（刘蔚雯）

rǔjílíng kēlì
乳疾灵颗粒（rujiling granules） 理气剂，国家药典委员会《中华人民共和国药典·一部》（2020年版）方。

组成 柴胡 150g，醋香附 150g，青皮 150g，赤芍 150g，丹参 200g，炒王不留行 200g，鸡血藤 250g，牡蛎 500g，海藻 250g，昆布 250g，淫羊藿 250g，菟丝子 250g。

规格 每袋装 14g。

用法 开水冲服，一次 1~2袋，一日 3 次。

功用 疏肝活血，软坚散结。

主治 肝郁气滞、痰瘀互结、冲任失调之乳癖。症见乳房肿块或结节，大小不一，质软或中等硬，或经前疼痛，心情郁闷，脉弦。

方义 柴胡、香附、青皮疏肝理气解郁；赤芍、丹参活血化瘀止痛；王不留行、鸡血藤行血通络消痈。海藻、昆布、牡蛎化

痰软坚散结。菟丝子、淫羊藿调理冲任。

（章 健）

zhǐshí lǐzhōngwán
枳实理中丸（zhishi lizhong pills） 理气剂，元·许国桢《御药院方·卷三》方。

组成 人参、干姜（炮）、枳实（麸炒）、白术、甘草（炙）、白茯苓（去皮）各一两。

用法 上为细末，炼蜜和丸，每两分作四丸。每服一丸，水一大盏，煎至六分，去滓热服，不拘时候。

功用 温中散寒，行气除痞。

主治 脾胃虚寒，湿阻气滞证。心下痞塞，不思饮食，舌淡苔白腻，脉沉缓。

方义 炮姜温中散寒；人参补中益气；白术、茯苓补气健脾，燥湿利水；枳实行气除痞；甘草缓中益气。

（于 洋）

dǎnlè jiāonáng
胆乐胶囊（danle capsules） 理气剂，国家药典委员会《中华人民共和国药典·一部》（2020年版）方。

组成 猪胆汁酸 75g，陈皮 75g，山楂 600g，郁金 240g，连钱草 600g。

规格 每粒装 0.3g。

用法 口服。一次 4 粒，一日 3 次。

功用 理气止痛，利胆排石。

主治 肝郁气滞所致的胁痛、腹胀或胀痛、纳呆、尿黄，舌红苔腻，脉弦；慢性胆囊炎、胆石症见上述证候者。

方义 连钱草清热解毒，利尿排石；郁金疏肝利胆，行气止痛；山楂通行气血，活血祛瘀；陈皮行气和胃；猪胆汁酸清热解毒。

（杨力强）

dǎnníngpiàn

胆宁片（danning tablets）

理气剂，国家药典委员会《中华人民共和国药典·一部》（2020年版）方。

组成 大黄48g，虎杖720g，青皮288g，白茅根432，陈皮288g，郁金432g，山楂720g。

规格 每片重0.36g。

用法 口服，一次5片，一日3次，饭后服用。

功用 疏肝利胆，清热通下。

主治 肝郁气滞，湿热未清所致右上腹隐隐作痛、食入作胀、胃纳不香、嗳气、便秘、舌红苔黄、脉滑数；慢性胆囊炎见上述证候者。

方义 郁金疏肝利胆，行气止痛；青皮、陈皮疏肝利胆，行气止痛；虎杖清热解毒，利胆退黄，散瘀定痛；大黄清热泻下，使湿热从后阴而解；山楂通行气血，活血祛瘀，兼可消食开胃；白茅根清热凉血，利尿通淋，使湿热从小便而去。

（杨力强）

huíxiāng júhéwán

茴香橘核丸（huixiang juhe pills）

理气剂，国家药典委员会《中华人民共和国药典·一部》（2020年版）方。

组成 盐小茴香40g，八角茴香40g，盐橘核40g，荔枝核80g，盐补骨脂20g，肉桂16g，川楝子80g，醋延胡索40g，醋莪术20g，木香20g，醋香附40g，醋青皮40g，昆布40g，槟榔40g，乳香（制）20g，桃仁16g，穿山甲（制）20g。

规格 每100丸重6g。

用法 口服，一次6~9g，一日2次。

功用 散寒行气，消肿止痛。

主治 用于寒疝，睾丸肿痛，或小腹疼痛，疝气痛，畏寒喜暖，舌淡苔白，脉沉迟。

方义 小茴香、八角茴香暖肝散寒，理气止痛；橘核、荔枝核行气散结止痛；补骨脂、肉桂温肾暖肝，祛寒止痛；川楝子、延胡索、木香、香附、青皮疏肝行气，散结止痛；桃仁、莪术、乳香活血祛瘀，消肿止痛；昆布软坚散结，槟榔行气化滞而破坚，穿山甲通行经络。

（杨力强）

xiāngfùwán

香附丸（xiangfu pills）

理气剂，国家药典委员会《中华人民共和国药典·一部》（2020年版）方。

组成 醋香附300g，当归200g，川芎50g，炒白芍100g，熟地黄100g，炒白术100g，砂仁25g，陈皮50g，黄芩50g。

规格 水蜜丸，每10丸重1g；大蜜丸，每丸重9g。

用法 用黄酒或温开水送服，水蜜丸每次9~13g，大蜜丸每次1~2丸，一日2次。

功用 疏肝健脾，养血调经。

主治 肝郁血虚，脾失健运所致的月经不调。症见经行前后不定期，经量或多或少，有血块，经前胸闷，心烦，乳房胀痛，食欲不振，舌淡苔白或黄，脉弦而虚。

方义 香附疏肝解郁，行气止痛；当归、川芎、白芍、熟地黄以养血活血，和血调经；白术健脾益气；陈皮、砂仁理气醒脾，使补而不滞；黄芩清泻郁热。

（杨力强）

xiāngshā zhǐzhúwán

香砂枳术丸（xiangsha zhizhu pills）

理气剂，国家药典委员会《中华人民共和国药典·一部》（2020年版）方。

组成 木香150g，麸炒枳实150g，砂仁150g，白术（麸炒）150g。

规格 每袋装10g。

用法 口服，一次1袋，一日2次。

功用 健脾开胃，行气消痞。

主治 脾虚气滞。脘腹痞满，食欲不振，食少难消，大便溏软，倦怠乏力，舌淡苔腻，脉虚弱。

方义 白术健脾益气，燥湿和中；枳实行气化积，消痞除满；木香、砂仁理气开胃，醒脾化湿。

（杨力强）

cháihú shūgānwán

柴胡舒肝丸（chaihu shugan pills）

理气剂，国家药典委员会《中华人民共和国药典版·一部》（2020年版）方。

组成 茯苓100g，麸炒枳壳50g，豆蔻40g，酒白芍50g，甘草50g，醋香附75g，陈皮50g，桔梗50g，姜厚朴50g，炒山楂50g，防风50g，六神曲（炒）50g，柴胡75g，黄芩50g，薄荷50g，紫苏梗75g，木香25g，炒槟榔75g，醋三棱50g，酒大黄50g，青皮（炒）50g，当归50g，姜半夏75g，乌药50g，醋莪术50g。

规格 小蜜丸，每100丸重20g；大蜜丸，每丸重10g。

用法 口服，小蜜丸一次10g，大蜜丸一次1丸，一日2次。

功用 舒肝理气，消胀止痛。

主治 肝气不舒，胸胁痞闷，食滞不消，呕吐酸水。

方义 柴胡、枳壳、香附疏肝解郁，理气止痛；紫苏梗、桔梗宣利气机，青皮、陈皮、木香、乌药疏肝行气，健脾消胀；白芍、当归养血柔肝，三棱、莪术行气活血，消积止痛；豆蔻、厚朴燥湿除满，行气化浊；山楂、六神曲、槟榔消食导滞，茯苓、半夏健脾化痰，散结除满；黄芩、大黄清热泻火，防风、薄荷条达肝气，甘草调和诸药。

（年莉）

guìlóng kéchuǎnníng jiāonáng

桂龙咳喘宁胶囊

（guilong kechuanning capsules） 理气剂，国家药典委员会《中华人民共和国药典·一部》（2020年版）方。

组成 桂枝143.7g，龙骨287.4g，白芍143.7g，生姜143.7g，大枣143.7g，炙甘草86.2g，牡蛎287.4g，黄连28.7g，法半夏129.3g，瓜蒌皮143.7g，炒苦杏仁129.3g。

规格 每粒装0.5g（相当于饮片1.67g）。

用法 口服，一次3粒，一日3次。

功用 止咳化痰，降气平喘。

主治 外感风寒，痰浊阻肺证。症见咳嗽气喘，痰涎壅盛。

方义 桂枝、白芍解肌发表，调和营卫；黄连、瓜蒌、半夏燥湿化痰，宽胸散结；杏仁肃降肺气，止咳平喘；龙骨、牡蛎镇咳化痰平喘，生姜、大枣、炙甘草调和营卫，调和诸药。

（年莉）

hóutóu jiànwèilíng jiāonáng

猴头健胃灵胶囊

（houtou jianweiling capsules） 理气剂，国家药典委员会《中华人民共和国药典·一部》（2020年版）方。

组成 猴头菌丝体160g，海螵蛸80g，醋延胡索40g，酒白芍40g，醋香附40g，甘草40g。

规格 每粒装0.34g。

用法 口服，一次4粒，一日3次，或遵医嘱。

功用 舒肝和胃，理气止痛。

主治 肝胃不和，胃脘胁肋胀痛，呕吐吞酸，慢性胃炎、胃

及十二指肠溃疡见上述证候。

方义 猴头菌培养物健脾和胃，消食；海螵蛸制酸止痛；醋延胡索、醋香附行气活血止痛；酒白芍柔肝缓急止痛；甘草护胃安中，调和药性。

（赵雪莹）

shūgānwán

舒肝丸

（shugan pills） 理气剂，国家药典委员会《中华人民共和国药典·一部》（2020年版）方。

组成 川楝子150g，醋延胡索100g，酒白芍120g，片姜黄100g，木香80g，沉香100g，豆蔻仁60g，砂仁80g，姜厚朴60g，陈皮80g，麸炒枳壳100g，茯苓100g，朱砂27g。

规格 水丸，每20丸重2.3g；水蜜丸，每100丸重20g；小蜜丸，每100丸重20g；大蜜丸，每丸重6g。

用法 口服，水蜜丸一次4g，小蜜丸一次6g，大蜜丸一次1丸，水丸一次2.3g，一日2~3次。

功用 舒肝和胃，理气止痛。

主治 肝郁气滞，胸脘胀满，胃脘疼痛，嘈杂呕吐，嗳气泛酸。

方义 川楝子、醋延胡索疏肝行气，活血止痛；白芍柔肝缓急止痛；片姜黄活血行气，通经止痛；豆蔻仁、砂仁温中行气止痛；木香、沉香、厚朴、陈皮、枳壳行气止痛；茯苓健脾渗湿；朱砂重镇安神。

（赵雪莹）

géjiè dìngchuǎnwán

蛤蚧定喘丸

（gejie dingchuan pills） 理气剂，国家药典委员会《中华人民共和国药典·一部》（2020年版）方。

组成 蛤蚧11g，瓜蒌子50g，紫菀75g，麻黄45g，醋鳖甲50g，黄芩50g，甘草50g，麦

冬50g，黄连30g，百合75g，炒紫苏子25g，石膏25g，炒苦杏仁50g，煅石膏25g。

用法 口服，水蜜丸一次5~6g，小蜜丸一次9g，大蜜丸一次1丸，一日2次。

规格 小蜜丸，每60丸重9g；大蜜丸，每丸重9g。

功用 滋阴清肺，止咳平喘。

主治 肺肾两虚，阴虚肺热所致之虚劳久咳、年老哮喘、气短烦热、胸满郁闷、自汗盗汗。

方义 蛤蚧纳气平喘，醋鳖甲滋阴退热，百合、紫菀滋养肺阴，润肺止咳；石膏、黄芩、黄连清热泻火，瓜蒌涤痰散结，理气宽胸；麻黄、杏仁宣利肺气，平喘止咳；麦冬滋阴润燥，养阴生津，兼清虚热；紫苏子降气消痰，止咳定喘；甘草益胃和中，培土生金，调和诸药。

（毕珺辉）

sìzhì xiāngfùwán

四制香附丸

（sizhi xiangfu pills） 理气剂，明·武之望《济阴纲目·卷一》方。

组成 香附子（擦去皮）一斤，分作四份，好酒浸一份，醋浸一份，盐水浸一份，童便浸一份，各三日，焙干。

用法 上为细末，醋糊丸，梧桐子大，每服七十丸，空腹食前盐酒下。

功用 疏肝理气，调经止痛。

主治 妇人月经不调。

方义 香附行气止痛，为气中血药，分别以酒、盐水、童便、醋制，可增强其通行经络、入下焦肝肾，调畅三焦气机的功效。

（杨勇）

juānxiàopiàn

蠲哮片

（juanxiao tablets） 理气剂，国家药典委员会《中华人民共和国药典·一部》（2020年

版）方。

组成 葶苈子 418g，青皮 418g，陈皮 418g，黄荆子 625g，槟榔 418g，大黄 125g，生姜 100g。

规格 每片重 0.3g。

用法 口服。一次 8 片，一日 3 次，饭后服用，7 日为一个疗程。

功用 泻肺除壅，涤痰祛瘀，利气平喘。

主治 用于支气管哮喘急性发作期热哮痰瘀伏肺证，症见气粗痰涌，痰鸣如吼，咳呛阵作，痰黄稠厚。

方义 葶苈子泻肺平喘；青皮、陈皮理气化痰；黄荆子止咳平喘；槟榔行气除壅；大黄泻热破瘀；生姜和胃化痰。

（高彦宇）

tōngxuān lǐfèiwán

通宣理肺丸 （ tongxuan lifei pills） 理气剂，国家药典委员会《中华人民共和国药典·一部》（2020 年版）方。

组成 紫苏叶 144g，前胡 96g，桔梗 96g，苦杏仁 72g，麻黄 96g，甘草 72g，陈皮 96g，半夏（制）72g，茯苓 96g，枳壳（炒）96g，黄芩 96g。

规格 水蜜丸，每 100 丸重 10g；大蜜丸，每丸重 6g。

用法 口服，水蜜丸一次 7g，大蜜丸一次 2 丸，一日 2~3 次。

功用 解表散寒，宣肺止嗽。

主治 风寒束表，肺气不宣所致的感冒咳嗽，发热，恶寒，咳嗽，鼻塞流涕，头痛，无汗，肢体酸痛。

方义 紫苏叶解表散寒，麻黄发汗解表，宣肺平喘；前胡降气祛痰，桔梗宣肺止咳，杏仁止咳平喘，黄芩清泻肺热；半夏燥湿化痰，橘皮理气化痰，枳壳行气以助祛痰，茯苓利水渗湿；甘

草调和诸药。

（李 冀）

wèicháng'ānwán

胃肠安丸 （ weichang'an pills） 理气剂，国家药典委员会《中华人民共和国药典·一部》（2020 年版）方。

组成 木香 300g，沉香 300g，枳壳（麸炒）300g，檀香 180g，大黄 180g，厚朴（姜炙）300g，人工麝香 9g，巴豆霜 120g，大枣（去核）1000g，川芎 180g。

规格 小丸，每 20 丸重 0.08g；大丸，每 4 丸重 0.08g。

用法 口服。小丸：一次 20 丸，一日 3 次；小儿一岁内一次 4~6 丸，一日 2~3 次；一至三岁一次 6~12 丸，一日 3 次；三岁以上酌加。大丸：成人一次 4 丸，一日 3 次；小儿一岁内一次 1 丸，一日 2~3 次，一岁至三岁一次 1~2 丸，一日 3 次；三岁以上酌加。

功用 芳香化浊，理气导滞。

主治 湿浊中阻、食滞不化所致的腹泻、纳差、恶心、呕吐、腹胀、腹痛；消化不良、肠炎、痢疾见上述证候者。

方义 大黄、巴豆霜泻下导滞；麝香、木香、沉香、檀香、枳壳、厚朴、川芎芳香化浊，理气行滞，助湿浊食积下行；大枣安中和药，以防伤正。

（于 洋）

dàqīqìtāng

大七气汤 （ daqiqi decoction） 理气剂，宋·严用和《重订严氏济生方·癥瘕积聚门》方。

组成 京三棱、莪术、青皮（去白）、陈皮（去白）、藿香叶、桔梗（去芦，锉，炒）、肉桂（不见火）、益智仁各一两半，甘草（炙）三分，香附子（炒去毛）一两半。

用法 上咬咀。每服五钱，水二盏，煎一盏，温服，食前。

功用 行气活血，祛寒止痛。

主治 六聚，状如癥瘕，随气上下，发作有时，心腹痛，攻刺腰胁，上气窒塞，喘咳满闷，小腹胀，大小便不利，或复泄泻，淋沥无度。

方义 三棱、莪术破血行气，消癥止痛；青皮、陈皮、香附子行气止痛；桔梗宣利肺气，祛痰止咳；藿香叶芳化湿浊，肉桂、益智仁温经祛寒，甘草益气和中调药。

（贾 波）

pínggān shūluòwán

平肝舒络丸 （ pinggan shuluo pills） 理气剂，国家药典委员会《中华人民共和国药典·一部》（2020 年版）方。

组成 柴胡 45g，醋青皮 30g，陈皮 45g，佛手 45g，乌药 45g，醋香附 45g，木香 45g，檀香 45g，丁香 30g，沉香 150g，广藿香 45g，砂仁 45g，豆蔻 45g，姜厚朴 45g，麸炒枳壳 45g，羌活 45g，白芷 45g，铁丝威灵仙（酒炙）45g，细辛 45g，木瓜 45g，防风 45g，钩藤 45g，炒僵蚕 45g，胆南星（酒炙）75g，天竺黄 30g，桑寄生 45g，何首乌（黑豆酒炙）45g，牛膝 45g，川芎 30g，熟地黄 45g，醋龟甲 45g，醋延胡索 45g，乳香（制），45g，没药（制）45g，白及 45g，人参 45g，炒白术 45g，茯苓 45g，肉桂 30g，黄连 45g，冰片 45g，朱砂 150g，羚羊角粉 15g。

规格 每丸重 6g。

用法 温黄酒或温开水送服，一次 1 丸，一日 2 次。

功用 平肝舒络，活血祛风。

主治 肝气郁结，经络不疏引起的胸胁胀痛，肩背串痛，手

足麻木，筋脉拘挛。

方义 柴胡、青皮、佛手、乌药、香附、元胡疏肝解郁，理气止痛；丁香、沉香、檀香、木香行气止痛，藿香、砂仁、豆蔻、厚朴、白芷、陈皮、枳壳化湿醒脾，行气和胃；羌活、细辛、防风、威灵仙、川芎、木瓜祛风除湿止痛，钩藤、僵蚕、胆星、天竺黄、羚羊角化痰息风通络，熟地、桑寄生、牛膝、首乌、龟甲滋阴养血，补益肝肾，以助息风解痉；人参、白术、茯苓健脾益气，以助疏肝，乳香、没药活血以助行气，肉桂温肾散寒以助温通阳气，白及能疗风痹，黄连清热以解气郁所化之火，冰片通窍散郁以止痛，朱砂清热安神以复君主之职。

（杨 勇）

lǐxuèjì

理血剂 （ blood-regulating formula） 具有活血祛瘀或止血作用，用于治疗瘀血或出血病证的方剂。属于八法中之消法。以理血药为主组成。

理血剂一般分为活血祛瘀剂与止血剂两类。其中活血祛瘀剂是根据《素问·至真要大论》"疏其血气，令其调达""坚者削之""结者散之，留者攻之"的原则立法，代表方剂如桃核承气汤、血府逐瘀汤、补阳还五汤、生化汤等。由于活血祛瘀药有破血伤正之弊，故逐瘀不可过猛，且不宜久服，必要时配伍养血益气之品。止血剂的遣药配伍应注重澄本清源，治病求本。对于热盛迫血妄行者治宜凉血止血，代表方剂有十灰散、小蓟饮子等，对于脾不统血者治宜补脾摄血，代表方剂有黄土汤等。使用止血剂时一般宜适当配伍活血祛瘀之品或化瘀止血药物，以使血止而

不留瘀。

（樊巧玲）

dānshēnpiàn

丹参片 （danshen tablets） 理血剂，国家药典委员会《中华人民共和国药典·一部》（2020 年版）方。

组成 丹参 1000g。

用法 口服，一次 3~4 片，一日 3 次。

功用 活血化瘀。

主治 瘀血闭阻所致的胸痹。胸部疼痛，痛处固定，舌质紫暗。

方义 方中丹参活血化瘀。

（左铮云）

dānshēnyǐn

丹参饮 （danshen drink） 理血剂，清·陈修园《时方歌括》方。

组成 丹参一两，檀香、砂仁各一钱半。

用法 以水一杯，煎七分服。

功用 活血祛瘀，行气止痛。

主治 血瘀气滞，心胃诸痛。

方义 丹参活血化瘀止痛；檀香、砂仁温中行气止痛。

（左铮云）

jiāwèi sìwùtāng

加味四物汤 （ jiawei siwu decoction） 理血剂，清·吴谦《医宗金鉴·四十九》方。

组成 当归，白芍，熟地，川芎，花粉，王不留行，木通。

用法 猪蹄熬汤，煎药服。

功用 养血通乳。

主治 产后出血过多，乳汁不行。

方义 熟地、当归、白芍、猪蹄补养精血，川芎、花粉、木通、王不留行通经行乳。

（杨 勇）

bāwùtāng

八物汤 （bawu decoction） 理血剂，明·武之望《济阴纲目·卷一》方。

组成 当归、川芎、芍药、熟地黄、延胡索、苦楝（碎，炒）各一钱，木香、槟榔各五分。

用法 上作一服，水煎，食前服。

功用 行气活血。

主治 经行肢体肿胀，脘闷胁胀，善叹息，苔薄白，脉弦细。

方义 熟地黄、白芍、当归、川芎四物汤活血调经；延胡索、苦楝、木香、槟榔疏肝理气，使气行血行。

（周永学）

xuèfǔ zhúyūtāng

血府逐瘀汤 （xuefu zhuyu decoction） 理血剂，清·王清任《医林改错·卷上》方。

组成 当归三钱，生地三钱，桃仁四钱，红花三钱，枳壳二钱，赤芍二钱，柴胡一钱，甘草二钱，桔梗一钱半，川芎一钱半，牛膝三钱。

用法 水煎服。

功用 活血祛瘀，行气止痛。

主治 瘀血阻胸，气机郁滞所致胸痛、头痛日久不愈，痛如针刺而有定处，或呃逆日久不止，或内热瞀闷，或心悸失眠，急躁易怒，入暮潮热，唇黯或两目黯黑，舌质黯红或有瘀斑，脉涩或弦紧。

方义 桃仁破血行滞而润燥，红花活血化瘀以止痛；川芎、赤芍助君药活血祛瘀止痛，牛膝活血通经，祛瘀止痛，引血下行；当归养血活血，生地凉血养阴，二药与活血药配伍，使祛瘀不伤阴血，生地与赤芍合用，除瘀热，桔梗、枳壳一升一降，宽胸行气，桔梗并能载药上行，柴胡疏肝解郁，升达清阳，与桔梗、枳壳同用，理气行滞，使气行助血行；甘草调和诸药。

（吴建红）

huìyàn zhúyūtāng

会厌逐瘀汤（huiyan zhuyu decoction） 理血剂，清·王清任《医林改错·卷下》方。

组成 桃仁（炒）五钱，红花五钱，甘草三钱，桔梗三钱，生地四钱，当归二钱，玄参一钱，柴胡一钱，枳壳二钱，赤芍二钱。

用法 水煎服。

功用 活血利咽。

主治 痘五六天后，饮水即呛；瘀血凝滞之呃逆。

方义 桃仁、红花、生地、当归、赤芍养血活血；柴胡、枳壳调和气血，升降气机；玄参滋养柔润，利咽散结；桔梗升降肺气，引活血祛瘀药上达病所；甘草调和诸药。

（韩 涛）

shǎofù zhúyūtāng

少腹逐瘀汤（shaofu zhuyu decoction） 理血剂，清·王清任《医林改错·卷下》方。

组成 小茴香（炒）七粒，干姜（炒）二分，元胡一钱，没药（研）二钱，当归三钱，川芎二钱，官桂一钱，赤芍二钱，蒲黄（生）三钱，灵脂（炒）二钱。

用法 水煎服。

功用 活血祛瘀，温经止痛。

主治 少腹积块，疼痛或不痛，或痛而无积块，或少腹胀满，或经期腰酸、小腹胀，或月经一月见三五次，接连不断，断而又来，其色或紫或黑，或有血块，或崩或漏，兼少腹疼痛，或粉红兼白带者。

方义 小茴香、肉桂、干姜理气活血，温通血脉；当归、赤芍行瘀活血；蒲黄、五灵脂、川芎、元胡、没药活血理气，使气行则血活，气血通畅故能止痛。

（范 颖）

xiàyūxuètāng

下瘀血汤（xiayuxue decoction） 理血剂，东汉·张仲景《金匮要略·妇人产后病脉证治》方。

组成 大黄二两，桃仁二十枚，䗪虫（熬）去足二十枚。

用法 上三味，末之，炼蜜和为四丸，以酒一升，煎一丸，取八合，顿服之，新血下如豚肝。

功用 泻热逐瘀。

主治 瘀血化热，瘀热内结证。产后少腹刺痛拒按，按之有硬块，或见恶露不下，口燥舌干，大便燥结，甚则可见肌肤甲错，舌质紫红而有瘀斑瘀点，苔黄燥，脉沉涩有力。亦治血瘀而致经水不利之证。

方义 大黄下瘀泻热；桃仁活血润燥；䗪虫逐瘀破结。

（贾 波）

dǐdāngwán

抵当丸（didang pills） 理血剂，东汉·张仲景《伤寒论·辨太阳病脉证并治中》方。

组成 水蛭二十个（熬），虻虫二十个（去翅足，熬），桃仁二十五个（去皮尖），大黄三两。

用法 上四味，捣分四丸，以水一升，煮一丸，取七合服之，晬时当下血，若不下者更服。

功用 破血下瘀。

主治 下焦蓄血之少腹满，小便自利，脉沉结。

方义 水蛭、虻虫破血逐瘀消癥；大黄泻下瘀热；桃仁破血祛瘀。

（韩向东）

dǐdāngtāng

抵当汤（didang decoction） 理血剂，东汉·张仲景《伤寒论·辨太阳病脉证并治中》方。

组成 水蛭（熬）、虻虫（去翅足，熬）各三十个，桃仁（去皮尖）二十个，大黄（酒洗）三两。

用法 上四味，以水五升，煮取三升，去滓，温服一升。不下，更服。

功用 破瘀下血。

主治 下焦蓄血证，少腹硬满，小便自利，喜忘，如狂或发狂，大便色黑易解；或妇女经闭，少腹硬满拒按者。

方义 水蛭、虻虫破血逐瘀消癥；大黄泻下瘀热；桃仁破血祛瘀。

（韩向东）

dàidǐdāngwán

代抵当丸（daididang pills） 理血剂。

明·王肯堂《证治准绳·类方》方。组成：大黄（川产如锦纹者，去皮及黑心）四两，芒硝（如欲稳，以玄明粉代）一两，桃仁（麸炒黄，去皮尖，另研如泥）六十枚，当归尾、生地黄、穿山甲（蛤粉炒）各一两，桂三钱或五钱。用法：上为极细末，炼蜜丸，如梧桐子大。蓄血在上焦，丸如芥子大，临卧去枕仰卧，以津咽之，令停留喉下，搜逐膈上；中焦食远，下焦空心，俱梧桐子大，以百劳水煎汤下之。功用：泻热逐瘀。主治：热结血瘀证。方义：大黄泻热逐瘀，配伍桃仁活血化瘀，攻下瘀热；芒硝软坚散结，助泻热逐瘀之力；当归、穿山甲活血通络，增活血逐瘀之力；桂枝温经活血，生地清热养血，以助化瘀且防伤阴。

理血剂，清·程国彭《医学心悟·卷三》方。组成：生地、当归、赤芍各一两，川芎、五灵脂各七钱五分，大黄（酒蒸）一两五钱。用法：砂糖为丸，每服三钱，开水下。功用：活血清热通淋止痛。主治：血淋，疼痛难忍。

（杨 勇）

bǔyáng háiwǔtāng

补阳还五汤 (buyang huanwu decoction)
理血剂，清·王清任《医林改错·卷下》方。

组成 黄芪（生）四两，归尾二钱，赤芍一钱半，地龙（去土）一钱，川芎一钱，红花一钱，桃仁一钱。

用法 水煎服。

功用 补气活血通络。

主治 气虚血瘀之中风，症见半身不遂，口眼歪斜，语言謇涩，口角流涎，小便频数或遗尿不禁，舌黯淡，苔白，脉缓。

方义 重用生黄芪大补脾胃之元气，使气旺血行，瘀去络通；当归尾长于活血，兼能养血，有化瘀而不伤血之妙；赤芍、川芎、桃仁、红花助当归尾活血祛瘀，更佐性善走窜、长于通络之地龙，与生黄芪配伍，增强其补气通络之力。

（贺又舜）

wánbāoyǐn

完胞饮 (wanbao drink)
理血剂，清·傅山《傅青主女科·卷下》方。

组成 人参一两，白术（土炒）十两，茯苓（去皮）三钱，生黄芪五钱，当归（酒炒）一两，川芎五钱，桃仁（泡，炒，研）十粒，红花一钱，益母草三钱，白及末一钱。

用法 用猪胞或羊胞一个，先煎汤，后煎药，空腹时服。

功用 益气养血，化瘀补胞。

主治 产后伤胞的小便异常，小便频数，小便失禁，或从阴道漏出，或尿中挟血，有难产、手术助产史者，舌质正常，苔薄，脉缓。

方义 白术、人参、黄芪大补元气，健脾养胃；当归补血活血，与黄芪配伍补气生血，川芎

活血行气止痛，益母草活血祛瘀，利水；茯苓渗湿健脾，与益母草配伍渗利瘀浊，桃仁、红花活血祛瘀止痛，白及生肌止血；猪胞或羊胞温固膀胱，引药达病所。

（吴建红）

shēnghuàtāng

生化汤 (shenghua decoction)
理血剂，清·傅山《傅青主女科·卷上》方。

组成 全当归（八钱），川芎（三钱），甘草（炙）五分，干姜（炮黑）五分，桃仁（去皮尖，研）十四枚。

用法 黄酒、童便各半煎服。

功用 养血活血，温经止痛。

主治 血虚寒凝，瘀血阻滞证。产后恶露不行，小腹冷痛。

方义 重用当归补血活血，化瘀生新；川芎行血中之气，桃仁活血祛瘀；炮姜入血散寒，温经止血，黄酒温通血脉以助药力；炙甘草和中缓急，调和诸药；童便益阴化瘀，引败血下行。

（许二平）

shīxiàosǎn

失笑散 (shixiao powder)
理血剂，宋·太平惠民和剂局《太平惠民和剂局方·卷九》方。

组成 蒲黄（炒香），五灵脂（酒研，淘去砂土）各等分。

用法 上为末，先用酽醋调二钱，熬成膏，入水一盏，煎七分，食前热服。

功用 活血祛瘀，散结止痛。

主治 瘀血疼痛证。心腹刺痛，或产后恶露不行，或月经不调，少腹急痛。

方义 五灵脂通利血脉，散瘀止痛；蒲黄行血消瘀，炒用兼可止血，二药配伍，能祛瘀止痛，推陈出新。

（杨勇）

yánhúsuǒtāng

延胡索汤 (yanhusuo decoction)
理血剂，宋·严用和《济生方·卷六》方。

组成 当归（去芦，酒浸，锉炒）、延胡索（炒去皮）、蒲黄（炒）、赤芍药、官桂（不见火）各半两，片子姜黄（洗）、乳香、没药、木香（不见火）各三两，甘草（炙）二钱半。

用法 上咬咀，每服四钱，水一盏半，生姜七片，煎至七分，去滓，食前温服。

功用 行气活血止痛。

主治 气滞血瘀证。心腹刺痛，或连腰胁，或引背膂，甚至搐搦，月经不调。

方义 延胡索行气活血止痛；当归、赤芍补血活血，调经止痛；乳香、没药活血祛瘀，行气止痛；蒲黄行血散瘀，炒用兼能止血；官桂温经通脉，散寒止痛；木香、姜黄行气止痛；甘草调和诸药。

（闫润红）

yánhúsuǒsǎn

延胡索散 (yanhusuo powder)
理血剂。

宋·王怀隐《太平圣惠方·卷七十一》方。组成：延胡索三分，当归（剉微炒）三分，川芎三分，木香半两，桃仁（汤浸，去皮尖双仁，麸炒微黄）一两，赤芍药半两，桂心一（三）分，熟干地黄一两，枳实（麸炒微黄）半两。用法：上药捣粗罗为散，每服三钱，以水一中盏，入生姜半分，煎至六分，去滓，不计时候稍热服。功用：活血行气止痛。主治：妇人血气攻心，心腹疼痛。方义：延胡索行气活血，善于止痛；当归、赤芍、川芎、熟地、桃仁补血活血，消肿止痛；木香、枳实行气止痛，使气行则血行，行气又有利于活血；桂心温经通

脉、散寒止痛。

明·王肯堂《证治准绳·女科》方。组成：延胡索、当归各一两，真琥珀、蒲黄（炒）各二钱半，赤芍药半两，桂心半两，红蓝花二钱。用法：上为细末，以童便合酒，温调三钱，食前服。功用：活血行气，散瘀止痛。主治：产后儿枕腹痛，产妇脏腑风冷，使血凝滞在小腹，不能流通，结聚疼痛。

（闫润红）

fùbǎo kēlì

妇宝颗粒（fubao granules）理血剂，国家药典委员会《中华人民共和国药典·一部》（2020年版）方。

组成　地黄133g，忍冬藤133g，盐续断100g，杜仲叶（盐炙）183g，麦冬100g，炒川楝子100g，酒白芍133g，醋延胡索100g，甘草33g，侧柏叶（炒）133g，莲房炭133g，大血藤133g。

规格　每袋装10g、5g（无蔗糖）。

用法　用开水冲服。一次2袋，一日2次。

功用　益肾和血，理气止痛。

主治　肾虚夹瘀所致腰酸腿软、小腹胀痛、白带、经漏；慢性盆腔炎，附件炎见上述症状者。

方义　盐续断、杜仲补益肝肾；酒白芍、地黄养血敛阴；炒川楝子理气止痛；醋延胡索活血止痛；侧柏叶凉血止血；莲房炭止血涩带；大血藤调经补血；忍冬藤通经脉，调气血；麦冬养阴，且清虚火；甘草与酒白芍相配，缓急止痛，且能调和诸药。

（闫润红）

fùkē tōngjīngwán

妇科通经丸（fuke tongjing pills）理血剂，国家药典委员会《中华人民共和国药典·一部》（2020年版）方。

组成　巴豆（制）80g，干漆（炭）160g，醋香附200g，红花225g，大黄（醋制）160g，沉香163g，木香225g，醋莪术163g，醋三棱163g，郁金163g，黄芩163g，艾叶（炭）75g，醋鳖甲163g，硇砂（醋制）100g，醋山甲163g。

规格　每10丸重1g。

用法　口服，每早空腹，小米汤或黄酒送服。一次3g，一日1次。

功用　破瘀通经，软坚散结。

主治　气血瘀滞所致的闭经、痛经、癥瘕，症见经水日久不行、小腹疼痛、拒按、腹有癥块、胸闷、喜叹息。

方义　醋三棱、醋莪术、干漆炭破血行气，通经散结；硇砂、鳖甲软坚散结，破瘀消积；郁金活血行气；醋山甲活血消癥；红花活血通经；醋香附、木香疏肝理气；沉香行气止痛；艾叶温经散寒；大黄通瘀攻下，巴豆峻下积滞，二药合用，开通闭塞，破癥瘕积聚及一切坚积之邪；黄芩与大黄合用，可清瘀滞日久所化之热。

（闫润红）

kūnshùndān

坤顺丹（kunshun pills）理血剂，清·梁文科《集验良方·下卷》方。

组成　益母草三两（花子并用，忌铁器），全紫苏二钱五分，白芍（酒洗）五钱，川芎（姜炙）五钱，熟地（姜炙）五钱，生地（姜炙，晒干在茯苓内和用）五钱，香附五钱（童便、盐浸炒），条芩（酒洗）五钱，橘红（盐水炒）五钱，乌药五钱，白茯苓五钱，白术（土炒）五钱，牛膝（酒洗）二钱五分，阿胶（蛤粉炒）二钱，琥珀二钱五分，柏子仁（拌琥珀煮好，去柏子仁不用），炒甘草二钱五分，砂仁（炒）二钱五分，木香二钱五分，人参二钱五分，沉香五分，全当归（酒洗）五钱。

用法　上药如法修制，共为细末，炼白蜜为丸，重一钱，飞金为衣，加蜡皮封贮。服药后忌煎炒油腻，面食生冷，气恼劳碌。

功用　补肾益脾，行气活血，养血调经。

主治　妇人经脉不调，月事参差，有余不足，胎前产后，诸虚百损。

方义　方中益母草活血祛瘀，利水消肿；当归、川芎、白芍、熟地、生地补益肝肾，补血调血；人参、白术、茯苓、甘草补益脾气；陈皮行气燥湿，砂仁、木香行气；阿胶补血，香附行气活血，乌药温暖肝肾，行气止痛，牛膝补肝肾强筋骨，黄芩清热，防诸药温补助热；柏子仁、琥珀安神，沉香降气温中，暖肾纳气，甘草并能调和诸药。

（韩向东）

ānyáng jīngzhìgāo

安阳精制膏（anyang jingzhi ointments）理血剂，国家药典委员会《中华人民共和国药典·一部》（2020年版）方。

组成　生川乌24g，生草乌24g，乌药24g，白蔹24g，白芷24g，白及24g，木鳖子24g，木通24g，木瓜24g，三棱24g，莪术24g，当归24g，赤芍24g，肉桂24g，大黄48g，连翘48g，血竭10g，阿魏10g，乳香6g，没药6g，儿茶6g，薄荷脑8g，水杨酸甲酯8g，冰片8g。

规格　8cm×9cm。

用法　贴患处。

功用　消积化癥，逐瘀止痛，

舒经活血，追风散寒。

主治 癥瘕积聚，风寒湿痹，胃寒疼痛，手足麻木。

方义 三棱、莪术、乳香、没药活血散瘀，消瘀化积；阿魏气味浓烈，走而不守，以破癥瘕积聚；血竭散瘀定痛；当归、赤芍补血活血；木鳖子消肿散结，祛风止痛；生川乌、生草乌祛风除湿，散寒止痛；肉桂温通血脉；乌药行气散寒；白芷发散风寒；白蔹、儿茶消肿散结、生肌止痛；白及消肿生肌；木瓜舒筋活络；木通通血脉，利关节；大黄攻积泻热，祛瘀凉血；连翘清热散结；冰片清热止痛，消肿散结；大黄、连翘、冰片三味寒凉药与诸辛温药相配，有相反相成之妙；薄荷脑与水杨酸甲酯有赋香作用，薄荷脑且能祛风，水杨酸甲酯且能定痛。

（闫润红）

jiāwèi shēnghuà kēlì

加味生化颗粒（jiawei shenghua granules） 理血剂，国家药典委员会《中华人民共和国药典·一部》（2020 年版）方。

组成 当归 266g，桃仁 266g，益母草 266g，赤芍 200g，艾叶 200g，川芎 200g，炙甘草 200g，炮姜 200g，荆芥 200g，阿胶 34g。

规格 每袋装 15g。

用法 开水冲服，一次 1 袋，一日 3 次。

功用 活血化瘀，温经止痛。

主治 瘀血不尽，冲任不固所致产后恶露不绝，症见恶露不止、色紫暗或有血块、小腹冷痛。

方义 当归养血活血；桃仁活血祛瘀，赤芍、川芎祛瘀止痛；艾叶、炮姜、阿胶温经散寒，养血止血；益母草活血化瘀；荆芥疏风止血，甘草和中调药。

（杨 勇）

lèmài kēlì

乐脉颗粒（lemai granules） 理血剂，国家药典委员会《中华人民共和国药典·一部》（2020 年版）方。

组成 丹参 499g，川芎 249.5g，赤芍 249.5g，红花 249.5g，香附 124.75g，木香 124.75g，山楂 62.4g。

规格 每袋装 3g。

用法 开水冲服，一次 1~2 袋，一日 3 次。

功用 行气活血，化瘀通脉。

主治 气滞血瘀所致的头痛、眩晕、胸痛、心悸；冠心病心绞痛、多发性脑梗死见上述证候者。

方义 丹参养血活血，川芎、赤芍、红花、山楂活血化瘀，通脉止痛，香附、木香理气以助活血通脉止痛。

（杨 勇）

dōngkuízǐsǎn

冬葵子散（dongkuizi powder） 理血剂，宋·王怀隐《太平圣惠方·卷九十二》方。

组成 冬葵子（锉）、蒲黄各半两。

用法 以水一大盏，入生地黄半两，煎至六分，去滓，不计时候，量儿大小，分减服之。

功用 凉血止血，利尿通淋。

主治 小儿血淋不止，水道涩痛。

方义 冬葵子利小便，疗热淋；蒲黄利小便，止血祛瘀。

（杨 勇）

dāngguī yǎngxuèwán

当归养血丸（danggui yangxue pills） 理血剂，宋·太平惠民和剂局《太平惠民和剂局方·卷九》方。

组成 当归、牡丹皮、赤芍药、延胡索（炒）各二两，肉桂一两。

用法 上为细末，炼蜜为丸，如梧桐子大。每服三十丸，食前温酒、米饮送下；痛甚，细嚼咽下。

功用 养血温经，活血止痛。

主治 产后恶血不散，发歇疼痛，及恶露不快，脐腹坚胀，兼室女经候不匀，赤白带下，心腹腰脚疼痛。

方义 当归养血，活血，止痛；牡丹皮、赤芍活血祛瘀；延胡索活血止痛；肉桂暖宫散寒。

（龙一梅）

qīlísǎn

七厘散（qili powder） 理血剂，清·谢元庆《良方集腋·损伤门》方。

组成 血竭一两，麝香、冰片各一分二厘，乳香、没药、红花各一钱五分，朱砂一钱二分，儿茶二钱四分。

用法 共为细末，先以药七厘，冲烧之，量伤之大小，复用烧酒调敷。

功用 活血化瘀，止痛止血，外敷止血生肌。

主治 跌打损伤、骨断筋折，血流不止，或金刃重伤，食嗓割断；并治一切无名肿痛，汤炮火灼，亦如前法。

方义 血竭活血疗伤，止血生肌；红花通经活血、祛瘀止痛，乳香、没药活血消肿、生肌止痛，儿茶活血疗伤、止血生肌；麝香、冰片通行经络，助活血之药散瘀定痛，朱砂镇心定惊，并能清热解毒。

（连建伟）

bālísǎn

八厘散（bali powder） 理血剂，清·吴谦《医宗金鉴·卷八十八》方。

组成 苏木面一钱，半两钱一钱，自然铜（醋淬七次）三钱，乳香三钱，没药三钱，血竭三钱，麝香一分，红花一钱，丁香五分，番木鳖（油炸去毛）一钱。

用法 共为细末，黄酒温服，童便调亦可。

功用 接骨散瘀。

主治 跌打损伤，眼胞伤损而瞳神不碎者，被坠堕打伤震动盖顶骨缝，以致脑筋转拧疼痛，昏迷不省人事，少时或明者。

方义 苏木、自然铜、半两钱活血通经，散瘀止痛，接骨疗伤；红花活血祛瘀，通调经脉；乳香、没药活血止痛，消肿生肌；血竭、麝香活血散瘀止痛；丁香辛温行气以助活血散瘀；番木鳖消肿散结，通络止痛。

（周永学）

jiǔfēnsǎn

九分散（jiufen powder） 理血剂，清·费山寿《急救应验良方》方。

组成 马钱子（去皮毛）四两，麻黄（去节）四两，乳香（去油）四两，没药（去油）四两。

用法 上各为细末，再合研极细，收瓷瓶内，勿令泄气。遇有受伤人，即与准九分服下，以无灰老酒调。药力甚大，服时万不可过九分。外伤处破者，干上；若未破，只见青肿，用烧酒调涂。服药后，如觉胸中发闹，周身发麻，此是药力行动，勿恐。若受伤甚重，服后不见动静，过一个半时辰，再用无灰老酒调服九分。如此敷服，无论何样重伤，皆能起死回生，真破伤第一方也。饭后服，一次2.5g，一日1次；外用，创伤青肿未破者以酒调敷患处。

功用 活血散瘀，消肿止痛。

主治 跌打损伤，坠车落马，伤筋动骨，青肿疼痛，瘀血肿痛。

方义 方中以马钱子通络止痛，生麻黄温通血脉而止痛，乳香、没药行气活血止痛。

（连建伟）

sānqīpiàn

三七片（sanqi tablets） 理血剂，国家药典委员会《中华人民共和国药典·一部》（2020年版）方。

药物 三七500g。

规格 每片含三七0.25g（小片）、0.5g（大片）。

用法 口服。小片：一次4~12片，大片：一次2~6片，一日3次。孕妇忌服。

功用 散瘀止血，消肿止痛。

主治 用于咯血，吐血，衄血，便血，崩漏，外伤出血，胸腹刺痛，跌扑肿痛。

方义 方中三七味甘微苦性温，入肝经血分，功善止血，又能化瘀生新，有止血而不留瘀的特点，且具活血定痛之功，对人体内外各种出血夹瘀滞者尤为适宜，故《医学衷中参西录》谓其："善化瘀血，又善止血妄行，为吐衄要药。"

（阮时宝）

sānqī shāngyàopiàn

三七伤药片（sanqi shangyao tablets） 理血剂，国家药典委员会《中华人民共和国药典·一部》（2020年版）方。

组成 三七52.5g，制草乌52.5g，雪上一枝蒿23g，冰片1.05g，骨碎补492.2g，红花157.5g，接骨木787.5g，赤芍87.5g。

规格 薄膜衣片，每片重0.3g、0.35g；糖衣片，片心重0.3g。

用法 口服。一次3片，一日3次；或遵医嘱。孕妇忌用；有心血管疾病患者慎用。

功用 舒筋活血，散瘀止痛。

主治 跌打损伤，瘀血阻滞证。症见跌打损伤，伤筋动骨，瘀血肿痛，固定不移，舌淡红，苔薄白，脉沉迟。亦可用于寒湿瘀阻之痹痛。

方义 三七活血祛瘀，消肿止痛，为伤科瘀血疼痛之要药；红花、赤芍活血散瘀止痛；草乌、雪上一枝蒿祛风除湿，通痹止痛；骨碎补、接骨木续筋接骨，舒筋活络；冰片芳香通络，散瘀止痛。

（阮时宝）

shǎolín fēngshī diēdǎgāo

少林风湿跌打膏（shaolin fengshi dieda ointments） 理血剂，国家药典委员会《中华人民共和国药典·一部》（2020年版）方。

组成 生川乌16g，生草乌16g，乌药16g，白及16g，白芷16g，白蔹16g，土鳖虫16g，木瓜16g，三棱16g，莪术16g，当归16g，赤芍16g，肉桂16g，大黄32g，连翘32g，血竭10g，乳香（炒）6g，没药（炒）6g，三七6g，儿茶6g，薄荷脑8g，水杨酸甲酯8g，冰片8g。

规格 5cm×7cm、8cm×9.5cm。

用法 贴患处。

功用 散瘀活血，舒筋止痛，祛风散寒。

主治 跌打损伤，风湿痹病，伤处瘀肿疼痛、腰肢酸麻。

方义 川乌、草乌散寒止痛；乌药、木瓜疏肝柔筋，祛风除湿；白及、白芷、白蔹祛风除湿；连翘、薄荷清热解毒，制诸药温燥之性；当归、赤芍养血活血；肉桂温经散寒；大黄、冰片凉血散瘀；土鳖虫、三棱、莪术、血竭、乳香、没药、三七、儿茶活血通络，散瘀止痛。

（范 颖）

kèshāngtòng chájì

克伤痛搽剂（keshangtong liniment） 理血剂，国家药典委员会《中华人民共和国药典·一部》（2020年版）方。

组成 当归30g，川芎30g，

红花 30g，丁香 5g，生姜 10g，樟脑 2g，松节油 4ml。

规格 每瓶装 30ml、40ml、100ml。

用法 外用适量，涂擦患处并按摩至局部发热，一日 2~3 次。

功用 活血化瘀，消肿止痛。

主治 急性软组织扭挫伤，症见皮肤青紫瘀斑、血肿疼痛。

方义 红花活血祛瘀，通经止痛；川芎活血祛瘀，行气止痛，当归养血活血，散寒止痛，松节油祛风燥湿，舒筋通络，消肿止痛；丁香、樟脑、生姜温行血脉，散瘀消肿。

（吴建红）

shuāngdān kǒufúyè

双丹口服液（shuangdan oral liquid） 理血剂，国家药典委员会《中华人民共和国药典·一部》（2020 年版）方。

组成 丹参 600g，牡丹皮 300g。

规格 每支装 10ml。

用法 一次 20ml，一日 2 次，口服。

功用 活血化瘀，通脉止痛。

主治 瘀血痹阻之胸痹，胸闷、心痛。

方义 丹参活血祛瘀，养血通脉；牡丹皮凉血活血，通痹止痛。

（王 迪）

shāngtòngníngpiàn

伤痛宁片（shangtongning tablets） 理血剂，国家药典委员会《中华人民共和国药典·一部》（2020 年版）方。

组成 制乳香 6.5g，制没药 6.5g，甘松 6.5g，醋延胡索 13g，细辛 13g，醋香附 65g，山柰 65g，白芷 104g。

规格 素片、薄膜衣片，每片重 0.36g。

用法 口服，一次 5 片，一日 2 次。

功用 散瘀止痛。

主治 跌打损伤，闪腰挫气，症见皮肤青紫、瘀斑、肿胀、疼痛、活动受限。

方义 乳香、没药、延胡索活血止痛；甘松、香附、山柰行气止痛；细辛、白芷消肿止痛。

（韩 涛）

hóngyào tiēgāo

红药贴膏（hongyao plaster） 理血剂，国家药典委员会《中华人民共和国药典·一部》（2020 年版）方。

组成 三七 750g，白芷 175g，土鳖虫 175g，川芎 175g，当归 175g，红花 175g，冰片 35g，樟脑 35g，水杨酸甲酯 51g，薄荷脑 80g，颠茄流浸膏 80g，硫酸软骨素钠 10g，盐酸苯海拉明 12g。

用法 外用，洗净患处，贴敷，1~2 日更换一次。

功用 祛瘀生新，活血止痛。

主治 跌打损伤，筋骨瘀痛。

方义 三七、当归、红花、川芎活血化瘀，消肿止痛；土鳖虫破血逐瘀，接骨续筋；白芷、冰片、樟脑消肿止痛；水杨酸甲酯消炎，止痛；薄荷脑，消肿芳香药、调味药，可使皮肤或黏膜产生清凉感以减轻不适及疼痛；颠茄流浸膏含有少量莨菪碱、阿托品等生物碱，能解除平滑肌痉挛，可缓解疼痛；硫酸软骨素能促进骨质代谢，促进骨的愈合与修复，在改善骨黏膜代谢，修复黏膜损伤方面有强效作用；盐酸苯海拉明对抗过敏，缓解血管神经性水肿、皮肤瘙痒等。

（龙一梅）

shíyīwèi néngxiāowán

十一味能消丸（shiyiwei neng xiao pills） 理血剂，国家药典委员会《中华人民共和国药典·一部》（2020 年版）方。

组成 藏木香 30g，小叶莲 50g，干姜 40g，沙棘膏 38g，诃子肉 75g，蛇肉（制）25g，大黄 90g，方海 25g，北寒水石（制）100g，硇砂 17g，碱花（制）125g。

规格 每丸重 1g。

用法 研碎后开水送服。一次 1~2 丸，一日 2 次。

功用 化瘀行血，通经催产。

主治 用于经闭，月经不调，难产，胎盘不下。产后瘀血腹痛。症见月经或恶露色暗，有血块，腹痛拒按，痛有定处，舌黯，脉沉涩等。

方义 小叶莲、藏木香、方海、碱花行气活血调经；干姜、硇砂、沙棘畅行血脉，温中散寒，通经下胎；蛇肉通络祛风，破血通经；大黄化瘀下行，荡涤败血；寒水石质重利窍，且能清热；诃子敛肺酸涩，乃佐制之用。

（阮时宝）

wǔhǔsǎn

五虎散（wuhu powder） 理血剂，国家药典委员会《中华人民共和国药典·一部》（2020 年版）方。

组成 当归 350g，红花 350g，防风 350g，制天南星 350g，白芷 240g。

用法 温黄酒或温开水送服，一次 6g，一日 2 次；外用，白酒调敷患处。

功用 活血散瘀，消肿止痛。

主治 跌打损伤，瘀血肿痛。

方义 当归、红花活血化瘀；防风、天南星、白芷散结，消肿止痛。

（左铮云）

niúxītāng

牛膝汤（niuxi decoction） 理血剂，宋·陈自明《妇人大全良方·卷十三》方。

组成 牛膝（去苗，锉）半两，水银二两，朱砂（研）二两半。

用法 上以水五大盏，煮牛膝，可得一半，去滓，即以蜜和朱砂及水银，研如膏。每服以牛膝汁一小盏调下半匙，顿服。

功用 活血，逐瘀，堕胎。

主治 胎动不安，尚在腹，母欲死。

方义 牛膝活血化瘀，引血下行，水银催生下死胎，朱砂通血脉，三药合用，活血逐瘀，逐下死胎。水银、朱砂有毒，临床当慎用。

（杨 勇）

dàhuáng zhèchóngwán

大黄䗪虫丸 （dahuang zhechong pills） 理血剂，东汉·张仲景《金匮要略·血痹虚劳病脉证并治》方。

组成 大黄（蒸）十分，黄芩二两，甘草三两，桃仁一升，杏仁一升，芍药四两，干地黄十两，干漆一两，虻虫一升，水蛭百枚，蛴螬一升，䗪虫半升。

用法 上十二味，末之，炼蜜和丸小豆大，酒饮服五丸，日三服。

功用 活血消癥，祛瘀生新。

主治 五劳虚极，干血内停证。形体羸瘦，少腹挛急，腹痛拒按，或按之不减，腹满食少，肌肤甲错，两目无神，目眶暗黑，舌有瘀斑，脉沉涩或弦。

方义 大黄、䗪虫、桃仁、干漆、蛴螬、水蛭、虻虫活血通络，攻逐瘀血；生地、白芍滋养阴血；黄芩清泻郁热；杏仁开宣肺气，润肠通便，助气机调畅；甘草、白蜜益气缓中，调和诸药；以酒送服，乃取其温通活血之性，以行药势。

（贾 波）

huàzhēng huíshēngdān

化癥回生丹 （huazheng huisheng pills） 理血剂，清·吴鞠通《温病条辨·卷一》方。

组成 人参六两，安南桂、两头尖、麝香、片姜黄、川椒炭、虻虫、京三棱、藏红花、苏子霜、五灵脂、降真香、干漆、没药、香附米、吴茱萸、延胡索、水蛭、阿魏、川芎、乳香、高良姜、艾炭各二两，公丁香、苏木、桃仁、杏仁、小茴香炭各三两，当归尾、熟地黄、白芍药各四两，蒲黄炭一两，鳖甲胶一斤，益母膏、大黄各八两。

用法 先将大黄以高米醋一斤半熬浓，晒干为末，再加醋熬，如是三次，晒干，与余药共为细末，以鳖甲、益母、大黄三胶和匀，再加炼蜜为丸，每丸重一钱五分，蜡皮封护；用时温开水和，空心服；瘀甚之证，黄酒下。

功用 活血化瘀，化癥消积。

主治 燥气深入下焦血分而成的癥积，痛或不痛；血痹；疟母，左胁痛，寒热；妇女干血劳，属于实证；闭经、痛经、经来紫黑有块；产后瘀血腹痛；外伤跌扑之瘀滞作痛。

方义 姜黄、藏红花、五灵脂、乳香、没药、延胡索、阿魏、川芎、艾叶、苏木、桃仁、蒲黄、当归、熟地、白芍、益母膏活血化瘀，养血和血；虻虫、三棱、水蛭、鳖甲、大黄、两头尖、干漆化癥消积；麝香、安南桂、川椒、降香、吴茱萸、高良姜、公丁香、小茴、人参、香附米、杏仁、苏子温阳益气，润燥降气。

（王 迪）

sìwūzéigǔ yìlǘrúwán

四乌鲗骨一藘茹丸 （siwuzeigu yilvru pills） 理血剂，《素问·腹中论》方。

组成 乌贼骨四份，藘茹（即茜草）一份。

用法 研末，和以雀卵为丸，小豆大，每服五丸，饭前鲍鱼汁送服。

功用 养血填精，调经止血。

主治 血虚精亏气伤而致血枯经闭，视物眩晕，便溺唾血之证。

方义 乌鲗骨又名乌贼骨、海螵蛸，收敛止血；藘茹即茜草根，凉血止血，活血通经；二药配伍，一温一寒，一收一散，相反相成，均可入血分，止血不留瘀，调达冲任，和畅血脉；雀卵为麻雀蛋，温肾益精；鲍鱼汁滋阴补肾，养血调经。全方以药物配合血肉有情之品，对于血枯经闭有补精养血，活血止血作用。

（杨 勇）

chǎnfùkāng kēlì

产复康颗粒 （chanfukang granules） 补益剂，国家药典委员会《中华人民共和国药典·一部》（2020 年版）方。

组成 益母草 333.33g，当归 150g，人参 50g，黄芪 150g，何首乌 166.67g，桃仁 100g，蒲黄 100g，熟地黄 166.67g，醋香附 133.33g，昆布 83.33g，白术 83.33g，黑木耳 83.33g。

规格 每袋装 20g、10g、5g（无蔗糖）。

用法 开水冲服，一次 20g 或 5g（无蔗糖），一日 3 次；5～7 日为一疗程；产褥期可长期服用。

功用 补气养血，祛瘀生新。

主治 气虚血瘀所致的产后恶露不绝，症见产后出血过多，淋漓不断，神疲乏力，腰腿酸软。

方义 人参、黄芪、白术益气健脾；益母草、当归、何首乌、熟地黄养血活血，祛瘀生新；桃仁、蒲黄、香附活血祛瘀，昆布散结利水，以助行瘀；黑木耳滋润强壮，益气补血，活血祛瘀。

（韩 涛）

女真丹 nǚzhēndān

女真丹（nvzhen pills） 理血剂，明，韩懋《韩氏医通·卷下》方。

组成 藁本、当归、赤石脂（白者皆可）、白芍药、人参、白薇、川芎（不见火）、牡丹皮、桂心、白芷、白术、白茯苓、元胡索、没药、甘草以上各一两，香附子（去皮毛，以米醋浸三日，略炒，为细末）足十五两。

用法 上十六味，和合，重罗数过，炼蜜丸如弹子大。磁银器封收。每服七丸，虔心鸡未鸣时服一丸，先以薄荷汤或茶灌漱咽喉，后细嚼，以温酒或白汤送下，咸物、干果压之。服至四十九丸为一剂，以癸水调下，受孕为度。妊中三日一丸，产后二日一丸，百日止。

功用 行气散寒，活血益气。

主治 寒凝血瘀，气血不足。婚久不孕，月经迟发或月经推后，或闭经，经色淡暗，性欲淡漠，小腹冷，带下量多，质清稀；神疲气短，心悸怔忡，头晕耳鸣，腰膝酸软，夜尿频；舌质淡暗或紫暗，苔白，脉沉细或细涩。

方义 香附子行气散寒调经；牡丹皮、川芎、元胡索、没药活血化瘀；人参、白术、白茯苓、甘草、当归、白芍补气养血，桂心温暖下元，鼓舞气血生化；藁本、白芷散寒化浊；白薇清虚热，且防温燥之品耗伤阴血，赤石脂性涩而止带。

（贾 波）

牡丹散 mǔdānsǎn

牡丹散（mudan powder） 理血剂，罗和古《女科医案·附录》方。

组成 大黄三两，桃仁三两，芒硝两半，丹皮两半，冬瓜子三两。

用法 为散，水煎四钱，去渣温服。

功用 活血化瘀，凉血散结。

主治 产后瘀热互结，堵塞心窍，口噤闷绝，血晕不止，脉数大。

方义 大黄荡热涤瘀以下行，桃仁破瘀开结以润燥；芒硝涤热攻积，润燥软坚，有助瘀结下行；丹皮凉血散瘀，冬瓜子润燥散结，引瘀热下行。

（贺又舜）

三棱煎 sānléngjiān

三棱煎（sanleng decoction） 理血剂，宋·陈自明《妇人大全良方·卷七》方。

组成 三棱、莪术各二两，青橘皮（去白）、半夏、麦芽（炒）各一两。

用法 上用好醋六升煮干，焙为末，醋糊丸，如梧桐子大。每服三四十丸，醋汤送下；痰积多，姜汤下。

功用 活血行气，化痰消食。

主治 妇人血瘕、血瘕，食积痰滞。

方义 三棱、莪术破血行气，消积导滞；青皮行气消胀，半夏化痰散结，麦芽消食和胃，并健运脾气。

（贾 波）

心宁片 xīnníngpiàn

心宁片（xinning tablets） 理血剂，国家药典委员会《中华人民共和国药典·一部》（2020年版）方。

组成 丹参300g，槐花150g，川芎150g，三七54g，红花150g，降香150g，赤芍150g。

用法 口服，大片一次2～3片，小片一次6～8片，一日3次。

功用 理气止痛，活血化瘀。

主治 气滞血瘀所致胸痹，症见胸闷、胸痛、心悸、气短。

方义 丹参、槐花、赤芍凉血和血；三七、红花活血止痛；降香、川芎行气活血止痛。

（范 颖）

心通口服液 xīntōng kǒufúyè

心通口服液（xintong oral liquid） 理血剂，国家药典委员会《中华人民共和国药典·一部》（2020年版）方。

组成 黄芪173g，党参93g，麦冬67g，何首乌53g，淫羊藿53g，葛根147g，当归53g，丹参100g，皂角刺53g，海藻93g，昆布93g，牡蛎93g，枳实27g。

规格 每支装10ml。

用法 口服，一次10～20ml，一日2～3次。

功用 益气活血，化痰通络。

主治 气阴两虚，痰瘀痹阻所致的胸痹，症见心痛、心悸、胸闷气短、心烦乏力，脉沉细、弦滑或结代。

方义 黄芪、党参补气益气；当归、丹参、皂角刺养血活血；麦冬滋阴生津；何首乌、淫羊藿补益精血；海藻、昆布、牡蛎化痰散结；枳实行气以活血；葛根升阳通络。

（范 颖）

地奥心血康胶囊 dìào xīnxuèkāng jiāonáng

地奥心血康胶囊（di'ao xinxuekang capsules） 理血剂，国家药典委员会《中华人民共和国药典·一部》（2020年版）方。

组成 地奥心血康100g。

规格 每粒胶囊含地奥心血康100mg。

用法 口服，一次1～2粒，一日3次。

功用 活血化瘀，行气止痛，扩张冠脉血管，改善心肌缺血。

主治 冠心病，心绞痛及瘀血内阻之胸痹、眩晕、气短、心悸、胸闷或痛。

方义 本方组成成分的原植物黄山药具有解毒消肿止痛作用；穿龙薯蓣具有舒筋活血消肿止痛的作用。

(闫润红)

dēngzhǎnxìxīn zhùshèyè

灯盏细辛注射液 (dengzhan xixin injection) 理血剂，国家药典委员会《中华人民共和国药典·一部》(2020 年版) 方。

组成 灯盏细辛 800g。

规格 每支装 2ml、10ml。

用法 肌内注射，一次 4ml，一日 2～3 次。穴位注射，每穴 0.5～1.0ml，多穴总量 6～10ml。静脉注射，一次 20～40ml，一日 1～2 次，用 0.9%氯化钠注射液 250～500ml 稀释后缓慢滴注。

功用 活血祛瘀，通络止痛。

主治 用于瘀血阻滞，中风偏瘫，肢体麻木，口眼歪斜，言语謇涩及胸痹心痛；缺血性中风、冠心病、心绞痛。

方义 灯盏细辛可活血祛瘀，通络止痛。

(龙一梅)

xuèshuān xīnmàiníng jiāonáng

血栓心脉宁胶囊 (xueshuan xinmaining capsules) 理血剂，国家药典委员会《中华人民共和国药典·一部》(2020 年版) 方。

组成 川芎，槐花，丹参，水蛭，毛冬青，人工牛黄，人工麝香，人参茎叶总皂苷，冰片，蟾酥。

组成 川芎 500g，槐花 250g，丹参 500g，水蛭 125g，毛冬青 250g，人工牛黄 12.5g，人工麝香 1.25g，人参茎叶总皂苷 25g，冰片 2.5g，蟾酥 1.25g。

规格 每粒装 0.5g。

用法 口服，一次 4 粒，一日 3 次。

功用 益气活血，开窍止痛。

主治 气虚血瘀所致的中风、胸痹，症见头晕目眩、半身不遂、胸闷心痛、心悸气短；缺血性中风恢复期、冠心病心绞痛见上述证候者。

方义 人参茎叶总皂苷大补元气，丹参活血祛瘀止痛；川芎活血行气，毛冬青活血通脉，人工麝香开窍散瘀；水蛭破血祛瘀通经，冰片、蟾酥开窍止痛，人工牛黄开窍豁痰，槐花凉血止血。

(吴建红)

xuèkāng kǒufúyè

血康口服液 (xuekang oral liquid) 理血剂，国家药典委员会《中华人民共和国药典·一部》(2020 年版) 方。

组成 肿节风浸膏粉。

规格 每支装 10ml。

用法 口服，一次 10～20ml，每日 3～4 次；小儿酌减；可连服一个月。

功用 活血化瘀，消肿散结，凉血止血。

主治 血热妄行所致皮肤紫斑；原发性及继发性血小板减少性紫癜。

方义 肿节风清热凉血，解毒活血，消肿散结。

(吴建红)

duómìngsǎn

夺命散 (duoming powder) 理血剂，宋·陈自明《妇人大全良方·卷十八》方。

组成 没药，血竭各等分。

用法 上细研为末，才产下，便用童子小便与细酒各半盏，煎一二沸，调下二钱，良久再服。

功用 活血散瘀。

主治 血瘀气逆之产后血晕，血入心经，语言颠倒，健忘失志及产后百病。

方义 没药活血止痛；血竭散瘀定痛，兼以止血，二者配伍

活血散瘀止痛之力益彰。

(闫润红)

shǒuniānsǎn

手拈散 (shounian powder) 理血剂，明·孙文胤《丹台玉案·卷四》方。

组成 草果、玄胡索、五灵脂、乳香、没药、沉香、阿魏各五钱。

用法 上研为末。每服二钱，煮酒调下。

功用 活血祛瘀，行气止痛。

主治 心腹腰胁疼痛。

方义 延胡索（玄胡索）行气活血，长于止痛；五灵脂通利血脉，行血止痛；乳香、没药祛瘀止痛；草果理气散寒；沉香行气止痛；阿魏消积散痞。

(范 颖)

shíhuīsǎn

十灰散 (shihui powder) 理血剂，元·葛可久《十药神书》方。

组成 大蓟、小蓟、荷叶、扁柏叶、茅根、茜根、山栀、大黄、牡丹皮、棕榈皮各等分。

用法 上药各烧灰存性，研极细末，用纸包，碗盖于地上一夕，出火毒。用时先将白藕捣汁或萝卜汁磨京墨半碗，调服五钱，食后服下。

功用 凉血止血。

主治 血热妄行之上部出血证。症见呕血、吐血、咳血、嗽血、衄血等，血色鲜红，来势急暴，舌红脉数。

方义 方中大蓟、小蓟凉血止血，兼能散瘀；荷叶、侧柏叶、白茅根凉血止血；栀子、大黄清热泻火；棕榈皮收涩止血；茜草、丹皮配大黄凉血止血、活血祛瘀；藕汁清热凉血散瘀、萝卜汁理气清热以助止血、京墨有收涩止血之功。诸药烧炭存性，亦可加强收涩止血之力。全方使血热清，

气火降，则出血自止。

（阮时宝）

sìshēngwán

四生丸（sisheng pills） 理血剂。

宋·陈自明《妇人大全良方·卷七》方。组成：生荷叶、生艾叶、生柏叶、生地黄各等分。用法：上研丸鸡子大，每服一丸，水煎服。功用：凉血止血。主治：血热妄行。吐血、衄血、血色鲜红，口干咽燥，舌红或绛，脉弦数。方义：侧柏叶凉血止血；生地黄清热凉血，养阴生津，加强凉血之力，兼顾热邪伤阴；生荷叶清热凉血，散瘀止血；生艾叶温而不燥，止血不留瘀，四药生用，增强凉血止血作用。

宋·太平惠民和剂局《太平惠民和剂局方·卷一》方。组成：五灵脂（去石）、骨碎补、川乌头（去皮、尖）、当归各等分。用法：上为细末，用无灰酒打麦糊为丸，如梧桐子大，每服七丸，渐加至十丸至十五丸，温酒下。功用：活血通经，祛瘀定痛。主治：左瘫右痪，口眼㖞斜，中风涎急，半身不遂，不能举者，悉皆疗之。

（杨 勇）

zhúrútāng

竹茹汤（zhuru decoction） 理血剂，唐·孙思邈《备急千金要方·卷三》方。

组成 竹茹二升，干地黄四两，人参、芍药、桔梗、芎䓖、当归、甘草、桂心各一两。

用法 上九味，㕮咀，以水一斗，煮取三升，分三服。

功用 凉血止血，补气养血。

主治 妇人汗血、吐血、尿血、下血。

方义 竹茹、干地黄清热凉血；芍药、干地黄、当归、芎䓖养血；人参补气摄血，桔梗宣肺，桂心防竹茹、地黄寒凉凝血；甘

草调和诸药。

（龙一梅）

xiǎojìyǐnzǐ

小蓟饮子（xiaoji decoction） 理血剂，宋·严用和《严氏济生方·卷四》方。

组成 生地黄（洗）四两，小蓟根、滑石、通草、蒲黄（炒）、淡竹叶、藕节、当归（去芦，酒浸）、山栀子仁、甘草（炙）各半两。

用法 上㕮咀。每服四钱，水一盏半，煎至八分，去滓，温服，空心、食前。

功用 凉血止血，利尿通淋。

主治 热结膀胱，热伤血络之血淋、尿血，尿中带血，小便频数，赤涩热痛，舌红，脉数。

方义 生地黄凉血止血，养阴清热；小蓟凉血止血，利尿通淋；蒲黄、藕节凉血止血祛瘀；栀子、滑石、竹叶、通草清热利水通淋；当归养血和血，引血归经；甘草缓急止痛，和中调药。

（樊巧玲）

wūbèisǎn

乌贝散（wubei powder） 理血剂，国家药典委员会《中华人民共和国药典·一部》（2020年版）方。

组成 海螵蛸（去壳）850g，浙贝母150g。

规格 每瓶装45g。

用法 饭前口服，一次3g，一日3次；十二指肠溃疡者可加倍服用。

功用 制酸止痛，收敛止血。

主治 肝胃不和所致的胃脘疼痛，泛吐酸水，嘈杂似饥。

方义 海螵蛸、浙贝母制酸止痛，收敛止血。

（左铮云）

yìmǔcǎogāo

益母草膏（yimucao paste） 理血剂。

国家药典委员会《中华人民共和国药典·一部》（2020年版）方。组成：益母草1000g。规格：每瓶装120g、125g、250g。用法：口服。一次10g，一日1~2次。功用：活血调经。主治：用于血瘀所致的月经不调、产后恶露不绝，症见月经量少、淋漓不净、产后出血时间过长；产后子宫复旧不全见上述证候者。方义：益母草活血利水，调经止痛。

清·陶承熹、王承勋《惠直堂经验方·卷四》方。又名益母膏，还魂丹。组成：益母草。制法：取益母草，连根洗净，于石臼内捣烂，以布滤取浓汁入砂锅内，文武火熬成膏，如砂糖色为度，瓷罐收纳，每服一勺，枣糖调下；一方用益母草阴干，忌为末，蜜丸弹子大，每服一丸枣枣糖下。用法：血瘀所致的月经不调，胎动不安，腹痛下血时，当归煎汤送下；产后泻血时，大枣煎汤送下；产后血晕中风时，童便和酒送下；产后咳嗽，胁痛无力时，黄酒送下；产后痢疾时，米汤送下；产后崩漏时，糯米汤送下；产后带下时，阿胶汤送下；产后二便不通，烦躁口苦时，薄荷煎汤送下。功用：活血调经。主治：气血不和，经期不准，行经腹痛，产后瘀血不净，漏血。

（秦 竹）

zhúyū zhǐxuètāng

逐瘀止血汤（zhuyu zhixue decoction） 理血剂，清·傅山《傅青主女科·卷上》方。

组成 生地（酒炒）一两，大黄三钱，赤芍三钱，丹皮一钱，当归尾五钱，枳壳（炒）五钱，龟板（醋炙）三钱，桃仁（泡炒，研）10粒。

用法 水煎服。

功用 活血祛瘀止痛。

主治 妇人闪跌血崩。妇人从高坠落，或闪挫受伤，以致恶血下流，有如血崩之状者。

方义 生地、赤芍、当归、丹皮、桃仁养血活血；大黄泻热逐瘀，龟板滋阴养血，枳壳行气止痛。

（秦 竹）

jiědú huóxuètāng

解毒活血汤（jiedu huoxue decoction） 理血剂，清·王清任《医林改错·卷下》方。

组成 连翘二钱，葛根二钱，柴胡三钱，当归二钱，生地五钱，赤芍三钱，桃仁（研）八钱，红花五钱，枳壳一钱，甘草二钱。

用法 水煎服。

功用 清热解毒，凉血活血。

主治 瘟毒吐泻转筋初得者。

方义 连翘、葛根、柴胡、甘草清热解毒；生地清热凉血；当归、赤芍、桃仁、红花活血祛瘀；枳壳理气，以助活血之力。

（高长玉）

cuīshēng lìyīngsǎn

催生立应散（cuisheng liying powder） 理气剂，明·龚信《古今医鉴·卷十二》方。

组成 车前子一两，当归一两，冬葵子三钱，牛膝二钱，白芷三钱，大腹皮二钱，枳壳二钱，川芎二钱，白芍一钱。

用法 上锉。水煎熟，入酒少许，服之立产。

功用 养血行气，催生下胎。

主治 难产及横生逆产。临产胞浆先破，产门干涩，致窍闭难产，脉弦涩。

方义 车前子清降通闭，当归养血润胎，冬葵子滑胎利产，白芷开泄阳明，牛膝逐胎下行以易产，大腹皮疏利逆气，枳壳破滞行气，川芎行血中之气，白芍敛阴中之血。

（毕珺辉）

cuīshēng āntāi jiùmìngsǎn

催生安胎救命散（cuisheng antai jiuming powder） 理血剂，宋·朱端章《卫生家宝产科备要·卷六》方。

组成 乌药（别用醋炒黄色）四两，前胡（拣净）半两，菊花（去梗）一两，蓬莪术（炮，乘热锉碎）二两，当归（去芦须，洗，切，焙）半两。

用法 如死胎在腹，每服三钱，用炒姜豆淋酒调下，连进三服，立下；死血冲心，每服二钱，用炒姜豆淋酒调下，入童子小便半盏；安胎，每服一钱，用热酒调下；血山崩，每服一钱，用热酒调下；寻常催生，每服三钱，用炒姜豆淋酒调下，只一二服，立生。

功用 行气破血，催生安胎。

主治 产难，死胎在腹，死血冲心，血山崩，产后一切血疾。

方义 乌药行气止痛，莪术行气破血，消瘀止痛；前胡下气以顺胎，菊花平肝抑冲，当归养血润胎，活血顺胎，并引血归经。

（毕珺辉）

huángqí chìfēngtāng

黄芪赤风汤（huangqi chifeng decoction） 理血剂，清·王清任《医林改错·下卷》方。

组成 黄芪（生）二两，赤芍一钱，防风一钱。

用法 水煎服，小儿减半。

功用 益气助阳，调气活血。

主治 瘫腿。

方义 黄芪大补元气，使气旺以促血行，瘀去络通；赤芍活血祛瘀；防风祛风通络。

（胡晓阳）

diānkuáng mèngxǐngtāng

癫狂梦醒汤（diankuang mengxing decoction） 理血剂，清·王清任《医林改错·卷下》方。

组成 桃仁八钱，柴胡三钱，香附二钱，木通三钱，赤芍三钱，半夏二钱，腹皮三钱，青皮二钱，陈皮三钱，桑皮三钱，苏子（研）四钱，甘草五钱。

用法 水煎服。

功用 活血化瘀，疏肝解郁，理气化痰。

主治 癫狂证。症见面色晦滞，舌质紫黯，舌下脉络瘀阻，脉涩者。或表情淡漠，神志痴呆，不思饮食，脉弦滑者。

方义 重用桃仁、赤芍活血化瘀；柴胡、香附疏肝理气解郁，青皮、陈皮开胸行气；半夏、苏子、桑白皮燥湿化痰，降逆下气；木通、大腹皮利水渗湿；甘草缓急建中。

（高彦宇）

tuōhuājiān

脱花煎（tuohua decoction） 理血剂，明·张介宾《景岳全书·卷五十一》方。

组成 当归七、八钱或一两，肉桂一、二钱或三钱，川芎、牛膝各二钱，车前子钱半，红花一钱（催生者，不用此味亦可）。

用法 水二盅，煎八分，热服，或服后饮酒数杯亦妙。

功用 催生。

主治 凡临盆将产者，宜先服用此方。产难经日，或死胎不下。

方义 当归补血活血；肉桂补火助阳，温通经脉，以助活血；川芎、牛膝、红花皆可活血祛瘀，且川芎行气开郁而止痛，牛膝引血下行，红花通调经脉；车前子引血以下行。

（葛鹏玲）

xǐngxiāowán

醒消丸（xingxiao pills） 理血剂，清·王维德《外科全生集·卷四》方。

组成 乳香、没药各去油，各一两；麝香一钱半；雄精五钱，各研极细；黄米饭一两。

用法 捣烂为丸，如莱菔子大。忌火烘，晒干，每服陈酒送下三钱，醉盖取汗，立愈。

功用 消肿止痛。

主治 痈肿，翻花起肛，久烂不堪者。

方义 乳香、没药活血化瘀，消肿止痛；麝香芳香通络止痛；雄精清热解毒；黄米饭保护胃气。

（高彦宇）

qīngrè tiáoxuètāng

清热调血汤（qingre tiaoxue decoction） 理血剂，明·龚信《古今医鉴·卷十一》方。

组成 当归，川芎，白芍药，生地黄，黄连，香附，桃仁，红花，延胡索，牡丹皮，蓬莪术。

用法 上一剂，水煎，温服。

功用 养血清热，活血止痛。

主治 妇人经水将来，腹痛，乍作乍止，气血俱实。

方义 当归、白芍、生地黄滋补营血；黄连、牡丹皮清热凉血；桃仁、红花、川芎、延胡索、莪术活血止痛；香附行气止痛。

（陈宝忠）

shénxiào cuīshēngdān

神效催生丹（shenxiao cuisheng pills） 理血剂，宋·朱端章《卫生家宝产科备要·卷六》方。

组成 腊月兔脑髓一枚，麝（别研）一钱，乳香末（须黄明者，乳钵内研细末，外以冷水浸钵，轻研）一分，母丁香（为末，须辛辣，如荔枝核大者为佳，不可用陈者）一钱。

用法 上药研细，用兔脑髓为丸，鸡头实大，慢火焙干，瓷盒收封，糊盒口，不要出气。候产妇阵痛，频以温丁香汤吞下一丸。

功用 行气活血，止痛催产。

主治 气血阻滞，胎产不下。

方义 麝香辛香走窜，通行十二经，催产止痛；乳香活血行气止痛；丁香温中降逆以助催产；兔脑髓为丸，补益精血，并防诸药伤正。

（于 洋）

táohóng sìwùtāng

桃红四物汤（taohong siwu decoction） 理血剂，明·吴谦《医宗金鉴》方。

组成 熟地二钱，当归二钱，白芍（炒）二钱，川芎一钱，加桃仁，红花。

用法 上为粗末，水煎服。

功用 养血活血。

主治 血虚兼血瘀证。月经不调、经行腹痛或有血块、色紫稠黏以及损伤瘀滞肿痛等。

方义 桃仁、红花活血化瘀，散瘀止痛；当归养血调经；熟地、芍药滋阴养血；川芎活血行气。

（吴红彦）

tōngyūjiān

通瘀煎（tongyu decoction） 理血剂，明·张介宾《景岳全书·卷五十一》方。

组成 归尾三五钱，山楂、香附、红花（新者，炒黄）各二钱，乌药一二钱，青皮钱半，木香七分，泽泻钱半。

用法 水二盅，煎七分，加酒一二小盅，食前服。

功用 活血祛瘀，行气止痛。

主治 妇人气滞血积，经脉不利，痛极拒按，及产后瘀血实痛，并男妇血逆血厥等证。

方义 归尾活血祛瘀止痛；红花、山楂活血祛瘀；香附、乌药、青皮、木香理气止痛；泽泻利水以助行血。

（李 冀）

táorén chéngqìtāng

桃仁承气汤（taoren chengqi decoction） 理血剂，明·薛己《校注妇人良方》方。

组成 桃仁半两，大黄（炒）二两，甘草二钱，肉桂一钱。

用法 上药姜水煎，每日五更服。

功用 逐瘀泻热。

主治 妇人腹中瘀血，小腹急痛，大便不利，或谵语口干，漱水不咽，遍身黄色，小便自利。

方义 桃仁活血破瘀以开瘀结；大黄逐瘀泻热以通经脉药；肉桂温通经脉；甘草和中缓急。

（吴红彦）

tōngqiào huóxuètāng

通窍活血汤（tongqiao huoxue decoction） 理血剂，清·王清任《医林改错·卷上》方。

组成 赤芍一钱，川芎一钱，桃仁（研泥）三钱，红花三钱，老葱（切碎）三根，鲜姜（切碎）三钱，红枣（去核）七个，麝香（绢包）五厘。

用法 黄酒半斤，前七味煎一盅，去渣，将麝香入酒内，再煎二沸，临卧服。

功用 活血通窍。

主治 瘀阻头面的头痛昏晕，或耳聋，脱发，面色青紫，或酒渣鼻，或白癜风，以及妇女干血劳，小儿疳积见肌肉消瘦，腹大青筋，潮热等。

方义 麝香芳香走串，通行十二经，开通诸窍，和血通络；桃仁、红花、赤芍、川芎活血消瘀，推陈致新；姜、枣调和营卫，通利血脉；老葱通阳入络。

（李 冀）

zhèntuíwán

振颓丸（zhentui pills） 理血剂，清·张锡纯《医学衷中参西录·治肢体痿废方》方。

组成 人参二两，白术（炒）二两，当归一两，马钱子（法制）一两，乳香一两，没药一两，全蜈蚣（不用炙）大者五条，穿山甲（蛤粉炒）一两。

用法 共轧细过罗，炼蜜为丸如桐子大。每服二钱，无灰温酒送下，日再服。

功用 补气健脾，活血通络。

主治 气虚血瘀，经络痹阻证。肢体痿废，偏枯不用，或痹木不仁，甚或疼痛，舌暗淡或有瘀点，脉弱或虚涩。

方义 人参大补元气，使气旺血行；白术益气健脾，助人参以充元气，行血脉。当归养血活血；乳香、没药活血行气，疏通经络；穿山甲、蜈蚣通经活络；马钱子开通经络，透达关节。

(年 莉)

wēnjīngtāng

温经汤 (wenjing decoction)

理血剂，东汉·张仲景《金匮要略·妇人杂病脉证并治》方。

组成 吴茱萸三两，当归、芎䓖、芍药、人参、桂枝、阿胶、生姜、牡丹皮去心、甘草各二两，半夏半斤，麦冬（去心）一升。

用法 上十二味，以水一斗，煮取三升，分温三服。

功用 温经散寒，养血祛瘀。

主治 冲任虚寒，瘀血阻滞证。漏下不止，淋漓不畅，血色暗而有块，或月经超前或延后，或逾期不至，或一月再行，或经停不至，而见少腹里急，腹满，傍晚发热，手心烦热，唇口干燥，舌质暗红，脉细而涩。亦治妇人宫冷，久不受孕。

方义 吴茱萸散寒行气止痛；桂枝温通血脉；当归、川芎、芍药活血祛瘀，养血调经；丹皮活血祛瘀，清虚热；阿胶、麦冬养血止血，滋阴润燥；人参、甘草益气健脾，以资生化之源，阳生阴长，气旺血充；半夏辛温行散，通降胃气，以助通冲任，散瘀结；

生姜既温胃气以助生化，又助吴茱萸、桂枝温经散寒；甘草调和诸药。

(胡晓阳)

géxià zhúyūtāng

膈下逐瘀汤 (gexia zhuyu decoction)

理血剂，清·王清任《医林改错·卷上》方。

组成 灵脂（炒）二钱，当归三钱，川芎二钱，桃仁（研泥）三钱，丹皮、赤芍、乌药各二钱，延胡索一钱，甘草三钱，香附一钱半，红花三钱，枳壳一钱半。

用法 水煎服。

功用 活血祛瘀，行气止痛。

主治 膈下瘀血证。膈下瘀血，形成结块，或小儿痞块，或肚腹疼痛，痛处不移，或卧则腹坠似有物者。

方义 当归、川芎、赤芍养血活血；丹皮清热凉血，活血化瘀；桃仁、红花、灵脂破血逐瘀，以消积块；香附、乌药、枳壳、元胡行气止痛；甘草调和诸药。

(高长玉)

yǒngquánsǎn

涌泉散 (yongquan powder)

理血剂，元·罗天益《卫生宝鉴·卷十八》方。

组成 瞿麦穗、麦门冬（去心）、穿山甲（炮黄）、王不留行、龙骨各等分。

用法 上五味为末，每服一钱，食前热酒调下，后食猪蹄羹少许。投药后，以木梳一日三服，食前，服三次羹汤，投三次梳乳。

功用 破气行血，通经下乳。

主治 用于妇人气滞血结之乳汁缺少。

方义 穿山甲散结，通经下乳；王不留行、瞿麦穗活血通经，下乳消肿；麦门冬益阴下乳；龙骨益肾固精。

(吴红彦)

táohé chéngqìtāng

桃核承气汤 (taohe chengqi decoction)

理血剂，东汉·张仲景《伤寒论·辨太阳病脉证并治中》方。

组成 桃仁（去皮尖）五十个，大黄四两，桂枝（去皮）二两，甘草（炙）二两，芒硝二两。

用法 上四味，以水七升，煮取二升半，去滓，内芒硝，更上火微沸，下火，先食，温服五合，日三服，当微利。

功用 逐瘀泻热。

主治 下焦蓄血证。少腹急结，小便自利，其人如狂，甚则烦躁谵语，至夜发热；以及血瘀经闭，痛经，脉沉实而涩者。

方义 桃仁活血祛瘀；大黄下瘀泻热；芒硝软坚散结；桂枝温通血脉；炙甘草护胃安中，并缓诸药峻烈之性。

(吴红彦)

guìzhī fúlíngwán

桂枝茯苓丸 (guizhi fuling pills)

理血剂，东汉·张仲景《金匮要略·妇人妊娠病脉证并治》方。

组成 桂枝、茯苓、牡丹（去心）、桃仁（去皮尖，熬）、芍药各等分。

用法 上五味，末之，炼蜜和丸，如兔屎大。每日食前服一丸，不知，加至三丸。

功用 活血化瘀，缓消癥块。

主治 瘀血留阻胞宫证。妇人素有癥块，妊娠后漏下不止，或胎动不安，血色紫黑晦暗，腹痛拒按，或经闭腹痛，或产后恶露不尽而腹痛拒按，舌质紫暗或有瘀点，脉沉涩。

方义 桂枝温通血脉，以化瘀滞，桃仁、丹皮活血化瘀，消除癥块，丹皮兼能凉血；芍药益养阴血，缓急止痛；茯苓健脾渗湿祛痰，以助消癥；白蜜甘缓而润，以缓诸药破泄之力。

（年莉）

shēntòng zhúyūtāng

身痛逐瘀汤（shentong zhuyu decoction）

理血剂，清·王清任《医林改错·下卷》方。

组成 秦艽一钱，川芎二钱，桃仁三钱，红花三钱，甘草二钱，羌活一钱，没药二钱，当归三钱，灵脂（炒）二钱，香附一钱，牛膝三钱，地龙（去土）二钱。

用法 水煎服。

功用 活血通络，镯痹止痛。

主治 瘀阻经络痹证。肩痛、臂痛、腰痛、腿痛或周身疼痛，痛如针刺，经久不愈。

方义 川芎、当归、桃仁、红花活血祛瘀；五灵脂、没药活血散瘀，消肿止痛。牛膝补肝肾，强筋骨，祛瘀血，通血脉。香附行气止痛；秦艽、羌活祛风湿，止痹痛。地龙性善走窜，疏通经络以利关节。甘草调和药性。

（章健）

huóluò xiàolíngdān

活络效灵丹（huoluo xiaoling pills）

理血剂，清·张锡纯《医学衷中参西录·上册》方。

组成 当归、丹参、生明乳香、生明没药以上各五钱。

用法 上药四味作汤服。若为散，一剂分作四次服，温酒送下。

功用 活血祛瘀，通络止痛。

主治 气血凝滞，心腹疼痛，腿痛臂痛，跌打瘀肿，内外疮疡以及癥瘕积聚等。

方义 乳香、没药活血行气，消肿定痛；当归补血活血；丹参活血祛瘀，凉血消肿；温酒调服，以行药势，并助活血通络。

（于洋）

chénshì qīshèngsǎn

陈氏七圣散（chenshi qisheng powder）

理血剂，宋·陈自明

《妇人大全良方·卷十七》方。

组成 延胡索、没药、白矾、白芷、姜黄、当归、桂心各等分。

用法 为细末。临产阵痛时，烧铁犁头，令通赤，淬酒，调药三钱。

功用 活血化瘀，催生止痛。

主治 妇人临产，腹部阵痛，腰疼。

方义 延胡索、没药、姜黄活血行气，通经止痛。桂心温通经脉，消散瘀血；当归养血和血，使血旺以润胎助产。白芷消肿止痛；白矾消肿止血。

（章健）

fùyuán huóxuètāng

复元活血汤（fuyuan huoxue decoction）

理血剂，金·李杲《医学发明·活法机要》方。

组成 柴胡（半两）、瓜蒌根、当归各三钱，红花、甘草各二钱，穿山甲（炮）二钱，大黄（酒浸）一两，桃仁（酒浸，去皮尖，研如泥）五十个。

用法 除桃仁外，锉如麻豆大，每服一两，水一盏半，酒半盏，同煮至七分，去滓，大温服之，食前。以利为度，得利痛减不尽服。

功用 活血祛瘀，疏肝通络。

主治 跌打损伤，瘀血阻滞，胁肋瘀肿，痛不可忍。

方义 酒大黄荡涤留瘀败血，导瘀下行，柴胡疏肝行气，引药归经；桃仁、红花活血祛瘀，消肿止痛，穿山甲破瘀通络，散结消肿；当归补血活血，天花粉消瘀散结，清热润燥；甘草缓急止痛，调和诸药。

（刘蔚雯）

kéxuèfāng

咳血方（kexue prescriptions）

理血剂，元·朱丹溪《丹溪心法·卷二》方。

组成 青黛，瓜蒌仁，诃子，海粉，山栀。

用法 上为末，以蜜同姜汁丸，嘧化。

功用 清肝宁肺，凉血止血。

主治 肝火灼肺，咳嗽痰稠，痰中带血，咯吐不爽，心烦易怒，胸胁作痛，咽干口苦，颊赤便秘，舌红苔黄，脉来弦数。

方义 青黛、栀子清肝泻火，凉血止血；瓜蒌仁清热化痰，润肺止咳，海粉（现多用海浮石）清肺降火，软坚化痰；诃子清降敛肺，祛痰止咳。

（刘蔚雯）

huáijiǎowán

槐角丸（huaijiao pills）

理血剂，宋·太平惠民和剂局《太平惠民和剂局方·卷八》方。

组成 槐角（去枝、梗、炒）一斤，地榆、当归（酒浸一宿，焙）、防风去芦、黄芩、枳壳（去瓤，麸炒）各半斤。

用法 上为末，酒糊丸，如梧桐子大。每服三十丸，米饮下，不拘时候。

功用 清肠疏风，凉血止血。

主治 肠风下血，痔疮出血、脱肛等属风邪热毒或湿热者。

方义 槐角清大肠热，凉血止血；地榆凉血止血；当归补血和血；防风辛散疏风；黄芩清热止血；枳壳行气宽肠，以达"气调则血调"之目的。

（高长玉）

huáijiāo dìyúwán

槐角地榆丸（huaijiao diyu pills）

理血剂，清·祁坤《外科大成·卷二》方。

组成 槐角（炒黄）四两，地榆（炒黑）、地黄（炒焦）、黄芩（炒）、荆芥（炒）各二两，枳壳一两五钱、当尾一两。

用法 共为末。炼蜜为丸。

桐子大。每服三钱。空心白滚汤送下。日用二服。忌煎炒热物。

功用 清热止血，消肿止痛。

主治 痔漏肿痛出血。

方义 槐角清大肠热，凉血止血；地榆炒黑，以增其止血之效；黄芩清热止血；荆芥辛散疏风，炒用入血而止血；枳壳行气宽肠，以达"气调则血调"之目的；当归尾补血活血，消肿止痛；地黄炒黑以养血止血。

（高长玉）

zàngliánwán

脏连丸（zanglian pills） 理血剂，明·陈实功《外科正宗·卷三》方。

组成 黄连净末，八两。

用法 用公猪大脏尽头一段，长一尺二寸，温汤洗净，将连末灌入脏内，两头以线扎紧，用时酒二斤半，砂锅内煮，酒将干为度；取起脏药，共捣如泥。如药烂，再晒一时许，复捣丸如桐子大，每服七十丸，空心温酒送下，久服除根。

功用 清泻肠热。

主治 痔无论新久，但举发便血作痛，肛门坠重者。

方义 黄连清热燥湿，泻火解毒。

（秦竹）

qiàngēnsǎn

茜根散（qiangen powder） 理血剂，宋·严用和《重订严氏济生方》方。

组成 茜根、黄芩、阿胶（蛤粉炒）、侧柏叶、生地黄各一两，甘草（炙）半两。

用法 上药㕮咀。每服四钱，以水一盏半，加生姜三片，煎至八分，去滓，温服，不拘时候。

功用 清热养阴，凉血止血。

主治 咯血、嗽血、衄血，痰中带血，血色鲜红，心神烦闷，

舌红苔黄，脉数。

方义 茜根、侧柏叶清热凉血止血，且茜根有活血之效，使血止不留瘀；黄芩清热泻火，凉血止血；生地黄清热凉血；阿胶养血止血，合生地黄滋阴养血，补阴血之不足；甘草调和诸药。

（杨力强）

huángtǔtāng

黄土汤（huangtu decoction） 理血剂，东汉·张仲景《金匮要略·呕吐哕下利病脉证治》方。

组成 甘草、干地黄、白术、附子（炮）、阿胶、黄芩各三两，灶心黄土半斤。

用法 上七味，以水八升，煮取三升，分温二服。

功用 温阳健脾，养血止血。

主治 阳虚便血。大便下血，先便后血，或吐血、衄血，及妇人崩漏，血色暗淡，四肢不温，面色萎黄，舌淡苔白，脉沉细无力者。

方义 灶心黄土温中收涩止血；白术、附子温脾阳而补中气，助灶心黄土以复统摄之权；生地，阿胶滋阴养血止血；生地、阿胶得术、附则滋而不腻，避免呆滞碍胃；黄芩止血，又能制约术、附温燥伤血之弊；甘草调药和中。

（胡晓阳）

bǎiyètāng

柏叶汤（baiye decoction） 理血剂，东汉·张仲景《金匮要略·呕吐哕下利病脉证治》方。

组成 柏叶、干姜各三两，艾三把。

用法 上以水五升，马通汁一升，合煮取一升，分温再服。

功用 温中止血。

主治 中焦虚寒之吐血证。吐血不止，血色清稀黯淡，面色㿠白或萎黄，舌淡苔白，脉象虚弱无力。

方义 干姜温里散寒；艾叶温经止血；侧柏叶苦涩而寒，凉血止血；马通汁功能引血下行而助止血。

（于洋）

huáihuāsǎn

槐花散（huaihua powder） 理血剂，宋·许叔微《普济本事方·卷五》方。

组成 槐花（炒）、柏叶（杵，焙）、荆芥穗、枳壳（麸炒）各等分。

用法 上为细末，用清米饮调下二钱，空心食前服。

功用 清肠凉血，疏风行气。

主治 风热湿毒，壅遏肠道，损伤血络便血证。肠风、脏毒，或便前出血，或便后出血，或粪中带血，以及痔疮出血，血色鲜红或晦暗，舌红苔黄，脉数。

方义 槐花清大肠湿热，凉血止血；侧柏叶清热凉血，燥湿收敛；荆芥穗辛散疏风，炒黑止血；枳壳行气宽肠，以寓"气行则血行"之意。

（毕珺辉）

zōngpúsǎn

棕蒲散（zongpu powder） 理血剂，宋·陈沂《陈素庵妇科补解·卷一》方。

组成 棕榈皮、蒲黄（俱炒黑存性）各二钱，当归身（酒炒）、白芍（炒）、川芎、生地、黄芩、丹皮、秦艽、泽兰、杜仲。

用法 水煎服。

功用 凉血止血。

主治 妇人经行，多则六七日，少则四五日，血海自净。若迟至半月或一月，尚淋漓不止。

方义 棕榈皮、蒲黄俱炒黑以增强收涩止血之性；当归、白芍、川芎养血和血；生地、黄芩、丹皮、秦艽清热凉血，黄芩兼止血；泽兰活血通经，使血止而不

留瘀；杜仲补肝肾，强腰膝。

（胡晓阳）

bǎofùkāngshuān

保妇康栓（baofukang suppository） 理血剂，国家药典委员会《中华人民共和国药典·一部》（2020 年版）方。

组成 莪术油 82g，冰片 75g。

规格 每粒重 1.74g。

用法 洗净外阴部，将栓剂塞入阴道深部，或在医生指导下用药。每晚 1 粒。

功用 行气破瘀，生肌止痛。

主治 湿热瘀滞，带下量多色黄，时有阴部瘙痒；真菌性阴道炎，老年性阴道炎，宫颈糜烂。

方义 莪术破气行血，生肌止痛；冰片消肿止痛。

（冯泳）

guànxīn dānshēnpiàn

冠心丹参片（guanxin danshen tablets） 理血剂，国家药典委员会《中华人民共和国药典·一部》（2020 年版）方。

组成 丹参 200g，三七 200g，降香油 1.75ml。

用法 口服。一次 3 片，一日 3 次。

功用 活血化瘀，理气止痛。

主治 血瘀气滞，心失所养，胸闷，胸痛，心悸气短。

方义 丹参活血止痛；三七化瘀定痛；降香理气宽胸止痛。

（刘蔚雯）

fùfāng dānshēn dīwán

复方丹参滴丸（fufang danshen dripping pills） 理血剂，国家药典委员会《中华人民共和国药典·一部》（2020 年版）方。

组成 丹参 90g，三七 17.6g，冰片 1g。

规格 每丸重 25mg；薄膜衣滴丸，每丸重 27mg。

用法 吞服或舌下含服。一次 10 丸，一日 3 次。28 天为一个疗程；或遵医嘱。

功用 活血化瘀，理气止痛。

主治 瘀阻气滞，心脉不通，胸部闷痛，痛如针刺。

方义 丹参活血通脉，祛瘀止痛；三七活血定痛，化瘀生新；冰片开通心窍，辟秽化浊。

（刘蔚雯）

fùfāng diān jīxuèténggāo

复方滇鸡血藤膏（fufang dianjixueteng paste） 理血剂，国家药典委员会《中华人民共和国药典·一部》（2020 年版）方。

组成 滇鸡血藤膏粉 218.75g，川牛膝 59.5g，续断 53g，红花 5g，黑豆 12.5g。

规格 每盒装 200g。

用法 将膏研碎，用水、酒各半炖化服。一次 6~10g，一日 2 次。

功用 活血通络，补益肝肾。

主治 瘀血阻络，肾失所养，月经延后，经水量少，夹有血块，腰膝酸软，小腹下坠，手足麻木，关节酸痛。

方义 鸡血藤活血通络，调经止痛，兼以养血；川牛膝、续断活血化瘀，补益肝肾；黑豆、红花祛瘀止痛，通利血脉。

（刘蔚雯）

gōngxuèníng jiāonáng

宫血宁胶囊（gongxuening capsules） 理血剂，国家药典委员会《中华人民共和国药典·一部》（2020 年版）方。

组成 重楼 2000g。

规格 每粒装 0.13g。

用法 月经过多或子宫出血期：口服。一次 1~2 粒，一日 3 次，血止停服。慢性盆腔炎：口服。一次 2 粒，一日 3 次，4 周为一疗程。

功用 凉血止血，清热除湿，化瘀止痛。

主治 血热妄行，崩漏下血，月经过多；湿热瘀结，腰腹疼痛，带下黏稠，量多色黄。

方义 重楼清热凉血，化瘀止血，兼以祛湿。

（刘蔚雯）

huóxuè zhǐtòngsǎn

活血止痛散（huoxue zhitong powder） 理血剂，国家药典委员会《中华人民共和国药典·一部》（2020 年版）方。

组成 当归 400g，三七 80g，乳香（制）80g，冰片 20g，土鳖虫 200g，煅自然铜 120g。

用法 用温黄酒或温开水送服，一次 1.5g，一日 2 次。

功用 活血散瘀，消肿止痛。

主治 跌打损伤，瘀血肿痛。

方义 当归补血活血；土鳖虫破血通络，消肿止痛；三七化瘀止血，消肿定痛；自然铜活血散瘀，接骨止痛；乳香、冰片活血行气，消肿止痛。

（于洋）

dúyíwèi jiāonáng

独一味胶囊（duyiwei capsules） 理血剂，国家药典委员会《中华人民共和国药典·一部》（2020 年版）方。

组成 独一味 1000g。

规格 每粒装 0.3g。

用法 口服，一次 3 粒，一日 3 次。7 日为一疗程；或必要时服用。

功用 活血止痛，化瘀止血。

主治 多种外科手术后的刀口疼痛、出血，外伤骨折，筋骨扭伤，风湿痹痛以及崩漏、痛经、牙龈肿痛、出血。

方义 独一味活血化瘀，消肿止痛。

（于洋）

wèikānglíng jiāonáng

胃康灵胶囊（weikangling capsules）

理血剂，国家药典委员会《中华人民共和国药典·一部》（2020年版）方。

组成 白芍317.5g，三七9.9g，茯苓238.1g，海螵蛸31.7g，白及238.1g，甘草317.5g，延胡索158.7g，颠茄浸膏2.1g。

规格 每粒装0.4g。

用法 口服，一次4粒，一日3次，饭后服用。

功用 柔肝和胃，散瘀止血，缓急止痛，去腐生新。

主治 肝胃不和、瘀血阻络所致的胃脘疼痛、连及两胁、嗳气、泛酸；急、慢性胃炎，胃、十二指肠溃疡，胃出血见上述证候者。

方义 白及、延胡索、三七、海螵蛸化瘀止痛，海螵蛸并能制酸；颠茄浸膏、白芍、甘草缓急止痛，甘草兼能调药和中；茯苓健脾利湿。

（于洋）

xiàtiānwúpiàn

夏天无片（xiatianwu tablets）

理血剂，国家药典委员会《中华人民共和国药典·一部》（2020年版）方。

组成 夏天无600g。

用法 口服，一次4~6片，一日3次。

功用 活血通络，行气止痛。

主治 瘀血阻络，气行不畅之中风，半身不遂，偏身麻木；或跌扑损伤，气血瘀阻之肢体疼痛，肿胀麻木。

方义 夏天无活血通络，行气止痛。

（年莉）

gēntòngpíng kēlì

根痛平颗粒（gentongping granules）

理血剂，国家药典委员会《中华人民共和国药典·一部》（2020年版）方。

组成 白芍200g，葛根50g，桃仁（燀）50g，红花50g，乳香（醋炙）50g，没药（醋炙）50g，续断75g，烫狗脊75g，伸筋草75g，牛膝50g，地黄50g，甘草25g。

规格 每袋装12g、8g（无蔗糖）。

用法 开水冲服，一次1袋，一日2次，饭后服用，或遵医嘱，孕妇忌用。

功用 活血，通络，止痛。

主治 风寒阻络所致颈、腰椎病。症见肩颈疼痛，活动受限，上肢麻木。

方义 重用白芍舒缓筋脉，缓急止痛；葛根、伸筋草舒筋止痛；桃仁、红花、乳香、没药活血通络，止疼痛；续断、狗脊、牛膝、地黄滋补肝肾，强壮筋骨；炙甘草调和诸药，缓急止痛。

（年莉）

xiāoshuān tōngluòpiàn

消栓通络片（xiaoshuan tongluo tablets）

理血剂，国家药典委员会《中华人民共和国药典·一部》（2020年版）方。

组成 川芎287g，丹参215g，黄芪431g，泽泻144g，三七144g，槐花72g，桂枝144g，郁金144g，木香72g，冰片5.7g，山楂144g。

规格 薄膜衣片，每片重0.38g。

用法 口服，一次6片，一日3次。

功用 活血化瘀，温经通络。

主治 精神呆滞、舌质发硬、言语迟涩、发音不清、手足发凉、活动疼痛等属血瘀脉络者。

方义 川芎辛散通行，活血化瘀；丹参、三七活血化瘀，黄芪补气行血；桂枝温通血脉；郁金、木香行气活血；泽泻利湿泻浊；山楂活血导滞；槐花清肝凉血；冰片芳香，透达内外，引气血通行于十二经脉。

（吴红彦）

yìxīntóngpiàn

益心酮片（yixintong tablets）

理血剂，国家药典委员会《中华人民共和国药典·一部》（2020年版）方。

组成 山楂叶提取物32g。

规格 每片含山楂叶提取物32mg。

用法 口服，每次2~3片，一日3次。

功用 活血化瘀，宣通血脉。

主治 瘀血阻脉所致的胸痹，症见胸闷憋气、心前区刺痛、心悸健忘、眩晕耳鸣；冠心病心绞痛、高脂血症，脑动脉供血不足见上述证候者。

方义 山楂活血通脉。

（秦竹）

nǎodéshēngpiàn

脑得生片（naodesheng tablets）

理血剂，国家药典委员会《中华人民共和国药典·一部》（2020年版）方。

组成 三七78g，川芎78g，红花91g，葛根261g，山楂（去核）157g。

规格 薄膜衣片，每片重0.35g、0.38g；糖衣片，片心重0.3g。

用法 口服，一次6片，一日3次。

功用 活血化瘀，通经活络。

主治 瘀血阻络所致的眩晕、中风，症见肢体不用、言语不利及头晕目眩；脑动脉硬化、缺血性中风及脑出血后遗症见上述证候者。

方义 三七、川芎、红花活血通经；山楂化瘀消积；葛根升阳以助通路。

(秦 竹)

hédānpiàn

荷丹片 （hedan tablets） 理血剂，国家药典委员会《中华人民共和国药典·一部》（2020 年版）方。

组成 荷叶 7500g，丹参 1250g，山楂 3750g，番泻叶 375g，盐补骨脂 1250g。

规格 薄膜衣片，每片重 0.73g。

用法 口服，糖衣片一次 5 片，薄膜衣片一次 2 片，一日 3 次。8 周为一疗程，或遵医嘱。

功用 祛湿降浊，活血化瘀。

主治 高脂血症属湿浊夹瘀证候者。

方义 荷叶利湿散瘀，丹参、山楂活血祛瘀；番泻叶利水通便以降浊，补骨脂温肾助阳以化湿。

(秦 竹)

héyèwán

荷叶丸 （heye pills） 理血剂，国家药典委员会《中华人民共和国药典·一部》（2020 年版）方。

组成 荷叶 320g，藕节 64g，大蓟炭 48g，小蓟炭 48g，知母 64g，黄芩炭 64g，地黄（炭）96g，棕榈炭 96g，栀子（焦）64g，茅根炭 96g，玄参 96g，白芍 64g，当归 32g，香墨 8g。

规格 每丸重 9g。

用法 口服，一次 1 丸，一日 2~3 次。

功用 凉血止血。

主治 血热所致的咯血、衄血、尿血、便血、崩漏。

方义 荷叶、藕节、大蓟炭、小蓟炭、茅根炭凉血止血；知母、地黄炭、玄参清热养阴；黄芩炭、焦栀子清热凉血，棕榈炭、香墨收涩止血，当归、白芍养血和血。

(秦 竹)

tōngtiān kǒufúyè

通天口服液 （tongtian oral liquid） 理血剂，国家药典委员会《中华人民共和国药典·一部》（2020 年版）方。

组成 川芎 127g，赤芍 53g，天麻 21g，羌活 42g，白芷 42g，细辛 10g，菊花 53g，薄荷 84g，防风 15g，茶叶 63g，甘草 21g。

规格 每支装 10ml。

用法 口服，第一日：即刻、服药 1 小时后、2 小时后、4 小时后各服 10ml，以后每 6 小时服 10ml。第二日、三日：一次 10ml，一日 3 次，3 天为一疗程，或遵医嘱。

功用 活血化瘀，祛风止痛。

主治 瘀血阻滞、风邪上扰所致的偏头痛，症见头部胀痛或刺痛、痛有定处、反复发作、头晕目眩或恶心呕吐、恶风。

方义 川芎活血化瘀，祛风止痛；赤芍活血祛瘀；天麻祛风通络；羌活、白芷、细辛、菊花、薄荷、防风疏风止痛；茶叶清利头目；甘草调和诸药。

(李 冀)

tōngxīnluò jiāonáng

通心络胶囊 （tongxinluo capsules） 理血剂，国家药典委员会《中华人民共和国药典·一部》（2020 年版）方。

组成 人参，水蛭，全蝎，赤芍，蝉蜕，土鳖虫，蜈蚣，檀香，降香，乳香（制），酸枣仁（炒），冰片。

规格 每粒装 0.26g。

用法 口服，一次 2~4 粒，一日 3 次。

功用 益气活血，通络止痛。

主治 冠心病心绞痛属心气虚乏、血瘀络阻证，胸部憋闷，刺痛、绞痛，固定不移，心悸自汗，气短乏力，舌质紫暗或有瘀

斑，脉细涩或结代。亦用于气虚血瘀络阻型中风病，半身不遂或偏身麻木，口舌歪斜，言语不利。

方义 人参大补元气；水蛭、赤芍、乳香逐瘀通经定痛；全蝎、蜈蚣逐瘀通络止痛；散瘀止痛；土鳖虫、蝉蜕息风止痉；降香理气止痛、化瘀止血；檀香行气温中，开胃止痛；酸枣仁养心安神；冰片止痛。

(李 冀)

duànxuèliú kēlì

断血流颗粒 （duanxueliu granules） 理血剂，国家药典委员会《中华人民共和国药典·一部》（2020 年版）方。

组成 断血流 1200g。

规格 每袋装 10g、6.5g。

用法 口服，一次 1 袋，一日 3 次。

功用 凉血止血。

主治 血热妄行所致的月经过多，崩漏，吐血，咯血，尿血，便血，血色鲜红或紫红；功能失调性子宫出血，子宫肌瘤出血，及多种出血症，单纯性紫癜，原发性血小板减少性紫癜兼上述证候者。

方义 断血流功能清热解毒，凉血活血。

(李 冀)

yínxìngyèpiàn

银杏叶片 （yinxingye tablets） 理血剂，国家药典委员会《中华人民共和国药典·一部》（2020 年版）方。

组成 银杏叶提取物 40g。

规格 每片含总黄酮醇苷 9.6mg 与萜类内酯 2.4mg、总黄酮醇苷 19.2mg 与萜类内酯 4.8mg。

用法 口服，一次 1~2 片，一日 3 次。

功用 活血化瘀通络。

主治 瘀血阻络引起的胸痹心痛，中风，半身不遂，舌强语謇；冠心病稳定性心绞痛，脑梗死见上述证候者。

方义 银杏叶具活血化瘀之功。

(葛鹏玲)

jǐngfùkāng kēlì

颈复康颗粒（jingfukang granules） 理血剂，国家药典委员会《中华人民共和国药典·一部》（2020 年版）方。

组成 羌活，川芎，葛根，秦艽，威灵仙，麸炒苍术，丹参，白芍，地龙（酒炙），红花，乳香（制），黄芪，党参，地黄，石决明，煅花蕊石，关黄柏，炒王不留行，燀桃仁，没药（制），土鳖虫（酒炙）。

规格 每袋装 5g。

用法 温开水冲服，一次 1 ~ 2 袋，1 日 2 次，饭后服用。

功用 活血通络，散风止痛。

主治 风湿瘀阻所致的颈椎病，头晕、颈项僵硬、肩背酸痛、手臂麻木。

方义 羌活善祛上部风湿，通利关节而止痹痛；川芎功能上行头目，旁通络脉，既可疏散风邪，又能行气活血，助羌活散邪通痹止痛之力，葛根透邪解肌，以治项背强痛；秦艽、威灵仙祛风湿、通筋络、止痹痛，苍术性善燥湿健脾、祛风湿，地龙通利经络、清热，丹参、桃仁、红花、乳香、没药活血祛瘀、止痛，白芍、地黄合川芎养血和血，黄芪、党参益气健脾，使气血充而筋骨经脉得以濡养，黄柏、石决明清热，且黄柏可燥湿，花蕊石化瘀，王不留行、土鳖虫活血通经、破血逐瘀。

(葛鹏玲)

huángyángníngpiàn

黄杨宁片（huangyangning tablets） 理血剂，国家药典委员会《中华人民共和国药典·一部》（2020 年版）方。

组成 环维黄杨星 D 0.5g。

规格 每片含环维黄杨星 D 0.5mg、1mg。

用法 口服。一次 1 ~ 2mg，一日 2 ~ 3 次。

功用 行气活血，通络止痛。

主治 气滞血瘀所致的胸痹心痛、脉结代；冠心病、心律失常见上述证候者。

方义 黄杨提取物活血止痛。

(胡晓阳)

zhènlíngdān

震灵丹（zhenling pills） 理血剂，宋·太平惠民和剂局《太平惠民和剂局方·卷五》方。

组成 代赭石、禹余粮（火煅，醋淬，不计遍次，以手捻得碎为度）、紫石英、赤石脂各四两，滴乳香（别研）、五灵脂（去砂石，研）、没药（去砂石，研）各二两，朱砂（水飞过）一两。

用法 上为细末，以糯米粉煮糊为丸，如小鸡头大，晒干出光。每服一粒，空腹，温酒送下，冷水亦得；妇人醋汤送下。

功用 固崩止带，暖宫化瘀。

主治 冲任不固，瘀阻胞宫证。妇女崩漏或白带延久不止，精神恍惚，头晕眼花，少腹疼痛，脉沉细弦。

方义 禹余粮、赤石脂固涩止血，收敛止带；代赭石平肝潜阳，降逆止血；紫石英镇心安神，暖子宫而温冲任；五灵脂散瘀止痛；乳香、没药活血止痛，祛瘀生新；朱砂安神定惊；糯米补中益气。

(高彦宇)

shèxiāng qūtòng qìwùjì

麝香祛痛气雾剂（shexiang qutong aerosol） 理血剂，国家药典委员会《中华人民共和国药典·一部》（2020 年版）方。

组成 人工麝香 0.33g，红花 1g，樟脑 30g，独活 1g，冰片 20g，龙血竭 0.33g，薄荷脑 10g，地黄 20g，三七 0.33g。

规格 每瓶内容物重 72g，含药液 56ml。

用法 外用。喷涂患处，按摩 5 ~ 10 分钟至患处发热，一日 2 ~ 3 次；软组织扭伤严重者或有出血者，将药液浸湿的棉垫敷于患处。

功用 活血祛瘀，舒经活络，消肿止痛。

主治 用于各种跌打损伤，瘀血肿痛，风湿瘀阻，关节疼痛。

方义 麝香芳香通络止痛；红花、三七、龙血竭活血化瘀，消肿止痛；樟脑、冰片、薄荷脑活络止痛；独活祛风湿，止痹痛；地黄滋阴养血，以防诸辛散之品耗伤阴血。

(高彦宇)

tòngjīngwán

痛经丸（tongjing pills） 理血剂，国家药典委员会《中华人民共和国药典·一部》（2020 年版）方。

组成 当归 138g，白芍 92g，川芎 69g，熟地黄 184g，醋香附 138g，木香 23g，青皮 23g，山楂（炭）138g，延胡索 92g，炮姜 23g，肉桂 23g，丹参 138g，茺蔚子 46g，红花 46g，益母草 551.7g，五灵脂（醋炒）92g。

规格 每瓶装 60g。

用法 口服，一次 6 ~ 9g，一日 1 ~ 2 次，临经时服用。

功用 温经活血，调经止痛。

主治 下焦寒凝血瘀所致的痛经、月经不调，经行错后、经量少有血块、行经小腹冷痛、喜暖。

方义 当归养血活血；白芍养血柔肝；熟地黄滋补阴血；醋香附、木香、青皮行气止痛；川芎、延胡索活血行气止痛；炮姜、肉桂温宫祛寒；山楂、丹参、红花、五灵脂活血化瘀；茺蔚子、益母草活血调经。

（赵雪莹）

shūxīn kǒufúyè

舒心口服液 （ shuxin oral liquid） 补益剂，国家药典委员会《中华人民共和国药典·一部》（2020 年版）方。

组成 党参 225g，黄芪 225g，红花 150g，当归 150g，川芎 150g，三棱 150g，蒲黄 150g。

规格 每支装 20ml。

用法 口服，一次 20ml，一日 2 次。

功用 补益心气，活血化瘀。

主治 心气不足，瘀血内阻所致的胸痹，胸闷憋气、心前区刺痛、气短乏力；冠心病心绞痛见上述证候者。

方义 党参、黄芪补益心气；当归养血活血；红花、三棱、蒲黄活血化瘀；川芎活血行气止痛。

（赵雪莹）

tòngjīngbǎo kēlì

痛经宝颗粒 （ tongjingbao granules） 理血剂，国家药典委员会《中华人民共和国药典·一部》（2020 年版）方。

组成 红花 750g，当归 500g，肉桂 300g，三棱 500g，莪术 500g，丹参 750g，五灵脂 500g，木香 300g，延胡索（醋制） 750g。

规格 每袋装 10g、4g（无蔗糖）。

用法 温开水冲服，一次 1袋，一日 2 次，于月经前一周开始，持续至月经来三天后停服，

连续服用三个月经周期。

功用 温经化瘀，理气止痛。

主治 寒凝气滞血瘀，妇女痛经，少腹冷痛，月经不调，经色暗淡。

方义 红花、三棱、莪术、丹参、五灵脂活血祛瘀止痛；当归养血活血；肉桂温经以助活血；木香行气止痛；延胡索活血行气止痛。

（赵雪莹）

shūxiōngpiàn

舒胸片 （ shuxiong tablets） 理血剂，国家药典委员会《中华人民共和国药典·一部》（2020 年版）方。

组成 三七 100g，红花 100g，川芎 200g。

规格 薄膜衣片，每片重0.25g、0.31g；糖衣片，片心重0.25g。

用法 口服，一次 5 片，一日 3 次。

功用 活血化瘀，通络止痛。

主治 瘀血阻滞所致的胸痹，胸闷、心前区刺痛；冠心病心绞痛见上述证候者。

方义 三七活血化瘀定痛；红花活血祛瘀；川芎功能活血行气止痛。

（赵雪莹）

diēdǎ huóxuèsǎn

跌打活血散 （ dieda huoxue powder） 理血剂，国家药典委员会《中华人民共和国药典·一部》（2020 年版）方。

组成 红花 120g，当归 60g，血竭 14g，三七 20g，烫骨碎补60g，续断 60g，乳香（炒） 60g，没药（炒） 60g，儿茶 40g，大黄40g，冰片 4g，土鳖虫 40g。

规格 每袋（瓶）装 3g。

用法 口服，用温开水或黄酒送服。一次 3g，一日 2 次。外

用，以黄酒或醋调敷患处。

功用 舒筋活血，散瘀止痛。

主治 跌打损伤，瘀血疼痛，闪腰岔气。

方义 红花活血通经，散瘀止痛；大黄荡涤瘀血，推陈致新；冰片消肿止痛，当归、三七、乳香、没药、血竭活血散瘀，消肿止痛；骨碎补、续断续筋接骨，续伤止痛；儿茶生肌止痛，土鳖虫破瘀血，续筋骨；用黄酒送服，乃增强活血通络之意。

（毕珺辉）

diēdǎ zhèntònggāo

跌打镇痛膏 （ dieda zhentong ointments） 理血剂，国家药典委员会《中华人民共和国药典·一部》（2020 年版）方。

组成 土鳖虫 48g，生草乌48g，马钱子 48g，大黄 48g，降香 48g，两面针 48g，黄芩 48g，黄柏 48g，虎杖 15g，冰片 24g，薄荷素油 30g，樟脑 60g，水杨酸甲酯 60g，薄荷脑 30g。

规格 每贴 10cm × 7cm、10cm×400cm。

用法 外用，贴患处。

功用 活血止痛，散瘀消肿，祛风胜湿。

主治 急、慢性扭挫伤，慢性腰腿痛，风湿关节痛。

方义 生草乌祛风除湿，降香行气活血，散瘀止痛；大黄荡涤瘀血，马钱子通络止痛，消肿散结；土鳖虫破瘀血，续筋骨；冰片消肿止痛，两面针行气止痛，活血化瘀，祛风通络；虎杖祛风利湿，破瘀通经；黄芩、黄柏清热燥湿。

（毕珺辉）

jīngzhì guànxīn kēlì

精制冠心颗粒 （jingzhi guanxin granules） 理血剂，国家药典委员会《中华人民共和国药典·一

部》（2020 年版）方。

组成 丹参 351g，赤芍 175g，川芎 175g，红花 175g，降香 117g。

规格 每袋装 13g。

用法 开水冲服。一次 1 袋，一日 2~3 次。

功用 活血化瘀。

主治 用于瘀血内停所致的胸痹，症见胸闷、心前区刺痛；冠心病心绞痛见上述证候者。

方义 丹参、赤芍、红花活血散瘀止痛；降香、川芎活血化瘀，行气止痛。

(高长玉)

tiáoyíngwán

调营丸（tiaoying pills） 理血剂，清·徐大椿《医略六书·卷二十三》方。

组成 香附（醋浸炒）一斤，蓬术（醋炒）二两，当归八两。

用法 上为末，醋糊为丸，每服三钱，红花子汤送下。

功用 行气活血，消积止痛。

主治 经愆积癥块刺痛，脉弦牢者。

方义 香附行气解郁，蓬术破血止痛，当归养血和血。

(秦 竹)

shénxiào dáshēngsǎn

神效达生散（shenxiao da-sheng powder） 理血剂，清·佚名辑《经验百方·卷上》方。

组成 苏梗一钱五分，当归（酒洗）一钱，白芍（酒炒）二钱，甘草三分，川芎（酒炒）一钱，大腹皮（黑豆汁洗）一钱，枳壳（麸炒）一钱，白术（土炒）一钱，陈皮八分，川贝（去心）二钱，葱头二个。

用法 水煎服。

功用 补血和血，理气健脾。

主治 久惯小产。

方义 当归、白芍、川芎补

血和血；苏梗、枳壳、陈皮、大腹皮、葱头理气和胃；白术益气健脾；川贝润燥清热；甘草益气调药。

(陈宝忠)

shēngdìhuángtāng

生地黄汤（shengdihuang decoction） 理血剂，清·程国彭《医学心悟·卷三》方。

组成 生地三钱，牛膝、丹皮、黑山栀各一钱，丹参、元参、麦冬、白芍各一钱五分，郁金、广三七、荷叶各七分。

用法 水煎，加陈墨汁、清童便各半杯，和服。

功用 清热养阴，凉血止血。

主治 吐血。

方义 生地凉血止血，养阴清热；栀子清热凉血，泻火除烦，炒黑可入血分而止血；牛膝引血下行；丹皮、丹参、郁金、三七凉血祛瘀，使止血而不留瘀；元参、麦冬、白芍养阴清热；荷叶凉血止血；墨汁收敛止血；童便益阴化瘀。

(许二平)

àifù nuǎngōngwán

艾附暖宫丸（aifu nuangong pills） 理血剂，宋·杨士瀛《仁斋直指方论·卷二十六》方。

组成 艾叶（大叶者，去枝梗）三两，香附（去毛）六两，俱要合时采者，用醋五升，以瓦罐煮一昼夜，捣烂为饼，慢火焙干，吴茱萸（去枝梗）、大川芎（雀胎者）、白芍药（满酒炒）、黄芪（取黄色、白色软者）各二两，川椒（酒洗）三两，续断（去芦）一两五钱，生地黄（生用，酒洗，焙干）一两，官桂五钱。

用法 上为细末，上好米醋打糊为丸，如梧桐子大。每服五七十丸，食前淡醋汤送下。

功用 温经暖宫，活血养血。

主治 妇人子宫虚冷，带下白淫，面色萎黄，四肢酸痛，倦怠无力，饮食减少，经脉不调，血无颜色，肚腹时痛，久无子息。

方义 艾叶、香附、吴茱萸、肉桂、川椒温经祛寒；生地黄、白芍、川芎滋阴养血，活血调经；黄芪补脾益气，以资生化之源；续断补肝肾，强筋骨，调血脉。

(韩 涛)

zhùgēntāng

苎根汤（zhugen decoction） 理血剂，东晋·陈延之《小品方》方。

组成 苎根、干地黄各二两，当归、芍药、阿胶（炙）、甘草（炙）各一两。

用法 上六味，切，以水六升，煮取二升，去滓，纳胶烊，分三服。

功用 滋阴养血安胎。

主治 劳损动胎，腹痛去血，胎动向下。

方义 苎麻根功善止血安胎；当归、芍药养血补血而止腹痛，地黄、阿胶养血滋阴而止血，四药均可益血养胎，且当归补而兼行，有止血不留瘀之妙；甘草调和诸药。

(贺又舜)

xiōng guī jiāo àitāng

芎归胶艾汤（xiong gui jiao ai decoction） 理血剂，东汉·张仲景《金匮要略·妇人妊娠病脉证并治》方。

组成 芎藭、阿胶、甘草各二两，艾叶、当归各三两，芍药四两，干地黄四两。

用法 以水五升，清酒三升，合煮取三升，去滓，纳胶令消尽，温服一升，一日三次。不愈，更作。

功用 养血止血，调经安胎。

主治 妇人冲任虚损，崩中漏下，月水过多，淋沥不止，或半产后下血不绝，或妊娠下血，腹中疼痛者。

方义　阿胶补血滋阴，安胎止血；艾叶暖宫散寒，温经止血，安胎止痛；当归养血活血，祛瘀生新；芍药养血调经，缓急止痛；干地黄滋阴补血；川芎活血行气，使补血不滞血；甘草调和诸药；用清酒煎煮，取其通脉散寒，以行药势。

（龙一梅）

jiāshēn shēnghuàtāng

加参生化汤（jiashen shenghua decoction）　理血剂，清·傅山《傅青主女科·卷下》方。

组成　人参三钱（有倍加至五钱者），川芎二钱，当归五钱，炙草四分，桃仁十粒，炮姜四分。

用法　加大枣，水煎服。

功用　益气固脱，祛瘀止痛。

主治　产后形色脱晕，或汗多脱晕。

方义　人参益气固脱，当归养血和血；川芎、桃仁活血祛瘀止痛，炮姜温经止痛；甘草和中调药。

（杨　勇）

nǚjīnwán

女金丸（nvjin pills）　理血剂，国家药典委员会《中华人民共和国药典·一部》（2020年版）方。

组成　当归140g，白芍70g，川芎70g，熟地黄70g，党参55g，炒白术70g，茯苓70g，甘草70g，肉桂70g，益母草200g，牡丹皮70g，没药（制）70g，醋延胡索70g，藁本70g，白芷70g，黄芩70g，白薇70g，醋香附150g，砂仁50g，陈皮140g，煅赤石脂70g，鹿角霜150g，阿胶70g。

规格　水蜜丸，每10丸重2g；小蜜丸，每100丸重20g；大蜜丸，每丸重9g。

用法　口服，水蜜丸一次5g，小蜜丸一次9g（45丸），大蜜丸

一次1丸，一日2次。

功用　益气养血，理气活血，止痛。

主治　气血两虚，气滞血瘀所致的月经不调。月经提前、月经错后、月经量多，神疲乏力，经水淋漓不净，行经腹痛。

方义　当归、白芍、阿胶、熟地黄、党参、白术、茯苓、甘草益气养血；川芎、益母草、牡丹皮、没药、延胡索、香附、砂仁、陈皮行气活血，调经止痛；藁本、白芷散寒止痛；肉桂、鹿角霜温肾助阳，协气血化生；以赤石脂收敛止血；黄芩、白薇清热止血。

（贾　波）

jiùmǔdān

救母丹（jiumu pills）　理血剂，清·傅山《傅青主女科·卷下》方。

组成　人参一两，当归（酒洗）二两，川芎一两，益母草一两，赤石脂一钱，芥穗（炒黑）三钱。

用法　水煎服。

功用　补血下瘀。

主治　妇人生产三四日，儿已到产门，交骨不开，儿不得下，子死而母未亡者。

方义　川芎、当归补血，人参补气，气旺血旺，则上能升而下能降，气能推而血能送；益母草善下死胎，赤石脂能下瘀血，黑芥穗止血。

（李　冀）

bǎizǐrénwán

柏子仁丸（baiziren pills）　理血剂，明·薛己《校注妇人良方·卷一》方。

组成　柏子仁（炒，别研）、牛膝酒制、卷柏各半两，泽兰叶一两。

用法　上为末，蜜丸桐子大，每服三十丸，空心米饮下。

功用　祛瘀养血。

主治　室女禀气不足，阴血未充，经闭发热，咳嗽，饮食少思者。

方义　泽兰、卷柏活血通经；牛膝引血下行，补益肝肾；柏子仁养心安神。

（陈宝忠）

huátuó zàizàowán

华佗再造丸（huatuo zaizao pills）　理血剂，国家药典委员会《中华人民共和国药典·一部》（2020年版）方。

组成　川芎、吴茱萸、冰片等药味经加工制成的浓缩水蜜丸。

用法　口服，一次4~8g，一日2~3次；重症一次8~16g；或遵医嘱。

功用　活血化瘀，化痰通络，行气止痛。

主治　痰瘀阻络之中风恢复期和后遗症。症见半身不遂、拘挛麻木、口眼歪斜、言语不清。

方义　川芎活血化瘀，通络止痛；冰片芳香开窍，启闭醒神；吴茱萸行气止痛。

（韩　涛）

chèntòngsǎn

趁痛散（chentong powder）　理血剂，元·朱震亨《丹溪心法·卷四》方。

组成　乳香，没药，桃仁，红花，当归，地龙（酒炒），牛膝（酒浸），羌活，甘草，五灵脂（酒淘），香附（童便浸，或加酒芩、炒酒柏）。

用法　上为末，酒调二钱服。

功用　活血化瘀，通络止痛。

主治　痛风走注，筋骨疼痛。

方义　乳香、没药活血化瘀，消肿止痛；桃仁、红花、五灵脂活血祛瘀，当归养血活血，地龙通经活络，牛膝活血通经，补肾强骨；羌活祛风止痛，香附行气

止痛，甘草调和诸药。

（毕珺辉）

yuánhuāsǎn

芫花散（yuanhua powder） 理血剂，宋·王佑《太平圣惠方·卷七十二》方。

组成 芫花（醋拌，炒令干）三分，硇砂一分，没药一分，当归（锉，微炒）一分，延胡索两分，红蓝花子一分，水蛭（微炒）二十一个。

用法 上为细散，每服一钱，空心以豆淋薄荷酒调下，夜深心腹空时再一服。

功用 活血化瘀。

主治 妇人血滞，症见经脉不通，渐渐羸瘦，日久成癥等。

方义 芫花峻猛，虽为泻水逐饮之药，亦能逐瘀血下行而畅脉道；硇砂、水蛭消积软坚，破瘀散结，没药、当归、延胡索活血化瘀，行气止痛，红蓝花子活血行血；薄荷疏肝解郁，肝气舒则血行畅，酒可温经以助血运而行药力。

（贺又舜）

zhǐshí sháoyàosǎn

枳实芍药散（zhishi shaoyao powder） 理血剂，东汉·张仲景《金匮要略·妇人产后病脉证治》方。

组成 枳实（烧令黑，勿太过）、芍药各等分。

用法 上为散，每服方寸匕，一日三次，以麦粥送下。

功用 行气和血。

主治 产后腹痛，烦满不得卧；痈脓。

方义 枳实烧黑，入血中行气消积，且助消痈排脓；芍药偏走血分，和血逐瘀，缓急止痛；麦粥送服，取其滑润宜血，并益胃气。

（于洋）

xuánfùhuātāng

旋覆花汤（xuanfuhua decoction） 理血剂，东汉·张仲景《金匮要略·妇人杂病脉证并治》方。

组成 旋覆花三两，葱十四茎，新绛少许。

用法 上三味，以水三升，煮取一升，顿服之。

功用 行气活血，通阳散结。

主治 肝着，其人常欲蹈其胸上，先未苦时，但欲饮热，寸口脉弦而大；妇人半产漏下。

方义 旋覆花理气舒郁，宽胸散结，助以葱管之辛温芳香宣浊以开痹，温通阳气而散结；新绛活血化瘀，为治肝经之要药。

（李冀）

tiáoyíngsǎn

调营散（tiaoying powder） 理血剂，宋·陈沂《陈素庵妇科补解·卷一》方。

组成 当归、川芎、蒲黄（半生半炒）、香附、赤芍、生地、广皮、丹皮、川断、麦冬、生甘草。

用法 上为散。有滞血去丹皮，麦冬，加红花、艾。

功用 养血止血，行气通络。

主治 妇人七七，血分有余，滞血留于经络，天癸不绝，过期仍来，血来少而点滴6~7日不止者，或乍来即止。现代常用于治疗月经不调、崩漏等病。

方义 方中四物（当归、川芎、赤芍、生地）以补肝脾血，丹皮、麦冬以凉心血，蒲黄炒黑以止血，川断行周身经络，以通滞血，香附、广皮顺三焦结气。

（秦竹）

dúshèngsǎn

独圣散（dusheng powder） 理血剂。

宋·陈自明《妇人大全良方》方。组成：防风（去叉、芦）。用法：为末，每服二钱，空心食前，

酒煮白面清调下。功用：祛风以止血。主治：肝经有风，血崩。方义：防风祛肝风以止血。

宋·陈自明《外科精要·卷下》方。组成：香附子（姜汁淹一宿焙干研碎）。用法：每服二钱，白汤调服。功用：行气以活血。主治：疮初作，气滞血凝。

清·吴谦《医宗金鉴·中册》方。组成：南山楂肉炒，一两。用法：水煎，用童便砂糖和服。功用：活血祛瘀。主治：产后心腹绞痛欲死，或血迷心窍，不省人事。

清·鲍相璈《验方新编·卷三》方。组成：白及三两。用法：上为末，每服二钱，临卧糯米汤下。功用：收涩止血。主治：多年咳嗽，肺痿咯血红痰。

（于洋）

língbǎo hùxīndān

灵宝护心丹（lingbao huxin pills） 理血剂，国家药典委员会《中华人民共和国药典·一部》（2020年版）方。

组成 人工麝香 4g，蟾酥 42g，人工牛黄 150g，冰片 48g，红参 240g，三七 240g，琥珀 120g，丹参 400g，苏合香 100ml。

规格 每 10 丸重 0.08g。

用法 口服，一次 3~4 丸，一日 3~4 次，饭后服用或遵医嘱。

功用 强心益气，通阳复脉，芳香开窍，活血止痛。

主治 心动过缓型病态窦房结综合征及冠心病心绞痛，能改善胸闷、胸痛、昏晕、心悸、气短等症状，对某些心功能不全及部分心律失常也有一定疗效。

方义 红参大补元气，通阳复脉，强心安神；麝香、冰片芳香开窍，活血散结止痛，三七、丹参活血祛瘀止痛，增益气行滞，通脉止痛之力；蟾酥、牛黄、苏

合香均具开窍醒神之功,其中蟾酥尤善解毒止痛,苏合香尤善开郁化浊,牛黄尤善清心解毒,琥珀活血散瘀,镇惊安神。

(贺又舜)

shìdìsǎn
柿蒂散（shidi powder） 理血剂,明·董宿《奇效良方·卷三十五》方。

组成 干柿蒂烧存性。

用法 上为末,每服二钱,空心米饮调下。

功用 清热,止血。

主治 血淋。

方义 柿蒂清热降逆止血。

(于 洋)

zhìfēngjì
治风剂（wind-relieving prescriptions） 具有疏散外风或平息内风的作用,用于治疗风病的方剂。以辛散祛风药或息风止痉药为主组成。

治风剂常分为疏散外风与平息内风两类,分别适用于风邪入侵经络、筋骨、关节之外风病,以及各类肝风内动之内风病。疏散外风的代表方剂有川芎茶调散、消风散、牵正散等,平肝息风的代表方剂有羚角钩藤汤、镇肝息风汤、大定风珠等。疏散外风剂中多辛温燥烈之品,易于伤津助热,素体阴津不足或阴虚内热者慎用,或酌加寒凉滋润之品同用。

(治风剂)

chuānxiōng chátiáosǎn
川芎茶调散（chuanxiong chatiao powder） 治风剂,宋·太平惠民和剂局《太平惠民和剂局方·卷之二》方。

组成 薄荷叶（不见火）八两,川芎、荆芥（去梗）各四两,香附子（炒）八两（别本作细辛去芦,一两）,防风（去芦）一两半,白芷、羌活、甘草（鑑）各二两。

用法 上件为细末,每服二钱,食后,茶清调下。

功用 疏风止痛。

主治 外感风邪头痛,诸风上攻,头目昏重,偏正头痛,鼻塞声重,伤风壮热,肢体烦疼,肌肉蠕动,膈热痰盛者。妇人血风攻注,太阳穴疼,舌苔薄白,脉浮。

方义 川芎疏风散邪,为治头痛要药;羌活、白芷、防风、荆芥、薄荷皆轻扬升浮,善祛头面风邪;香附子行气止痛;甘草调和诸药。服用时以清茶调服,意在上清头目,并制风药之温燥与升散。

(樊巧玲)

dàqínjiāotāng
大秦艽汤（daqinjiao decoction） 治风剂,元·李杲《医学发明》方。

组成 秦艽、石膏各二两,甘草、川芎、当归、羌活、独活、防风、黄芩、白芍药、吴白芷、白术、生地黄、熟地黄、白茯苓各一两,细辛半两。

用法 上剉,每服一两,水二盏,煎至一盏。去滓温服,无时。如遇天阴,加生姜七八片。如心下痞,每服一两,内加枳实一钱同煎。

功用 疏风清热,养血荣筋。

主治 风邪初中经络证。口眼㖞斜,舌强不能言语,手足不能运动。风邪散见,不拘一经者。

方义 秦艽祛风通络;羌活、独活、防风、白芷、细辛祛风散邪;熟地、当归、白芍、川芎养血活血,寓"治风先治血,血行风自灭"之意,并制诸风药之温燥;白术、茯苓、甘草益气健脾;生地、石膏、黄芩清热,以防风邪郁而化热;甘草兼能调和诸药。

(贾 波)

xiǎohuóluòdān
小活络丹（xiaohuoluo pills） 治风剂,宋·太平惠民和剂局《太平惠民和剂局方·卷一》方。

组成 川乌（炮,去皮、脐）、草乌（炮,去皮、脐）、地龙（去土）、天南星（炮）各六两,乳香（研）、没药（研）各二两二钱。

用法 上为细末,入研药和匀,酒面糊为丸,如梧桐子大,每服二十丸,空心,日午冷酒送下,荆芥茶下亦得。

功用 祛风除湿,化痰通络,活血止痛。

主治 元脏气虚,脾血久冷,风寒湿痹,肢体筋脉疼痛,麻木拘挛,关节屈伸不利,疼痛游走不定,舌淡紫,苔白,脉沉弦或涩,亦治中风手足不仁,日久不愈,经络中有湿痰瘀血,而见腰腿沉重,或腿臂间作痛。

方义 川乌、草乌祛风除湿,温通经络,散寒止痛;天南星祛风燥湿化痰,善除经络中之风湿顽痰;乳香、没药行气活血,通络止痛;地龙通经活络;以酒送服,可行气血,助药势。

(樊巧玲)

dàhuóluòdān
大活络丹（dahuoluo pills） 治风剂,清·徐大椿《兰台轨范·卷一》方。

组成 白花蛇、乌梢蛇、威灵仙、两头尖（俱酒浸）、草乌、天麻（煨）、全蝎（去毒）、首乌（黑豆水浸）、龟板（炙）、麻黄、贯众、羌活、炙甘草、官桂、藿香、乌药、黄连、熟地、大黄（蒸）、木香、沉香以上各二两,细辛、赤芍、没药（去油,另研）、乳香（去油,另研）、僵蚕、丁香、天南星（姜制）、青皮、骨碎补、白蔻、安息香（酒熬）、黑附子（制）、黄芩（蒸）、茯苓、香附（酒浸、焙）、元参、白术以上各一两，防风二两半，葛根、虎胫骨（炙）、当归各一两半，血竭（另研）七钱，地龙（炙）、犀角、麝香（另研）、松脂各五钱，牛黄（另研）、片脑（另研）各一钱五分，人参三两。

用法 上共五十味为末，蜜丸如桂圆核大，金箔为衣，每服一丸，陈酒送下。

功用 祛风湿，益气血，活络止痛。

主治 风湿痰瘀阻于经络，兼正气不足证。中风瘫痪、痿痹、阴疽、流注、跌打损伤等。

方义 草乌、附子、麻黄、天麻、羌活、防风、细辛、肉桂、葛根祛风除湿散寒；白花蛇、乌梢蛇、地龙、全蝎搜风通络止痛；麝香、牛黄、冰片香窜开泄，除浊邪；两头尖、赤芍、乳香、没药、血竭活血舒筋止痛；香附、木香、乌药、青皮、沉香、丁香、藿香、白豆蔻、安息香行气化湿祛痰；僵蚕、天南星祛风痰；黄芩、黄连、大黄、贯众、犀角、玄参清热燥湿；人参、白术、茯苓、甘草、当归、熟地黄益气补血；首乌、骨碎补、虎骨、龟甲、威灵仙、松脂补肝肾、强筋骨。

（贾 波）

dāngguī yǐnzǐ

当归饮子 (danggui decoction)

治风剂，宋·严用和《严氏济生方·卷六》方。

组成 当归（去芦）、白芍药、川芎、生地黄（洗）、白蒺藜（炒，去尖）、防风（去芦）、荆芥穗各一两，何首乌、黄芪（去芦）、甘草（炙）各半两。

用法 上㕮咀，每服四钱，以水一盏半，姜五片，煎至八分，去滓温服，不拘时候。

功用 养血祛风。

主治 外感风邪，日久不愈，耗伤阴血，或素体阴血亏虚，又感风邪者，皮肤瘙痒，入夜尤甚，或起疹，或不起疹，或毛发脱落，舌淡红，苔薄，脉细弦。

方义 当归、生地、白芍、川芎养血活血；何首乌补肝肾而益阴血；黄芪补气固表；防风、荆芥穗、白蒺藜以祛风止痒；炙甘草调和药性。

（龙一梅）

xiǎoxùmìngtāng

小续命汤 (xiaoxuming decoction)

治风剂，东晋·陈延之《小品方·卷六》方。

组成 甘草一两，麻黄一两，桂心一两，防风一两半，人参一两，黄芩一两，防己一两，附子（炮）一枚大者，芎䓖一两，芍药一两，生姜五两。

用法 上十一物，以水九升，煮取三升，分三服。

功用 祛风散寒，益气温阳。

主治 卒中风，不省人事，口眼歪斜，半身不遂，语言謇涩，亦治风湿痹痛。

方义 麻黄、防风、防己、生姜辛温宣散祛风；人参、附子、桂心、甘草益气助阳扶正；芍药、芎䓖养血调血，黄芩清除郁热；甘草兼调和诸药。

（樊巧玲）

yùzhēnsǎn

玉真散 (yuzhen powder)

治风剂，明·陈实功《外科正宗·卷一》方。

组成 南星、防风、白芷、天麻、羌活、白附子各等分。

用法 上为细末，每服二钱，用热酒一盅调服。外用适量，敷伤处。若牙关紧急，腰背反张者，每服三钱，用热童便调服。

功用 祛风化痰，定搐止痉。

主治 破伤风。牙关紧急，口撮唇紧，身体强直，角弓反张，甚则咬牙缩舌，脉弦紧。

方义 白附子、天南星祛风化痰，定搐解痉；羌活、防风、白芷性辛散，以散经络中之风邪，导风毒之邪外出；天麻化痰息风止痉；热酒或童便调服，取其通经络、行气血之功。

（许二平）

zhuànggǔ guānjiéwán

壮骨关节丸 (zhuanggu guanjie pills)

治风剂，国家药典委员会《中华人民共和国药典·一部》（2020年版）方。

组成 狗脊384.5g，淫羊藿230.7g，独活230.7g，骨碎补308g，续断384.5g，补骨脂230.7g，桑寄生384.5g，鸡血藤230.7g，熟地黄922.8g，木香230.7g，乳香（醋炙）230.7g，没药（醋炙）230.7g。

用法 口服，浓缩丸一次10丸；水丸一次6g，一日2次。早晚饭后服用。

功用 补益肝肾，养血活血，舒筋活络，理气止痛。

主治 肝肾不足、血瘀气滞、脉络痹阻所致的骨性关节炎、腰肌劳损，症见关节肿胀、疼痛、麻木、活动受限。

方义 续断、桑寄生、狗脊补益肝肾、强筋健骨；淫羊藿、补骨脂补肾壮阳；熟地黄滋补肾阴；骨碎补补肾活血；鸡血藤活血补血、舒筋活络；乳香、没药活血止痛；木香行气止痛；独活祛风散寒除湿。

（闫润红）

zhuànggǔ shēnjīn jiāonáng

壮骨伸筋胶囊 (zhuanggu shenjin capsules)

治风剂，国家药典委员会《中华人民共和国药典·一部》（2020年版）方。

组成 淫羊藿 83g，熟地黄 100g，鹿衔草 83g，骨碎补（炙）66g，肉苁蓉 66g，鸡血藤 66g，红参 66g，狗脊 33g，茯苓 33g，威灵仙 33g，豨莶草 33g，葛根 33g，醋延胡索 100g，山楂 33g，洋金花 6.6g。

规格 每粒装 0.3g。

用法 口服，一次 6 粒，一日 3 次。4 周为一疗程，或遵医嘱。

功用 补益肝肾，强筋壮骨，活络止痛。

主治 肝肾两虚、寒湿阻络所致的神经根型颈椎病，症见肩臂疼痛、麻木、活动障碍。

方义 淫羊藿补肾壮阳，祛风除湿；鹿衔草补虚益肾，祛风除湿，且二药均可强壮筋骨；熟地黄填精益髓；肉苁蓉补肾益精；骨碎补补肾治血；狗骨健脾和络，活血生肌；鸡血藤补血活血，通经活络；醋延胡索、山楂活血化瘀，且能止痛；豨莶草、威灵仙祛风湿、通经络；洋金花镇痛解痉；红参益气健脾；茯苓渗湿健脾，使全方邪正兼顾；葛根轻扬升散，引药上行。

（闫润红）

gǒupígāo

狗皮膏（goupi plaster） 治风剂，国家药典委员会《中华人民共和国药典·一部》(2020 年版) 方。

组成 生川乌 80g，生草乌 40g，羌活 20g，独活 20g，青风藤 30g，香加皮 30g，防风 30g，铁丝威灵仙 30g，苍术 20g，蛇床子 20g，麻黄 30g，高良姜 9g，小茴香 20g，官桂 10g，当归 20g，赤芍 30g，木瓜 30g，苏木 30g，大黄 30g，油松节 30g，续断 40g，川芎 30g，白芷 30g，乳香 34g，没药 34g，冰片 17g，樟脑 34g，丁香 17g，肉桂 11g。

规格 每张净重 12g、15g、24g、30g。

用法 外用。用生姜擦净患处皮肤，将膏药加温软化，贴于患处或穴位。

功用 祛风散寒，活血止痛。

主治 风寒湿滞、气血瘀阻的痹病，四肢麻木、腰腿疼痛、筋脉拘挛，或跌打损伤、闪腰岔气、局部肿痛；或寒湿瘀滞所致的脘腹冷痛、行经腹痛，寒湿带下、积聚痞块。

方义 生川乌、生草乌辛散温通，祛风除湿，散寒止痛；苏木、大黄活血通经，祛瘀止痛；麻黄、羌活、独活散寒邪，祛风湿，止痹痛；当归、赤芍、川芎养血活血，散瘀止痛；青风藤、铁丝威灵仙祛风湿，通经络，止疼痛；白芷、防风、苍术祛风散寒除湿；高良姜、官桂、肉桂、小茴香、丁香温中散寒行气止痛；香加皮、蛇床子祛风除湿，强筋健骨；木瓜舒筋活络；油松节祛风除湿，通利关节；乳香、没药活血行气，消肿定痛；续断补肝肾，壮筋骨；冰片、樟脑芳香行散，消肿止痛。

（韩向东）

guógōngjiǔ

国公酒（guogong wine） 治风剂，国家药典委员会《中华人民共和国药典·一部》(2020 年版) 方。

组成 当归，羌活，牛膝，防风，独活，牡丹皮，广藿香，槟榔，麦冬，陈皮，五加皮，姜厚朴，红花，制天南星，枸杞子，白芷，白芍，紫草，盐补骨脂，醋青皮，炒白术，川芎，木瓜，栀子，麸炒苍术，麸炒枳壳，乌药，佛手，玉竹，红曲。

用法 口服，一次 10ml，一日 2 次。

功用 散风祛湿，舒筋活络。

主治 风寒湿邪闭阻所致的痹病，关节疼痛、沉重、屈伸不利、手足麻木、腰腿疼痛；经络不和所致的半身不遂、口眼歪斜、下肢痿软、行走无力。

方义 羌活、独活、防风、苍术祛风胜湿，散寒止痛；白芷、藿香芳香化湿，祛风散寒；天南星燥湿化痰，祛风止痉；五加皮、木瓜祛风除湿，舒筋活络；白术健脾燥湿，槟榔、厚朴、枳壳、陈皮、青皮、乌药、佛手行气止痛；当归、白芍、红花、牡丹皮、川芎养血活血；补骨脂、枸杞子、牛膝补益肝肾，强筋壮骨；紫草清热凉血；麦冬、玉竹、栀子养阴清热，防诸药温燥伤阴；神曲消食和胃。

（韩向东）

báihuāshéjiǔ

白花蛇酒（baihuashe wine） 治风剂，明·李时珍《本草纲目·卷四十三》引《濒湖集简方》方。

组成 白花蛇（一条，温水洗净，头尾各去三寸，酒浸，去骨刺，取净肉）一两，全蝎（炒）、当归、防风、羌活各一钱，独活、白芷、天麻、赤芍药、甘草、升麻各五钱。

用法 锉碎，以绢袋盛贮，用糯米二斗蒸熟，如常造酒，以袋置缸中，待成，取酒同袋密封，煮熟，置阴地七日出毒。每温饮数杯，常令相续。

功用 祛风通络。

主治 诸风无新久，手足缓弱，口眼歪斜，语言謇涩；或筋脉挛急，肌肉顽痹，皮肤燥痒，骨节疼痛；或生恶疮、疥、癞。

方义 白花蛇、全蝎通络搜风；防风、羌活、独活、白芷疏风散寒，祛邪通络；天麻通络息风，当归、赤芍药养血活血，取

"治风先治血"之意，升麻祛风兼透郁热；甘草调和诸药。

（韩　涛）

báihuāshésǎn
白花蛇散（baihuashe powder）

治风剂，宋·王怀隐《太平圣惠方·卷十九》方。

组成　白花蛇（汤或酒浸，炙微黄，去皮骨）二两，白附子（炮裂）一两，磁石（烧，酒淬七遍，细研）一两，天麻、狗脊（去毛）、乌头（炮裂，去皮脐）、萆薢（锉）、白僵蚕（微炒）、细辛、防风（去芦头）、白术、川芎、白鲜皮、羌活、蔓荆子各半两。

用法　上为细散，入磁石同研令匀。每服一钱，以温酒调下，不拘时候。

功用　祛风通络。

主治　风痹。关节不利，手足顽麻。

方义　白花蛇、白僵蚕通络搜风；白附子祛风止痉；天麻通络息风；细辛、防风、羌活、蔓荆子、川芎疏风散邪通络；狗脊、萆薢、白鲜皮、磁石、乌头祛风除湿；白术健脾祛湿。

（韩　涛）

wǔwèi shèxiāngwán
五味麝香丸（wuwei shexiang pills）

治风剂，国家药典委员会《中华人民共和国药典·一部》（2020年版）方。

组成　麝香10g，诃子（去核）300g，黑草乌300g，木香100g，藏菖蒲60g。

规格　每10丸重0.3g。

用法　睡前服或含化，一次2~3丸，一日1次；极量5丸。

功用　消炎，止痛，祛风。

主治　扁桃体炎，咽峡炎，流行性感冒，炭疽病，风湿性关节炎，神经痛，胃痛，牙痛。

方义　草乌祛风止痛，诃子

清肺利咽，麝香、木香、菖蒲芳香化浊。

（左铮云）

tiānmá gōuténgyǐn
天麻钩藤饮（tianma gouteng drink）

治风剂，胡光慈《中医内科杂病证治新义》方。

组成　天麻，钩藤，生决明，山栀，黄芩，川牛膝，杜仲，益母草，桑寄生，夜交藤，朱茯神。

用法　水煎服。

功用　平肝息风，清热活血，补益肝肾。

主治　肝阳偏亢，肝风上扰所致的头痛，眩晕，失眠；或半身不遂，口眼㖞斜，舌红，苔黄，脉弦。

方义　天麻、钩藤、石决明平肝潜阳；山栀、黄芩清热泻火，使肝经之热不致上扰；益母草活血利水；川牛膝引血下行，利肝阳之平降；杜仲、桑寄生补益肝肾；夜交藤、朱茯神安神定志。

（范　颖）

tiānmá shǒuwūpiàn
天麻首乌片（tianma shouwu tablets）

治风剂，国家药典委员会《中华人民共和国药典·一部》（2020年版）方。

组成　天麻33.75g，白芷26.25g，制何首乌56.25g，熟地黄56.25g，丹参56.25g，川芎22.5g，当归75g，炒蒺藜37.5g，桑叶37.5g，墨旱莲75g，酒女贞子75g，白芍75g，黄精（蒸）75g，甘草11.25g。

用法　口服，一次6片，一日3次。

功用　滋阴补肾，养血息风。

主治　肝肾阴虚所致的头晕目眩，头痛耳鸣，口苦咽干，腰膝酸软，脱发，白发。

方义　天麻、白芷平肝息风，疏散外风；何首乌、熟地黄滋阴养血；丹参、川芎、当归滋阴凉

血，养血和血；墨旱莲、女贞子、黄精养阴益精；蒺藜涩精补肾；白芍养血柔肝；桑叶清热；甘草调和诸药。

（范　颖）

sìwù xiāofēngyǐn
四物消风饮（siwu xiaofeng drink）

治风剂，清·吴谦《医宗金鉴·卷七十三》方。

组成　生地三钱，当归二钱，荆芥、防风各一钱五分，赤芍、川芎、白鲜皮、蝉蜕、薄荷各一钱，独活、柴胡各七分。

用法　加红枣肉二枚，水二盅，煎八分，去渣服。

功用　养血清热，疏风止痒。

主治　风疹丹毒，发于肌肤，游走无定，起如云片，浮肿燉热，痛痒相兼，高起如栗。

方义　生地清热凉血，滋阴养血，当归养血活血，二药配伍养血以助疏风；赤芍养血凉血，川芎活血疏风；荆芥、防风、蝉蜕、薄荷、柴胡疏风清热止痒，白鲜皮、独活祛湿行津，以利活血止痒。

（杨　勇）

fēngyǐntāng
风引汤（fengyin decoction）

治风剂，东汉·张仲景《金匮要略·中风历节病脉证并治》方。

组成　大黄、干姜、龙骨各四两，桂枝三两，甘草、牡蛎各二两，寒水石、滑石、赤石脂、白石脂、紫石英、石膏各六两。

用法　上为粗末，以韦囊盛之，取三指撮，井花水三升，煮三沸，温服一升。

功用　清热息风，止痛定搐。

主治　热盛动风证。发热，筋脉拘急，或半身不遂，麻痹不仁；或见高热，四肢抽搐；或猝然昏倒，口吐涎沫，手足搐搦。

方义　龙骨、牡蛎潜阳息风，

赤石脂、白石脂、紫石英镇惊安神，石膏、滑石、寒水石清热泻火，大黄导热下行；干姜、桂枝辛温运脾，防金石寒凉克伐脾胃；甘草和中调药。

（杨 勇）

小定风珠（xiaodingfeng pills）

xiǎodìngfēngzhū

治风剂，清·吴鞠通《温病条辨·卷三》方。

组成 鸡子黄（生用）一枚，真阿胶二钱，生龟甲六钱，童便一杯，淡菜三钱。

用法 水五杯，先煮龟甲、淡菜，得两杯，去滓，入阿胶，上火烊化，内鸡子黄，搅和相得，再冲童便，顿服之。

功用 滋阴息风。

主治 温邪久踞下焦，既厥且哕，脉细而劲。

方义 鸡子黄、阿胶滋阴养液以息风；龟甲滋阴潜阳以息风；淡菜补益肝肾精血；童便滋阴清热降火。

（樊巧玲）

大定风珠（dadingfeng pills）

dàdìngfēngzhū

治风剂，清·吴瑭《温病条辨·卷三》方。

组成 生白芍六钱，阿胶三钱，生龟板四钱，干地黄六钱，麻仁二钱，五味子二钱，生牡蛎四钱，麦冬（连心）六钱，炙甘草四钱，鸡子黄（生）二枚，鳖甲（生）四钱。

用法 水八杯，煮取三杯，去滓，入阿胶烊化，再入鸡子黄，搅令相得，分三次服。

功用 滋阴息风。

主治 阴虚动风证。温病后期，神倦瘛疭，脉气虚弱，舌绛苔少，有时时欲脱之势。

方义 鸡子黄、阿胶滋阴养液以息内风；白芍、麦冬、生地

滋水涵木，柔肝濡筋；麻仁养阴润燥；生龟板、生鳖甲、生牡蛎滋阴潜阳，重镇息风，五味子收敛真阴；甘草伍白芍酸甘化阴，兼调和诸药。

（贾 波）

全天麻胶囊（quantianma capsules）

quántiānmá jiāonáng

治风剂，国家药典委员会《中华人民共和国药典·一部》（2020年版）方。

组成 天麻500g。

规格 每粒装0.5g。

用法 口服，一次2～6粒，一日3次。

功用 平肝，息风，止痉。

主治 肝风上扰所致的眩晕、头痛、肢体麻木、癫痫抽搐。

方义 天麻清热平肝、息风止痉。

（韩 涛）

三甲复脉汤（sanjia fumai decoction）

sānjiǎ fùmàitāng

治风剂，清·吴瑭《温病条辨·卷三》方。

组成 炙甘草六钱，干地黄六钱（按地黄三种、用法：生地者，鲜地黄，未晒干者也。可入药煮用，可取汁用，其性甘凉，上中焦用以退热存津。干生黄者，乃生地晒干，已为阴火炼过，去其寒凉之性，本草称其甘平。熟地制以酒与砂仁，九蒸九晒而成，是又以丙火丁火合炼之也，故其性甘温。奈何今人悉以干地黄为生地，北人并不知世有生地，金谓干地黄为生地，而曰寒凉，指鹿为马，不可不辨），生白芍六钱，麦冬（不去心）五钱，阿胶三钱，麻仁（按柯韵伯谓旧传麻仁者误、当系枣仁。彼从心悸动三字中看出传写之误，不为无见。今治温热有於麻仁甘益气、润去燥，故仍从麻仁）三钱，生牡蛎

五钱，生鳖甲八钱，生龟板一两。

用法 水八杯，煮取八分三杯，分三次服。剧者加甘草至一两，地黄白芍八钱，麦冬七钱，日三夜一服。

功用 滋阴复脉，潜阳息风。

主治 温病邪热羁留下焦，热深厥甚。脉细促，心小儋儋大功，甚则心中痛苦者。

方义 炙甘草补气复脉；白芍养阴柔肝，合甘草则酸甘化阴；干地黄、麦冬、阿胶滋阴补血；麻仁润肠通便；牡蛎、鳖甲、龟甲重镇潜阳，育阴以息风。

（阮时宝）

建瓴汤（jianling decoction）

jiànlíngtāng

治风剂，清·张锡纯《医学衷中参西录·中册》方。

组成 生怀山药一两，怀牛膝一两，生赭石（轧细）八钱，生龙骨（捣细）六钱，生牡蛎（捣细）六钱，生地黄六钱，生杭芍四钱，柏子仁四钱。

用法 磨取铁锈浓水，以之煎药。

功用 镇肝息风，滋阴安神。

主治 肝阳上亢证，头晕目眩，耳鸣目胀，心悸健忘，失眠多梦，脉弦硬而长。

方义 怀牛膝补益肝肾、引血下行，生赭石镇肝降逆；生龙骨、生牡蛎镇肝息风、安神定志；生地黄、生白芍滋补清热，壮水涵木；山药补肾益脾；柏子仁养心安神；铁锈水镇心平肝。

（韩向东）

松龄血脉康胶囊（songling xuemaikang capsules）

sōnglíng xuèmàikāng jiāonáng

治风剂，国家药典委员会《中华人民共和国药典·一部》（2020年版）方。

组成 鲜松叶3600g，葛根600g，珍珠层粉90g。

规格 每粒装 0.5g。

用法 口服。一次 3 粒，一日 3 次，或遵医嘱。

功用 平肝潜阳，镇心安神。

主治 肝阳上亢所致的头痛、眩晕、急躁易怒、心悸、失眠；高血压病及原发性高脂血症见上述证候者。

方义 鲜松叶活血安神；珍珠层粉平肝潜阳，镇心安神；葛根生津解肌。

（韩向东）

niúhuáng bàolóngwán

牛黄抱龙丸 （niuhuang baolong pills） 治风剂，明·李梴《医学入门·卷五》方。

组成 胆星八两，雄黄、人参、茯苓各一钱半，辰砂一钱二分，僵蚕三分，钩藤一两半，天竺黄二钱半，牛黄二分，麝香五分。

用法 为末，用甘草四两煎膏和丸，芡实大，金箔为衣，阴干藏之，勿泄气，每近微火边；每服一丸或半丸，薄荷煎汤磨服。

功用 清化热痰，镇惊安神，兼以扶正。

主治 一切急慢惊风及风热、风痫等。

方义 胆星祛风痰，镇痉；天竺黄清化热痰；牛黄清热解毒定惊；雄黄祛痰解毒；麝香开窍；辰砂安神；僵蚕祛风豁痰；钩藤清热止痉；人参、茯苓扶助正气；薄荷清利头目；甘草调和诸药。

（范 颖）

niúhuáng qiānjīnsǎn

牛黄千金散 （niuhuang qianjin powder） 治风剂，国家药典委员会《中华人民共和国药典·一部》（2020 年版）方。

组成 全蝎 120g，僵蚕（制）120g，牛黄 24g，朱砂 160g，冰片 20g，黄连 160g，胆

南星 80g，天麻 160g，甘草 80g。

规格 每瓶装 0.6g。

用法 口服，一次 0.6 ~ 0.9g，一日 2 ~ 3 次，三岁以内小儿酌减。

功用 清热解毒，镇痉定惊。

主治 小儿惊风高热，手足抽搐，痰涎壅盛，神昏谵语。

方义 全蝎、僵蚕、朱砂镇痉定惊安神；牛黄、冰片清心解毒；胆南星清热化痰；黄连清热解毒；天麻平肝息风；甘草调和诸药。

（范 颖）

xiǎo'ér jīngfēngsǎn

小儿惊风散 （xiao'er jingfeng powder） 治风剂，国家药典委员会《中华人民共和国药典·一部》（2020 年版）方。

组成 全蝎 130g，炒僵蚕 224g，雄黄 40g，朱砂 60g，甘草 60g。

规格 每袋装 1.5g。

用法 口服，周岁小儿一次 1.5g，一日 2 次；周岁以内小儿酌减。

功用 镇惊息风。

主治 小儿惊风，抽搐神昏。

方义 全蝎、僵蚕息风止痉；朱砂镇惊安神；雄黄祛痰解毒；甘草调和诸药。

（樊巧玲）

júhuā chátiáosǎn

菊花茶调散 （juhua chatiao powder） 治风剂，清·佚名氏《银海精微·卷下》方。

组成 菊花二两，川芎二两，荆芥穗二两，羌活二两，甘草二两，白芷二两，细辛（洗净）一两，防风（去芦）一两半，蝉蜕五钱，僵蚕五钱，薄荷五钱。

用法 上研为末，每服二钱，食后茶清调服。

功用 疏风止痛，清利头目。

主治 诸风，头目昏重，偏

正头痛，鼻塞。

方义 川芎辛香走窜，上达头目，善祛风止头痛，为"头痛必用之药"；薄荷轻清上行，疏风散邪，清利头目，荆芥穗疏风解表，"能清头目上行"，与薄荷同用疏头风，并助川芎止头痛之力；羌活、白芷、细辛疏风止头痛，其中羌活善治太阳经头痛，白芷善治阳明经头痛，细辛善治少阴经头痛，防风辛散上行，疏散上部风邪，菊花、僵蚕、蝉蜕疏散风热，故本方对偏正头痛及眩晕偏于风热者较为合适；甘草调和药性，用时以清茶调下，取茶叶之苦寒，既可上清头目，又能制约风药过于温燥与升散，使升中有降。

（葛鹏玲）

shèfēngsǎn

摄风散 （shefeng powder） 治风剂，宋·杨士瀛《直指小儿方·卷一》方。

组成 赤脚蜈蚣（炙）半条，钩藤一分，朱砂、直僵蚕（焙）、血蝎梢各一钱，麝香一字。

用法 上药为末。每服一字，用竹沥调下。

功用 息风，除痰，止痉。

主治 初生儿心脾有热，兼痞风邪，致患撮口，症见口撮如囊，不能吮乳，舌强唇青，面青目黄，手足抽搐，甚或神昏者。或新生儿破伤风，角弓反张，手足搐搦者。

方义 麝香芳香开窍醒神，僵蚕、血蝎梢祛风止痉，血蝎梢长于通络，僵蚕并能化痰；朱砂镇心安神，兼清心热；钩藤清热平肝，息风解痉；赤脚蜈蚣息风解痉。

（毕珺辉）

qīngkōnggāo

清空膏 （qingkong paste） 治风剂，金·李杲《兰室秘藏·卷中》方。

组成 川芎五钱，柴胡七钱，黄连（炒）、防风去芦、羌活各一两，炙甘草一两五钱，细挺子黄芩（去皮，锉，一半酒制，一半炒）三两。

用法 上为细末，每服二钱匕，于盏内入茶少许，汤调如膏。临卧抹在口内，少用白汤送下。

功用 祛风除湿，清热止痛。

主治 偏正头痛，年深不愈，及风湿热上壅损目，脑痛不止者。

方义 川芎、柴胡、防风、羌活祛风除湿而止痛；黄芩、黄连清热祛湿；炙甘草缓急止痛，调和诸药。

（李 冀）

xiāofēngsǎn

消风散（xiaofeng powder） 祛风剂，明·陈实功《外科正宗》方。

组成 当归、生地、防风、蝉蜕、知母、苦参、胡麻仁、荆芥、苍术、牛蒡子、石膏各一钱，甘草、木通各五分。

用法 水二盅，煎至八分，食远服。

功用 疏风除湿，清热养血。

主治 风疹，湿疹。皮肤疹出色红，或遍身云片斑点，瘙痒，抓破后渗出津水，苔白或黄，脉浮数。

方义 荆芥、防风疏风止痒，透邪外达；蝉蜕、牛蒡子疏散风热；苍术祛风除湿，苦参清热燥湿，木通渗利湿热；石膏、知母清热泻火；当归、生地养血活血，滋阴润燥，又制诸药之温燥；胡麻仁养血疏风止痒，生甘草清热解毒，调和诸药。

（吴红彦）

qiānzhèngsǎn

牵正散（qianzheng powder） 治风剂，宋·杨倓《杨氏家藏方·卷一》方。

组成 白附子、白僵蚕、全蝎（去毒）各等分，并生用。

用法 上为细末，每服一钱，热酒调下，不拘时候。

功用 祛风化痰，通络止痉。

主治 风痰阻于头面经络所致口眼歪斜。

方义 白附子辛温而散，祛风化痰，尤善散头面之风痰；全蝎、僵蚕祛风止痉，其中全蝎长于搜风散结通络，僵蚕且能息风，合用增强祛风化痰，通络止痉之力；热酒调服以温通血脉，助行药势，并能引药上行头面。

（于 洋）

ējiāo jīzǐhuángtāng

阿胶鸡子黄汤（ejiao jizihuang decoction） 治风剂，清·俞根初《通俗伤寒论·第二章》方。

组成 陈阿胶（烊冲）二钱，生白芍三钱，石决明（杵）五钱，双钩藤二钱，大生地四钱，清炙草六分，生牡蛎（杵）四钱，络石藤三钱，茯神木四钱，鸡子黄（先煎代水）二枚。

用法 水煎服。

功用 滋阴养血，柔肝息风。

主治 邪热久留，灼伤阴血，虚风内动。筋脉拘急，手足瘛疭，或头目晕眩，舌绛苔少，脉细数。

方义 阿胶、鸡子黄为血肉有情之品，滋阴养血以息风。生地滋肾水；白芍敛阴柔肝，合甘草酸甘化阴，以养血柔肝，缓急舒筋。石决明、牡蛎镇肝潜阳；茯神木宁心安神，兼以平肝。钩藤、络石藤通络舒筋。甘草兼能调和诸药。

（章 健）

jiěyǔtāng

解语汤（jieyu decoction） 治风剂，清·张璐《张氏医通·卷十三》方。

组成 防风、天麻（煨切，姜汁拌焙）、附子（炮）各一钱五分，枣仁（炒研）二钱五分，

羚羊角（镑）、官桂、羌活各八分，甘草（炙）五分。

用法 水煎，入竹沥半杯，姜汁数匕，服无时。

功用 温经通络，息风开窍。

主治 中风脾缓，舌强不语，半身不遂。

方义 羌活、防风疏散外风；羚羊角、天麻平息内风；竹沥、生姜清化痰涎；酸枣仁宁心安神；附子、肉桂温肾暖脾，引火归元，振奋心阳；甘草和中益脾，调和诸药。

（高长玉）

língjiǎo gōuténgtāng

羚角钩藤汤（lingjiao gouteng decoction） 治风剂，清·俞根初《重订通俗伤寒论·卷二》方。

组成 羚角片（先煎）一钱半，霜桑叶二钱，京川贝（去心）四钱，鲜生地五钱，双钩藤（后入）三钱，滁菊花三钱，茯神木三钱，生白芍三钱，生甘草八分。

用法 用鲜淡竹茹五钱与羚羊角先煎代水，煎上药服。

功用 平肝息风，清热止痉。

主治 肝火上扰，头晕胀痛，耳鸣心悸，手足躁扰，甚则狂乱痉厥；及肝经热盛，热极动风，孕妇子痫，产后惊风。

方义 羚羊角凉肝息风，钩藤亦入肝经而清热息风；桑叶、菊花清肝热，平肝息风；鲜地黄凉血滋阴，生白芍养血柔肝，二药与甘草相合，酸甘化阴，滋阴增液，以助止痉；川贝母、鲜竹茹清热化痰，茯神木平肝，宁心安神；生甘草又可调和诸药。

（葛鹏玲）

zhèngān xīfēngtāng

镇肝熄风汤（zhengan xifeng decoction） 治风剂，清·张锡纯《医学衷中参西录·卷七》方。

组成 怀牛膝一两，生赭石（轧细）一两，生龙骨（捣碎）

五钱，生牡蛎（捣碎）五钱，生龟板（捣碎）五钱，生杭芍五钱，玄参五钱，天冬五钱，川楝子（捣碎）二钱，生麦芽二钱，茵陈二钱，甘草钱半。

用法 水煎服。

功用 镇肝息风，滋阴潜阳。

主治 类中风。头晕目眩，目胀耳鸣，脑部热痛，心中烦热，面色如醉，或时常噫气，或肢体渐觉不利，口角渐形歪斜；甚或眩晕颠仆，昏不知人，移时始醒；或醒后不能复原，脉弦长有力。

方义 怀牛膝引血下行，补益肝肾；代赭石镇肝降逆，二者配伍，使并走于上之气血平复。龟板、白芍滋补肝肾，平肝潜阳；龙骨、牡蛎滋阴潜阳，镇肝息风；玄参、天冬滋阴清热；茵陈蒿清热疏肝，川楝子清泻相火，生麦芽疏肝和胃，三药配伍既可清泻肝阳之有余，又可顺其肝木之性，使肝气条达，以利于肝阳之平降镇潜。甘草能调和诸药，配麦芽和胃调中，防止金石类药物碍胃之弊。

（高长玉）

zīshòu jiěyǔtāng

资寿解语汤（zishou jieyu decoction）
治风剂，明·董宿《奇效良方·卷一》方。

组成 附子（炮，去皮、脐）、防风（去芦）、天麻、酸枣仁各一钱半，羚羊角、官桂、羌活各一钱，甘草五分。

用法 上作一服，水二盏，煎至一盏，入竹沥二匙，不拘时服。

功用 温阳祛风，化痰息风。

主治 心脾中风，舌强不语，半身不遂。

方义 附子、官桂补火助阳；羚羊角、天麻平肝息风；防风、羌活祛风，竹沥化痰，酸枣仁养血安神，甘草益气调药。

（秦 竹）

língyángjiǎotāng

羚羊角汤（lingyangjiao decoction）
治风剂，清·费伯雄《医醇賸义·卷四》方。

组成 羚羊角二两，龟板八钱，生地六钱，白芍一钱，丹皮一钱五分，柴胡一钱，薄荷一钱，夏枯草一钱五分，蝉衣一钱，红枣十枚，生石决（打碎）八钱。

用法 水煎服。

功用 壮水柔肝，以息风火。

主治 肝阳上亢，头痛如劈，筋脉抽掣，痛连目珠。

方义 羚羊角入肝经血分，凉肝息风；龟板滋阴潜阳，以治热病伤阴，虚风内动；生地凉血滋阴，白芍养血柔肝，丹皮清热凉血；柴胡条达肝气而疏肝解郁，薄荷、蝉衣疏散风热，清利头目，且蝉衣可息风止痉，夏枯草清肝火，散郁结，生石决平肝潜阳，清肝明目；红枣养血益气，缓和药性。

（葛鹏玲）

gōuténgyǐn

钩藤饮（gouteng drink）
治风剂，清·吴谦《医宗金鉴·卷五十》方。

组成 人参，全蝎（去毒），羚羊角，天麻，甘草（炙），钩藤。

用法 水煎服。

功用 清热息风，益气解痉。

主治 小儿天钓。壮热惊悸，牙关紧闭，手足抽搐，头目仰视，舌红绛，脉弦数。

方义 羚羊角凉肝息风；钩藤清热平肝，息风解痉；全蝎祛风通络止痉；天麻息风止痉；人参益气扶正；甘草调和诸药。

（杨力强）

fùfāng qiānzhènggāo

复方牵正膏（fufang qianzheng plaster）
治风剂，国家药典委员会《中华人民共和国药典·一部》（2020年版）方。

组成 白附子50g，地龙50g，全蝎50g，僵蚕50g，川芎40g，白芷40g，当归40g，赤芍40g，防风40g，生姜40g，樟脑10g，冰片10g，薄荷脑5g，麝香草酚5g。

规格 4cm×6.5cm、6.5cm×10cm。

用法 外用，贴敷于患侧相关穴位。贴敷前，将相关穴位处用温开水洗净或酒精消毒。

功用 祛风活血，舒筋活络。

主治 风邪中络，口眼歪斜，肌肉麻木，筋骨疼痛。

方义 白附子祛风化痰；全蝎、僵蚕祛风止痉，通经活络；当归、川芎养血祛瘀，地龙、赤芍活血通络，兼清瘀热；白芷、防风、生姜、薄荷辛散祛风；冰片、樟脑通窍止痛；麝香草酚防止皮肤瘙痒。

（刘蔚雯）

nǎolìqīngwán

脑立清丸（naoliqing pills）
治风剂，国家药典委员会《中华人民共和国药典·一部》（2020年版）方。

组成 磁石200g，赭石350g，珍珠母100g，清半夏200g，酒曲200g，酒曲（炒）200g，牛膝200g，薄荷脑50g，冰片50g，猪胆汁350g（或猪胆粉50g）。

规格 每10丸重1.1g。

用法 口服，一次10丸，一日2次。

功用 平肝潜阳，醒脑安神。

主治 肝阳上亢，头晕目眩，耳鸣口苦，心烦难寐；高血压见上述证候者。

方义 用磁石、赭石、珍珠母平肝潜阳；薄荷、冰片、猪胆汁清肝明目；牛膝补益肝肾，酒曲、半夏健脾和胃。

（秦 竹）

qīngxuànwán

清眩丸 （qingxuan pills） 治风剂，国家药典委员会《中华人民共和国药典·一部》（2020年版）方。

组成 川芎200g，白芷200g，薄荷100g，荆芥穗100g，石膏100g。

规格 小蜜丸，每100丸重20g；大蜜丸，每丸重6g。

用法 口服，小蜜丸一次6~12g（30~60丸），大蜜丸一次12丸，一日2次。

功用 散风清热。

主治 风热头晕目眩，偏正头痛，鼻塞牙痛。

方义 川芎、薄荷、白芷、荆芥穗疏风止痛；石膏清热泻火。

（陈宝忠）

qīngnǎo jiàngyāpiàn

清脑降压片 （qingnao jiangya tablets） 治风剂，国家药典委员会《中华人民共和国药典·一部》（2020年版）方。

组成 黄芩100g，夏枯草60g，槐米60g，煅磁石60g，牛膝60g，当归100g，地黄40g，丹参40g，水蛭20g，钩藤60g，决明子100g，地龙20g，珍珠母40g。

规格 薄膜衣片，每片重0.33g；糖衣片，片心重0.30g。

用法 口服，一次4~6片，一日3次。

功用 平肝潜阳。

主治 肝阳上亢所致的头晕目眩，头痛，项强。

方义 磁石、决明子、珍珠母重镇肝阳，钩藤、地龙平肝息风；黄芩、夏枯草清肝泻火；地黄、当归、牛膝、槐米、丹参、水蛭养血活血。

（陈宝忠）

língyángjiǎo jiāonáng

羚羊角胶囊 （lingyangjiao capsules） 治风剂，国家药典委员会《中华人民共和国药典·一部》（2020年版）方。

组成 羚羊角150g

规格 每粒装0.15g、0.3g。

用法 口服，一次0.3~0.6g，一日1次。

功用 平肝息风，清肝明目，清热解毒。

主治 用于肝风内动，肝火上扰，血热毒盛所致的高热惊痫，神昏痉厥，子痫抽搐，癫痫发狂，头痛眩晕，目赤，翳障，温毒发斑者。

方义 羚羊角具平肝息风，明目解毒之功。

（葛鹏玲）

xuǎnshī yàoshuǐ

癣湿药水 （xuanshi solution） 治风剂，国家药典委员会《中华人民共和国药典·一部》（2020年版）方。

组成 土荆皮250g，蛇床子125g，大风子仁125g，百部125g，防风50g，当归100g，凤仙透骨草125g，侧柏叶100g，吴茱萸50g，花椒125g，蝉蜕75g，斑蝥3g。

用法 外用，擦于洗净的患处，一日3~4次；治疗灰指甲应先除去空松部分，使药易渗入。

功用 祛风除湿，杀虫止痒。

主治 用于风湿虫毒所致的鹅掌风、脚湿气，症见皮肤丘疹、水疱、脱屑，伴有不同程度瘙痒。

方义 土荆皮、蛇床子、大风子仁、百部、花椒、斑蝥杀虫止痒；防风、蝉蜕、凤仙透骨草祛风除湿；当归养血和血，寓"治风先治血，血行风自灭"之意；侧柏叶祛风除湿，杀虫止痒；吴茱萸收敛止痒。

（高彦宇）

shūfēng dìngtòngwán

疏风定痛丸 （shufeng dingtong pills） 治风剂，国家药典委员会《中华人民共和国药典·一部》（2020年版）方。

组成 马钱子粉200g，麻黄300g，乳香（醋制）100g，没药（醋制）100g，千年健30g，自然铜（煅）30g，地枫皮30g，桂枝30g，牛膝30g，木瓜30g，甘草30g，杜仲（盐炙）30g，防风30g，羌活30g，独活30g。

规格 水蜜丸、小蜜丸，每100丸重20g；大蜜丸，每丸重6g。

用法 口服，水蜜丸一次4g（20丸），小蜜丸一次6g，大蜜丸一次1丸，一日2次。

功用 祛风散寒，活血止痛。

主治 风寒湿闭阻、瘀血阻络所致的痹病，关节疼痛、冷痛、刺痛或疼痛致甚，屈伸不利、局部恶寒、腰腿疼痛、四肢麻木及跌打损伤所致的局部肿痛。

方义 马钱子粉通络止痛，散结消肿；麻黄发汗解表；醋制乳香、没药活血止痛；千年健祛风湿、壮筋骨、消肿止痛；自然铜散瘀止痛；地枫皮祛风除湿，行气止痛；桂枝通行经络；牛膝、杜仲补肝肾，壮筋骨；木瓜舒筋活络；防风、羌活、独活祛风散寒，除湿止痛；甘草调和药性。

（赵雪莹）

shūjīnwán

舒筋丸 （shujin pills） 治风剂，国家药典委员会《中华人民共和国药典·一部》（2020年版）方。

组成 马钱子粉115g，麻黄80g，独活6g，羌活6g，桂枝6g，甘草6g，千年健6g，牛膝6g，乳香（醋制）6g，木瓜6g，没药（醋制）6g，防风6g，杜仲（盐制）3g，地枫皮6g，续断3g。

规格 每丸重3g。

用法 口服，一次1丸，一日1次。

功用 祛风除湿，舒筋活血。

主治 风寒湿痹，四肢麻木，筋骨疼痛，行步艰难。

方义 马钱子粉通络止痛，散结消肿；麻黄、桂枝解表祛风通络；羌活、独活、防风祛风散寒，除湿止痛；千年健祛风湿、壮筋骨、消肿止痛；牛膝、杜仲、续断补肝肾，壮筋骨；醋制乳香、没药活血止痛；木瓜舒筋活络；地枫皮祛风除湿，行气止痛；甘草调和药性。

（赵雪莹）

shūjīn huóluòjiǔ

舒筋活络酒 (shujin huoluo wine) 治风剂，国家药典委员会《中华人民共和国药典·一部》（2020 年版）方。

组成 木瓜 45g，桑寄生 75g，玉竹 240g，续断 30g，川牛膝 90g，当归 45g，川芎 60g，红花 45g，独活 30g，羌活 30g，防风 60g，白术 90g，蚕沙 60g，红曲 180g，甘草 30g。

用法 口服，一次 20～30ml，一日 2 次。

功用 祛风除湿，活血通络，养阴生津。

主治 风湿阻络、血脉瘀阻兼有阴虚所致的痹病，关节疼痛、屈伸不利、四肢麻木。

方义 木瓜舒筋活络；桑寄生、续断、川牛膝祛风湿、补肝肾、强筋骨；当归养血活血；川芎、红花、红曲活血祛瘀；玉竹养阴生津；羌活、独活、防风祛风通络止痛；白术健脾祛湿；蚕沙祛风除湿、清热活血；甘草和中调药。

（赵雪莹）

cāng'ěrzǐsǎn

苍耳子散 (cangerzi powder) 治风剂，宋·严用和《济生方·卷五》方。

组成 辛夷仁半两，苍耳子二钱半，香白芷一两，薄荷叶半钱。

用法 上晒干，为细末，每服二钱，食后用葱、茶清调下。

功用 祛风通窍。

主治 风寒鼻渊，症见鼻塞不闻香臭，鼻流浊涕不止，前额头痛，舌苔薄白或白腻。

方义 苍耳子祛风除湿，通窍止痛，善治鼻渊；辛夷、白芷祛风疏表，宣通鼻窍；薄荷清利头目、疏风散邪，芳香通窍。

（贺又舜）

mànjīngzǐsǎn

蔓荆子散 (manjingzi powder) 治风剂，宋·王怀隐《太平圣惠方·卷二十二》方。

组成 蔓荆子三分，赤箭半两，细辛半两，麦门冬（去心，焙）一两，地骨皮半两，石膏一两，黄芩三分，防风（去芦头）三分，羚羊角屑三分，枳壳（麸炒微黄，去瓤）三分，川芎三分，茯神三分，甘菊花三分，甘草（炙微赤，锉）半两，半夏（汤洗七遍去滑）三分。

用法 上件药，捣粗罗为散，每服三钱，以水一中盏，入生姜半分，煎至六分，去滓，不计时候，温服。

功用 疏风散邪，清利头目，止疼痛。

主治 头旋晕闷，起则欲倒。

方义 蔓荆子、甘菊花轻清上浮，善疏散风热，清利头目；赤箭消风化痰，清利头目；细辛、防风疏风散邪；麦门冬、地骨皮养阴清热，以防风邪化热伤津；石膏、黄芩清热泻火；羚羊角屑平肝息风，清肝明目；枳壳、川芎行气止痛；茯神宁心安神；半夏燥湿化痰；甘草缓急止痛，调和诸药。

（高长玉）

sìshénsǎn

四神散 (sishen powder) 治风剂，宋·陈自明《校注妇人良方·卷四》方。

组成 菊花、当归（酒洗）、旋复花（去梗叶）、荆芥穗各一钱。

用法 上葱白三寸，茶末一钱，水煎。

功用 祛风养血，化痰定眩。

主治 血风眩晕，头痛寒热唾痰。

方义 菊花平肝疏风，清利头目；当归养血柔肝，活血祛风；旋覆花化痰降逆，荆芥疏风散邪，四药配伍，养血活血，疏风化痰，降逆定眩。

（杨 勇）

zhènjīngwán

镇惊丸 (zhenjing pills) 治风剂，元·曾世荣《活幼心书·卷下》方。

组成 人参（去芦）三钱，粉草（半生半炙）、茯神（去皮，木根）、僵蚕（去丝）、枳壳（去瓤，麸炒）四味各五钱，白附子、南星（锉碎）、白茯苓（去皮）、硼砂、牙硝、朱砂（水飞）各二钱半、全蝎（去毒）十尾、麝香一字。

用法 上将牙硝、硼砂、麝香、朱砂用乳钵细研，余药焙为末，入乳钵内和匀前四味，用糯米粉水煮清糊为丸，梧桐子大，就带润以银朱为衣。每服三五丸或七丸，急惊用温茶清磨化投服；慢惊用生姜、附子煎汤温服，薄荷汤化下，或麦门冬汤。

功用 宁心镇惊，疏风顺气。

主治 急、慢惊风，风痰上壅，手足抽掣，口眼㖞斜，烦躁生嗔，精神昏闷。

方义 僵蚕、白附子、南星、全蝎祛风化痰，通络止痉；硼砂、牙硝、朱砂、麝香开窍镇惊；枳壳行气化痰；茯神、茯苓养心安神；人参、甘草益气和中。

（高彦宇）

sānbìtāng

三痹汤（sanbi decoction）

治风剂，宋·陈自明《妇人大全良方·卷三》方。

组成 川续断、杜仲（去皮切，姜汁炒）、防风、桂心、华阴细辛、人参、白茯苓、当归、白芍药、甘草各一两，秦艽、生地黄、川芎、川独活各两半，黄芪、川牛膝各一两。

用法 上为末，每服五钱，水二盏，加姜三片，枣一枚，煎至一盏，去滓热服，不拘时候，但腹稍空服。

功用 祛风寒湿，补肝肾，益气血。

主治 血气凝滞，手足拘挛，风痹、气痹之痹证日久，气血不足证。手足拘挛，或肢节屈伸不利，或麻木不仁，舌淡苔白，脉细或脉涩。

方义 独活祛下焦及筋骨间风寒湿邪；细辛、防风、秦艽祛风胜湿，桂心温经散寒，通行血脉；续断、杜仲、牛膝补肝肾，强筋骨，祛风湿；黄芪、人参、茯苓、甘草健脾益气，当归、川芎、地黄、白芍养血和血；甘草兼调药性。

（贾 波）

niúhuáng qīngxīnwán

牛黄清心丸（niuhuang qingxin pills）

治风剂。

宋·太平惠民和剂局《太平惠民和剂局方·卷一》方。组成：白芍药一两半，麦门冬（去心）一两半，黄芩一两半，当归（去苗）一两半，防风（去苗）一两半，白术一两半，柴胡一两二钱半，桔梗一两二钱半，芎䓖一两

二钱半，白茯苓（去皮）一两二钱半，杏仁（去皮尖，双仁，麸炒黄，别研）一两二钱半，神曲（研）二两半，蒲黄（炒）二两半，人参（去芦）二两半，羚羊角（末）一两，麝香（研）一两，龙脑（研）一两，肉桂（去粗皮）一两七钱半，大豆黄卷（碎，炒）一两七钱半，阿胶（碎，炒）一两七钱半，白蔹七钱半，干姜（炮）七钱半，牛黄（研）一两二钱，犀角（末）二两，雄黄（研，飞）八钱，干山药七两，甘草（锉，炒）五两，金箔一千二百箔，四百箔为衣，大枣（蒸熟，去皮核，研成膏）一百枚。用法：上除枣、杏仁、金箔、二角末、牛黄、麝香、雄黄、龙脑外，余为细末，入余药和匀，用炼蜜与枣膏为丸，用金箔为衣；每服一丸，食后用温水化下。小儿惊痫，以竹叶汤温化下。功用：化痰息风，镇静安神，益气养血。主治：诸风，缓纵不随，语言謇涩，心悸健忘，精神恍惚，头目眩晕，胸中烦郁，痰涎壅塞；心气不足，神志不定，惊恐悲忧，喜怒无时，虚烦少睡，或发狂癫，神情昏乱。方义：牛黄、黄芩、白蔹、桔梗、杏仁、大豆黄卷化痰息风；犀角（水牛角代）、羚羊角、雄黄、麝香、龙脑清热开窍；人参、白术、茯苓、山药、大枣、甘草、神曲、干姜、肉桂益气温阳；当归、白芍、川芎、蒲黄、阿胶、麦冬养血滋阴；柴胡、防风祛风散邪；金箔重镇安神。

国家药典委员会《中华人民共和国药典·一部》（2020年版）方。组成：牛黄25.7g，当归45g，川芎39g，甘草150g，山药210g，黄芩45g，炒苦杏仁37.5g，大豆黄卷57g，大枣90g，炒白术

75g，茯苓48g，桔梗39g，防风45g，柴胡39g，阿胶51g，干姜25g，白芍75g，人参75g，六神曲（炒）75g，肉桂54g，麦冬44g，白蔹22.5g，蒲黄（炒）7.5g，麝香6.4g，冰片16.1g，水牛角浓缩粉28.5g，羚羊角28.4g，朱砂69.7g，雄黄24g。规格：水丸，每20粒重1.6g；大蜜丸，每丸重3g。用法：口服，大蜜丸一次1丸，水丸，次1.6g，一日1次。功用：清心化痰，镇惊祛风。主治：神志混乱，言语不清，痰涎壅盛，头晕目眩，癫痫惊风，痰迷心窍，痰火痰厥。

（范 颖）

jiùjí shídīshuǐ

救急十滴水（jiuji shidishui decoction）

治风剂，清·俞根初《通俗伤寒论·第二章》方。

组成 陈阿胶（烊冲）二钱，生白芍三钱，石决明（杵）五钱，双钩藤二钱，大生地四钱，清炙草六分，生牡蛎（杵）四钱，络石藤三钱，茯神木四钱，鸡子黄二枚（先煎代水）。

用法 水煎服。

功用 滋阴养血，柔肝息风。

主治 邪热久留，灼伤阴血，虚风内动。筋脉拘急，手足瘈疭，或头目晕眩，舌绛苔少，脉细数。

方义 方中阿胶、鸡子黄为血肉有情之品，滋阴养血以息风；生地滋肾水，白芍敛阴柔肝，合甘草酸甘化阴，以养血柔肝，缓急舒筋；石决明、牡蛎镇肝潜阳；钩藤清热息风止痉；茯神木宁心安神，兼以平肝；络石藤通络舒筋；甘草兼能调和诸药。

（李 冀）

tiānmáwán

天麻丸（tianma pills）

治风剂，清·傅山《傅青主女科·卷上》方。

组成 天麻一钱,防风一钱,川芎七分,羌活七分,人参、远志、柏子仁、山药、麦冬各一钱,枣仁一两、细辛一钱、南星曲八分、石菖蒲一钱。

用法 上为细末,炼蜜为丸,辰砂为衣,每服六七十丸,清汤送下。

功用 平肝息风,补养安神。

主治 产后中风,恍惚语涩,四肢不利。

方义 天麻、南星息风化痰;防风、羌活、细辛、川芎祛风散邪;人参、山药补中益气;枣仁、柏子仁、麦冬、石菖蒲、远志养心安神。

(范 颖)

huítiān zàizàowán

回天再造丸 (huitian zaizao pills) 治风剂,清《经验百病内外方》方。

组成 真蕲蛇(去皮骨并头尾各三寸,酒浸,炙取净末)四两,两头尖(系草药,出在乌鲁木齐,非鼠粪也,如不得真者,以白附子代之,其性相似,制过用)二两,真山羊血五钱,北细辛一两,龟板(醋炙)一两,乌药一两,黄芪(蜜炙)二两,母丁香(去油)一两,乳香(瓦焙去油)一两,麻黄二两,甘草二两,青皮一两,熟地二两,犀角八钱,没药(焙去油)一两,赤芍一两,羌活一两,白芷二两,虎胫骨(醋炙)一对,血竭(另研)八钱,全蝎(去毒)二两五钱,防风二两,天麻二两,熟附子一两,当归二两,骨碎补(去皮)一两,香附(去净皮毛)一两,玄参(酒炒)二两,首乌(制)二两,川大黄二两,威灵仙二两五钱,葛根二两五钱,沉香(不见火)一两,白蔻仁二两,藿香二两,冬白术(土炒)一两,

红曲八钱,川草薢二两,西牛黄二钱五分,草蔻仁二两,川连二两,茯苓二两,姜黄(片子)二两,僵蚕一两,松香(煮过)五钱,川芎二两,广三七一两,桑寄生一两五钱,冰片二钱五分,当门麝五钱,辰砂(飞净)一两,桂心二两,天竺黄一两,地龙(去土)五钱,穿山甲(麻油浸,前后四足各用五钱)二两。

用法 上药为细末,炼蜜为丸。每丸重一钱。

功用 祛风散寒,理气豁痰,通经活络。

主治 中风,痰迷厥气,左瘫右痪,半身不遂,口眼㖞斜,腰腿疼痛,手足麻木,筋骨拘挛,步履艰难。及小儿急慢惊风,诸般危急之症。

方义 真蕲蛇祛风散寒,通经活络;两头尖、天麻祛风止痉;细辛、麻黄、白芷、羌活、防风、葛根祛风散寒;龟板、黄芪、熟地、首乌、白术、当归益气养血,补肾填精;乌药、附子、桂心温里散寒;白附子、僵蚕、全蝎祛风化痰,通络止痉;穿山甲、地龙、血竭、姜黄、没药、红曲、三七、川芎、赤芍、真山羊血活血通络;威灵仙、草薢、草蔻仁、白蔻仁、茯苓、藿香祛湿通络;香附、沉香、丁香、乳香、松香、青皮辛散温通,行气止痛,活血化瘀;牛黄、冰片、川连、玄参、犀角、大黄、朱砂、天竺黄、当门麝清热止痉,豁痰开窍;虎胫骨、桑寄生、骨碎补强筋壮骨;甘草调和诸药。

(韩 涛)

zhìzàojì

治燥剂 (dryness-relieving prescriptions) 具有轻宣外燥或滋阴润燥等作用,用于治疗燥证的方剂。以苦辛润燥或甘凉滋润的

药物为主组成。

治燥剂是根据《素问·至真要大论》曰:"燥者润之"的原则立法,属于十剂之"湿可去枯"的范畴。一般分为轻宣外燥与滋润内燥两类,分别适用于秋令外感燥邪,或脏腑阴津不足失于濡润之证。轻宣外燥的代表方剂有杏苏散、桑杏汤等,滋润内燥的代表方剂有麦门冬汤、增液汤等。治燥剂的遣药制方忌刚宜柔,尽量避免配伍使用苦燥或辛香之药,以防益伤津液。

(樊巧玲)

xìngsūsǎn

杏苏散 (xingsu powder) 治燥剂,清·吴瑭《温病条辨·卷一》方。

组成 苏叶,半夏,茯苓,前胡,苦桔梗,枳壳,甘草,生姜,大枣,橘皮,杏仁。

用法 水煎服。

功用 轻宣凉燥,理肺化痰。

主治 外感凉燥证,症见恶寒无汗,头微痛,咳嗽痰稀,鼻塞,咽干,苔白,脉弦。

方义 苏叶辛温不燥,轻扬香散,外能发散凉燥之邪,内可开宣肺气而止咳,配杏仁苦降温润,降利肺气,止咳化痰;前胡疏风透邪,降气化痰,既助苏叶轻宣凉燥,又助杏仁化痰止咳;桔梗、枳壳一升一降,理气宽胸,宣利肺气;半夏燥湿化痰,橘皮理气化痰,茯苓利湿健脾,以绝生痰之源;生姜、大枣调和营卫,甘草调和诸药。

(贺又舜)

yùyètāng

玉液汤 (yuye decoction) 治燥剂,清·张锡纯《医学衷中参西录·医方》方。

组成 生山药一两,生黄芪五钱,知母六钱,生鸡内金(捣

细）二钱，葛根钱半，五味子三钱，天花粉三钱。

用法 水煎服。

功用 益气滋阴，固肾止渴。

主治 气阴两虚之消渴。口干而渴，饮水不解，小便频数量多，或小便浑浊，困倦气短，舌嫩红而干，脉虚细无力。

方义 山药、黄芪益气滋阴，补脾固肾；知母、天花粉滋阴清热，润燥止渴；葛根升阳生津，助脾气上升，散精达肺；鸡内金功能助脾健运，化水谷为津液；五味子酸收而固肾生津，不使津液下流。

（许二平）

bǎihé zhīmǔtāng
百合知母汤（baihe zhimu decoction）
治燥剂，东汉·张仲景《金匮要略·百合狐惑阴阳毒病脉证治》方。

组成 百合（擘）七枚，知母（切）三两。

用法 先以水洗百合，渍一宿，当白沫出，去其水，更以泉水二升，煎取一升，去滓；别以泉水二升煎知母，取一升，去滓；后合和，煎取一升五合，分温再服。

功用 补虚清热，养阴润燥。

主治 百合病发汗后如寒无寒，如热无热者。

方义 百合润肺清心，益气安神；知母养阴清热，除烦润燥。

（龙一梅）

chuānbèi xuělígāo
川贝雪梨膏（chuanbei xueli paste）
治燥剂，国家药典委员会《中华人民共和国药典·一部》（2020年版）方。

组成 梨清膏400g，川贝母50g，麦冬100g，百合50g，款冬花25g。

用法 口服，一次15g，一日2次。

功用 润肺止咳，生津利咽。

主治 阴虚肺热，咳嗽，喘促，口燥咽干。

方义 雪梨、麦冬、百合润肺生津止咳；川贝母润肺化痰止咳；款冬花润肺下气止咳。

（樊巧玲）

guālóu qúmàiwán
瓜蒌瞿麦丸（gualou qumai pills）
治燥剂，东汉·张仲景《金匮要略·消渴小便不利淋病脉症并治》方。

组成 瓜蒌根二两，茯苓、薯蓣各三两，附子（炮）一枚，瞿麦一两。

用法 上五味，末之，炼蜜丸梧子大，饮服三丸，日三服；不知，增至七八丸，以小便利，腹中温为知。

功用 润燥生津，温阳利水。

主治 下寒上燥的小便不利证，腹中冷，小便少，或腰以下浮肿，口渴，饮水不止，眩晕，烦热，失眠等。

方义 瓜蒌根润燥生津而止渴；山药（薯蓣）甘淡益脾而制水；茯苓、瞿麦淡渗以利水；附子温肾阳而化气，使肾阳复而气化有权，气化行则水道利，津液上达，诸症即平。本方能化气行水，兼以润燥，适用于上燥（热）下寒（湿）证，实乃肾气丸之变制，充分体现了异病同治的辨证精髓。

（许二平）

shēngjīn sìwùtāng
生津四物汤（shengjin siwu decoction）
治燥剂，清·夏禹铸《幼科铁镜·卷五》方。

组成 川芎八分，归身一钱，生地（酒洗）一钱，知母一钱，白芍（湿纸包，煨）一钱，麦门冬（去心）一钱，川连八分，乌梅肉五分，天花粉七分，薄荷、

石莲肉、川黄柏（蜜炒）、炙甘草各五分。

用法 水煎，热服。

功用 补血和血，生津止渴。

主治 上消，渴饮茶水，饮之又渴。

方义 川芎、当归、生地、白芍补血和血；知母、麦冬滋阴生津，乌梅、天花粉生津止渴；薄荷、川连、川黄柏清中下焦郁热；石莲肉养心益肺，补脾生津；炙甘草调和诸药。

（许二平）

shēngjīn gānlùyǐn
生津甘露饮（shengjin ganlu drink）
治燥剂，金·李杲《兰室秘藏·卷上》方。

组成 藿香二分，柴胡、黄连、木香以上各三分，白葵花、麦门冬、当归身、兰香以上各五分，荜澄茄、生甘草、山栀子、白豆蔻仁、白芷、连翘、姜黄以上各一钱，石膏一钱二分，杏仁（去皮）、酒黄柏以上各一钱五分，炙甘草、酒知母、升麻、人参以上各二钱，桔梗三钱，全蝎（去毒）二个。

用法 上为细末，汤浸蒸饼和匀成剂，捻作片子，日中晒半干，擦碎如黄米大，每服二钱，津唾下，或白汤送下，食远服。

功用 清热化湿，生津润燥。

主治 消渴，上下齿皆麻，舌根强硬肿痛，食不能下，时有腹胀，飧泄；浑身色黄，目睛黄甚，四肢痿弱，前阴如冰，尻臀腰背寒，面生黧色，胁下急痛，善嚏，喜怒健忘。

方义 石膏、知母、栀子、连翘、生甘草清热生津；黄柏、黄连清热燥湿；人参、当归、麦门冬益气养血，生津润燥；白豆蔻、荜澄茄、木香、藿香、兰香、白葵花理气和中止痛；柴胡、升

麻、白芷升发阳气，且可祛湿；姜黄、全蝎活血化瘀，通络止痛；杏仁、桔梗调理肺气，桔梗兼载药上行；炙甘草调和诸药。

(许二平)

qīngzào jiùfèitāng

清燥救肺汤 (qingzao jiufei decoction)

治燥剂，清·喻昌《伤寒论·卷四》方。

组成 桑叶（经霜者，去枝、梗，净叶）三钱，石膏（煅）二钱五分，甘草一钱，人参七分，胡麻仁（炒，研）一钱，真阿胶八分，麦门冬（去心）一钱二分，杏仁（炮，去皮尖，炒黄）七分，枇杷叶（刷去毛，蜜涂，炙黄）一片。

用法 水一碗，煎六分，频频二三次，滚热服。

功用 清燥润肺，益气养阴。

主治 温燥伤肺重证。身热头痛，干咳无痰，气逆而喘，咽喉干燥，鼻燥，胸满胁痛，心烦口渴，舌干少苔，脉虚大而数。

方义 桑叶清透燥热，清肺止咳；石膏善清肺热，麦门冬养阴清热；杏仁、枇杷叶利肺平喘，阿胶、胡麻仁养阴润燥，人参、甘草益气补中，调和药性。

(陈宝忠)

qiáohétāng

翘荷汤 (qiaohe decoction)

治燥剂，清·吴鞠通《温病条辨·卷一》方。

组成 薄荷一钱五分，连翘一钱五分，生甘草一钱，黑栀皮一钱五分，桔梗二钱，绿豆皮二钱。

用法 水二杯，煮取一杯，顿服之，日服二剂，甚者日三。

功用 清宣温燥。

主治 燥气化火，清窍不利者，耳鸣目赤，龈胀咽痛。

方义 薄荷疏散风热；连翘清上焦热；黑栀皮、绿豆皮清热

解毒；桔梗、生甘草宣肺利咽。

(赵雪莹)

sāngxìngtāng

桑杏汤 (sangxing decoction)

治燥剂，清·吴鞠通《温病条辨·卷一》方。

组成 桑叶一钱，杏仁一钱五分，沙参二钱，象贝一钱，香豉一钱，栀皮一钱，梨皮一钱。

用法 水二杯，煮取一杯，顿服之。重者再作服。

功用 轻宣温燥，润肺止咳。

主治 外感温燥证。身热不甚，干咳无痰，咽干口渴，舌红，苔薄白而燥，右脉数大者。

方义 桑叶轻宣燥热，透邪外出，杏仁宣降肺气；豆豉辛凉透散，助桑叶宣透郁热，沙参养阴生津，润肺止咳，象贝清化热痰，助杏仁止咳化痰；栀子皮清上焦肺热，梨皮生津润肺。

(吴红彦)

yǎngyīn qīngfèitāng

养阴清肺汤 (yangyin qingfei decoction)

治燥剂，清·郑梅涧《重楼玉钥·卷上》方。

组成 大生地二钱，麦门冬一钱二分，生甘草五分，玄参一钱半，贝母（去心）八分，丹皮八分，薄荷五分，白芍（炒）八分。

用法 水煎服。

功用 养阴清肺，解毒利咽。

主治 白喉。喉间起白如腐，不易拭去，咽喉肿痛，初起发热，或不发热，鼻干唇燥，或咳或不咳，呼吸有声，喘促气逆，甚至鼻翼扇动，脉数。

方义 生地滋阴壮水，清热凉血；玄参滋阴降火，解毒利咽；麦冬养阴清肺；丹皮清热凉血，散瘀消肿；白芍敛阴和营泻热；贝母清热润肺，化痰散结；薄荷辛凉散邪，清热利咽；生甘草清

热，解毒利咽，调和诸药。

(冯泳)

yìwèitāng

益胃汤 (yiwei decoction)

补益剂，清·吴鞠通《温病条辨·卷二》方。

组成 沙参三钱，麦冬五钱，冰糖一钱，细生地五钱，玉竹（炒香）一钱五分。

用法 水五杯，煮取二杯，分二次服，渣再煮一杯服。

功用 养阴益胃。

主治 胃阴不足证。饥不欲食，口干咽燥，大便干结，舌红少津，脉细数。

方义 生地、麦冬养阴清热，生津润燥；沙参、玉竹养阴生津，助生地、麦冬益胃养阴之力；冰糖濡养肺胃，调和诸药。

(秦竹)

yǎngjīntāng

养金汤 (yangjin decoction)

治燥剂，清·沈金鳌《杂病源流犀烛·面部门》方。

组成 生地黄，阿胶，杏仁，知母，沙参，麦冬，桑白皮，白蜜。

用法 水煎服。

功用 养阴清肺。

主治 虚火上炎，咽喉燥痛。

方义 生地清热，益阴生津，阿胶滋阴润燥；杏仁止咳平喘；知母清热泻火，生津润燥；沙参养阴清肺，益胃生津；麦冬养阴清肺；桑白皮泻肺平喘；白蜜润养肺金。

(冯泳)

qióngyùgāo

琼玉膏 (qiongyu paste)

治燥剂，宋·洪遵《洪氏集验方·卷一》引申铁翁方。

组成 新罗人参（春一千下，为末）二十四两，生地黄（九月采，捣）称十六斤，雪白茯苓（木春千下，为末）四十九两，白

沙蜜十斤。

用法 人参、茯苓为细末，蜜用生绢滤过，地黄取自然汁，捣时不得用铁器，取汁尽去滓，用药一处拌，和匀，入银、石器或好瓷器内封用。每晨服二匙，以温酒化服，不饮者，白汤化之。

功用 滋阴润肺，益气补脾。

主治 肺肾阴亏之肺痿，干咳少痰，咽燥咯血，气短乏力，肌肉消瘦，舌红少苔，脉细数。

方义 生地黄滋阴壮水，白蜜补中润肺，二者配伍，肺肾同补，金水相生；人参、茯苓益气健脾，培土生金。

（赵雪莹）

zēngyètāng

增液汤 （zengye decoction）

治燥剂，清·吴鞠通《温病条辨·卷二》方。

组成 元参一两，麦冬（连心）八钱，细生地八钱。

用法 水八杯，煮取三杯，口干则与饮令尽；不便，再作服。

功用 增液润燥。

主治 阳明温病，津亏肠燥便秘证。症见大便秘结，口渴，舌干红，脉细数或沉而无力者。

方义 重用玄参，苦咸而凉，滋阴润燥，壮水制火，启肾水以滋肠燥；生地、麦冬甘寒，清热养阴，壮水生津，以增玄参滋阴润燥之力。

（高长玉）

zēngyè chéngqìtāng

增液承气汤 （zengye chengqi decoction） 泻下剂，清·吴瑭《温病条辨·卷二》方。

组成 玄参一两，麦冬（连心）八钱，细生地八钱，大黄三钱，芒硝一钱五分。

用法 水八杯，煮取二杯，先服一杯，不知，再服。

功用 滋阴增液，泻热通便

主治 阳明温病，热结阴亏证。大便秘结，下之不通，脘腹胀满，口干唇燥，舌红苔黄，脉细数。

方义 玄参滋阴清热，润燥通便；麦冬、生地滋阴增液，润肠通便；大黄、芒硝泻热通便，软坚润燥，以攻逐阳明热结。

（高长玉）

tōngyōutāng

通幽汤 （tongyou decoction）

治燥剂，金·李杲《脾胃论·卷下》方。

组成 桃仁泥、红花以上各一分，生地黄、熟地黄以上各五分，当归身、炙甘草、升麻以上各一钱。

用法 上㕮咀，都作一服，水二大盏，煎至一盏，去渣，稍热服之，食前。

功用 润燥通塞。

主治 胃肠燥热，阴液损伤，通降失司，噎塞，便秘，胀满。

方义 生地黄、熟地黄、当归身滋阴养血润燥；桃仁泥、红花活血祛瘀；升麻升清降浊；炙甘草和中调药。

（李冀）

màiméndōngtāng

麦门冬汤 （maimendong decoction） 治燥剂，东汉·张仲景《金匮要略·肺痿肺痈咳嗽上气病脉证并治》方。

组成 麦门冬七升，半夏一升，人参三两，甘草二两，粳米三合，大枣十二枚。

用法 上六味，以水一斗二升，煮取六升，温服一升，日三夜一服。

功用 清养肺胃，降逆下气。

主治 肺胃阴虚，火逆上气。咳嗽气喘，咽喉不利，咳吐涎沫，口干咽燥，舌红少苔，脉虚数。

方义 方中麦冬既养肺胃之

阴，又清肺胃之虚热。人参益气生津，粳米、大枣益气养胃，合人参益胃生津，胃津充足，自能上归于肺，有"培土生金"之意。半夏降逆下气，化其痰涎，虽属温燥之品，但用量很轻，与大剂麦门冬配伍，则其燥性减而降逆之用存，且能开胃行津以润肺，又使麦门冬滋而不腻。甘草润肺利咽，调和诸药。

（章健）

jīnguǒhánpiàn

金果含片 （jinguo tablets） 治燥剂，国家药典委员会《中华人民共和国药典·一部》（2020年版）方。

组成 地黄 163.7g，玄参122.8g，西青果40.9g，蝉蜕61.4g，胖大海40.9g，麦冬122.8g，南沙参122.8g，太子参122.8g，陈皮81.9g。

规格 素片，每片重0.55g；薄膜衣片，每片重0.57g。

用法 含服。1小时2~4片，1日10~20片。

功用 养阴生津，清热利咽，润肺开音。

主治 肺热阴伤，咽部红肿、咽痛、口干咽燥；急、慢性咽炎见上述证候者。

方义 西青果润肺生津止咳，清热解毒利咽；蝉蜕疏散风热，宣肺疗哑；胖大海清肺祛痰利咽；地黄、玄参、麦冬滋阴清热，凉血解毒；太子参、南沙参补气益阴，使气生阴盈，津液上承无穷；陈皮既能理气化痰，又防寒凉伤脾胃。

（冯泳）

xiāokělíngpiàn

消渴灵片 （xiaokeling tablets）

治燥剂，国家药典委员会《中华人民共和国药典·一部》（2020年版）方。

组成 地黄 208g，五味子 16g，麦冬 104g，牡丹皮 16g，黄芪 104g，黄连 10g，茯苓 18g，红参 10g，天花粉 104g，石膏 52g，枸杞子 104g。

规格 素片，每片重 0.36g；薄膜衣片，每片重 0.37g。

用法 口服，一次 8 片，一日 3 次。

功用 滋补肾阴，生津止渴，益气降糖。

主治 消渴。

方义 生地黄清热凉血，养阴生津；黄芪甘温，益气生津；麦冬、天花粉清热泻火，养阴生津而止渴；枸杞子滋补肝肾，益精明目；石膏泻火生津；牡丹皮清热凉血，活血祛瘀；五味子补肾宁心，固敛生津；黄连泻火坚阴；红参、茯苓大补元气，益气生津。

（吴红彦）

sāncáitāng

三才汤（sancai decoction） 治燥剂，清·吴瑭《温病条辨·卷三》方。

组成 人参三钱，天冬二钱，干地黄五钱。

用法 水五杯，浓煎两杯，分二次温服。

功用 滋阴降火，两复阴阳。

主治 暑温已久，寝卧不安，不思饮食，元气阴液两伤者。

方义 人参大补元气，补脾益肺，安神益智；天冬养阴润燥，清肺生津；干地黄清热凉血，养阴生津。

（阮时宝）

shāshēn màidōngtāng

沙参麦冬汤（shashen maidong decoction） 治燥剂，清·吴瑭《温病条辨·卷一》方。

组成 沙参三钱，玉竹二钱，生甘草一钱，冬桑叶一钱五分，麦冬三钱，生扁豆一钱五分，花粉一钱五分。

用法 水五杯，煮取二杯，日再服。

功用 清养肺胃，生津润燥。

主治 燥伤肺胃或肺胃阴津不足，症见咽干口渴，或身热头痛，或干咳少痰，或脘腹疼痛等。

方义 沙参养阴清热、润肺化痰、益胃生津，麦冬养阴生津；玉竹、花粉甘寒生津，滋养肺胃，清肺胃之热；生扁豆扶助胃气，桑叶轻清宣透以散余邪；甘草扶助胃气，调和诸药。

（贺又舜）

xuánmài gānjú kēlì

玄麦甘桔颗粒（xuanmai ganju granules） 治燥剂，国家药典委员会《中华人民共和国药典·一部》（2020 年版）方。

组成 玄参 800g，麦冬 800g，甘草 800g，桔梗 800g。

规格 每袋装 10g、6g（低蔗糖）、5g（无蔗糖）。

用法 开水冲服。一次 1 袋，一日 3~4 次。

功用 清热滋阴，祛痰利咽。

主治 阴虚火旺，虚火上浮，口鼻干燥，咽喉肿痛。

方义 方中玄参苦寒质润，有清热生津，滋阴润燥，泻火解毒之功，；麦冬养阴润肺，合玄参以增强滋阴利咽之效；桔梗辛苦，开宣肺气，祛痰利咽；甘草祛痰，调和诸药。

（许二平）

bànxiàtāng

半夏汤（banxia decoction） 治燥剂，唐·孙思邈《备急千金要方·卷二》方。

组成 半夏、麦门冬各五两，吴茱萸、当归、阿胶各三两，干姜一两，大枣十二枚。

用法 上咬咀，以水九升，煮取三升，去滓，加白蜜八合，

微火上温，分四服，痢即止。

功用 养阴润燥，安胎止痢。

主治 妊娠九月下痢，腹满悬急，胎上冲心，腰背痛不可转侧，短气。

方义 麦冬养阴生津润燥，半夏降逆散结，开胃行津以润燥，并防麦冬滋腻壅滞；干姜、吴茱萸温中降逆，助阳止泻；当归、阿胶、大枣养阴补血润燥。

（杨 勇）

qūshījì

祛湿剂（dampness-dispelling prescriptions） 具有化湿利水，通淋泄浊等作用，用于治疗水湿病证的方剂。属于八法中之消法。以祛湿药为主组成。

祛湿剂是根据《素问·至真要大论》"湿淫所胜……以苦燥之，以淡泄之"，以及《素问·汤液醪醴论》"去宛陈莝，……开鬼门，洁净府"的原则立法，一般分为化湿和胃、清热祛湿、利水渗湿、温化水湿、祛风胜湿五类，分别适用于湿阻中焦、湿热内蕴、水湿壅盛、阳虚水停、外感风湿之证。代表方剂有平胃散、茵陈蒿汤、五苓散、真武汤、羌活胜湿汤等。祛湿剂常配伍宣肺、健脾、温肾之品，以利祛除水湿；并常配伍行气药物，以令气行而湿化。祛湿剂中多温燥渗利之品，易于耗阴伤津，故素体阴虚津亏、病后体虚、孕妇水肿者慎用。

（樊巧玲）

píngwèisăn

平胃散（pingwei powder） 祛湿剂。

宋·太平惠民和剂局《太平惠民和剂局方·卷三》方。组成：苍术（去粗皮，米泔浸二日）五斤，厚朴（去粗皮，姜汁制，炒香）、陈皮（去白）各三斤二两，甘草（炒）三十两。用法：上为

细末，每服二钱，以水一盏，入姜二片，干枣二枚，同煎至七分，去姜、枣，带热服，空心食前；入盐一捻，沸汤点服亦得。功用：燥湿运脾，行气和胃。主治：湿滞脾胃证。脘腹胀满，不思饮食，口淡无味，恶心呕吐，嗳气吞酸，肢体痛重，倦怠嗜卧，常多自利，舌苔白腻而厚，脉缓。方义：苍术燥湿运脾，使湿去则脾健有权，脾健则湿邪得化；厚朴辛能行气祛湿，苦能燥湿降气除满，与苍术有相须之用；陈皮辛行温通，燥湿醒脾，理气和胃，助苍术、厚朴燥湿行气之力；甘草益气补中，且能调和诸药。四药配伍，使湿去脾健，气机调畅，胃气平和，升降有序，则胀满诸证得平。

宋·王衮《博济方·卷二》方。组成：厚朴（去粗皮，姜汁涂，炙令香，净）二两半，甘草（炙）一两半，陈橘皮（去瓤）二两半，人参（去芦）一两，苍术（米泔水浸二日，刮去皮）四两，茯苓（去皮）一两。用法：上六味杵为末，每服一大钱，水一盏，入生姜、枣子同煎七分，去滓温服，空心服之。功用：燥湿和胃，健脾益气。主治：脾胃气不和，不思饮食。

（杨　勇）

liùhétāng

六和汤（liuhe decoction）　祛湿剂，宋·太平惠民和剂局《太平惠民和剂局方·卷二》方，异名六合汤。

组成　缩砂仁、半夏（汤泡七次）、杏仁（去皮尖）、人参、甘草（炙）各一两，赤茯苓（去皮）、藿香叶（拂去尘）、白扁豆（姜汁略炒）、木瓜各二两，香薷、厚朴（姜汁制）各四两。

用法　上锉；每服四钱，水一盏半，生姜三片，枣子一枚，

煎至八分，去滓，不拘时服。

功用　化湿祛暑，健脾和胃。

主治　湿伤脾胃，暑湿外袭，霍乱转筋，呕吐泄泻，寒热交作，痰喘咳嗽，胸膈痞满，头目昏痛，肢体浮肿，嗜卧倦怠，舌苔白腻。

方义　藿香、砂仁、杏仁、厚朴香能舒脾，辛能行气，而砂仁、厚朴兼能化食；木瓜酸能平肝舒筋；扁豆、赤茯苓淡能渗湿清热，而扁豆又能祛暑和脾；香薷祛暑；半夏降逆而止呕；人参补正以匡邪；甘草补中，协和诸药；加姜枣发散而调荣卫。

（王　迪）

yìjiājiǎn zhèngqìsǎn

一加减正气散（yijiajian zhengqi powder）　祛湿剂，清·吴鞠通《温病条辨·卷二》方。

组成　藿香梗、厚朴、杏仁、茯苓皮各二钱，广皮一钱，神曲一钱五分，麦芽一钱五分，绵茵陈二钱，大腹皮一钱。

用法　水五杯，煮二杯，再服。

功用　清热化湿。

主治　湿温，脘连腹胀，大便不爽，口干而黏，不思饮食，舌苔白腻而厚，脉缓。亦治中暑、水土不服等属于湿郁中焦者。

方义　藿香梗芳香化浊，理气和中；厚朴、广皮燥湿理气，茯苓皮、大腹皮利湿调中；杏仁肃降肺气，茵陈化湿理气，神曲、麦芽和中化积除胀。

（连建伟）

èrjiājiǎn zhèngqìsǎn

二加减正气散（erjiajian zhengqi powder）　祛湿剂，清·吴鞠通《温病条辨·卷二》方。

组成　藿香梗三钱，广皮二钱，厚朴二钱，茯苓皮三钱，木防己三钱，大豆黄卷二钱，川通草一钱五分，薏苡仁三钱。

用法　水八杯，煮三杯，三

次服。

功用　芳香化湿，宣通经络。

主治　湿温，湿郁三焦，脘闷，便溏，身痛，舌白，脉象模糊。

方义　藿香梗芳香化湿，厚朴行气燥湿，茯苓、陈皮健脾祛湿；防己宣通经络之湿；薏苡仁、通草利水渗湿；大豆黄卷化中焦之湿热。

（周永学）

sānjiājiǎn zhèngqìsǎn

三加减正气散（sanjiajian zhengqi powder）　祛湿剂，清·吴瑭《温病条辨·卷二》方。

组成　藿香（连梗叶）三钱，茯苓皮三钱，厚朴二钱，广皮一钱五分，杏仁三钱，滑石五钱。

用法　水五杯，煮二杯，再服。

功用　化湿理气，兼以清热。

主治　湿浊阻滞，气机不畅，久郁化热所致的胸脘满闷，舌苔黄腻者。

方义　藿香芳香化湿；茯苓皮利水消肿，健脾除湿；厚朴燥湿消痰，下气除满；广皮燥湿理气；杏仁利肺气，气化则湿热俱化；滑石甘淡而寒，利尿清热。

（阮时宝）

sìjiājiǎn zhèngqìsǎn

四加减正气散（sijiajian zhengqi powder）　祛湿剂，清·吴鞠通《温病条辨·卷二》方。

组成　藿香梗三钱，厚朴二钱，茯苓三钱，广皮一钱五分，草果一钱，楂肉（炒）五钱，神曲二钱。

用法　水五杯，煮二杯，滓再煮一杯，三次服。

功用　祛湿运脾，消食和胃。

主治　湿温，秽湿着里，邪阻气分，脘闷，舌苔白滑，脉缓。

方义　藿香、草果祛湿化浊，芳香醒脾；厚朴、陈皮行气燥湿，温运中焦，茯苓健脾渗湿；神曲、

山楂消食和胃。

（杨 勇）

wǔjiājiǎn zhèngqìsǎn

五加减正气散（wujiajian zhengqi powder） 祛湿剂，清·吴鞠通《温病条辨·卷二》方。

组成 藿香梗二钱，陈皮一钱五分，茯苓三钱，厚朴二钱，大腹皮一钱五分，谷芽一钱，苍术二钱。

用法 水五杯，煮二杯，日再服。

功用 辟秽除湿，理气和中。

主治 秽湿着里，脘闷便泄。

方义 藿香梗辟秽除湿；苍术、茯苓、谷芽燥湿运脾；厚朴、陈皮、大腹皮功能行气和胃，化湿除满。

（左铮云）

bùhuànjīn zhèngqìsǎn

不换金正气散（buhuanjin zhengqi powder） 祛湿剂，宋·太平惠民和剂局《太平惠民和剂局方·卷二》方。

组成 厚朴（去皮，姜汁制）、藿香（去枝、土）、甘草（爁）、半夏（煮）、苍术（米泔浸）、陈皮（去白）各等分。

用法 上药锉散。每服三钱，水一盏半，生姜三片，枣子二枚，煎至八分，去滓，食前，稍热服。

功用 燥湿化浊，和胃止呕。

主治 四时伤寒，瘴疫时气，头痛壮热，腰背拘急，五劳七伤，山岚瘴气，寒热往来，五膈气噎，咳嗽痰涎，行步喘乏，或霍乱吐泻，脏腑虚寒，下痢赤白。

方义 藿香外散表寒，内化湿浊；苍术燥湿运脾；厚朴下气除满，芳香化浊；半夏燥湿化痰，降逆止呕；陈皮理气和胃，芳香醒脾；生姜、大枣调和脾胃；甘草调和诸药。

（左铮云）

zhōngmǎn fēnxiāowán

中满分消丸（zhongman fenxiao pills） 祛湿剂，金·李杲《兰室秘藏·卷上》方。

组成 白术、人参、炙甘草、猪苓（去黑皮）、姜黄各一钱，白茯苓（去皮）、干生姜、砂仁各二钱，泽泻、橘皮各三钱，知母（炒）四钱，黄芩（去腐炒，夏用）一两二钱，黄连（净炒）、半夏（汤洗七次）、枳实（炒）各五钱，厚朴（姜制）一两。

用法 上除泽泻、茯苓、生姜各另为末外，共为极细末，入上三味和匀，汤浸蒸饼为丸，如梧桐子大，每服一百丸，焙热，白汤下，空腹服，量病人而大小加减。

功用 行气健脾，泻热利湿。

主治 湿热臌胀。腹大坚满，脘腹撑急疼痛，烦渴口苦，渴而不欲饮，小便赤，大便秘结或垢溏，苔黄腻，脉弦数。

方义 厚朴、枳实行气除满；黄芩、黄连、生姜、半夏辛开苦降，开结除痞，分理湿热；知母清热泻火，滋阴润燥；姜黄活血行气；泽泻、猪苓使湿热从小便而出；人参、茯苓、白术健脾渗湿；橘皮、砂仁理气化湿，降逆和胃。炙甘草调和药性。

（左铮云）

mùguāwán

木瓜丸（mugua pills） 祛湿剂，国家药典委员会《中华人民共和国药典·一部》（2020年版）方。

组成 木瓜80g，当归80g，川芎80g，白芷80g，威灵仙80g，狗脊（制）40g，牛膝160g，鸡血藤40g，海风藤80g，人参40g，制川乌40g，制草乌40g。

用法 口服，一次30丸，一日2次。

功用 祛风散寒，除湿通络。

主治 风寒湿闭阻所致的痹病，症见关节疼痛，肿胀，屈伸不利，局部畏恶风寒，四肢麻木，腰膝酸软。

方义 木瓜、白芷、威灵仙祛风除湿，舒筋止痛；狗脊、牛膝补益肝肾；当归、川芎养血和血；鸡血藤、海风藤搜风活血通络；人参补脾益气以扶正；川乌、草乌散寒止痛。

（范 颖）

bāzhèngsǎn

八正散（bazheng powder） 祛湿剂，宋·太平惠民和剂局《太平惠民和剂局方·卷六》方。

组成 车前子、瞿麦、萹蓄、滑石、山栀子仁、甘草（炙）、木通、大黄（面裹煨，去面，切，焙）各一斤。

用法 上为散，每服二钱，水一盏，入灯心，煎至七分，去滓，温服，食后临卧。小儿量力少少与之。

功用 清热泻火，利水通淋。

主治 湿热淋证。尿频尿急，溺时涩痛，淋沥不畅，尿色浑赤，甚则癃闭不通，小腹急满，口燥咽干，舌苔黄腻，脉滑数。

方义 滑石、木通、萹蓄、车前子、瞿麦清热渗湿，利水通淋，使湿热从小便而去；栀子清热泻火，清利三焦湿热；大黄荡涤邪热，通利肠腑；甘草调和诸药，兼能缓急止痛。

（周永学）

sānréntāng

三仁汤（sanren decoction） 祛湿剂，清·吴瑭《温病条辨·卷一》方。

组成 杏仁五钱，飞滑石六钱，白通草二钱，白蔻仁二钱，竹叶二钱，厚朴二钱，生薏仁六钱，半夏五钱。

用法 甘澜水八碗，煮取三

碗，每服一碗。日三服。

功用 宣畅气机，清利湿热。

主治 湿温初起或暑温夹湿之湿重于热证。头痛恶寒，身重疼痛，肢体倦怠，面色淡黄，胸闷不饥，午后身热，苔白不渴，脉弦细而濡。

方义 滑石清热利湿而解暑；杏仁苦辛降泄，宣调上焦肺气，使气行湿化；白蔻仁芳香化湿，醒脾行气；薏苡仁甘淡渗利，导湿下泄；通草、竹叶甘寒淡渗，清热利湿；半夏、厚朴行气除满，化湿和胃。

（阮时宝）

gānlù xiāodúdān

甘露消毒丹 （ganlu xiaodu pills）

祛湿剂，清·王士雄《温热经纬·卷五》方。

组成 飞滑石十五两，绵茵陈十一两，淡黄芩十两，石菖蒲六两，川贝母、木通各五两，藿香、射干、连翘、薄荷、白豆蔻各四两。

用法 各药晒燥，生研细末见火则药性变热，每服三钱，开水调服，日二次；或以神曲糊丸，如弹子大，开水化服，亦可。

功用 利湿化浊，清热解毒。

主治 湿温时疫，邪在气分，发热倦怠，胸闷腹胀，肢倦身肿，斑疹身黄，颐肿口渴，小便短赤，吐泻疟痢，泄泻淋浊，舌苔淡白或厚腻或干黄，脉濡数或滑数。

方义 滑石利水渗湿，清热解暑；茵陈清利湿热退黄；黄芩清热燥湿，泻火解毒；石菖蒲、藿香、白豆蔻行气化湿，悦脾和中，令气畅湿行；木通清热利湿通淋，导湿热从小便而去；连翘、射干、贝母、薄荷，合以清热解毒，散结消肿而利咽止痛。纵观全方，利湿清热，两相兼顾，且以芳香行气悦脾，寓气行则湿化

之义；佐以解毒利咽，令湿热疫毒俱去，诸症自除。

（许二平）

sānwèi jílísǎn

三味蒺藜散 （sanwei jili powder）

祛湿剂，国家药典委员会《中华人民共和国药典·一部》（2020 年版）方。

组成 蒺藜 250g，冬葵果150g，方海 150g。

规格 每袋装 3g、15g。

用法 水煎服。一次 3~4.5g，一日 2~3 次。

功用 清湿热，利尿。

主治 湿热下注，小便热痛。

方义 以冬葵果清热利尿，消肿；以方海清热散瘀，消肿解毒；以蒺藜平肝祛风。三药合用，共奏清湿热，利尿之效。

（阮时宝）

èrmiàosǎn

二妙散 （ermiao powder）

祛湿剂，元·朱震亨《丹溪心法·卷四》方。

组成 黄柏（炒），苍术（米泔浸，炒）。

用法 上二味为末，沸汤入姜汁调服，二物皆有雄壮之气，表实气实者，加酒少许佐之。

功用 清热燥湿。

主治 湿热下注证，筋骨疼痛，或两足痿软，或足膝红肿疼痛，或湿热带下，或下部湿疮、湿疹，小便短赤，舌苔黄腻。

方义 黄柏苦寒，清热泻火；苍术苦温，燥湿健脾。二者合用，呈清热燥湿之功，使湿去热清，治疗湿热下注之证。

（周永学）

sānmiàowán

三妙丸 （sanmiao pills）

祛湿剂，明·虞抟《医学正传·卷五》方。

组成 黄柏（切片，酒拌，略炒）四两，苍术（米泔浸一二

宿，细切，焙干）六两，川牛膝（去芦）二两。

用法 上为细末，面糊为丸，如梧桐子大，每服五七十丸，空心、姜、盐汤下。忌鱼腥、荞麦、热面、煎炒等物。

功用 清热燥湿，兼补肝肾。

主治 湿热下注之痿痹。两脚麻木或肿痛，或如火烙之热，痿软无力。

方义 苍术苦温疏风、燥湿健脾；黄柏苦寒，清热燥湿；牛膝祛风湿，利关节，补肝肾，引药下行。

（阮时宝）

dāngguī niāntòngtāng

当归拈痛汤 （danggui niantong decoction）

祛湿剂，金·张元素《医学启源·卷下》方。

组成 羌活半两，防风三钱，升麻一钱，葛根二钱，白术一钱，苍术三钱，当归身三钱，人参二钱，甘草五钱，苦参（酒浸）二钱，黄芩（炒）一钱，知母（酒洗）三钱，茵陈（酒炒）五钱，猪苓三钱，泽泻三钱。

用法 上锉，如麻豆大。每服一两，水二盏半，先以水拌湿，候少时，煎至一盏，去滓温服。待少时，美膳压之。

功用 利湿清热，疏风止痛。

主治 湿热相搏，外受风邪证。遍身肢节烦痛，或肩背沉重，或脚气肿痛，脚膝生疮，舌苔白腻微黄，脉弦数。

方义 方中以羌活祛风胜湿止痛，茵陈清热利湿；配伍猪苓、泽泻利水渗湿；黄芩、苦参清热燥湿；防风、升麻、葛根疏风解表；苍术、白术燥湿健脾，运化水湿；人参、当归益气养血，知母清热养阴，使祛邪不伤正；炙甘草合人参补气，兼调和诸药。

（龙一梅）

fēnqīng wǔlínwán

分清五淋丸 (fenqing wulin pills) 祛湿剂，国家药典委员会《中华人民共和国药典·一部》（2020年版）方。

组成 木通 80g、盐车前子 40g、黄芩 80g、茯苓 40g、猪苓 40g、黄柏 40g、大黄 120g、萹蓄 40g、瞿麦 40g、知母 40g、泽泻 40g、栀子 40g、甘草 20g、滑石 80g。

用法 口服，一次 6g，一日 2～3次。

功用 清热泻火，利尿通淋。

主治 湿热下注所致的淋证，症见小便黄赤、尿频尿急、尿道灼热涩痛。

方义 滑石滑利窍道，清热渗湿，利水通淋；木通上清心火，下利湿热，使湿热之邪从小便而出；萹蓄、瞿麦、盐车前子清热利水通淋；茯苓、猪苓、泽泻利水渗湿；栀子清泻三焦，通利水道；黄芩、黄柏、知母以助清热祛湿；大黄荡涤邪热，并能使湿热之邪从大便而出；甘草调和诸药，兼能清热、缓急止痛。

（王 迪）

wǔlínsǎn

五淋散 （wulin powder） 祛湿剂，宋·太平惠民和剂局《太平惠民和剂局方·卷六》方。

组成 木通（去节）、滑石、甘草（炙）各六两，山栀子（炒）十四两，赤芍药、茯苓（去皮）各半斤，淡竹叶四两，茵陈（去根、日干）二两。

用法 上药捣罗为末，每服三钱，水一盏，煎至八分，空心服。

功用 清热利湿，通淋化浊。

主治 膀胱有热，水道不通，尿少次频，脐腹急痛，作止有时，劳倦即发，或尿如豆汁，或尿有砂石，或尿淋如膏，或热淋尿血。

方义 滑石清热利水通淋；栀子、木通、淡竹叶清热泻火，利水通淋；赤芍清热凉血，散瘀止痛；茵陈清热利湿；茯苓健脾渗湿；甘草缓急止痛，调和药性。

（左铮云）

shíwéisǎn

石韦散 （shiwei powder） 祛湿剂，唐·孙思邈《备急千金要方·卷二十一》方。

组成 石韦、当归、蒲黄、芍药各等分。

用法 上四味，治下筛。酒服方寸匕，日三次。

功用 清热利湿，活血止痛。

主治 血淋心烦，水道中涩痛者。

方义 石韦功能利尿通淋，凉血止血；当归、蒲黄、芍药活血止痛。

（韩 涛）

shílìntōngpiàn

石淋通片 （shilintong tablets） 祛湿剂，国家药典委员会《中华人民共和国药典·一部》（2020年版）方。

组成 广金钱草 3125g

规格 每片含干浸膏 0.12g。

用法 口服，一次 5 片，一日 3 次。

功用 清除湿热，利尿排石。

主治 湿热下注所致的热淋、石淋，症见尿频、尿急、尿痛，或尿有砂石。

方义 金钱草清热利尿，通淋排石。

（韩 涛）

zhǐdàifāng

止带方 （zhidai formula） 祛湿剂，清·陆懋修《世补斋·不谢方》方。

组成 茵陈蒿，黄柏，黑山栀，赤芍，丹皮，牛膝，车前，猪苓，茯苓，泽泻。

用法 水煎服。

功用 清利湿热、止带，解毒杀虫。

主治 湿热带下。

方义 猪苓、茯苓、车前子、泽泻利水除湿；茵陈、黄柏、栀子清热祛湿，泻火解毒；赤芍、丹皮凉血化瘀；牛膝活血，并能引药下行，直达病所，以除下焦湿热。

（范 颖）

fùyánjìng jiāonáng

妇炎净胶囊 (fuyanjing cap-sules) 祛湿剂，国家药典委员会《中华人民共和国药典·一部》（2020年版）方。

组成 苦玄参 250g，地胆草 375g，当归 250g，鸡血藤 375g，两面针 375g，横经席 375g，柿叶 375g，蒺藜 375g，五指毛桃 500g。

规格 每粒装 0.3g（相当于饮片 2.44g）、0.4g（相当于饮片 3.25g）。

用法 口服，一次 3 粒（每粒装 0.4g）或 4 粒（每粒装 0.3g），一日 3 次。

功用 清热祛湿，调经止带。

主治 湿热蕴结所致的带下病、月经不调、痛经；慢性盆腔炎、附件炎、子宫内膜炎见上述证候者。

方义 苦玄参、蒺藜清热解毒，利水消肿；地胆草泻肝胆实火，清下焦湿热；当归、鸡血藤、两面针活血调经止痛；横经席祛瘀止痛，补肾强腰；柿叶止血；五指毛桃健脾补肺，利水除湿。

（闫润红）

fùkē qiānjīnpiàn

妇科千金片 （fuke qianjin tab-lets） 祛湿剂，国家药典委员会《中华人民共和国药典·一部》（2020年版）方。

组成 千金拔，金樱根，穿

心莲，功劳木，单面针，当归，鸡血藤，党参。

用法 口服，一次 6 片，一日 3 次。

功用 清热除湿，益气化瘀。

主治 湿热瘀阻所致的带下病、腹痛，症见带下量多、色黄质稠、臭秽，小腹疼痛，腰骶酸痛，神疲乏力；慢性盆腔炎、子宫内膜炎、慢性宫颈炎见上述证候者。

方义 穿心莲、功劳木清热解毒燥湿；千金拔祛风利湿，消瘀解毒；单面针活血散瘀；金樱根固经止血，使行中有止；当归、鸡血藤活血补血；党参合诸祛瘀药益气活血，使祛瘀而不伤正。

（闫润红）

fùkē fēnqīngwán

妇科分清丸（fuke fenqing pills） 祛湿剂，国家药典委员会《中华人民共和国药典·一部》（2020 年版）方。

组成 当归 200g，白芍 100g，川芎 150g，地黄 200g，栀子 100g，黄连 50g，石韦 50g，海金沙 25g，甘草 100g，木通 100g，滑石 150g。

用法 口服，一次 9g，一日 2 次。

功用 清热利湿，活血止痛。

主治 湿热瘀阻下焦所致妇女热淋证，症见尿频、尿急、尿少涩痛、尿赤混浊。

方义 滑石、海金沙、木通、石韦清热利水通淋，引湿热之邪从小便而出；栀子通利三焦火热，兼利小便；黄连上清心火，以防治心火下行小肠之小便淋涩热痛；当归、白芍、地黄、川芎养血和血，可佐制诸苦寒通利之品伤及阴血之弊；甘草清热解毒，兼可调和诸药。

（闫润红）

lìxiàosǎn

立效散（lixiao powder） 祛湿剂，宋·太平惠民和剂局《太平惠民和剂局方·卷八》方。

组成 山栀子（去皮，炒）半两，瞿麦穗一两，甘草（炙）三分。

用法 上为末，每服五钱至七钱，水一碗，入连须葱根七茎、灯心五十茎、生姜五、七片，同煎至七分，时时温服，不拘时候。

功用 清热通淋。

主治 下焦结热，小便黄赤，淋闭疼痛，或有血出，及大小便俱出血者。

方义 栀子导热下行，引邪热从小便而出，瞿麦、灯心草利水通淋，葱根、生姜透散邪气，甘草调和诸药，并缓解淋痛。

（韩涛）

xiǎo'ér gānyán kēlì

小儿肝炎颗粒（xiao'er ganyan granules） 祛湿剂，国家药典委员会《中华人民共和国药典·一部》（2020 年版）方。

组成 茵陈 120g，栀子（姜炙）30g，黄芩 60g，黄柏 60g，焦山楂 90g，大豆黄卷 90g，郁金 15g，通草 30g。

规格 每袋装 10g。

用法 开水冲服，一岁至三岁一次 5～10g，四岁至七岁一次 10～15g，八岁至十岁一次 15g，十一岁以上酌增，一日 3 次。

功用 清热利湿，解郁止痛。

主治 肝胆湿热所致的黄疸，胁痛，腹胀，发热，恶心呕吐，食欲减退，身体倦懒，皮肤黄染；黄疸型肝炎或无黄疸型肝炎见上述证候者。

方义 茵陈、栀子、黄芩、黄柏、通草、大豆黄卷清热祛湿退黄；山楂消食化滞和胃，伍郁金活血散瘀又助退黄。

（樊巧玲）

lìdǎn páishípiàn

利胆排石片（lidan paishi tablets） 祛湿剂，国家药典委员会《中华人民共和国药典·一部》（2020 年版）方。

组成 金钱草 250g，茵陈 250g，黄芩 75g，木香 75g，郁金 75g，大黄 125g，槟榔 125g，麸炒枳实 50g，芒硝 25g，姜厚朴 50g。

用法 口服。排石：一次 6～10 片，一日 2 次；炎症：一次 4～6 片，一日 2 次。

功用 清热利湿，利胆排石。

主治 湿热蕴毒，腑气不通所致的胁痛、胆胀，症见胁肋胀痛，发热，尿黄，大便不通；胆囊炎、胆石症见上述证候者。

方义 金钱草、茵陈、黄芩清热祛湿；大黄、芒硝泻热攻积；木香、槟榔、枳实、厚朴、郁金行气散结。

（吴建红）

mùtōngsǎn

木通散（mutong powder） 祛湿剂，清·沈金鳌《妇科玉尺·卷四》方。

组成 木通，滑石，冬葵子，槟榔，枳壳，甘草。

用法 上为粗末，每服三大钱。水盏半，煎至七分，去滓，温服。

功用 理气行滞，行水利尿。

主治 产后小便不利。

方义 枳壳、槟榔理气行滞，气行则水行；木通、滑石、冬葵子利水通小便；甘草调药和中。

（范颖）

sìlíngsǎn

四苓散（siling powder） 祛湿剂，元·朱震亨《丹溪心法·卷二》方。

组成 白术、猪苓、茯苓各一两半，泽泻二两半。

用法 水煎服。

功用 健脾渗湿。

主治 脾胃虚弱，水湿内停证。小便赤少，大便溏泻。

方义 本方即五苓散去桂枝。方中泽泻利水渗湿，猪苓更增利水之力；白术健脾助运以燥湿，茯苓健脾渗湿以止泻，利小便而实大便；四药配伍渗湿利水，健脾止泻。

（杨 勇）

wǔlíngsǎn

五苓散（wuling powder） 祛湿剂，东汉·张仲景《伤寒论·辨太阳病脉证并治》方。

组成 泽泻一两六铢，猪苓（去皮）十八铢，白术、茯苓各十八铢，桂枝（去皮）半两。

用法 上捣为散，以白饮和，服方寸匕，日三服，多饮暖水，汗出愈，如法将息。

功用 利水渗湿，温阳化气。

主治 膀胱气化不利之蓄水证。小便不利，头痛微热，烦渴欲饮，甚则水入即吐，或脐下动悸，吐涎沫而头目眩晕；或短气而咳；或水肿、泄泻；舌苔白，脉浮或浮数。

方义 泽泻利水渗湿；茯苓、猪苓利水渗湿；白术健脾祛湿；桂枝温阳化气利水，解表。

（左铮云）

yuánróng wǔlíngsǎn

元戎五苓散（yuanrong wuling powder） 祛湿剂，清·汪昂《医方集解·利湿之剂》方。

组成 猪苓、茯苓、白术（炒）各十八铢，泽泻一两六铢半，桂（杂病当用桂，伤寒证中表未解者，仍当用桂枝，兼取解表）半两，羌活（适量）。

用法 为末，每服三钱，服后多饮热水，汗出而愈。

功用 利湿散寒。

主治 寒湿身痛，小便不利。

方义 猪苓、茯苓、泽泻渗利水湿；白术健脾祛湿；羌活散寒祛湿止痛；肉桂既能够散寒温经以助止痛，又可温阳化气以助行水。

（王 迪）

zéxiètāng

泽泻汤（zexie decoction） 祛湿剂，东汉·张仲景《金匮要略·痰饮咳嗽病脉证并治》方。

组成 泽泻五两，白术二两。

用法 上二味，以水二升，煮取一升，分温再服。

功用 利水健脾除饮。

主治 饮停心下，头目眩晕，胸中痞满，咳逆水肿。

方义 泽泻利水化饮，使已停之饮从小便去；白术健脾燥湿，使水湿既化而不复聚。

（韩向东）

wǔpíyǐn

五皮饮（wupi drink） 祛湿剂，宋·陈言《三因极一病证方论·卷十四》。

组成 大腹皮（炙）、桑白皮（炙）、茯苓皮、生姜皮、陈橘皮各等分。

用法 上咬咀，每服四钱，水盏半，煎七分，去滓热服，日二三。

功用 利水消肿，理气健脾。

主治 皮水。四肢头面悉肿，按之没指，不恶风，其腹如故，不喘，不渴，脉浮。

方义 茯苓皮甘淡渗利，行水消肿；大腹皮下气行水；陈橘皮理气和胃，醒脾化湿；桑白皮肃降肺气，通调水道；生姜皮和脾降肺，以助行水消肿。

（左铮云）

wǔpísǎn

五皮散（wupi powder） 祛湿剂，宋·太平惠民和剂局《太平惠民和剂局方·卷三》方。

组成 五加皮，地骨皮，生姜皮，大腹皮，茯苓皮各等分。

用法 上为粗末，每服三钱，水一盏半，煎至八分，去滓，稍热服之，不拘时候；忌生冷、油腻、坚硬等物。

功用 祛风胜湿，利水消肿。

主治 脾气停滞，风湿客搏，头面虚浮，四肢肿满，心腹膨胀，上气促急，腹胁如鼓，绕脐胀闷，有妨饮食，举动喘乏。

方义 五加皮、地骨皮祛风湿，利水消肿；大腹皮、茯苓皮利水消肿，行气宽中；生姜皮温散行水。

（左铮云）

fángjǐ huángqítāng

防己黄芪汤（fangji huangqi decoction） 祛湿剂，东汉·张仲景《金匮要略·痉湿暍病脉证》方。

组成 防己一两，甘草（炒）半两，白术七钱半，黄芪（去芦）一两一分。

用法 上锉麻豆大，每抄五钱匕，生姜四片，大枣一枚，水盏半，煎八分，去滓，温服，良久再服。服后当如虫行皮中，从腰下如冰，后坐被上，又以一被绕腰下，温令微汗，瘥。

功用 益气祛风，健脾利水。

主治 脾肺气虚，风湿客表的风湿或风水，汗出恶风，身重疼痛，小便不利者，舌淡苔白，脉浮。

方义 防己祛风利水，除湿止痛，黄芪补益脾肺之气，固表利水；白术补气健脾燥湿，既助防己祛湿利水之力，又增黄芪益气固表之功；生姜助防己祛风湿，大枣助黄芪、白术补脾气，生姜大枣相伍，调营卫，和脾胃；甘草益气和中，调和诸药。

（吴建红）

fángjǐ fúlíngtāng

防己茯苓汤（fangji fuling decoction） 祛湿剂，东汉·张仲景《金匮要略·水气病脉证并治》方。

组成 防己三两，黄芪三两，桂枝三两，茯苓六两，甘草二两。

用法 上五味，以水六升，煮取二升，分温三服。

功用 利水消肿，益气通阳。

主治 脾虚失运，水溢肌肤的皮水，全身浮肿，四肢肿甚，肢体沉重疼痛，肌肤轻微颤动，小便不利，乏力气短，纳少不消，舌淡苔白腻，脉沉缓。

方义 茯苓渗湿健脾，利水消肿；防己走表，通腠理，利水消肿；桂枝温阳化气，助茯苓利水之力；黄芪益气健脾，利水消肿，与桂枝相伍，振奋卫阳，通散肌肤之水湿；甘草调和诸药。

（吴建红）

báidàiwán

白带丸（baidai pills） 祛湿剂，国家药典委员会《中华人民共和国药典·一部》（2020年版）方。

组成 黄柏（酒炒）150g，椿皮300g，白芍100g，当归100g，醋香附50g。

用法 口服，一次6g，一日2次。

功用 清热，除湿，止带。

主治 湿热下注所致的带下病，症见带下量多、色黄、有味，舌红苔黄，脉滑数。

方义 椿皮清热燥湿，收涩止带；黄柏清热燥湿；当归养血活血，白芍养血柔肝，二药抑木养肝，行湿而止带；香附疏达肝气之郁。

（韩涛）

zhúfùtāng

术附汤（baizhu decoction） 祛湿剂，东汉·张仲景《金匮要略·痉湿暍病脉证治》方。

组成 白术二两，附子（炮，去皮）一枚半，甘草（炙）一两，生姜（切）一两半，大枣六枚。

用法 上五味，以水三升，煮取一升，去渣，分温三服。

功用 温阳健脾，祛寒除湿。

主治 风湿相搏，身体疼烦，不能自转侧，不呕不渴，脉浮虚而涩，大便坚，小便自利者。

方义 白术苦温，以健脾燥湿；附子辛温大热，中温脾阳，下补肾阳；姜、枣补脾和胃，调和营卫；甘草调和诸药。

（许二平）

gāncǎo gānjiāng fúlíng báizhútāng

甘草干姜茯苓白术汤（gancao ganjiang fuling baizhu decoction） 祛湿剂，东汉·张仲景《金匮要略·五脏风寒积聚病脉证并治》方。

组成 甘草二两，白术二两，干姜四两，茯苓四两。

用法 上四味，以水五升，煮取三升，分温三服。

功用 祛寒除湿。

主治 肾著病。身重，腰下冷痛，腰重如带五千钱，饮食如故，口不渴，小便自利，舌淡苔白，脉沉迟或沉缓。

方义 干姜温里散寒；白术、茯苓健脾除湿；甘草补脾助运以祛湿止痛，调和诸药。

（许二平）

shípísǎn

实脾散（shipi powder） 祛湿剂，宋·严用和《重订严氏济生方·水肿门》方。

组成 厚朴（去皮，姜制，炒）、白术、木瓜（去瓤）、木香（不见火）、草果仁、大腹子、附子（炮，去皮、脐）、白茯苓（去皮）、干姜（炮）各一两，甘草（炙）半两。

用法 上㕮咀，每服四钱，水一盏半，生姜五片，枣子一枚，煎至七分，去滓，温服，不拘时候。

功用 温阳健脾，行气利水。

主治 脾肾阳虚，水气内停之阴水，身半以下肿甚，手足不温，口中不渴，胸腹胀满，大便溏薄，舌苔白腻，脉沉弦而迟。

方义 附子温补肾阳以助化气行水，干姜温运脾阳以助运化水湿；茯苓、白术健脾利水；木瓜除湿醒脾和中，厚朴、木香、大腹子行气导滞，化湿行水，草果温中燥湿；甘草、生姜、大枣益脾和中，生姜兼能温散水气，甘草亦调和药性。

（韩向东）

wándàitāng

完带汤（wandai decoction） 祛湿剂，清·傅山《傅青主女科·卷上》方。

组成 白术（土炒）一两，山药（炒）一两，人参二钱，白芍（酒炒）五钱，车前子（酒炒）三钱，苍术（制）三钱，甘草一钱，陈皮五分，黑芥穗五分，柴胡六分。

用法 水煎服。

功用 补脾疏肝，化湿止带。

主治 脾虚肝郁，湿浊带下，白带，清稀如涕，面色㿠白，肢体倦怠，大便溏薄，舌淡苔白，脉缓或濡弱。

方义 白术、山药益气补脾，白术又健脾燥湿，山药并能补肾以固带脉，使带脉约束，带下得止；人参补中益气，资君药补脾之力，苍术燥湿运脾，助白术祛湿之功，白芍柔肝抑木，使木达而脾土自强；车前子利湿清热，配苍术、白术使湿浊从小便而去，陈皮理气和中，既使君药补而不滞，又可行气以化湿，柴胡、芥穗辛温升散，得白术可升发脾胃清阳，配白芍可疏达肝气之郁；甘草益气补中，调和药性。

（吴建红）

xuèzhīníngwán

血脂宁丸 （xuezhining pills）

祛湿剂，国家药典委员会《中华人民共和国药典·一部》（2020年版）方。

组成 决明子 2.5g，山楂 50g，荷叶 7.5g，制何首乌 2.5g。

规格 每丸重 9g。

用法 口服，一次 2 丸，一日 2~3 次。

功用 化浊降脂，润肠通便。

主治 痰浊阻滞型高脂血症，症见头昏胸闷、大便干燥。

方义 决明子润肠通便降浊；荷叶利湿化浊，醒脾升清；山楂消食健胃，活血散瘀；何首乌补肝肾，益精血。

（吴建红）

xuèzhīlíngpiàn

血脂灵片 （xuezhiling tablets）

祛湿剂，国家药典委员会《中华人民共和国药典·一部》（2020年版）方。

组成 泽泻 500g，决明子 500g，山楂 500g，制何首乌 500g。

用法 口服，一次 4~5 片，一日 3 次。

规格 每片重 0.3g。

功用 化浊降脂，润肠通便。

主治 痰浊阻滞型高脂血症，症见头昏胸闷、大便干燥。

方义 泽泻利水渗湿泄浊；决明子润肠通便降浊；山楂消食健胃，活血散瘀；何首乌补肝肾，益精血。

（吴建红）

qiānghuó shèngshītāng

羌活胜湿汤 （qianghuo shengshi decoction）

祛湿剂，元·李杲《内外伤辨惑论·卷中》方。

组成 羌活、独活各一钱，藁本、防风、甘草炙、川芎各五分，蔓荆子三分。

用法 上㕮咀，都作一服，水二盏，煎至一盏，空心食前去滓温服。

功用 祛风胜湿止痛。

主治 风湿在表，症见肩背痛不可回顾，头痛身重，肩背疼痛，或腰脊重痛，难以转侧，苔白，脉浮。

方义 羌活善祛上部风湿，独活善祛下部风湿，二药合用，既辛散周身风湿，又通利关节，宣痹止痛；防风、藁本祛风散寒，胜湿止痛；川芎活血行气，祛风止痛，蔓荆子祛散头风而止痛；炙甘草调和诸药。

（贺又舜）

sānliǎngbàn yàojiǔ

三两半药酒 （sanliangban wine）

祛湿剂，国家药典委员会《中华人民共和国药典·一部》（2020年版）方。

组成 当归 100g，牛膝 100g，炙黄芪 100g，防风 50g。

用法 口服，一次 30~60ml，一日 3 次。

功用 益气活血，祛风通络。

主治 气血不和，感受风湿所致的痹病，症见四肢疼痛、筋脉拘挛。

方义 黄芪甘温益气，气足则血旺；当归、牛膝补血活血；防风祛风散寒，胜湿止痛；以酒制用，可温通经络。

（阮时宝）

kūnmíng shānhǎitángpiàn

昆明山海棠片 （kunming shanhaitang tablets） 祛湿剂，国家药典委员会《中华人民共和国药典·一部》（2020年版）方。

组成 昆明山海棠 2500g。

规格 薄膜衣片，每片重 0.29g；糖衣片，片心重 0.28g。

用法 口服。一次 2 片，一日 3 次。

功用 祛风除湿，舒筋活络，清热解毒。

主治 类风湿关节炎，红斑狼疮。

方义 昆明山海棠可祛风除湿，舒筋活络，清热解毒。

（韩向东）

dàfángfēngtāng

大防风汤 （dafangfeng decoction） 祛湿剂，宋《太平惠民和剂局方·卷一》方。

组成 川芎（抚芎不用）、附子（炮，去皮，脐）各一两半，熟干地黄（洗）、白术、防风（去芦）、当归（洗，去芦，酒浸，焙炒）、白芍药、黄芪、杜仲（去粗皮，炒令丝断）各二两，羌活（去芦）、人参（去芦）、甘草（炙）、牛膝（去芦，酒浸，切，微炒）各一两。

用法 上为粗末，每服五钱，水一盏半，入姜七片，大枣一枚，同煎八分，去滓，温服，空心、食前。

功用 祛风除湿，活血舒筋。

主治 患痢后脚痛痪弱，不能行履，或两膝肿大痛，髀胫枯腊，但存皮骨，拘挛蜷卧，不能屈伸。

方义 防风祛风胜湿，通痹止痛，羌活散寒除湿，通利关节，附子温经止痛；黄芪、人参、白术、甘草补气健脾，当归、川芎、白芍、熟地养血活血；以牛膝、杜仲祛风湿，壮筋骨，强腰膝；生姜、大枣调和气血，调和脾胃，甘草兼调药性。

（贾 波）

fángfēngtāng

防风汤 （fangfeng decoction）

祛湿剂，金·刘完素《黄帝素问宣明论方·卷二》方。

组成 防风、甘草、当归、赤茯苓去皮、杏仁去皮，炒熟、桂枝各一两，黄芩、秦艽、葛根各三钱，麻黄去节，半两。

用法 上为末，每服五钱，酒、水合二盏，枣三枚，姜五片，煎至一盏，去滓，温服。

功用 疏风活络，宣痹止痛。

主治 外感风湿，痹阻经络的行痹，恶寒发热，无汗，遍体骨节疼痛，游走不定，舌淡苔白，脉浮。

方义 防风祛风散邪，胜湿止痛；桂枝、麻黄、杏仁辛温宣散，散风寒泄卫实，宣痹止痛，葛根解肌祛风，舒筋通络；秦艽祛风湿，通经活络，赤茯苓渗湿，当归养营和血止痛，寓有"治风先治血，血行风自灭"之意，黄芩清热，防止风邪化热，制约诸风药温燥化热；生姜、大枣调和营卫，甘草和中调药。

（吴建红）

gāncǎo fùzǐtāng

甘草附子汤（gancao fuzi decoction） 祛湿剂，东汉·张仲景《伤寒论·辨太阳病脉证并治下》方。

组成 甘草（炙）二两，附子（炮，去皮，破）二枚，白术二两，桂枝（去皮）四两。

用法 上四味，以水六升，煮取三升，去滓，温服一升，日三服。

功用 祛风除湿。

主治 风湿相搏，骨节疼烦，掣痛不得屈伸，近之则痛剧，汗出短气，小便不利，恶风不欲去衣，或身微肿。

方义 附子温经助阳，散寒除湿；白术运脾化湿；桂枝祛风寒，温表阳，固卫气；甘草益气健脾，缓和附子峻烈之性，调和诸药。

（许二平）

shǐguógōng yàojiǔ

史国公药酒（shiguogong wine） 祛湿剂，明·王肯堂《证治准绳·卷下》方。

组成 当归、虎胫骨（豹骨代；酒浸一日，焙干酥炙）、羌活、鳖甲（炙）、萆薢、防风（去芦叉）、秦艽、川牛膝、松节、晚蚕沙各二两，枸杞子五两，干茄根（饭上蒸熟）八两。

用法 上药盛于绢袋内，用无灰酒一斗，密封浸泡十日即得。

功用 祛风除湿，活血通络。

主治 半身瘫痪，四肢顽麻，骨节酸痛，风寒湿痹。

方义 虎骨（豹骨代）、羌活、萆薢、防风、秦艽、川牛膝、松节、蚕沙、茄根祛风除湿止痛以治标，当归、枸杞、鳖甲活血滋阴通络以治本。

（杨 勇）

tiānmáwán

天麻丸（tianma pills） 祛湿剂，宋·王怀隐等《太平圣惠方·卷三》方。

组成 天麻一两，肉桂（去皱皮）三分，白僵蚕（微炒）半两，白附子（炮裂）三分，朱砂（细研，水飞过）三分，麝香（研）一分半，犀角屑三分，蔓荆子一两，独活一两，干姜（炮裂，锉）一分，附子（炮裂，去皮脐）一两，茯神一两。

用法 上为细末，研入朱砂、麝香等，炼蜜为丸，如梧桐子大，每服十丸，温酒送下，不拘时候。

功用 祛风除湿，舒筋通络，活血止痛。

主治 筋脉拘挛，脚膝疼痛，心神虚烦。

方义 天麻、蔓荆子平肝息风；僵蚕、白附子息风止痉；肉桂、干姜、附子温经散寒；麝香、

犀角清心除烦；茯神、朱砂清热安神；独活祛风除湿。

（范 颖）

wūtóutāng

乌头汤（wutou decoction） 祛湿剂，东汉·张仲景《金匮要略·中风历节病脉证并治》方。

组成 麻黄、芍药、黄芪各三两，甘草（炙）三两，川乌（咬咀，以蜜二升，煎取一升，即出乌头）五枚。

用法 上五味，咬咀四味，以水三升，煮取一升，去滓，内蜜煎中，更煎之，服七合，不知，尽服之。

功用 温阳益气，散寒除湿。

主治 寒湿留于关节，经脉痹阻不通，关节剧烈疼痛，不能屈伸。

方义 麻黄祛风发汗宣痹；乌头温经散寒止痛；芍药、甘草缓急止痛，利关节之屈伸；黄芪固表除湿；甘草兼调和诸药。

（左铮云）

wǔbìtāng

五痹汤（wubi decoction） 祛湿剂，宋·太平惠民和剂局《太平惠民和剂局方·卷一》方。

组成 姜黄（洗去灰土）、羌活、白术、防己各一两，甘草（微炙）半两。

用法 上药捣碎，每服四钱重，水一盏半，生姜十片，煎至八分，去滓。病在上，食后服；病在下，食前服。

功用 祛风除湿，活血止痛。

主治 风寒湿邪客留肌体、手足缓弱、麻痹不仁，或气血失顺、痹滞不仁。

方义 羌活散风寒，利关节；白术健脾祛湿；防己利水消肿，祛风止痛；生姜温胃散寒；姜黄行血以蠲痹；甘草调和诸药。

（左铮云）

fēngshī mǎqiánpiàn

风湿马钱片 （fengshi maqian tablets）

祛湿剂，国家药典委员会《中华人民共和国药典·一部》（2020年版）方。

组成 马钱子粉125g，炒僵蚕19g，乳香（炒）19g，没药（炒）19g，全蝎19g，牛膝19g，苍术19g，麻黄19g，甘草19g。

用法 口服。常用量：一次3~4片；极量：一次5片；一日1次。睡前温开水送服。连服7日为一疗程，两疗程间须停药2~3日。

功用 祛风除湿，活血祛瘀，通络止痛。

主治 风湿闭阻、瘀血阻络所致的痹病，症见关节疼痛、刺痛或疼痛较甚；风湿性关节炎、类风湿关节炎、坐骨神经痛见上述证候者。

方义 马钱子祛风除湿散寒，活血通络止痛；麻黄祛风散寒通络，苍术祛风胜湿，僵蚕祛风化痰散结，全蝎祛风解痉，通络止痛；乳香、没药活血散瘀定痛，牛膝壮筋骨、活血止痛；甘草调和诸药。

（杨 勇）

féngliǎoxìng fēngshī diēdǎ yàojiǔ

冯了性风湿跌打药酒 （fengliaoxing fengshi dieda wine）

祛湿剂，国家药典委员会《中华人民共和国药典·一部》（2020年版）方。

组成 丁公藤2500g，桂枝75g，麻黄93.8g，羌活7.5g，当归7.5g，川芎7.5g，白芷7.5g，补骨脂7.5g，乳香7.5g，猪牙皂7.5g，陈皮33.1g，苍术7.5g，厚朴7.5g，香附7.5g，木香7.5g，枳壳50g，白术7.5g，山药7.5g，黄精20g，菟丝子7.5g，小茴香7.5g，苦杏仁7.5g，泽泻7.5g，五灵脂7.5g，蚕沙16.2g，牡丹皮7.5g，没药7.5g。

用法 口服，一次10~15ml，一日2~3次。外用，搽于患处；若有肿痛黑瘀，用生姜捣碎炒热，加入药酒适量，搽患处。

功用 祛风除湿，活血止痛。

主治 风寒湿痹，手足麻木，腰腿酸痛；跌仆损伤，瘀滞肿痛。

方义 丁公藤散寒除湿，消肿止痛；麻黄、桂枝、羌活、苍术、猪牙皂、白芷、蚕沙、泽泻祛风散寒除湿止痛，川芎、五灵脂、丹皮、枳壳、陈皮、杏仁、厚朴、木香、香附、乳香、没药活血行气通络止痛；当归、白术、山药补气养血，补骨脂、菟丝子、小茴香、黄精温补肝肾，标本兼顾，扶正祛邪。

（杨 勇）

lǎoguàncǎo ruǎngāo

老鹳草软膏 （laoguancao ointments）

祛湿剂，国家药典委员会《中华人民共和国药典·一部》（2020年版）方。

组成 老鹳草1000g。

用法 外用涂敷患处，一日1次。

功用 除湿解毒，收敛生肌。

主治 湿毒蕴结所致的湿疹、痛、疔、疮、疖及小面积水、火烫伤。

方义 老鹳草可祛湿通络，收敛生肌。

（龙一梅）

miàojìwán

妙济丸 （miaoji pills）

祛湿剂，国家药典委员会《中华人民共和国药典·一部》（2020年版）方。

组成 黑木耳（醋制）300g，当归32g，酒白芍10g，川芎12g，木瓜16g，盐杜仲20g，续断32g，川牛膝（酒蒸）32g，苍术32g，盐小茴香8g，木香6g，丁香6g，母丁香6g，乳香（制）8g，茯苓50g，土茯苓32g，龟甲（制）50g。

规格 每丸重6g。

用法 用黄酒送服，一次1~2丸，一日2次。

功用 补益肝肾，祛湿通络，活血止痛。

主治 肝肾不足，风湿瘀阻所致的痹病，症见骨节疼痛，腰膝酸软，肢体麻木拘挛。

方义 黑木耳滋肾强身，益气活血；龟甲、杜仲补肝肾，强筋健骨，续断祛风湿，补肝肾，强筋骨，通利血脉；苍术祛风湿止痹痛，当归、白芍、川芎补血活血；川牛膝活血祛瘀，通利血脉；乳香、木香活血行气，通痹止痛，土茯苓、木瓜祛风湿，利关节，舒筋活络；小茴香、丁香、母丁香暖腰膝，散寒止痛，茯苓渗湿健脾。

（吴建红）

xiāngshā píngwèisǎn

香砂平胃散 （xiangsha pingwei powder）

祛湿剂，清·吴谦《医宗金鉴》方。

组成 苍术（米泔水浸，炒），陈皮，厚朴（姜炒），甘草（炙），缩砂（研），香附（醋炒），南山楂，神曲（炒），麦芽（炒），枳壳麸（炒），白芍（炒）。

用法 药引用生姜，水煎服。

功用 燥湿运脾，行气消食。

主治 饮食不节，食湿互滞所致的胸脘痞闷，嗳腐吞酸，恶食呕逆，腹痛下利，舌苔厚腻，脉滑。

方义 苍术燥湿运脾；南山楂、神曲、麦芽消食导滞；枳壳、厚朴行气消胀除满；陈皮、缩砂、生姜化湿行气，和中止呕；香附疏肝和胃；白芍柔肝缓急止痛；甘草调和诸药。

（杨力强）

jiébáiwán

洁白丸（jiebai pills） 祛湿剂，国家药典委员会《中华人民共和国药典·一部》（2020 年版）方。

组成 诃子（煨）370g，南寒水石 210g，翼首草 85g，五灵脂膏 178g，土木香 26g，石榴子 26g，木瓜 26g，沉香 19g，丁香 20g，石灰华 13g，红花 6g，肉豆蔻 13g，草豆蔻 13g，草果仁 13g。

规格 每丸重 0.8g；薄膜衣丸，每 4 丸重 0.8g。

用法 嚼碎吞服，一次 1 丸，一日 2~3 次；薄膜衣丸：一次 0.8g，一日 2~3 次。

功用 健脾和胃，止痛止吐，分清泌浊。

主治 胸腹胀满，胃脘疼痛，消化不良，呕逆泄泻，小便不利。

方义 土木香、木瓜、沉香、丁香、草豆蔻、草果仁行气；诃子、石榴子、肉豆蔻收涩；寒水石、石灰华、翼首草清热；五灵脂、红花活血。

（于 洋）

kǔshēnwán

苦参丸（kushen pills） 祛湿剂。

宋·王怀隐《太平圣惠方·卷十五》方。组成：苦参（锉）半两，黄连（去芦头）一两，黄芩一两，栀子仁半两，川大黄（锉碎，微炒）一两。用法：上为末，炼蜜为丸，如梧桐子大，每服不计时候，以竹叶汤下二十丸。功用：清热燥湿，泻火解毒。主治：时气结胸，热毒在内。方义：苦参清热燥湿，杀虫止痒；黄连、黄芩、栀子仁清热泻火解毒；大黄泻热，导热毒下行。

明·王肯堂《证治准绳·疡医》方。组成：苦参四两，玄参、黄连（去须）、大黄（锉碎，炒香）、独活（去芦）、枳壳（去瓤，炒）、防风（去叉）各二两，

黄芩（去黑心）、栀子、菊花各一两。用法：上为细末，炼蜜和捣千余下，丸如梧桐子大，每服三十丸，食后浆水下，日进三服，茶酒任下亦得。功用：清热祛湿，散风解表。主治：遍身瘙痒，癣疥疮疡。

（冯 泳）

huòxiāng zhèngqìsǎn

藿香正气散（huoxiang zhengqi powder） 祛湿剂，宋·太平惠民和剂局《太平惠民和剂局方·卷二》方。

组成 藿香（去土）三两，白芷一两，紫苏一两，茯苓（去皮）一两，半夏曲二两，白术二两，厚朴（去粗皮，姜汁炙）二两，苦桔梗二两，甘草（炙）二两半，大腹皮一两，陈皮（去白）二两。

用法 上药为细末，每服二钱，水一盏，加姜三片，枣一枚，同煎至七分，热服。如欲汗出，衣被盖，再煎并服。

功用 解表化湿，理气和中

主治 外感风寒，内伤湿滞证。霍乱吐泻，恶寒发热，头痛，胸膈满闷，脘腹疼痛，舌苔白腻，脉浮或濡滑。以及山岚瘴疟等。

方义 藿香外散风寒，内化湿滞，辟秽和中；半夏、橘皮理气燥湿，和胃降逆以止呕；白术、茯苓健脾助运，除湿和中以止泻；紫苏、白芷辛温发散，紫苏尚可醒脾宽中，行气止呕；白芷兼能燥湿化浊；大腹皮、厚朴行气化湿，畅中行滞；桔梗宣肺利膈；煎加生姜、大枣，内调脾胃，外和营卫；甘草调和药性，并协姜、枣以和中。

（高彦宇）

huángqín huáshítāng

黄芩滑石汤（huangqin huashi decoction） 祛湿剂，清·吴鞠通《温病条辨·卷二》方。

组成 黄芩三钱，滑石三钱，茯苓皮三钱，大腹皮二钱，白蔻仁一钱，通草一钱，猪苓三钱。

用法 水六杯，煮取二杯，渣再煮一杯，分温三服。

功用 清热利湿。

主治 湿温邪在中焦，发热身痛，汗出热解，继而复热，渴不多饮，或竟不渴，舌苔淡黄而滑，脉缓。

方义 黄芩清热燥湿；滑石、茯苓皮、通草、猪苓清利湿热；白蔻仁、大腹皮化湿利水，兼以畅气，使气化则湿化。

（胡晓阳）

liánpǔyǐn

连朴饮（lianpo drink） 祛湿剂，清·王世雄《随息居重订霍乱论·第四药方篇》方。

组成 制厚朴二钱，川连（姜汁炒）、石菖蒲、制半夏各一钱，香豉（炒）、焦栀各三钱，芦根二两。

用法 水煎，温服。

功用 清热化湿，理气和中。

主治 湿热霍乱。上吐下泻，胸脘痞闷，心烦躁扰，小便短赤，舌苔黄腻，脉滑数。

方义 芦根清热除烦止呕，兼利小便而导湿热，黄连清热燥湿。厚朴行气化湿；石菖蒲芳香辟秽化浊；半夏降逆和胃止呕。焦栀清心泻热，导湿热从小便而去；炒香豉宣郁止烦，合栀子清宣郁热而除心烦。

（章 健）

xiāoshí fánshísǎn

硝石矾石散（xiaoshi fanshi powder） 祛湿剂，东汉·张仲景《金匮要略·黄疸病脉证并治》方。

组成 硝石、矾石（烧），等分。

用法 上二味，为散，以大

麦粥汁和服方寸匕，日三服。

功用 清热祛湿，消瘀利水。

主治 黄疸瘀血湿热证，日晡发热，膀胱急，少腹满，身目小便黄，五心烦热，足下热，脘腹胀满，便黑，时溏，舌暗或有瘀斑，脉涩。

方义 硝石消坚祛积，矾石利水胜湿。

（赵雪莹）

huòpò xiàlíngtāng

藿朴夏苓汤（huopo xialing decoction） 祛湿剂，清·石寿棠《医原·卷下》方。

组成 藿梗一钱半至二钱，厚朴八分至一钱，半夏二钱至三钱，杏仁二钱至三钱，蔻仁（冲）八分，苡仁四钱至六钱，茯苓三钱至四钱，猪苓一钱半至两钱，泽泻一钱半至两钱。

用法 先用通草煎汤带水，煎上药服。

功用 理气化湿，疏表和中。

主治 湿温初起，恶寒无汗，身热不扬，肢体困倦，肌肉烦疼，面色垢腻，口不渴或渴不欲饮，胸次痞闷，大便溏而不爽，舌苔白滑或腻，脉濡缓或沉细似伏。

方义 藿香疏表化湿；杏仁、蔻仁、苡仁具有上宣、中化、下渗之功，宣化三焦湿邪；川朴、半夏燥湿和中；茯苓、泽泻、猪苓分利湿邪，使从前阴泻出。

（高彦宇）

pǔjì jiědúdān

普济解毒丹（puji jiedu pills） 祛湿剂，清·王孟英《温热经纬·卷五》方。

组成 飞滑石十五两，绵茵陈十一两，淡黄芩十两，石菖蒲六两，川贝母、木通各五两，藿香、射干、连翘、薄荷、白豆蔻各四两。

用法 每服三钱，开水调服，

日二次。或以神曲糊丸，如弹子大，开水化服。亦可。

功用 利湿化浊，清热解毒。

主治 湿温时疫，湿热并重证。发热口渴，胸闷腹胀，肢酸咽肿，斑疹身黄，颐肿口渴，溺赤便闭，吐泻疟痢，淋浊疮疡，舌苔白腻或黄腻或干黄，脉濡数或滑数。

方义 滑石清利湿热而解暑；茵陈清热利湿而退黄；黄芩清热解毒而燥湿；石菖蒲、白豆蔻、藿香行气化湿，悦脾和中，令气畅湿行；连翘、薄荷、射干、贝母清热解毒，透邪散结，消肿利咽；木通清热通淋。

（胡晓阳）

cánshǐtāng

蚕矢汤（canshi decoction） 祛湿剂，清·王士雄《霍乱伦·卷下》方。

组成 晚蚕沙五钱，生薏仁、大豆黄卷各四钱，陈木瓜三钱，川连（姜汁炒）二钱，制半夏、黄芩（酒炒）、通草各一钱，焦栀一钱五分，陈吴茱萸（泡淡）三分

用法 地浆水或阴阳水煎，稍凉徐服。

功用 清热利湿，升清降浊。

主治 霍乱转筋，肢冷腹痛，口渴烦躁，目陷脉伏，时行急证。

方义 蚕沙、薏苡仁、大豆黄卷、通草健脾渗湿清热；川连、黄芩、焦栀清热祛湿；木瓜化湿舒筋，半夏燥湿化痰，吴茱萸降逆和胃。

（秦竹）

yīnchénhāotāng

茵陈蒿汤（yinchenhao decoction） 祛湿剂，东汉·张仲景《伤寒论》方。

组成 茵陈六两，栀子十四枚，大黄（去皮）二两。

用法 上三味，以水一斗二升，先煮茵陈，减六升，内二味，

煮取三升，去滓，分三服。

功用 清热利湿退黄。

主治 湿热黄疸。一身面目俱黄，黄色鲜明，发热，无汗或但头汗出，口渴欲饮，恶心呕吐，腹微满，小便短赤，大便不爽或秘结，舌红苔黄腻，脉沉数或滑数有力。

方义 茵陈苦泄下降，善能清热利湿，为治黄疸要药；栀子清热降火，通利三焦，助茵陈引湿热从小便而去；大黄，泻热逐瘀，通利大便，导瘀热从大便而下。

（杨力强）

xuānbìtāng

宣痹汤（xuanbi decoction） 祛湿剂，清·吴瑭《温病条辨·卷二》方。

组成 防己五钱，杏仁五钱，滑石五钱，连翘三钱，山栀三钱，薏苡仁五钱，半夏（醋炒）三钱，晚蚕沙三钱，赤小豆皮（乃五谷中之赤小豆，味酸肉赤，凉水浸取皮用）三钱。

用法 水八杯，煮取三杯，分温三服。

功用 清热祛湿，通络止痛。

主治 湿热蕴于经络，寒战热炽，骨节烦疼，面目萎黄，舌色灰滞。

方义 防己清热除湿，祛风止痛；薏苡仁、滑石清热利湿，除痹止痛，杏仁宣肺利气，气化湿化；半夏、蚕沙燥湿和胃，连翘、栀子清泻郁热，赤小豆皮利湿化浊。

（刘蔚雯）

zhīzǐ bǎipítāng

栀子柏皮汤（zhizi baipi decoction） 祛湿剂，东汉·张仲景《伤寒论·辨阳明病脉证并治》方。

组成 肥栀子（擘）十五个，甘草（炙）一两，黄柏二两。

用法 上以水四升，煮取一

升半，去滓，分二次温服。

功用 清热利湿退黄。

主治 伤寒，身黄发热者，黄疸，热重于湿证，身热，发黄，心烦，口渴，苔黄。

方义 栀子清热利湿，屈曲下行，导湿热从小溲而去；黄柏清热燥湿，尤长于治下焦湿热证；甘草调和诸药。

（于 洋）

wèilíngtāng

胃苓汤（weiling decoction）

祛湿剂，元·朱震亨《丹溪心法·卷二》方。

组成 甘草，茯苓，苍术，陈皮，白术，官桂，泽泻，猪苓，厚朴。

用法 上合和，姜枣煎，空心服。

功用 祛湿和胃，行气利水。

主治 夏秋之间，脾胃伤冷，水谷不分，泄泻不止。

方义 本方由五苓散（《伤寒论》方）和平胃散（《简要济众方》）二方组成。五苓散方中以泽泻、茯苓、猪苓利水渗湿；白术健脾以助运化水湿；桂枝温阳化气助膀胱气化以利小便。平胃散方中以苍术燥湿运脾，厚朴、陈皮行气除满燥湿，生姜、大枣、甘草调和脾胃，益气补中。

（于 洋）

lǐyútāng

鲤鱼汤（liyu decoction）

祛湿剂，唐·孙思邈《备急千金要方·卷二》方。

组成 鲤鱼一头，重二斤，白术五两，生姜三两，芍药、当归各三两，茯苓四两。

用法 上六味㕮咀，以水一斗二升，先煮鱼熟，澄清取八升，纳药煎取三升，分五服。

功用 利水渗湿。

主治 妊娠腹大，胎间有水气者。

方义 鲤鱼补脾健胃，利水消肿；茯苓、白术健脾祛湿，培土以制水；生姜温散水湿；芍药、当归养血和血。

（高彦宇）

zhūlíngtāng

猪苓汤（zhuling decoction）

祛湿剂，东汉·张仲景《伤寒论·卷下》方。

组成 猪苓（去皮），茯苓，泽泻，阿胶，滑石（碎）各一两。

用法 以水四升，先煮四味，取二升，去滓，内阿胶烊消，温服七合，日三服。

功用 利水渗湿，清热养阴。

主治 水热互结伤阴证。小便不利，发热，口渴欲饮，或心烦不寐，或咳嗽、呕恶、下利，舌红苔白或微黄，脉细数。亦治血淋，小便涩痛，点滴难出。

方义 猪苓淡渗利水；泽泻、茯苓助猪苓利水渗湿之力，且泽泻兼可泻热，茯苓长于健脾；滑石利水清热，阿胶滋阴养血。

（陈宝忠）

yīnchén wǔlíngsǎn

茵陈五苓散（yinchen wuling powder）

祛湿剂，东汉·张仲景《金匮要略》方。

组成 茵陈蒿末十分，五苓散（茯苓、猪苓、泽泻、白术、桂枝）五分。

用法 上二物合，先食，饮方寸匕，日三服。

功用 利湿退黄。

主治 湿热黄疸，湿重于热，一身面目俱黄，黄色鲜明，无汗，身体及四肢困重，胃纳呆滞，泛呕，腹微满，小便不利，舌淡红苔腻，脉滑或濡缓。

方义 茵陈蒿清热利湿退黄；泽泻、猪苓利水渗湿；白术、茯苓健脾以运化水湿；桂枝温阳化

气，助利水。

（杨力强）

fúlíng dǎoshuǐtāng

茯苓导水汤（fuling daoshui decoction）

祛湿剂，清·吴谦《医宗金鉴》方。

组成 泽泻，赤茯苓，白术（土炒），桑白皮（炒），麦门冬（去心），紫苏，木瓜，槟榔，陈皮，缩砂仁，木香，大腹皮。

用法 引用灯心，水煎服。

功用 行气化湿，利水消肿。

主治 水肿。头面手足遍身浮肿，按之凹陷，喘息不能平卧，胸腹胀满，饮食不下，小便短涩，溺痛如割，舌苔白腻，脉沉弦。

方义 泽泻、赤茯苓渗湿利水消肿，使水湿从小便去；白术健脾渗湿，培土制水；木瓜除湿醒脾和中；陈皮、木香、槟榔、砂仁、大腹皮行气导滞，使气化则湿化，气顺则胀消；紫苏、桑白皮开宣肺气，通调水道而利水，麦门冬养阴以防利水伤阴。

（杨力强）

bìxiè shènshītāng

萆薢渗湿汤（bixie shenshi decoction）

祛湿剂，明·高秉钧《疡科心得集·补遗》方。

组成 萆薢，薏仁，赤苓，黄柏，丹皮，泽泻，滑石，通草。

用法 水煎服。

功用 清热利湿。

主治 湿热下注之臁疮漏蹄。

方义 萆薢利湿祛浊，薏苡仁清热利湿以排脓，黄柏清热燥湿，泻火解毒，赤苓利水渗湿，丹皮清热凉血，活血散瘀，泽泻利水渗湿，泻热，滑石清热利湿，通草渗湿利水，且可清热。

（葛鹏玲）

zhēnwǔtāng

真武汤（zhenwu decoction）

祛湿剂，东汉·张仲景《伤寒

论·卷三》方。

组成 茯苓、芍药、生姜（切）各三两，白术二两，附子（炮，去皮，破八片）一枚。

用法 上五味，以水八升，煮取三升，去滓，温服七合，日三服。

功用 温阳利水。

主治 阳虚水泛证。小便不利，肢体沉重或浮肿，腰以下为甚，畏寒肢冷，腹痛，下利，或咳，或呕，舌淡胖，苔白滑，脉沉；太阳病发汗太过，汗出不解，其人仍发热，心下悸，头眩，身瞤动，振振欲擗地。

方义 附子温肾助阳，化气行水；白术健脾燥湿，茯苓利水渗湿；生姜温散水湿，白芍利小便、缓急止痛、敛阴舒筋。

（秦　竹）

guìzhī shēngjiāng zhǐshítāng

桂枝生姜枳实汤（guizhi shengjiang zhishi decoction）

祛湿剂，东汉·张仲景《金匮要略·胸痹心痛短气病脉证治》方。

组成 桂枝、生姜各三两，枳实五枚。

用法 上三味，以水六升，煮取三升。分温三服。

功用 温阳化饮，下气降逆。

主治 寒饮在胃，气逆上冲心胸。心中痞满、心悬痛，或心胸气塞疼痛、呕逆噫气，畏寒肢冷，舌质淡，苔白，脉弱而迟。

方义 枳实下气开结，消痞除满；桂枝温阳化饮，平冲降逆；生姜温胃散寒，温散水饮，兼能止呕。

（牟　莉）

yīnchén sìnìtāng

茵陈四逆汤（yinchen sini decoction）

祛湿剂，明·张介宾《古方八阵》方。

组成 茵陈二两，炙甘草一两，干姜（炮）半两，附子（炮，作八片）一个。

用法 上分四帖，水煎服。

功用 温里助阳，利湿退黄。

主治 阴黄。黄色晦暗，皮肤冷，背恶寒，手足不温，身体沉重，神倦食少，口不渴或渴喜热饮，大便稀溏，舌淡苔白，脉紧细或沉细无力。

方义 附子温壮元阳，破散阴寒；茵陈利湿退黄；干姜助附子温阳散寒；炙甘草益气补中，调和药性。

（杨力强）

yīnchén zhúfùtāng

茵陈术附汤（yinchen zhufu decoction）

祛湿剂，清·程国彭《医学心悟·卷二》方。

组成 茵陈一钱，白术二钱，附子五分，干姜五分，甘草（炙）一钱，肉桂（去皮）三分。

用法 水煎服。

功用 温里助阳，利湿退黄。

主治 阴黄。黄色晦暗，身冷肢厥，身体沉重，神倦食少，口不渴，大便稀溏，舌淡苔白，脉紧细或沉细无力。

方义 附子温壮元阳，破散阴寒，茵陈利湿退黄；肉桂、干姜温阳散寒；白术健脾燥湿；甘草调和诸药。

（杨力强）

jīmíngsǎn

鸡鸣散（jiming powder）

祛湿剂，宋·朱佐《类编朱氏集验医方·卷一》方。

组成 槟榔七枚，陈皮、木瓜各一两，吴茱萸二钱，桔梗半两，生姜（和皮）半两，紫苏茎叶三钱。

用法 上药为粗末，分作八服。隔宿用水三大碗，慢火煎，留碗半，去滓，留水二碗，煎滓取一小碗。两次药煎相和，安顿床头，次日五更分二三次服。只是冷服，冬月略温亦得。服了用

饼饵压下。如服不尽，留次日渐渐吃亦可。

功用 行气降浊，化湿通络。

主治 湿脚气。足胫肿重无力、行动不便、麻木冷痛，或挛急上冲，甚则胸闷泛恶。

方义 槟榔质重下达，行气逐湿；木瓜化湿舒筋通络；陈皮理气燥湿，以助槟榔行气除湿之功。紫苏、桔梗宣通气机以通调水道。吴茱、生姜温化寒湿，降逆止呕。

（章　健）

guìzhī jiā huángqítāng

桂枝加黄芪汤（guizhi jia huangqi decoction）

祛湿剂，东汉·张仲景《金匮要略·水气病脉证并治》方。

组成 桂枝、芍药各三两，甘草二两，生姜三两，大枣十二枚，黄芪二两。

用法 上六味，以水八升，煮取三升。温服一升，须臾，饮热稀粥一升余，以助药力，温服取微汗；若不汗，更服。

功用 调和营卫，通阳散湿。

主治 黄汗。汗出色黄，两胫自冷，身重，汗出已辄轻，久久必身瞤，瞤即胸中痛，腰以上必汗出而下无汗，腰髋弛痛，如有物在皮中状，剧者不能食，身疼痛，烦躁，小便不利。

方义 本方是由桂枝汤加黄芪二两组成。方中以桂枝汤解肌发表，祛散湿邪，发越阳郁，调和营卫。加黄芪二两，一则走表实卫气，与桂枝相配振奋卫阳；一则走表逐水，利水消肿。服药后需啜热粥，出微汗，以达发越水湿之目的。

（牟　莉）

língguì zhúgāntāng

苓桂术甘汤（ling gui zhu gan decoction）

祛湿剂，东汉·张仲景《金匮要略·痰饮咳嗽病脉

证并治》方。

组成 茯苓四两，桂枝三两，白术三两，甘草二两。

用法 上四味，以水六升，煮取三升，分温三服。

功用 温阳化饮，健脾利湿。

主治 中阳不足之痰饮。胸胁支满，目眩心悸，短气而咳，舌苔白滑，脉弦滑或沉紧。

方义 茯苓健脾渗湿，祛痰化饮；桂枝温阳化气，平冲降逆；白术健脾燥湿；甘草益气和中，调和诸药。

（冯 泳）

bìxiè fēnqīngyǐn
萆薢分清饮（bixie fenqing drink）
祛湿剂，元·朱震亨《丹溪心法·卷三》方。

组成 益智仁、萆薢、石菖蒲、乌药各等分。

用法 上为细末，每服三钱，水一盏半，入盐一捻，同煎至七分，食前温服。

功用 温肾利湿，分清化浊。

主治 真元不足，下焦虚寒，小便白浊，频数无度，漩面如油，光彩不定，漩脚澄下，凝如膏糊，或小便频数，虽不白浊。

方义 萆薢利湿而分别清浊，为治白浊之要药；益智仁温肾助阳，固精缩泉；石菖蒲芳化湿浊，兼祛膀胱之寒，既助萆薢分清去浊之力，又可温助下元以复肾之气化，乌药温肾散寒，除膀胱冷气，治小便频数，与益智仁相配，则温肾止遗之力尤著；入盐煎服，取其咸以入肾，引药直达下焦。

（葛鹏玲）

dúhuó jìshēngtāng
独活寄生汤（duhuo jisheng decoction）
祛湿剂，唐·孙思邈《备急千金要方·卷八》方。

组成 独活（三两），寄生、杜仲、牛膝、细辛、秦艽、茯苓、桂心、防风、芎劳、人参、甘草、当归、芍药、干地黄各二两。

用法 上咬咀，以水一斗，煮取三升，分三服，温身勿冷也。

功用 祛风湿，止痹痛，益肝肾，补气血。

主治 痹症日久，肝肾两虚，气血不足证。腰膝疼痛、痿软、肢节屈伸不利，或麻木不仁、畏寒喜温、心悸气短、舌淡苔白、脉细弱。

方义 独活长于祛下半身之风寒湿邪，并善于通痹止痛；防风、秦艽、肉桂、细辛祛风除湿，散寒止痛，其中细辛长于搜剔阴经之风寒湿邪，秦艽并能舒筋络而利关节，桂心通利血脉；桑寄生、杜仲、牛膝补益肝肾，祛风湿而强筋骨；地黄、当归、芍药、川芎养血和血；人参、茯苓、甘草益气健脾。

（于 洋）

juānbìtāng
蠲痹汤（juanbi decoction）
祛湿剂，宋·杨倓《杨氏家藏方·卷四》方。

组成 当归（去土，酒浸一宿）、羌活（去芦头）、姜黄、白芍药、黄芪（蜜炙）、防风（去芦头）各一两半，甘草（炙）半两。

用法 上药咬咀，每服半两，水二盏，生姜五片，同煎至一盏，去滓温服，不拘时候。

功用 益气养血，祛风胜湿。

主治 风寒湿邪痹阻经络之证。肩项臂痛，举动艰难，手足麻木等。

方义 羌活、防风祛风胜湿，通痹止痛；黄芪益气实卫；当归、芍药养血和营；姜黄活血行气；甘草益气和中，调和诸药；生姜、大枣调和营卫。

（高彦宇）

guìzhī sháoyào zhīmǔtāng
桂枝芍药知母汤（guizhi shaoyao zhimu decoction）
祛湿剂，东汉·张仲景《金匮要略·中风历节病脉证并治》方。

组成 桂枝四两，芍药三两，甘草二两，麻黄二两，生姜五两，白术五两，知母四两，防风四两，附子（炮）二两。

用法 上九味，以水七升，煮取二升，温服七合，日三服。

功用 祛风除湿，温经宣痹，滋阴清热。

主治 历节。肢节疼痛肿大，身体魁羸，脚肿如脱，头眩短气，温温欲吐，舌淡苔白，脉沉细。

方义 桂枝、附子祛风除湿，温经散寒；麻黄、防风、白术疏风散寒，祛湿止痛；芍药益阴养营，缓急止痛；知母性善滋阴清热，生姜和胃止呕，炙甘草调和诸药，伍生姜和胃调中，伍白芍缓急止痛。

（年 莉）

chúshī juānbìtāng
除湿蠲痹汤（chushi juanbi decoction）
祛湿剂，清·林珮琴《类证治裁·卷五》方。

组成 苍术二钱，白术、茯苓、羌活、泽泻各一钱，陈皮一钱，甘草五分，姜汁、竹沥各三匙。

用法 上为细末，都作一服，水一盏半，煎至七分，去渣，放冷服之。

功用 健脾利湿，通痹止痛。

主治 着痹。肢体关节肌肉酸痛、沉重，或肿胀、麻木不仁、活动不便，伴有头身困重，精神萎靡，胸闷腹胀，食少便溏，小便不利，舌质淡，苔白腻，脉沉涩或濡缓。

方义 羌活祛风湿，利关节，止痹痛；苍术燥湿运脾；泽泻利水渗湿；白术、茯苓健脾以运化水湿，培土制水，杜生湿之源；陈皮理气燥湿，醒脾和胃；姜汁温散水湿和胃；竹沥行痰利窍；甘草调和诸药。

（杨力强）

fùfāng xiānhècǎo chángyán jiāonáng

复方仙鹤草肠炎胶囊（fufang xianhecao changyan capsules）

祛湿剂，国家药典委员会《中华人民共和国药典·一部》（2020年版）方。

组成 仙鹤草1250g，黄连375g，木香375g，蝉蜕375g，石菖蒲375g，桔梗250g。

规格 每粒装0.4g。

用法 口服。一次3粒，一日3次，饭后服用。

功用 清热燥湿，健脾止泻。

主治 脾虚湿热内蕴、泄泻急迫、泻而不爽，或大便溏泻、食少倦怠、脘腹胀痛。

方义 仙鹤草涩肠止泻，兼以补虚；黄连清热燥湿，木香行气止痛，兼以健脾；石菖蒲芳化湿浊，醒脾和胃，蝉蜕、桔梗开宣肺气，宣通肠腑。

（刘蔚雯）

qūfēng shūjīnwán

祛风舒筋丸（qufeng shujin pills）祛湿剂，国家药典委员会《中华人民共和国药典·一部》（2020年版）方。

组成 防风，麻黄，制川乌，麸炒苍术，木瓜，烫骨碎补，甘草，青风藤，老鹳草，桂枝，威灵仙，制草乌，茯苓，秦艽，牛膝，海风藤，穿山龙，茄根各50g。

规格 小蜜丸，每10丸重60g；大蜜丸，每丸重7g。

用法 口服。大蜜丸一次1丸；小蜜丸一次12丸，一日2次。

功用 祛风散寒，除湿活络。

主治 风寒湿闭阻所致的痹病，症见关节疼痛、局部畏恶风寒、屈伸不利、四肢麻木，腰腿疼痛。

方义 川乌、草乌祛风除湿止痛；威灵仙、木瓜、秦艽、海风藤、青风藤、穿山龙、老鹳草舒筋活络；麻黄、桂枝、防风发散风寒；苍术、茯苓、茄根健脾祛湿；骨碎补、牛膝活血通络；甘草调和药性。

（于 洋）

húfēngjiǔ

胡蜂酒（hufeng wine）祛湿剂，国家药典委员会《中华人民共和国药典·一部》（2020年版）方。

组成 鲜胡蜂100g。

用法 口服，一次15～20ml，一日2次。

功用 祛风除湿，活血舒筋。

主治 腰膝、肢体关节疼痛，屈伸不利，舌淡苔白，脉细，以及急性风湿病，风湿性关节炎见有上述症者。

方义 胡蜂消肿止痛解毒；白酒活血舒筋通络，借酒行药力。

（杨力强）

yào'àitiáo

药艾条（yao'ai stick）祛湿剂，国家药典委员会《中华人民共和国药典·一部》（2020年版）方。

组成 艾叶20 000g，桂枝1 250g，高良姜1 250g，广藿香500g，降香1 750g，香附500g，白芷1 000g，陈皮500g，丹参500g，生川乌750g。

规格 每支重28g。

用法 直射灸法，一次适量，红晕为度，一日1～2次。或遵照医嘱。

功用 行气活血，散寒除湿止痛。

主治 风寒湿痹证，肌肉酸麻，关节四肢疼痛，脘腹冷痛，舌淡苔白，脉沉弦或涩。

方义 艾叶温经散寒止痛；桂枝、高良姜、生川乌、白芷温经散寒止痛；藿香芳香化湿；降香、香附行气活血止痛；陈皮理气和胃；丹参活血。

（杨力强）

gǔcì xiāotòngpiàn

骨刺消痛片（guci xiaotong tablets）祛湿剂，国家药典委员会《中华人民共和国药典·一部》（2020年版）方。

组成 制川乌53.25g，制草乌53.25g，秦艽53.25g，白芷53.25g，甘草53.25g，粉草薢106.5g，穿山龙106.5g，薏苡仁106.5g，制天南星53.25g，红花106.5g，当归53.25g，徐长卿159.75g。

用法 口服，一次4片，一日2～3次。

功用 祛风除湿，散寒止痛。

主治 风湿痹阻，瘀血阻络所致的痹病，关节、腰腿疼痛，屈伸不利；骨性关节炎、风湿性关节炎，风湿痛见上述证候者。

方义 川乌、草乌祛风胜湿，散寒止痛；徐长卿、秦艽祛风湿，止痹痛，穿山龙舒筋活血，祛风止痛，白芷祛风止痛，薏苡仁、草薢祛湿；当归、红花养血活血，天南星燥湿化痰，祛风散结；甘草调和诸药。

（杨力强）

páishí kēlì

排石颗粒（paishi granules）祛湿剂，国家药典委员会《中华人民共和国药典·一部》（2020年版）方。

组成 连钱草1 038g，盐车前子156g，木通156g，徐长卿156g，石韦156g，忍冬藤260g，滑石260g，瞿麦156g，苘麻子156g，甘草260g。

规格 每袋装20g；每袋装5g（无蔗糖）。

用法　开水冲服，一次 1 袋，一日 3 次。

功用　清热利水，通淋排石。

主治　下焦湿热所致的石淋，症见腰腹疼痛、排尿不畅或伴有血尿；泌尿系结石见上述证候者。

方义　连钱草、车前子、木通、石韦、瞿麦、滑石利水通淋，徐长卿消肿止痛，忍冬藤清热通络，茼麻子清热利湿，甘草调和药性。

（李　冀）

qīnglìn kēlì

清淋颗粒（qinglin granules）

祛湿剂，国家药典委员会《中华人民共和国药典·一部》（2020 年版）方。

组成　瞿麦 111g，萹蓄 111g，木通 111g，盐车前子 111g，滑石 111g，栀子 111g，大黄 111g，炙甘草 111g。

规格　每袋装 10g。

用法　开水冲服，一次 10g，一日 2 次，小儿酌减。

功用　清热泻火，利水通淋。

主治　膀胱湿热所致淋证、癃闭。尿频涩痛，淋沥不畅，小腹胀满，口干咽燥。

方义　滑石、木通清热通淋利窍；萹蓄、瞿麦、车前子清热利水通淋；栀子清热泻火，大黄通利肠腑；甘草缓急调药。

（陈宝忠）

lóngqīngpiàn

癃清片（longqing pills）

祛湿剂，国家药典委员会《中华人民共和国药典·一部》（2020 年版）方。

组成　泽泻 174g，车前子 35g，败酱草 348g，金银花 174g，牡丹皮 174g，白花蛇舌草 348g，赤芍 174g，仙鹤草 174g，黄连 174g，黄柏 174g。

规格　每片重 0.6g。

用法　口服。一次 6 片，一

日 2 次；重症：一次 8 片，一日 3 次。

功用　清热解毒，凉血通淋。

主治　下焦湿热所致的热淋，症见尿频、尿急、尿痛、腰痛、小腹坠胀。亦用于慢性前列腺炎湿热蕴结兼瘀血证，症见小便频急，尿后余沥不尽，尿道灼热，会阴少腹腰骶部疼痛或不适等。

方义　泽泻、车前子清热利尿，渗湿通淋；败酱草清热解毒，消痈排脓；金银花、白花蛇舌草清热解毒；牡丹皮、赤芍清热凉血；仙鹤草收敛止血；黄连、黄柏清热燥湿，泻火解毒。

（高彦宇）

shénjiěsǎn

神解散（shenjie powder）

祛湿剂，清·杨璇《伤寒温疫条辨·卷四》方。

组成　白僵蚕（酒炒）一钱，蝉蜕五个，神曲三钱，金银花二钱，生地二钱，木通、车前子（炒研）、黄芩（酒炒）、黄连、黄柏（盐水炒）、桔梗各一钱。

用法　水煎去滓，入冷黄酒半小杯，蜜三匙，和匀冷服。

功用　清热利湿，泻火解毒。

主治　湿温初起，壮热头痛，口苦，咽干咽痛，周身酸楚，胸腹满闷者，舌红苔黄腻，脉滑数。

方义　黄芩、黄连、黄柏清泻三焦之湿热；木通、车前子清热利湿，导湿热从小溲而去；金银花、蝉蜕、白僵蚕疏风清热解毒；生地清热凉血；桔梗利咽止痛；神曲消食和胃。

（于　洋）

fánshíwán

矾石丸（fanshi pills）

祛湿剂，东汉·张仲景《金匮要略·妇人杂病脉证并治》方。

组成　矾石（烧）三分，杏

仁一分。

用法　上二味，末之，炼蜜和丸，枣核大，内脏中，剧者再内之。

功用　清热燥湿，杀虫止带。

主治　妇人经水闭不利，脏坚癖不止，中有干血，下白物。

方义　矾石清热燥湿祛腐，解毒杀虫止带；杏仁、白蜜滋肠润燥，并制矾石之燥涩，三味合用，润涩相伍，既杀虫止带，又燥润相宜，实属简便效优的局部坐药，是中医栓剂治疗妇人阴道疾病的最早记载。

（冯　泳）

qīngyèdǎnpiàn

青叶胆片（qingdanye tablets）

祛湿剂，国家药典委员会《中华人民共和国药典·一部》（2020 年版）方。

组成　青叶胆 1570g。

用法　口服，一次 4～5 片，一日 4 次。

功用　清肝利胆，清热利湿。

主治　黄疸，尿赤，热淋涩痛。

方义　方中以单味青叶胆功专清热解毒，利湿退黄。

（冯　泳）

chúnyáng zhèngqìwán

纯阳正气丸（chunyang zhengqi pills）

祛湿剂，国家药典委员会《中华人民共和国药典·一部》（2020 年版）方。

组成　广藿香 100g，姜半夏 100g，木香 100g，陈皮 100g，丁香 100g，肉桂 100g，苍术 100g，白术 100g，茯苓 100g，朱砂 10g，硝石 10g，硼砂 6g，雄黄 6g，煅金礞石 4g，麝香 3g，冰片 3g。

用法　口服，一次 1.5～3g，一日 1～2 次。

功用　化湿解表，温中散寒。

主治　暑季感受寒湿，症见腹痛吐泻，胸膈胀满，头痛恶寒，肢体酸重。

方义 藿香化湿解表，祛暑止呕，辟秽气安正气；丁香、肉桂温中散寒，青木香行气止痛，陈皮、半夏和胃止呕，白术、苍术、茯苓健脾燥湿；麝香、冰片开窍醒神，朱砂镇心安神，硝石温散寒积，雄黄、礞石燥湿祛痰，硼砂可防止拒药。

（贺又舜）

fēngshī gǔtòng jiāonáng

风湿骨痛胶囊（fengshi gutong capsules） 祛湿剂，国家药典委员会《中华人民共和国药典·一部》（2020年版）方。

组成 制川乌，制草乌，红花，甘草，木瓜，乌梅，麻黄各90g。

规格 每粒装0.3g。

用法 口服，一次2~4粒，一日2次。

功用 温经散寒，通络止痛。

主治 用于寒湿闭阻经络所致的痹病，症见腰脊疼痛、四肢关节冷痛；风湿性关节炎见上述证候者。

方义 川乌、草乌散寒通痹止痛；麻黄散寒通经，红花活血通经止痛，木瓜舒筋活络；乌梅酸敛柔筋生津，防温燥太过；甘草调和诸药。

（杨 勇）

chūpíwán

樗皮丸（chupi pills） 祛湿剂，明·楼英《医学纲目·卷三十四》方。

组成 芍药五钱，良姜（烧灰）三钱，黄柏（炒成灰）二钱，椿根皮一两半。

用法 上药为末，粥丸。每服三五十丸，米饮空心吞下。

功用 清热燥湿，收涩止带。

主治 赤白带有湿热者。

方义 椿根皮清热燥湿，收敛固涩以止带；黄柏清利下焦湿热以助止带；芍药养血敛阴，防苦燥伤阴；良姜温中散寒，防冰伏湿遏。

（高长玉）

mǎqiánzǐsǎn

马钱子散（maqianzi powder）

祛湿剂，国家药典委员会《中华人民共和国药典·一部》（2020年版）方。

组成 制马钱子、适量（含士的宁8.0g），地龙（焙黄）93.5g。

规格 每袋装0.6g。

用法 每晚用黄酒或开水送服。一次0.2g，如无反应，可增至0.4g，最大服量不超过0.6g，老幼及体弱者酌减。

功用 通经活络止痛。

主治 风湿痹阻经络所致的痹病，症见关节疼痛、臂痛腰痛、肢体肌肉萎缩。

方义 方中马钱子解毒消肿止痛；地龙通经活络止痛。

（樊巧玲）

dúshèngsǎn

独圣散（dusheng powder） 祛湿剂，元·罗天益《卫生宝鉴·卷十八》方。

组成 蔓荆子不以多少。

用法 每服二钱，食前浓煎葱白汤调下，日三次。

功用 祛风利水。

主治 妊娠小便不通。

方义 蔓荆子祛风以利小便。

（于 洋）

dōngkuízǐsǎn

冬葵子散（dongkuizi powder）

祛湿剂，宋·王怀隐《太平圣惠方·卷十八》方。

组成 冬葵子二两，滑石二两，赤茯苓一两，木通（锉）一两，茅根（锉）一两，石韦（去毛）一两，子芩一两，川朴消一两。

用法 上为散，每服四钱，以水一中盏，煎至六分，去滓，不拘时候温服。

功用 清热泻火，利尿通淋。

主治 热病，小便赤涩不通。

方义 冬葵子、滑石清热通淋；赤茯苓、木通、茅根、石韦利尿通淋；黄芩清热燥湿，朴消泻热软坚，导热从大便而出。

（杨 勇）

qūtánjì

祛痰剂（phlegm-dispelling prescriptions） 具有消除痰饮作用，用于治疗各种痰病的方剂。属于八法中之消法。以祛痰药为主组成。

祛痰剂一般分为燥湿化痰、清热化痰、润燥化痰、温化寒痰、治风化痰五类，分别适用于湿痰、热痰、燥痰、寒痰、风痰之证，代表方剂有二陈汤、清气化痰丸、贝母瓜蒌散、苓甘五味姜辛汤、半夏白术天麻汤等。祛痰剂中常配伍健脾药物，意在治病求本，杜生痰之源；还常配伍理气之品，以令气顺则痰消。

（樊巧玲）

èrchéntāng

二陈汤（erchen decoction）

祛痰剂，宋·太平惠民和剂局《太平惠民和剂局方·卷四》方。

组成 半夏（汤洗七次）、橘红各五两，白茯苓三两，甘草（炙）一两半。

用法 上药㕮咀，每服四钱，用水一盏，生姜七片，乌梅一个，同煎六分，去滓，热服，不拘时候。

功用 燥湿化痰，理气和中。

主治 湿痰证。咳嗽痰多、色白易咯，恶心呕吐、胸膈痞闷、肢体困重，或头眩心悸，舌苔白滑或腻，脉滑。

方义 半夏燥湿化痰，降逆和胃；橘红理气行滞，燥湿化痰；茯苓健脾渗湿；煎加生姜，既能制半夏之毒，又能协助半夏、橘红降逆化痰，和胃止呕；乌梅收敛肺气，与半夏相伍，散中有收；炙甘草和中调药。

（周永学）

dǎotántāng

导痰汤（daotan decoction）

祛痰剂，宋·陈自明《校注妇人良方·卷六》方。

组成 半夏四钱，南星、枳实（麸炒）、茯苓、橘红各一钱，甘草五分。

用法 加生姜十片，水煎。

功用 燥湿祛痰，行气开郁。

主治 痰涎壅盛，胸膈痞塞，或咳嗽恶心，饮食少思。

方义 半夏燥湿化痰，降逆和胃；南星燥湿化痰；橘红理气燥湿，使气顺则痰消；茯苓渗湿健脾，使痰生无由；枳实功能行气祛痰；生姜降逆化饮；甘草调和诸药。

（闫润红）

xìngrén zhǐké héjì

杏仁止咳合剂（xingren zhike mixture）

祛痰剂，国家药典委员会《中华人民共和国药典·一部》（2020年版）方。

组成 杏仁水40ml，百部流浸膏20ml，远志流浸膏22.5ml，陈皮流浸膏15ml，桔梗流浸膏20ml，甘草流浸膏15ml。

用法 口服，每次15ml，日3~4次。

功用 化痰止咳。

主治 痰浊阻肺，咳嗽痰多。症见咳嗽气喘，痰多黏腻，咳出不爽，胸中满闷，恶心纳呆，口淡无味，舌苔白腻，脉滑。现代常用于治疗急、慢性支气管炎。

方义 杏仁、百部温润降泄，

止咳平喘；桔梗、远志宣肺祛痰止咳；陈皮燥湿化痰，理气和中，气顺以助痰化；甘草和中化痰，调和诸药。

（贺又舜）

mǔjīngyóu jiāowán

牡荆油胶丸（mujingyou pills）

祛痰剂，国家药典委员会《中华人民共和国药典·一部》（2020年版）方。

组成 牡荆油20g，大豆油230g。

规格 每丸含牡荆油20mg。

用法 口服。一次1~2丸，一日3次。

功用 祛痰，止咳，平喘。

主治 慢性支气管炎。

方义 牡荆油祛痰止咳平喘。

（贺又舜）

wǔwèi shājísǎn

五味沙棘散（wuwei shaji powder）

祛痰剂，国家药典委员会《中华人民共和国药典·一部》（2020年版）方。

组成 沙棘膏180g，木香150g，白葡萄干120g，甘草90g，栀子60g。

规格 每袋装3g、15g。

用法 口服，一次3g，一日1~2次。

功用 清热祛痰，止咳定喘。

主治 肺热久嗽，喘促痰多，胸中满闷，胸胁作痛；慢性支气管炎见上述证候者。

方义 沙棘膏清热止咳，木香理气消痰，栀子清热泻火，葡萄干润肺止咳，甘草调和药性。

（左铮云）

zhúlìtāng

竹沥汤（zhuli decoction）

祛痰剂，唐·孙思邈《备急千金要方·卷八》方。

组成 麻黄、防风各一两半，芎藭、防己、附子、人参、芍药、

黄芩、甘草、桂心各一两，生姜四两、石膏六两、杏仁四十枚、竹沥一升、羚羊角二两、生葛汁五合。

用法 上十六味㕮咀，以水七升煮减半，内沥煮取二升五合，分三服取汗，间五日更服一剂，频与三剂。

功用 祛风清热，豁痰醒神。

主治 风痱，四肢不收，心神恍惚，不知人，不能言。

方义 竹沥清热豁痰，醒神利窍；羚羊角凉肝息风；甘草辛凉宣泄，祛风清热；石膏、黄芩清解里热；生葛汁清热生津；防风、防己、麻黄、杏仁、生姜祛风除湿；芍药养血，柔肝；川芎活血行气；人参补气以安神；附子、桂心温阳通脉，使经脉通则四肢得养；甘草调和诸药。

（龙一梅）

zhúlì dítántāng

竹沥涤痰汤（zhuli ditan decoction）

祛痰剂，清·费伯雄《医醇滕义·卷三》方。

组成 川贝二钱，天竺黄六分，羚羊角一钱五分，桑皮二钱，瓜蒌仁四钱，石决明八钱，杏仁三钱，旋覆花（绢包）一钱。

用法 淡竹沥半杯，生姜汁两滴，同冲服。

功用 清热涤痰，潜阳息风。

主治 痰气结胸，痰随火升者，胸脘满闷，呕恶，眩晕头痛，舌红苔黄腻，脉滑实。

方义 川贝、天竺黄、桑皮、瓜蒌仁、竹沥、杏仁清热涤痰；羚羊角清热息风；石决明平肝潜阳；旋覆花、生姜汁和降胃气。

（龙一梅）

yángdǎnwán

羊胆丸（yangdan pills）

祛痰剂，国家药典委员会《中华人民共和国药典·一部》（2020年

版）方。

组成 羊胆干膏 53g，百部 150g，白及 200g，浙贝母 100g，甘草 60g。

用法 口服，一次 3g，每日 3 次。

功用 止咳化痰，止血。

主治 痰火阻肺所致的咳嗽咳痰、痰中带血；百日咳见上述证候者。

方义 羊胆干膏清火解毒；百部、浙贝母化痰止咳；白及收敛止血；甘草化痰止咳，兼调和诸药。

（龙一梅）

bèilíng jiāonáng

贝羚胶囊（beiling capsules）祛痰剂，国家药典委员会《中华人民共和药典·一部》（2020 年版）方。

组成 川贝母 20g，羚羊角 10g，猪去氧胆酸 100g，人工麝香 4g，沉香 10g，人工天竺黄（飞）30g，煅青礞石（飞）10g，硼砂（飞）10g。

规格 每粒装 0.3g。

用法 口服，一次 0.6g，一日 3 次；小儿一次 0.15～0.6g，周岁以内酌减，一日 2 次。

功用 清热化痰，止咳平喘。

主治 痰热阻肺，气喘咳嗽；小儿肺炎、喘息性支气管炎及成人慢性支气管炎见上述证候者。

方义 贝母化痰止咳，清肺润燥；羚羊角清热凉肺，猪去氧胆酸消炎清热，人工天竺黄清化痰热，青礞石坠痰下气；硼砂清肺化痰，麝香、沉香芳香开窍，利气化痰。

（杨 勇）

xiǎoxiànxiōngtāng

小陷胸汤（xiaoxianxiong decoction）祛痰剂，东汉·张仲景《伤寒论·辨太阳病脉证并治

下》方。

组成 黄连一两，半夏半升（洗），瓜蒌实大者一枚。

用法 上三味，以水六升，先煮瓜蒌，取三升，去滓，内诸药，煮取二升，去滓，分温三服。

功用 清热化痰，宽胸散结。

主治 痰热互结证，胸脘痞闷，按之则痛，或咯痰黄稠，舌苔黄腻，脉滑数。

方义 瓜蒌实清热化痰，理气宽胸；黄连清热泻火，半夏化痰散结，二药配伍辛开苦降，为清热化痰，开郁除痞之常用配伍。

（樊巧玲）

lúgēntāng

芦根汤（lugen decoction）祛痰剂，明·武之望《济阴纲目·卷三》方。

组成 生芦根七分，橘红四分，生姜六分，槟榔两分，枇杷叶三分。

用法 上切，以水二盏，煎七分，空心热服。

功用 清热止呕，理气消痰。

主治 妊娠呕吐不食，兼吐痰水。

方义 生芦根清热泻火、生津止渴、除烦、止呕；生姜和胃止呕，有"呕家之圣药"之称；橘红燥湿利气消痰，槟榔下气行水，枇杷叶降逆止呕，使气顺湿化痰消。

（贺又舜）

qínbàohóng zhǐképiàn

芩暴红止咳片（qinbaohong zhike tablets）祛痰剂，国家药典委员会《中华人民共和国药典·一部》（2020 年版）方。

组成 满山红 1050g，暴马子皮 1050g，黄芩 500g。

规格 薄膜衣片，每片重 0.4g。

用法 口服，一次 3～4 片，

一日 3 次。

功用 清热化痰，止咳平喘。

主治 用于痰热壅肺所致的咳嗽、痰多色黄，舌红苔黄腻，脉滑数等。现常用于急性支气管炎及慢性支气管炎急性发作见上述证候者。

方义 满山红功善清肺化痰，止咳平喘；暴马子皮清肺祛痰，利水平喘；黄芩泻肺火，除湿热。

（贺又舜）

èrmǔ níngsòutāng

二母宁嗽汤（ermu ningsu decoction）祛痰剂，明·龚信《古今医鉴·卷四》方。

组成 知母（去毛）钱半，贝母（去心）钱半，黄芩一钱二分，山栀子一钱二分，石膏二钱，桑白皮一钱，茯苓一钱，瓜蒌仁一钱，陈皮一钱，枳实七分，五味子十粒，生甘草三分。

用法 上锉一剂，生姜三片，水煎，临卧时，细细逐口服。

功用 清肺润燥，化痰止咳。

主治 肺热咳嗽。咳嗽痰黄，不易咯出，胸闷气促，咽喉疼痛。

方义 川贝母清肺化痰止咳；知母、瓜蒌仁清肺润肺；石膏、黄芩、栀子清肺胃之火；桑白皮泻肺止咳平喘；五味子敛肺止咳平喘，枳实化痰除痞；茯苓、陈皮功能健脾祛湿；甘草调和药性。

（周永学）

bèimǔ guālóusàn

贝母瓜蒌散（beimu gualou powder）祛痰剂，清·程国彭《医学心悟·卷三》方。

组成 贝母一钱五分，瓜蒌一钱，花粉、茯苓、橘红、桔梗各八分。

用法 水煎服。

功用 润肺清热，利气化痰。

主治 燥痰咳嗽。咳嗽痰少，

涩而难出，咽干口燥哽痛，或上气喘促，苔白而干。

方义 贝母清热化痰，润肺止咳；瓜蒌清热涤痰，利气润燥；天花粉清肺生津，润燥化痰；茯苓健脾渗湿，以杜生痰之源；橘红理气化痰；桔梗宣理肺气，化痰止咳。

（杨 勇）

lěngxiàowán

冷哮丸（lengxiao pills） 祛痰剂，清·张璐《张氏医通·卷十三》方。

组成 麻黄（泡）、川乌（生）、细辛、蜀椒、白矾（生）、牙皂（去皮弦子，酥炙）、半夏曲、陈胆星、杏仁（去双仁者，连皮尖用）、甘草（生）各一两，紫菀茸、款冬花各二两。

用法 上为细末，姜汁调神曲末打糊为丸。每遇发时，临卧用生姜汤送服二钱，羸者一钱。更以三建膏贴肺俞穴中。服后时吐顽痰，胸膈自宽。服此数日后，以补脾肺药调之，候发如前，再服。

功用 温肺散寒，涤痰平喘。

主治 寒痰伏肺，风寒引动的寒痰哮喘，背受寒邪，遇冷即发，喘咳痰多，胸膈痞满，倚息不得卧。

方义 麻黄宣肺平喘，辛散外寒，川乌温里祛寒，消除痰冷；细辛温肺化饮，外散风寒，蜀椒温中祛寒，白矾、皂角涤顽痰利肺窍，杏仁降利肺气，止咳平喘；胆星燥湿化痰，半夏降逆燥湿化痰，紫菀、款冬花功能降利肺气，止咳化痰；甘草化痰和中，调和诸药。

（吴建红）

bànxià báizhú tiānmátāng

半夏白术天麻汤（banxia baizhu tianma pills） 祛痰剂。

金·李杲《脾胃论·卷下》方。组成：黄柏二分，干姜三分，天麻、苍术、白茯苓、黄芪、泽泻、人参以上各五分，白术、炒曲以上各一钱，半夏（汤洗七次）、大麦蘖面、橘皮以上各一钱五分，用法：上咬咀，每服半两，水二盏，煎至一盏，去渣，带热服，食前。功用：化痰息风，健脾祛湿。主治：脾虚痰浊上犯证。吐逆不止，痰唾稠黏，头眩眼黑，恶心烦闷，气短喘促，乏力，懒言，心神颠倒，目不敢开，头苦痛如裂，身重，四肢厥冷，不得安卧。方义：半夏和胃降逆止呕，配伍天麻祛风化痰，主脾虚痰浊上犯之眩晕头痛；苍术、白术、茯苓健脾渗湿，以杜生痰之源，泽泻渗利水湿，黄柏清热燥湿，干姜温脾散寒助运；人参、黄芪益气健脾，陈皮、神曲、麦芽和胃助纳。

清·程国彭《医学心悟·卷三》方。组成：半夏一钱五分，白术、天麻、陈皮、茯苓各一钱，甘草（炙）五分，生姜二片，大枣三个，蔓荆子一钱。用法：水煎服。功用：化痰息风，健脾祛湿。主治：风痰上扰证。眩晕，头痛，胸膈痞闷，恶心呕吐，舌苔白腻，脉弦滑。

（杨 勇）

dìngxiánwán

定痫丸（dingxian pills） 祛痰剂，清·程国彭《医学心悟·第四卷》方。

组成 明天麻、川贝母、半夏（姜汁炒）、茯苓（蒸）、茯神（去木，蒸）各一两，胆南星（九制者）、石菖蒲（石杵碎，取粉）、全蝎（去尾、甘草水洗）、僵蚕（甘草水洗，去咀，炒）、真琥珀（腐煮，灯草研）各五钱，陈皮（洗，去白）、远志（去心，甘草水泡）各七钱，丹参（酒

蒸）、麦冬（去心）各二两，辰砂（细研，水飞）三钱。

用法 用竹沥一小碗，姜汁一杯，再用甘草四两熬膏，和药为丸，如弹子大，辰砂为衣，每服一丸。

功用 涤痰息风，清热定痫。

主治 痰热痫证，忽然发作，眩仆倒地，不省高下，目斜口歪，甚则抽搐，痰涎直流，叫喊做声，舌苔白腻微黄，脉弦滑略数；亦用于癫狂。

方义 竹沥清热滑痰、定惊利窍，胆南星清热化痰、息风止痉；天麻平肝息风，半夏燥湿化痰，石菖蒲芳香化浊、除痰开窍，远志开心窍、安心神；陈皮燥湿化痰，茯苓健脾渗湿，川贝母清热化痰散结，全蝎、僵蚕息风止痉、化痰散结，丹参、麦冬清心除烦，辰砂、琥珀、茯神安神定惊；姜汁化痰涎；甘草调和诸药，补虚缓急。

（韩向东）

yìwù qiánhúwán

一物前胡丸（yiwu qianhu pills） 祛痰剂，唐·孙思邈《备急千金要方·卷五》方。

组成 前胡随多少。

用法 捣末，以蜜和丸如大豆，服一丸，日三，稍加至五六丸，以瘥为度。

功用 化痰息风。

主治 肝胆经风痰所致小儿夜啼，睡卧不安，苔白腻，脉弦滑。

方义 前胡散邪祛风，消痰下气。

（连建伟）

báijīnwán

白金丸（baijin pills） 祛痰剂，清·王洪绪《外科全生集·新增马氏试验秘方》方。

组成 白矾（研细）、川郁金（研细）各等分。

用法 上和匀，皂角汁为丸。

功用 祛痰散结，清心安神。

主治 喉风，乳蛾，并治忧郁气结，痰涎上壅，癫痫痰多，口吐涎沫。

方义 白矾软顽痰；郁金解郁散结，清心安神；皂角豁痰开窍。

（韩涛）

sānshēngyǐn

三生饮（sansheng drink） 祛痰剂，宋·太平惠民和剂局《太平惠民和剂局方·卷一》方。

组成 南星（生用）一两，木香一分，川乌（生，去皮）、附子（生，去皮）各半两。

用法 上㕮咀，每服半两，水二大盏，姜十五片，煎至八分，去滓，温服，不拘时候。

功用 祛风化痰，散寒助阳。

主治 卒中风。不省人事，痰涎壅盛，语言謇涩，四肢厥冷，或口眼㖞斜，或半身不遂，舌白，脉象沉伏。

方义 南星、川乌、附子祛风痰、逐阴寒、通经络而回元阳，且三药皆生用，其性更为辛烈刚燥、剽悍走窜；生南星祛风化痰，息风定惊；川乌辛热，祛寒湿、散风邪，温经止痛；附子辛、甘，大热，散寒回阳，补火救逆；木香辛香而善理气，气行则闭阻可通而痰浊易消；生姜既可制南星、乌头和附子之毒，又能散寒邪、驱浊阴。

（阮时宝）

yīxiánwán

医痫丸（yixian pills） 祛痰剂，国家药典委员会《中华人民共和国药典·一部》（2020年版）方。

组成 生白附子40g，天南星（制）80g，半夏（制）80g，猪牙皂400g，僵蚕（炒）80g，乌梢蛇（制）80g，蜈蚣2g，全蝎

16g，白矾120g，雄黄12g，朱砂16g。

用法 口服，一次3g，一日2~3次；小儿酌减。

功用 祛风化痰，定痫止搐。

主治 痰阻脑络所致的癫痫，症见抽搐昏迷，双目上吊，口吐涎沫。

方义 白附子、天南星燥湿化痰，祛风止痉；半夏、白矾燥湿化痰，猪牙皂开涤痰通窍，乌梢蛇、僵蚕、蜈蚣、全蝎息风止痉通络；雄黄祛痰镇惊，朱砂定惊镇心安神。

（吴建红）

wǔshēngwán

五生丸（wusheng pills） 祛痰剂，宋·杨倓《杨氏家藏方·卷八》方。

组成 天南星（生姜汁浸一宿，焙干）、半夏（汤洗七次）、附子（炮，去皮脐）、白附子、天麻、白矾（枯）各一两，朱砂（别研为衣）二钱。

用法 上药为细末。生姜自然汁煮面糊为丸，如梧桐子大，朱砂为衣。每服30丸，食后生姜汤送下。

功用 祛风化痰。

主治 风痰上扰，头目眩晕，呕吐痰涎。

方义 天南星、白附子燥湿化痰，祛风止痉；半夏燥湿化痰，降逆止呕；天麻平肝息风止眩晕；附子温阳散寒；白矾燥湿消痰；朱砂安神定志；生姜汁和胃降逆止呕，且解半夏之毒。

（左铮云）

dítántāng

涤痰汤（ditan decoction） 祛痰剂，明·董宿原《奇效良方·卷一》方。

组成 南星（姜制）、半夏（汤洗七次）各二钱半，枳实

（麸炒）二钱，茯苓（去皮）二钱，橘红一钱半，石菖蒲、人参各一钱，竹茹七分，甘草半钱。

用法 上作一服，水二盅，生姜五片，煎至一盅，食后服。

功用 豁痰开窍。

主治 中风痰迷心窍，舌强不能言。

方义 南星祛风镇惊，半夏燥湿涤痰；枳实降气化痰；竹茹清热化痰；菖蒲芳香化湿而开窍；陈皮理气化痰；人参、茯苓、甘草健脾除湿；甘草调和诸药。

（吴红彦）

fúlíngwán

茯苓丸（fuling pills） 祛痰剂，唐·孙思邈《备急千金要方·卷十》方。

组成 茯苓一两，茵陈一两，干姜一两，白术（熬）三十铢，枳实三十铢，半夏十八铢，杏仁十八铢，甘遂六铢，蜀椒十二铢，当归十二铢。

用法 上为末，炼蜜为丸，如梧桐子大，每服3丸，空腹服，日3次。稍稍加，以小便利为度。

功用 祛湿退黄，行气化痰。

主治 酒疸。心下纵横坚，身目发黄，胸中烦闷而热，不能食，时欲吐，小便赤涩，脉沉弦而数。

方义 茵陈清热利湿退黄，为治黄疸要药；甘遂攻逐水湿，使水湿从后阴分消；干姜、蜀椒温散坚癖；白术、茯苓健脾祛湿；半夏燥湿化痰，和胃降逆；杏仁降气化痰；枳实行气宽胸；当归养血，以防攻邪伤正。

（杨力强）

jīnshuǐ liùjūnjiān

金水六君煎（jinshui liujun decoction） 祛痰剂，明·张介宾《景岳全书·卷五十一》方。

组成 当归二钱，熟地三、

五钱，陈皮一钱半，半夏二钱，茯苓二钱，炙甘草一钱。

用法 水二盅，生姜三、五、七片，煎七、八分，食远温服。

功用 滋养肺肾，祛湿化痰。

主治 肺肾虚寒、水泛为痰，或年迈阴虚，血气不足，外受风寒，咳嗽呕恶，多痰喘急等证。

方义 熟地、当归滋阴养血，肺肾并调，金水相生；半夏、茯苓、陈皮燥湿化痰，理气和中；生姜协助半夏化痰降逆，并制半夏之毒；炙甘草健脾和中，调和诸药。

（冯 泳）

wēndǎntāng

温胆汤（wendan decoction）祛痰剂。

唐·王焘《外台秘要·卷十七》引《集验方》方。组成：生姜四两，半夏（洗）二两，橘皮三两，竹茹二两，枳实（炙）二枚，甘草（炙）一两。用法：上六味切，以水八升，煮取二升，去滓，分三服。功用：温胆和胃。主治：胆寒证，大病后，虚烦不得眠。方义：生姜温胃止呕；半夏燥湿化痰，降逆和胃；橘皮、枳实理气化痰；竹茹清胆和胃，止呕除烦；甘草益脾和中，调和诸药。

宋·陈言《三因极一病证方论·卷九》方。组成：半夏（汤洗七次）、竹茹、枳实（麸炒，去瓤）各二两，陈皮三两，甘草（炙）一两，茯苓一两半。用法：上为锉散，每服四大钱，水一盏半，姜五片，枣一枚，煎七分，去滓，食前服。功用：理气化痰，清胆和胃。主治：胆胃不和，痰热内扰证，胆怯易惊，虚烦不眠，口苦吐涎，或呕吐呃逆，或惊悸不宁，或癫痫，舌苔腻，脉弦滑或略数。

（赵雪莹）

júbàn guìlíng zhǐjiāngtāng

橘半桂苓枳姜汤（juban gui-ling zhijiang decoction）祛痰剂，清·吴鞠通《温病条辨·卷三》方。

组成 半夏二两，小枳实一两，橘皮六钱，桂枝一两，茯苓块六钱，生姜六钱。

用法 甘澜水十碗，煮成四碗，分四次，日三夜一服，以愈为度。

功用 温中化饮。

主治 饮家阴吹，脉弦而迟。

方义 半夏燥湿化痰；桂枝温阳化气以利水；枳实、橘皮理气化痰；茯苓利水渗湿；生姜温肺化饮。

（高彦宇）

huánglián wēndǎntāng

黄连温胆汤（huanglian wen-dan decoction）祛痰剂，清·陆廷珍《六因条辨·卷上》方。

组成 半夏（汤洗七次）二两，陈皮三两，竹茹二两，枳实（麸炒）二两，茯苓一两半，甘草（炙）一两，黄连三两。

用法 水煎服。

功用 清热除烦，化痰和胃。

主治 痰热内扰所致之失眠，眩晕，心烦，欲呕，口苦，舌苔黄腻。

方义 半夏燥湿化痰，和胃止呕；竹茹清胆和胃，清热化痰，除烦止呕；陈皮理气行滞，燥湿化痰；枳实降气导滞，消痰除痞；茯苓燥湿健脾，以杜生痰之源；黄连清热燥湿；生姜、大枣和中培土，使水湿无以留聚；炙甘草益气和中，调和诸药。

（胡晓阳）

gǔntánwán

滚痰丸（guntan pills）祛痰剂，元·王珪撰《泰定养生主论·痰论》方，录自《玉机微

义·卷四》。

组成 大黄（酒蒸）、片黄芩（酒洗净）各八两，礞石（捶碎，同焰硝一两，投入小砂罐内盖之，铁线缚定，盐泥固济，晒干，火煅红，候冷取出）一两，沉香半两。

用法 上为细末，水丸如梧桐子大。每服四五十丸，量虚实加减服，清茶，温水送下，临卧食后服。

功用 泻火逐痰。

主治 实热老痰证。癫狂惊悸，或怔忡昏迷，或咳喘痰稠，或胸脘痞闷，或眩晕耳鸣，或绕项结核，或口眼蠕动，或不寐，或梦寐奇怪之状，或骨节卒痛难以名状，或噫息烦闷，大便秘结，舌苔黄腻，脉滑数有力。

方义 礞石下气坠痰以攻逐陈积伏匿之顽痰，平肝镇惊以治痰火上攻之惊痫，煅后攻逐下行之力尤强，为治顽痰之要药；大黄苦寒降泄，荡涤实热，开痰火下行之路。大黄与礞石相伍，攻下与重坠并用，攻坚涤痰泻热之力尤胜。黄芩苦寒，清肺及上焦之实热；沉香行气开郁，降逆平喘，令气顺痰消。

（高长玉）

méngshí gǔntánwán

礞石滚痰丸（mengshi guntan powder）祛痰剂，明·徐彦纯《玉机微义·卷四》方。

组成 大黄（酒蒸）、片黄芩（酒洗净）各八两，礞石（捶碎，同焰硝一两，投入小砂锅内盖之，铁线缚定，盐泥固济，晒干，火煅红，候冷取出）一两，沉香半两。

用法 上为细末，水丸如梧桐子大。每服四五十丸，量虚实加减服，清茶、温水送下，临卧食后服。

功用 泻火逐痰。

主治 实热老痰证。实热顽痰，发为癫狂惊悸，或咳喘痰稠，或胸脘痞闷，或眩晕耳鸣，或绕颈结核，或口眼蠕动，或不寐，或梦寐奇怪之状，或骨节卒痛难以名状，或噫息烦闷，大便秘结，舌苔黄腻，脉滑数有力。

方义 礞石攻逐顽痰；大黄荡涤实热，黄芩清上焦实热；沉香行气开郁，降逆平喘。

（高彦宇）

qīngjīn huàtántāng

清金化痰汤（qingjin huatan decoction） 祛痰剂，明·叶文龄《医学统旨》方。

组成 黄芩、山栀各一钱半，桔梗二钱，麦门冬（去心）、桑皮、贝母、知母、瓜蒌仁（炒）、橘红、茯苓各一钱，甘草四分。

用法 水二盅，煎八分，食后服。

功用 清肺化痰。

主治 热痰壅肺，咳嗽，咯痰黄稠，症见舌质红，苔黄腻，脉濡数。

方义 瓜蒌仁、贝母、桔梗清热化痰；黄芩、栀子、桑白皮清肺泻火；知母、麦冬清热养阴，橘红理气化痰，茯苓健脾利湿；甘草调药和中。

（陈宝忠）

qīngjīn jiànghuǒtāng

清金降火汤（qingjin jianghuo decoction） 祛痰剂，明·龚信《古今医鉴·卷四》方。

组成 陈皮一钱五分，半夏（泡）一钱，茯苓一钱，桔梗一钱，枳壳（麸炒）一钱，贝母（去心）一钱，前胡一钱，杏仁（去皮尖）一钱半，黄芩（炒）一钱，石膏一钱，瓜蒌仁一钱，甘草（炙）三分。

用法 上锉一剂，生姜三片，水煎，食远，临卧服。

功用 清金降火，化痰止嗽。

主治 肺胃火旺，咳嗽痰黄。

方义 石膏、黄芩清降肺胃之火；瓜蒌、贝母、前胡、桔梗清热化痰止咳；半夏燥湿化痰，茯苓健脾渗湿，杏仁宣肺止咳，枳壳、陈皮理气化痰；甘草调药和中。

（陈宝忠）

sāngbáipítāng

桑白皮汤（sangbaipi decoction） 祛痰剂，明·张介宾《景岳全书·卷之五十七》方。

组成 桑白皮八分，半夏八分，苏子八分，杏仁八分，贝母八分，山栀八分，黄芩八分，黄连八分。

用法 水二盅，姜三片，煎八分，温服。

功用 清肺降气，化痰止嗽。

主治 痰热壅肺证。咳嗽喘急，胸膈烦热，痰黏色黄，咯吐不利，苔黄腻，脉滑数。

方义 桑白皮清泻肺热，化痰止咳；黄芩、黄连、栀子清肺泻火；半夏、苏子化痰止咳；贝母、杏仁化痰止咳平喘。

（吴红彦）

qīngzhúrútāng

青竹茹汤（qingzhuru decoction） 祛痰剂，明·武之望《济阴纲目·卷八》方。

组成 竹茹（弹子大一团）、橘皮、白茯苓各一钱半，半夏（汤泡七次）、生姜各二钱。

用法 上锉，水煎温服，忌羊肉饧鲊等物。

功用 化痰降逆，和胃止呕。

主治 妊娠早期，呕吐痰涎，不思饮食。

方义 半夏、陈皮燥湿化痰，降逆止呕；竹茹清热化痰，除烦止呕；茯苓健脾渗湿，治生痰之源；生姜温胃止呕，并制约半夏毒性。

（冯 泳）

qīngqì huàtánwán

清气化痰丸（qingqi huatan pills） 祛痰剂，明·吴昆《医方考·卷二》方。

组成 陈皮（去白）、杏仁（去皮尖）、枳实（麸炒）、黄芩（酒炒）、瓜蒌仁（去油）、茯苓各一两，胆南星、制半夏各一两半。

用法 姜汁为丸，每服二至三钱，温开水送下。

功用 清热化痰，理气止咳。

主治 痰热咳嗽。咳嗽，咳痰黄稠，胸膈痞闷，甚则气急呕恶，舌质红，苔黄腻，脉滑数。

方义 胆南星清热豁痰；瓜蒌仁、黄芩清肺热，化痰结；半夏化痰散结，降逆止呕；杏仁宣利肺气以宣上；陈皮理气化痰以畅中；枳实破气化痰以宽胸；茯苓健脾渗湿以杜生痰之源；姜汁既可制约半夏之毒，又增祛痰降逆之力。

（李 冀）

línggān wǔwèi jiāngxīntāng

苓甘五味姜辛汤（linggan wuwei jiangxin decoction） 祛痰剂，东汉·张仲景《金匮要略·痰饮咳嗽病脉证并治》方。

组成 茯苓四两，甘草三两，干姜三两，细辛三两，五味子半升。

用法 上五味，以水八升，煮取三升，去滓，温服半升，日三服。

功用 温肺化饮。

主治 支饮，寒饮咳嗽。咳痰量多，清稀色白，胸膈不快，舌苔白滑，脉弦滑。

方义 干姜温肺散寒以化饮，温运脾阳以化湿；茯苓健脾渗湿；细辛温肺散寒，五味子收敛肺气，二者相伍，一散一收，散不伤正，收不留邪；甘草调和诸药。

（冯 泳）

shénxiān jiěyǔdān
神仙解语丹（shenxian jieyu pills）
祛痰剂，明·薛己《校注妇人良方·卷三》方。

组成 白附子（炮）、石菖蒲（去毛）、远志（去心，甘草水煮十沸）、天麻、全蝎、羌活、南星（牛胆酿，如无，只炮）各一两，木香半两。

用法 上为细末，面糊为丸，如梧桐子大。每服二三十丸，薄荷汤下。

功用 息风止痉，祛痰开窍。

主治 风痰上扰，蒙蔽心窍。言语謇涩，或神昏不语。

方义 胆南星、白附子涤痰开窍，祛风解痉，二药相伍，尤宜于风痰中于经络，蒙蔽心窍证；全蝎、天麻祛风通络解痉；远志、菖蒲祛痰开窍；羌活祛风除湿；木香芳香行气，以助开窍；薄荷汤下，辛凉而散，助祛痰开窍。

（于 洋）

jīnsǎng lìyānwán
金嗓利咽丸（jinsang liyan pills）
祛痰剂，国家药典委员会《中华人民共和国药典·一部》（2020年版）方。

组成 茯苓50g，法半夏50g，枳实（炒）50g，青皮（炒）50g，胆南星50g，橘红50g，砂仁50g，豆蔻25g，槟榔50g，合欢皮50g，六神曲（炒）50g，紫苏梗50g，生姜7.5g，蝉蜕50g，木蝴蝶50g，厚朴（制）50g。

规格 水蜜丸，每10丸重1g；大蜜丸，每丸重9g。

用法 口服，水蜜丸一次60~120粒，大蜜丸一次1~2丸，一日2次。

功用 燥湿化痰，疏肝理气。

主治 咽部不适，咽部异物感，声带肥厚等属于痰湿内阻，肝郁气滞者。

方义 半夏、胆南星燥湿化痰，降逆散结；茯苓健脾渗湿以治生痰之源；紫苏梗、橘红、厚朴、枳实、青皮理气宽中，使气顺则痰消；砂仁、豆蔻、神曲、槟榔醒脾和胃，降气消积；木蝴蝶、蝉蜕利咽解痉，合欢皮解郁活血消痈，生姜温中和胃，化痰降逆。

（冯 泳）

fùfāng chuānbèijīngpiàn
复方川贝精片（fufang chuanbeijing tablets）
祛痰剂，国家药典委员会《中华人民共和国药典·一部》（2020年版）方。

组成 麻黄浸膏适量（相当于盐酸麻黄碱和盐酸伪麻碱的总量2.1g），川贝母25g，陈皮94g，桔梗94g，五味子53g，甘草浸膏15g，法半夏75g，远志53g。

规格 薄膜衣片，每片重0.26g。

用法 口服。一次3~6片，一日3次。小儿酌减。

功用 宣肺化痰，止咳平喘。

主治 风寒束表，肺失宣降，咳嗽，气喘，胸闷，痰多。

方义 麻黄宣肺平喘，解表散邪；半夏、陈皮燥湿化痰，理气行滞，桔梗、远志祛痰止咳，宽胸利气；五味子敛肺止咳，川贝母润肺化痰；甘草调和诸药。

（刘蔚雯）

fùfāng xiānzhúlìyè
复方鲜竹沥液（fufang xianzhuli mixture）
祛痰剂，国家药典委员会《中华人民共和国药典·一部》（2020年版）方。

组成 鲜竹沥400ml，鱼腥草150g，生半夏25g，生姜25g，枇杷叶150g，桔梗75g，薄荷素油1ml。

规格 每瓶装10ml、20ml、30ml、100ml、120ml、20ml（无蔗糖）。

用法 口服。一次20ml，一日2~3次。

功用 清热化痰，理气止咳。

主治 痰热壅肺，咳嗽痰黄，黏稠难咯。

方义 鲜竹沥、鱼腥草清热涤痰，并泻肺火；枇杷叶、桔梗祛痰止咳，宣降肺气；生半夏、生姜降逆化痰，温中和胃；薄荷清热利咽。

（刘蔚雯）

jízhī tángjiāng
急支糖浆（jizhi syrup）
祛痰剂，国家药典委员会《中华人民共和国药典·一部》（2020年版）方。

组成 鱼腥草150g，金荞麦150g，四季青150g，麻黄30g，紫菀75g，前胡45g，枳壳45g，甘草15g。

规格 每瓶装100ml、200ml。

用法 口服。一次20~30ml，一日3~4次；儿童一岁以内一次5ml，一至三岁一次7ml，三至七岁一次10ml，七岁以上一次15ml，一日3~4次。

功用 清热化痰，宣肺止咳。

主治 外感风热，肺失清肃，咳嗽咽痛，发热恶寒，胸膈满闷。

方义 鱼腥草、金荞麦、四季青清肺化痰，利咽消肿；麻黄、前胡宣降肺气，止咳化痰，疏风散邪；紫菀润肺止咳，枳壳宽胸除满；甘草调和诸药。

（刘蔚雯）

xiāokéchuǎn tángjiāng
消咳喘糖浆（xiaokechuan syrup）
祛痰剂，国家药典委员会《中华人民共和国药典·一部》

（2020 年版）方。

组成　满山红 200g。

规格　每瓶装 50ml、100ml。

用法　口服，一次 10ml，一日 3 次；小儿酌减。

功用　止咳，祛痰，平喘。

主治　感冒咳嗽。

方义　方中满山红止咳化痰平喘。

（吴红彦）

qīngfèi yìhuǒwán

清肺抑火丸 （qingfei yihuo pills）　祛痰剂，国家药典委员会《中华人民共和国药典·一部》（2020 年版）方。

组成　黄芩 140g，栀子 80g，知母 60g，浙贝母 90g，黄柏 40g，苦参 60g，桔梗 80g，前胡 40g，天花粉 80g，大黄 120g。

规格　大蜜丸，每丸重 9g。

用法　口服，水丸一次 6g，大蜜丸一次 1 丸，一日 2~3 次。

功用　清肺止咳，化痰通便。

主治　痰热阻肺所致的咳嗽、痰黄稠黏、口干咽痛、大便干燥。

方义　黄芩、栀子、知母清泻肺热；贝母、桔梗、前胡、天花粉化痰止咳；黄柏、苦参清热燥湿；大黄泻下通便。

（陈宝忠）

qīngfèi xiāoyánwán

清肺消炎丸 （qingfei xiaoyan pills）　祛痰剂，国家药典委员会《中华人民共和国药典·一部》（2020 年版）方。

组成　麻黄 250g，石膏 750g，地龙 750g，牛蒡子 250g，葶苈子 250g，人工牛黄 100g，炒苦杏仁 60g，羚羊角 30g。

规格　水丸，每 60 丸重 5g；水蜜丸，每 60 丸重 8g。

用法　口服，周岁以内小儿一次 10 丸，一岁至三岁一次 20 丸，三岁至六岁一次 30 丸，六岁

至十二岁一次 40 丸，十二岁以上及成人一次 60 丸，一日 3 次。

功用　清肺化痰，止咳平喘。

主治　痰热阻肺所致的咳嗽气喘，胸胁胀痛，吐痰黄稠。

方义　石膏、人工牛黄、牛蒡子、羚羊角清肺泻热；麻黄、杏仁、地龙、葶苈子利肺平喘，化痰止咳。

（陈宝忠）

júhóngwán

橘红丸 （juhong pills）　祛痰剂，国家药典委员会《中华人民共和国药典·一部》（2020 年版）方。

组成　化橘红 75g，陈皮 50g，半夏（制）37.5g，茯苓 50g，甘草 25g，桔梗 37.5g，苦杏仁 50g，炒紫苏子 37.5g，紫菀 37.5g，款冬花 25g，瓜蒌皮 50g，浙贝母 50g，地黄 50g，麦冬 50g，石膏 50g。

规格　水蜜丸，每 100 丸重 10g；大蜜丸，每丸重 3g、6g。

用法　口服。水蜜丸一次 7.2g，小蜜丸一次 12g，大蜜丸一次 2 丸（每丸 6g）或 4 丸（每丸 3g），一日 2 次。

功用　清肺，化痰，止咳。

主治　痰热咳嗽，痰多，色黄黏稠，胸闷口干。

方义　橘红、陈皮理气健脾，燥湿化痰；石膏清肺热；半夏燥湿化痰；桔梗宣肺止咳；紫苏子、苦杏仁肃降肺气，化痰止咳；紫菀、款冬花润肺下气，消痰止咳；瓜蒌皮清热化痰，利气宽胸；浙贝母清热化痰；麦冬、地黄滋阴清热；茯苓健脾渗湿，以杜生痰之源；甘草合桔梗以利咽止咳，兼能调和诸药。

（高彦宇）

júhóng tánkéyè

橘红痰咳液 （juhong tanke oral liquid）　祛痰剂，国家药典委员

会《中华人民共和国药典·一部》（2020 年版）方。

组成　化橘红 300g，蜜百部 30g，茯苓 30g，半夏（制）30g，白前 50g，甘草 10g，苦杏仁 100g，五味子 20g。

规格　每支装 10ml。

用法　口服，一次 10~20ml，一日 3 次。

功用　理气化痰，润肺止咳。

主治　痰浊阻肺所致的咳嗽、气喘、痰多；感冒、支气管炎、咽喉炎见上述证候者。

方义　橘红理气化痰；百部润肺下气止咳；半夏燥湿化痰；白前降气，消痰，止咳；茯苓健脾渗湿以治生痰之源；苦杏仁降气止咳平喘；五味子敛肺止咳；甘草调和诸药。

（高彦宇）

mǎnshānhóngyóu jiāowán

满山红油胶丸 （manshanhong-you pills）　祛痰剂，国家药典委员会《中华人民共和国药典·一部》（2020 年版）方。

组成　满山红 50g。

规格　每丸含满山红油 0.05g、0.1g。

用法　口服。一次 0.05~0.1g，一日 2~3 次。

功用　止咳祛痰。

主治　用于寒痰犯肺所致的咳嗽、咳痰色白；急慢性支气管炎见上述证候者。

方义　满山红味苦性寒归肺经，有较好的祛痰止咳作用，用于咳喘痰多者，单用即可有良好效果。

（高长玉）

qīngzhōu báiwánzǐ

青州白丸子 （qingzhou baiwan pills）　祛痰剂，宋·太平惠民和剂局《太平惠民和剂局方·卷一》方。

组成 半夏（白好者，水浸洗过，生用）七两，川乌头（去皮、脐，生用）半两，南星（生）三两，白附子（生）二两。

用法 捣罗为细末，以生绢袋盛，用井花水摆，未出者更以手揉令出，如有滓，再研，再入绢袋摆尽为度，放瓷盆中，日晒夜露至晓，弃水，别用井花水搅，又晒至来日早，更换新水搅。如此春五日、夏三日、秋七日、冬十日，去水晒干，候如玉片，研碎，以糯米粉煎粥清为丸，如绿豆大。每服五丸，加至十五丸，生姜汤下，不拘时候。如瘫缓风，以温酒下二十丸，日三服，至三日后，浴当有汗，便能舒展。服经三五日，呵欠是应。常服十粒已来，永无风痰壅盛之患。小儿惊风，薄荷汤下两三丸。

功用 祛风痰，通经络。

主治 中风，风痰壅盛，半身不遂，手足麻木，口眼歪斜，痰涎壅盛，及小儿惊风，大人头风，洗头风，妇人血风。

方义 半夏、南星燥湿化痰；白附子、川乌头温经祛风逐痰。

（冯 泳）

zǐlóngwán

子龙丸（zilong pills） 祛痰剂，清·长年医局《应验简便良方·卷下》方。

组成 白蔻仁三两，川厚朴四两，制甘遂二两，红芽大戟二两，白芥子四两。

用法 上药各为细末，炼蜜为丸，如梧桐子大。每服三分，淡姜汤送下。

功用 祛痰逐饮。

主治 痰饮内伏证。颈项、胸胁、背、腰、筋骨牵引钩痛，流走不定，手足冷木，或喉中结气似若梅核，时有时无，冲喉闷绝，又遍身或起筋块如撮如粟，皮色不变，不疼不痛，但觉酸麻，或自溃串烂，流水如涎，经年不愈，有若管漏；又治瘰疬、鱼口、便毒、贴骨、一切阴疽。

方义 大戟泻脏腑水湿；甘遂行经络水气；白芥子散皮里膜外痰结，厚朴、白蔻仁理气化湿，以助祛痰。

（贾 波）

hēixīdān

黑锡丹（heixi pills） 祛痰剂，宋·太平惠民和剂局《太平惠民和剂局方·卷五》方。

组成 沉香（镑）、附子（炮，去皮脐）、葫芦巴（酒浸，炒）、阳起石（研细，水飞）、茴香（舶上者，炒）、破故纸（酒浸，炒）、肉豆蔻（面裹，煨）、金铃子（蒸，去皮核）、木香各一两，肉桂（去皮）半两，黑锡（去滓称）、硫黄（透明者，结砂子）各二两。

用法 酒糊为丸，如梧桐子大，阴干，入布袋内，擦令光莹。每服三四十粒，空心姜盐汤或枣汤下；妇人艾醋汤下。

功用 升降阴阳，坠痰定喘。

主治 脾元虚冷，上实下虚，胸中痰饮，或上攻头目彻痛，目睛昏眩，及奔豚气上冲，胸腹连两胁膨胀刺痛不可忍，气欲绝者；及阴阳气上下不升降，饮食不进，面黄羸瘦，肢体浮肿，五种水气，脚气上冲；及牙龈肿痛，满口生疮，齿欲落者。

方义 黑锡镇摄浮阳，重坠豁痰，降逆平喘；硫黄温补命门，暖肾消寒；附子温肾助阳，葫芦巴、阳起石、破故纸温补命门，攻逐冷气；沉香、茴香、肉豆蔻温中理气，降逆除痰；肉桂温肾纳气，引火归原；木香行气止痛，金铃子疏肝行气，清泻肝火。

（毕珺辉）

jiāwèi wēndǎntāng

加味温胆汤（jiawei wendan decoction） 祛痰剂，清·吴谦《医宗金鉴·卷四十六》方。

组成 陈皮、半夏制、茯苓各一钱，甘草炙，五分，枳实、竹茹、黄芩各一钱，黄连八分，麦冬二钱，芦根一钱。

用法 上锉，加生姜、大枣，水煎服。

功用 清胆和胃，降逆止呕。

主治 妊娠恶阻，胆胃郁热证。呕吐，心中烦热，喜冷饮。

方义 黄芩、竹茹清胆和胃，半夏、芦根降逆化痰，和胃清热，枳实、陈皮理气和胃化痰，黄连清热和胃，茯苓渗湿健脾，麦冬清热养阴，甘草和中调药。

（杨 勇）

xiǎo'ér bǎibù zhǐké tángjiāng

小儿百部止咳糖浆（xiao'er baibu zhike syrup） 祛痰剂，国家药典委员会《中华人民共和国药典·一部》（2020年版）方。

组成 蜜百部100g，苦杏仁50g，桔梗50g，桑白皮50g，麦冬25g，知母25g，黄芩100g，陈皮100g，甘草25g，制天南星25g，枳壳（炒）50g。

规格 每瓶装10ml、100ml。

用法 口服，2岁以上一次10ml，2岁以内一次5ml，一日3次。

功用 清肺，止咳，化痰。

主治 小儿痰热蕴肺所致的咳嗽、顿咳，症见咳嗽、痰多、痰黄黏稠、咯吐不爽，或咳痰不已、痰稠难出；百日咳见上述证候者。

方义 百部、杏仁、桔梗、桑白皮宣降肺气止咳；陈皮、枳壳、天南星行气燥湿化痰；黄芩、知母、麦冬清肺泻热润燥；甘草调和诸药。

（樊巧玲）

dàigésǎn

黛蛤散（daige powder）
祛痰剂，宋·张杲《医说·卷四》方。

组成 青黛、蚌粉各等分。

用法 上二味共为细末，每服三钱，包煎入汤剂用，亦可用麻油调服。

功用 清肝化痰。

主治 肝火犯肺，灼津为痰。咳嗽，痰多黄稠，或黄白相间，胸胁作痛等。

方义 青黛清肝火，泻肺热；蛤粉清肺化痰。

（高彦宇）

jīnpú jiāonáng

金蒲胶囊（jinpu capsules）
祛痰剂，国家药典委员会《中华人民共和国药典·一部》（2020年版）方。

组成 人工牛黄0.6g，金银花38g，蜈蚣1g，炮山甲18g，蟾酥2.5g，蒲公英56g，半枝莲8g，山慈菇18g，莪术18g，白花蛇舌草38g，苦参48g，龙葵30g，珍珠0.3g，大黄18g，黄药子6g，乳香（制）3g，没药（制）3g，醋延胡索28g，红花4g，姜半夏38g，党参54g，黄芪66g，刺五加56g，砂仁12g。

规格 每粒0.3g。

用法 饭后用温开水送服。一次3粒，一日3次，或遵医嘱。42日为一疗程。

功用 清热解毒，消肿止痛，益气化痰。

主治 晚期胃癌、食管癌患者痰湿瘀阻及气滞血瘀证。

方义 蟾酥、半枝莲、山慈菇、白花蛇舌草、龙葵、黄药子清热解毒，消肿止痛，散结消瘤。以金银花、蒲公英、牛黄、珍珠清热解毒，消肿散结；以蜈蚣攻毒散结，通络止痛；以莪术、穿山甲、乳香、没药、红花、延胡索、大黄活血通经，定痛消肿；以苦参清热燥湿，杀虫利尿；以黄芪、党参、刺五加益气扶正，托毒排脓，健脾安神；以姜半夏、砂仁燥湿化痰，醒脾和胃。

（冯泳）

shédǎn chuānbèisǎn

蛇胆川贝散（shedan chuanbei powder）
祛痰剂，国家药典委员会《中华人民共和国药典·一部》（2020年版）方。

组成 蛇胆汁100g，川贝母600g。

规格 每瓶装0.3g、0.6g。

用法 口服，一次0.3~0.6g，一日2~3次。

功用 清肺，止咳，除痰。

主治 肺热咳嗽，痰多。

方义 蛇胆汁清肺化痰，清热解毒；川贝母化痰止咳，清热散结。

（葛鹏玲）

tàijíwán

太极丸（taiji pills）
祛痰剂，清·戴绪安《验方汇辑·卷七》方。

组成 大黄九两，天竺黄十五两，僵蚕（麸炒）九两，胆南星（酒蒸）十五两，麝香三钱，冰片三钱。

用法 以上六味，共为细末，炼蜜为丸，朱砂细粉二两四钱为衣；温水送服，每服一丸，日服二次。

功用 清热，镇惊，豁痰。

主治 内热火盛引起的痰壅气促，手足抽搐，烦躁便秘。

方义 胆南星、天竺黄、僵蚕清热豁痰；大黄清热泻火燥湿；麝香、冰片芳香开窍。

（范颖）

lóngmǎ zìláidān

龙马自来丹（longma zilai pills）
祛痰剂，清·王清任《医林改错·卷下》方。

组成 马钱子八两，地龙（去土，焙干为末）八条，香油一斤。

用法 将香油入锅内熬滚，入马钱子炸之，待马钱子微有响爆之声，拿一个用刀切两半，看其内以紫红色为度，研为细末；再入前地龙末和匀，面糊为丸，如绿豆大。每服三四分，临卧以盐水送下。若五六岁小儿，服二分，红糖水送下。如不为丸，面子亦可服。

功用 祛风通络，化痰定痫。

主治 痫证。神识恍惚，或突然昏仆，口吐涎沫，两目上视，四肢抽搐，或口中如有猪羊叫声。

方义 马钱子搜风活络，祛痰散结；地龙息风定痫，通行经络；香油缓解马钱子毒性。

（韩涛）

sānzǐ yǎngqīntāng

三子养亲汤（sanzi yangqin decoction）
祛痰剂，明·韩懋《韩氏医通》方。

组成 紫苏子，白芥子，萝卜子。

用法 紫苏子主气喘咳嗽，白芥子主痰，萝卜子主食痞兼痰，上三味各洗净，微炒，击碎。看何证多，则以所主者为君，余次之。每剂不过三钱。用生绢小袋盛之，煮作汤饮，随甘旨代茶水啜用，不宜煎熬太过。若大便素实者，临服加熟蜜少许；若冬寒，加生姜三片。

功用 降气快膈，化痰消食。

主治 痰壅气滞证。咳嗽喘逆，痰多胸痞，食少难消，舌苔白腻，脉滑。

方义 白芥子温肺利气，快膈消痰；苏子降气化痰，止咳平喘；莱菔子消食导滞，行气祛痰。三药均能行气，皆属治痰理气之常用药，合而用之，可使气顺痰消，食积得化，咳喘得平。

（阮时宝）

shédǎn chénpísǎn

蛇胆陈皮散 (shedan chenpi powder)

祛痰剂，国家药典委员会《中华人民共和国药典·一部》(2020 年版) 方。

组成 蛇胆汁 100g，陈皮（蒸）600g。

规格 每瓶装 0.3g、0.6g。

用法 口服，一次 0.3 ~ 0.6g，一日 2~3 次。

功用 理气化痰和胃。

主治 用于痰浊阻肺，胃失和降，咳嗽，呕逆。

方义 陈皮既能理气，又能燥湿，故可理气运脾，和胃止呕，又可燥湿运脾，以化痰止咳；蛇胆汁清肺化痰。

（葛鹏玲）

xǐxīntāng

洗心汤 (xixin decoction)

祛痰剂，清·陈士铎《辨证录·卷四》方。

组成 人参一两，茯神一两，半夏五钱，陈皮三钱，神曲三钱，甘草一钱，附子一钱，菖蒲一钱，生枣仁一两。

用法 水煮半碗，灌之。

功用 化痰开窍，温阳健脾。

主治 脾肾阳虚，痰迷心窍。神识昏蒙，或不言不语，或忽歌忽笑，洁秽不分，亲疏不辨，不思饮食，苔腻，脉沉缓。

方义 人参、甘草培补中气，附子温通阳气，协人参、甘草温阳健脾，使脾气健旺则痰浊可除；半夏、陈皮理气燥湿化痰；石菖蒲开窍祛痰；茯神、枣仁宁心安神；神曲消食健脾养胃；甘草兼以调和诸药。

（于 洋）

huáshānshēnpiàn

华山参片 (huashanshen tablets)

祛痰剂，国家药典委员会《中华人民共和国药典·一部》(2020 年版) 方。

组成 华山参浸膏片。

规格 0.12mg。

用法 口服，常用量，一次 1~2 片，一日 3 次；极量，一次 4 片，一日 3 次。

功用 定喘，止咳，祛痰。

主治 用于慢性支气管炎，喘息性气管炎。

方义 华山参，甘、微苦，热；有毒。止咳平喘，安神镇惊。常用于寒痰喘咳，心悸失眠易惊，劳损体弱，自汗盗汗。

（韩 涛）

xuánfùhuātāng

旋覆花汤 (xuanfuhua decoction)

祛痰剂。

宋·严用和《济生方·卷二》方。组成：旋覆花（去梗）、半夏（汤泡七次）、橘红、干姜（炮）、槟榔、人参、甘草（炙）、白术各半两。用法：上㕮咀，每服四钱，水一盏半，加生姜七片煎至七分，去滓，温服，不拘时候。功用：降逆止呕，祛痰和胃。主治：中脘伏痰，吐逆眩晕。方义：旋复花、半夏降逆化痰；橘红、槟榔理气消痰；干姜、人参、白术温中益气；甘草调药和中。

明·孙一奎《赤水玄珠·卷四》。组成：旋覆花，橘红，半夏，茯苓，甘草，厚朴，芍药，细辛，用法：加生姜三片，水煎服。功用：降逆化痰。主治：胸中嘈杂汪洋，常觉冷涎泛上，兀兀欲吐，饱闷。

（李 冀）

zhúrútāng

竹茹汤 (zhuru decoction)

祛痰剂，宋·王贶《全生指迷方·卷四》方。

组成 竹茹，橘皮，甘草，半夏，赤茯苓，麦冬，人参，枇杷叶。

用法 加生姜、大枣，水煎服。

功用 和胃化痰，清热止呕。

主治 胃受邪热气浊，阴阳浑乱，心下烦，不喜热物，得热即呕，喜渴，其脉虚数或细而疾。

方义 竹茹、麦冬、枇杷叶清热和胃，降逆止呕；半夏燥湿化痰，降逆止呕，橘皮行气和胃化痰，使气顺痰消，人参、茯苓健脾利湿化痰，以杜生痰之源；生姜、大枣调和脾胃，甘草调药和中。

（龙一梅）

xiāodǎo huàjìjì

消导化积剂 (clearing food stagnation prescriptions)

具有消食导滞、消癥化积等作用，用于治疗多种食积痞块证候的方剂。属于八法中之消法。以消食药或导滞化积类药物为主组成。

消导化积剂一般包括消食导滞剂与消癥化积剂二类方剂，分别适用于食积停滞证或气血痰湿结聚日久而致的癥积、瘰疬、瘿瘤等病证。消食导滞剂的代表方剂有保和丸、枳实导滞丸、健脾丸等；消癥化积剂的代表方有海藻玉壶汤等。消导化积剂属于克削攻伐之剂，尽管多制成丸剂缓消，仍不宜长期服用。

（樊巧玲）

dàshānzhāwán

大山楂丸 (dashanzha pills)

消导化积剂，国家药典委员会《中华人民共和国药典·一部》(2020 年版) 方。

组成 山楂 1000g，六神曲（麸炒）150g，炒麦芽 150g。

规格 每丸重 9g。

用法 口服，一次 1~2 丸，一日 1~3 次；小儿酌减。

功用 开胃消食。

主治 食积内停所致的食欲

不振、消化不良、脘腹胀闷。

方义 重用山楂消一切饮食积滞，擅消肉食油腻之积；神曲消食化滞，擅化酒食陈腐之积；麦芽消食健胃，擅除谷面之积。

（贾 波）

qǔmài zhǐzhúwán

曲麦枳术丸 （ qumai zhizhu pills） 消导化积剂，金·李杲《内外伤辨惑论·卷下》方。

组成 枳实（麸炒，去瓤）、大麦芽（面炒）、神曲（炒）各一两，白术二两。

用法 上为细末，荷叶烧饭为丸，如梧桐子大。每服五十丸，温水送下，食远。

功用 健脾消食。

主治 为人所免劝强食之，致心腹满闷不快。

方义 白术健脾助运，枳实破气消胀，神曲、麦芽消食和胃。

（龙一梅）

chénxiāng huàzhìwán

沉香化滞丸 （chenxiang huazhi pills） 消导化积剂，清·俞根初《三订通俗伤寒论》方。

组成 沉香六钱，山楂肉一两五钱，川锦纹一两五钱，川朴一两二钱，枳实一两二钱，槟榔一两二钱，条芩一两二钱，陈皮一两二钱，半夏曲一两二钱，生晒术一两二钱，广木香一两二钱，杜藿香一两二钱，春砂仁一两二钱。

用法 姜汁、竹沥为丸，每服二至三钱，以淡姜盐汤送下。

功用 理气化滞。

主治 脾胃不和，食停气滞证。症见胸膈饱闷，胁腹疼痛，呕恶不食，食谷难消，大便不爽者，舌苔黄腻，及一切气痰痞积等。

方义 沉香行气化滞止痛；山楂、半夏曲、槟榔消食化积，

大黄通腑去滞；川朴、枳实、广木香、陈皮行气消痞，生晒术、杜藿香、春砂仁和胃化湿，条芩兼清食郁之热，竹沥、姜汁豁痰止呕。

（贺又舜）

yìniǎnjīn

一捻金 （yinianjin） 消导化积剂，明·龚信《古今医鉴·卷十三》方。

组成 大黄，槟榔，二牵牛，人参各等分。

用法 上五味，研成细末，蜜水调量稀稠，每将一字下咽喉，不用神针法灸。

功用 化痰消食，益气导滞。

主治 小儿风痰吐沫，气喘咳嗽，肚腹膨胀，不思饮食，甚则肺胀喘满，胸高气急，两胁煽动，陷下作坑，两鼻窍张，闷乱嗽渴，声嘎不鸣，痰涎潮塞，俗云"马脾风"。若不急治，死于旦夕。

方义 大黄荡涤肠胃，通利水谷；槟榔下气消谷逐痰；黑、白二丑（二牵牛）去积下气除喘满，人参功能补益脾气，且防攻下伤正。

（连建伟）

mùxiāng bīnlángwán

木香槟榔丸 （muxiang binglang pills） 消导化积剂，金·张从正《儒门亲事·十二卷》方。

组成 木香一两，槟榔一两，青皮一两，陈皮一两，莪术（烧）一两，黄连一两，黄柏三两，大黄三两，香附子（炒）四两，牵牛四两。

用法 为细末，水为丸，如小豆大，每服三十丸，食后生姜汤送下。

功用 行气导滞，攻积泻热。

主治 痢疾，食积。赤白痢疾，里急后重；或食积内停，脘

腹胀满，大便秘结，舌苔黄腻，脉沉实。

方义 木香、香附通行三焦气滞；青皮、陈皮疏理肝胃之气；黄连、黄柏清热燥湿；槟榔、牵牛下气导滞；莪术破血中滞气；大黄攻积通便。

（范 颖）

liùwèi ānxiāosǎn

六味安消散 （ liuwei anxiao powder） 消导化积剂，国家药典委员会《中华人民共和国药典·一部》（2020年版）方。

组成 藏木香50g，大黄200g，山奈100g，北寒水石（煅）250g，诃子150g，碱花300g。

规格 每袋装1.5g、3g、18g。

用法 口服，一次1.5～3g，一日2～3次。

功用 和胃健脾，消积导滞，活血止痛。

主治 脾胃不和、积滞内停证，胃痛胀满，消化不良，便秘，痛经。

方义 方中以山奈温中化湿，行气消食；以碱花消食除痞，润肠通便；以藏木香行脾胃气滞；以寒水石清热泻火，大黄泻下通便，导下食积，二者与山奈配伍，寒温并用，除湿清热，以防食积生湿化热；以诃子涩肠守中，与诸泻下、消导、行气之品配伍，散中有收，以防消散太过，而成"安消"之剂。

（王 迪）

huàjīwán

化积丸 （huaji pills） 消导化积剂，清·沈金鳌《杂病源流犀烛·卷二》方。

组成 三棱，莪术，阿魏，海浮石，香附，雄黄，槟榔，苏木，瓦楞子，五灵脂。

用法 上为末,制水丸;每服一钱至二钱,日服二次。

功用 活血行气,化积散结。

主治 诸气凝滞于内,痞积疼痛。

方义 三棱、莪术破血行气,消积止痛;阿魏、瓦楞子、海浮石、苏木、五灵脂活血化瘀,化积散结;香附行气解郁,活血止痛;槟榔破积下气;雄黄燥湿祛痰,以防郁滞生湿成痰。

(王 迪)

huàjī kǒufúyè

化积口服液(huaji oral liquid)

消导化积剂,国家药典委员会《中华人民共和国药典·一部》(2020 年版)方。

组成 茯苓(去皮)58.5g,海螵蛸 28.8g,炒鸡内金 14.9g,醋三棱 14.9g,醋莪术 14.9g,红花 8.4g,槟榔 14.9g,雷丸 14.9g,鹤虱 14.9g,使君子仁 14.9g。

规格 每支装 10ml。

用法 口服,一岁以内,一次 5ml,一日 2 次;二岁至五岁,一次 10ml,一日 2 次;五岁以上,一次 10ml,一日 3 次;或遵医嘱。

功用 健脾导滞,化积除疳。

主治 脾胃虚弱所致的疳积,面黄肌瘦,腹胀腹痛,厌食或食欲不振,大便失调。

方义 茯苓健脾养胃,利湿渗泄,促进运化;海螵蛸、鸡内金软坚消积,健胃消食,化积导滞;三棱、红花、莪术、槟榔行气消痞,下气导滞,而除宿食;雷丸、鹤虱、使君子驱虫。

(王 迪)

wǔwèi qīngzhuósǎn

五味清浊散(wuwei qingzhuo powder)

消导化积剂,国家药典委员会《中华人民共和国药典·一部》(2020 年版)方。

组成 石榴 400g,红花 200g,豆蔻 50g,肉桂 50g,荜茇 50g。

规格 每袋装 15g。

用法 口服,一次 2~3g,一日 1~2 次。

功用 开郁消食,暖胃。

主治 食欲不振,消化不良,胃脘冷痛,满闷嗳气,腹胀泄泻。

方义 石榴涩肠止泻,豆蔻、荜茇理气和胃,红花活血化瘀,肉桂温中散寒。

(左铮云)

xiǎo'ér huàshíwán

小儿化食丸(xiao'er huashi pills)

消导化积剂,国家药典委员会《中华人民共和国药典·一部》(2020 年版)方。

组成 六神曲(炒焦)100g,焦山楂 100g,焦麦芽 100g,焦槟榔 100g,醋莪术 50g,三棱(制)50g,牵牛子(炒焦)200g,大黄 100g。

用法 口服,周岁以内一次 1 丸,周岁以上一次 2 丸,一日 2 次。

规格 每丸重 1.5g。

功用 消食化滞,泻火通便。

主治 食滞化热所致的积滞,厌食,烦躁,恶心呕吐,口渴,脘腹胀满,大便干燥。

方义 神曲、山楂、麦芽消食化滞;槟榔、莪术、三棱行气活血,消食化积;大黄、牵牛子泻热通腑,导滞攻积。

(樊巧玲)

shānzhā huàzhìwán

山楂化滞丸(shanzha huazhi pills)

消导化积剂,国家药典委员会《中华人民共和国药典·一部》(2020 年版)方。

组成 山楂 500g,麦芽 100g,六神曲 100g,槟榔 50g,莱菔子

50g,牵牛子 50g。

规格 每丸重 9g。

用法 口服,一次 2 丸,一日 1~2 次。

功用 消食导滞。

主治 饮食不节所致的食积,脘腹胀满,纳少饱胀,大便秘结。

方义 山楂、神曲、麦芽、莱菔子消食化滞和胃;槟榔、牵牛子下气通腑导滞。

(樊巧玲)

sānzǐsǎn

三子散(sanzi powder)

消导化积剂,国家药典委员会《中华人民共和国药典·一部》(2020 年版)方。

组成 诃子 200g,川楝子 200g,栀子 200g。

用法 水煎服。一次 3~4.5g,一日 2~3 次。

功用 清热凉血,解毒。

主治 热入血分证。症见高热、出血、烦躁,舌红绛苔黄,脉数。

方义 栀子苦寒,清泻三焦之实火,入血分可凉血解毒;川楝子苦寒,清肝泻火;诃子敛涩。

(阮时宝)

dà'ānwán

大安丸(da'an pills)

消导化积剂,元·朱震亨《丹溪心法·卷五》方。

组成 山楂二两,神曲(炒)、半夏、茯苓各一两,陈皮、莱菔子、连翘各半两,白术二两。

用法 上药研末,粥糊为丸。

功用 消食健脾,理气和胃。

主治 食积证。饮食不消,脘腹胀满,大便泄泻,以及小儿食积。

方义 山楂、神曲、莱菔子消食化积,下气除胀;半夏、陈皮理气化湿,和胃止呕;白术、茯苓健脾祛湿和中,连翘散结以

消积。

（贾 波）

qǐpíwán

启脾丸（qipi pills）

消导化积剂，明·张介宾《景岳全书·卷五十四》方。

组成 人参，白术，陈皮，青皮（去瓤），神曲（炒），麦芽（炒），砂仁，厚朴，干姜各一两，甘草（炙）两半。

用法 炼蜜为丸，弹子大。每服一丸，食前细嚼，米饮下。

功用 温补脾胃，行气消食。

主治 脾胃虚寒，食停气滞证，脘痞腹胀，肠鸣泄泻，食少不消，倦怠乏力，手足不温，舌淡苔白腻，脉虚弱。

方义 人参益气健脾，干姜温中散寒，白术健脾燥湿，三药合用，温中散寒，补气健脾，燥湿止泻；青皮、厚朴行气化滞，消痞除满，神曲、麦芽消食和胃；陈皮、砂仁理气和胃，醒脾化湿；甘草益气和中，调和诸药。

（吴建红）

bīnláng sìxiāowán

槟榔四消丸（binlang sixiao pills）

消导化积剂，国家药典委员会《中华人民共和国药典·一部》（2020年版）方。

组成 槟榔200g，酒大黄400g，炒牵牛子400g，猪牙皂（炒）50g，醋香附200g，五灵脂（醋炙）200g。

规格 每丸重9g。

用法 口服，一次1丸，一日2次。

功用 消食导滞，行气泻水。

主治 用于食积痰饮，消化不良，脘腹胀满，嗳气吞酸，大便秘结。

方义 槟榔行胃肠之气，消积导滞，行气利水；大黄泻热通腑，攻积导滞；牵牛子泻下祛积，逐水退肿；猪牙皂祛痰开窍，散结消肿；香附、五灵脂活血行气止痛，以助消积。

（高长玉）

zhǐshí dǎozhìwán

枳实导滞丸（zhishi daozhi pills）

消导化积剂，金·李杲《内外伤辨惑论·卷下》方。

组成 大黄一两，枳实（麸炒，去瓤）、神曲（炒）以上各五钱，茯苓（去皮）、黄芩（去腐）、黄连（拣净）、白术以上各三钱，泽泻二钱。

用法 上为细末，汤浸蒸饼为丸，如梧桐子大，每服五十丸至七十丸，温水送下，食远，量虚实加减服之。

功用 消食导滞，清热祛湿。

主治 湿热食积证，脘腹胀痛，下痢泄泻，或大便秘结，小便黄赤，舌苔黄腻，脉沉有力。

方义 大黄苦寒泻下，使积热从大便而下；枳实行气导滞消积；神曲消食和胃；黄芩、黄连清热燥湿止痢；茯苓、泽泻利水渗湿止泻，可使湿热从小便而利，前后分消，使邪有出路；白术健脾燥湿益气，以收攻积而不伤正之效。蒸饼为丸，以助消食和胃，且取渐消缓散之义。

（于 洋）

gānjīsǎn

疳积散（ganji powder）

消导化积剂，国家药典委员会《中华人民共和国药典·一部》（2020年版）方。

组成 石燕（煅）100g，煅石决明100g，使君子仁100g，炒鸡内金50g，谷精草50g，威灵仙50g，茯苓100g。

用法 用热米汤加少量糖调服，一次9g，一日2次；三岁以内小儿酌减。

功用 消积除疳。

主治 小儿疳积。面黄肌瘦，腹部膨胀，目翳夜盲。

方义 使君子消疳化积，鸡内金运脾消食；威灵仙消痰水，散癖积；石燕、谷精草、石决明清热平肝，明目退翳；茯苓健脾渗湿；米汤滋生化源。

（吴红彦）

bǎohéwán

保和丸（baohe pills）

消导化积剂。

元·朱震亨《丹溪心法·卷三》方。组成：山楂六两，神曲二两，半夏、茯苓各三两，陈皮、连翘、莱菔子各一两。用法：上为末，炊饼丸，如梧桐子大，每服七八十丸，食远白汤下。功用：消食和胃。主治：食滞胃脘，脘腹痞满胀痛，嗳腐吞酸，恶食呕逆，或大便泄泻，舌苔厚腻，脉滑。方义：山楂消饮食积滞，长于消肉食油腻之积；神曲消食健胃，长于化酒食陈腐之积；莱菔子下气消食除胀，长于消谷面之积；半夏、陈皮理气化湿、和胃止呕；茯苓健脾利湿，和中止泻；连翘既可散结以助消食，又可防食积化热。

明·龚信《古今医鉴·卷四》方。组成：白术五两，陈皮（洗）三两，半夏（泡）三两，茯苓三两，神曲（炒）三两，山楂肉三两，连翘二两，香附（醋炒）二两，厚朴（姜炒）二两，莱菔子二两，枳实（炒）一两，麦芽（炒）一两，黄连（姜炒）一两，黄芩（酒炒）二两。用法：上药为末，姜汁糊丸，梧桐子大。每服五十丸，加至七八十丸，食后茶清送下。功用：消食和胃，利气消胀。主治：食积内停，脘腹胀满，呕逆上气。

清·沈金鳌《杂病源流犀烛·卷十四》方。组成：楂肉、姜半夏、黄连、陈皮各五钱，神曲三钱，麦芽二钱。用法：将神曲打糊为丸，白汤下五七十丸。功用：消食导滞，健脾和胃。主治：食积、酒积。

（冯　泳）

jiànpíwán

健脾丸（jianpi pills） 消导化积剂，明·王肯堂《证治准绳·卷五》方。

组成　白术（炒）二两半，木香（另研）、黄连（酒炒）、甘草各七钱半，白茯苓（去皮）二两，人参一两五钱，神曲（炒）、陈皮、砂仁、麦芽（炒取面）、山楂（取肉）、山药、肉豆蔻（面裹煨熟，纸包槌去油）各一两。

用法　上为细末，蒸饼为丸，如绿豆大，每服五十丸，空心服，一日二次，陈米汤下。

功用　健脾和胃，消食止泻。

主治　脾虚食积证。食少难消，脘腹痞闷，大便溏薄，倦怠乏力，苔腻微黄，脉虚弱。

方义　白术、茯苓健脾祛湿以止泻；山楂、神曲、麦芽消食和胃，人参、山药益气补脾；木香、砂仁、陈皮理气开胃，醒脾化湿，既可解除脘腹痞闷，又使全方补而不滞，肉豆蔻涩肠止泻，黄连清热燥湿；甘草调和诸药。

（杨力强）

shāozhēnwán

烧针丸（shaozhen pills） 消导化积剂，明·龚信《古今医鉴·卷十三》方。

组成　黄丹（水飞过），朱砂（火煅）各等分。

用法　上为末，枣肉为丸，如黄豆大。每服三、四丸，戳针尖上，于灯焰上烧存性，研烂，凉米泔水调服。泻者，食前服；吐者，不拘时候；外用绿豆粉，以鸡子清和作膏，涂两脚心；如

泻，涂囟门。止则去之。

功用　和胃止泻。

主治　小儿吐泻。小儿吐泻不止，危甚者。吐乳壅塞。烦躁作渴，便黄腥臭，属热证者。脾胃虚弱，呕吐恶心，精神疲倦。

方义　黄丹和胃降逆下气；朱砂清心镇惊，安神解毒。

（吴红彦）

xiānglēngwán

香棱丸（xiangling pills） 消导化积剂，宋·严用和《济生方》方。

组成　木香（不见火）、丁香各半两，京三棱（细锉，酒浸一宿）、枳壳（去瓤，麸炒）、青皮（去白）、川楝子（锉，炒）、茴香（炒）各一两，蓬术（细锉）一两，用去壳巴豆三十粒，同炒巴豆黄色，去巴豆不用。

用法　上等分，为细末，醋煮面糊为丸，如梧桐子大，似朱砂研极细为衣。每服二十丸，炒生姜盐汤下，温酒亦得，不拘时候。

功用　行气活血，散结消癥。

主治　五积，痰癖癥块，冷热积聚。

方义　青皮疏肝理气，消积化滞；蓬术行气破血，散结消癥；枳壳、木香理气消积；三棱行气破血，散结消癥；丁香温肾暖胃，散寒止痛；茴香理气和中，散寒止痛；川楝子行气止痛。

（杨力强）

bǎochìsǎn

保赤散（baochi powder） 消导化积剂，国家药典委员会《中华人民共和国药典·一部》（2020年版）方。

组成　六神曲（炒）250g，巴豆霜150g，天南星（制）400g，朱砂250g。

规格　每瓶装0.09g。

用法　口服，小儿六个月至一岁一次0.09g，二岁至四岁一次

0.18g。

功用　消食导滞，化痰镇惊。

主治　小儿冷积，停乳停食，大便秘结，腹部胀满，痰多。

方义　神曲和胃，消食调中；巴豆霜峻下积滞，豁痰；天南星燥湿化痰定惊；朱砂定惊安神。

（冯　泳）

wèicháng'ānwán

胃肠安丸（weichang'an pills） 消导化积剂，国家药典委员会《中华人民共和国药典·一部》（2020年版）方。

组成　木香300g，沉香300g，枳壳（麸炒）300g，檀香180g，大黄180g，厚朴（姜制）300g，人工麝香9g，巴豆霜120g，大枣（去核）1000g，川芎180g。

规格　小丸，每20丸重0.08g；大丸，每4丸重0.08g。

用法　口服。小丸：一次20丸，一日3次；小儿一岁内一次4~6丸，一日2~3次；一至三岁一次6~12丸，一日3次；三岁以上酌加。大丸：成人一次4丸，一日3次；小儿一岁内一次1丸，一日2~3次；一岁至三岁一次1~2丸，一日3次；三岁以上酌情加量。

功用　芳香化浊，理气导滞。

主治　湿浊中阻、食滞不化所致的腹泻、纳差、恶心、呕吐、腹胀、腹痛；消化不良、肠炎、痢疾见上述证候者。

方义　大黄、巴豆霜泻下导滞；麝香、木香、沉香、檀香、枳壳、厚朴、川芎芳香化浊，理气行滞，助湿浊食积下行；大枣安中和药，以防伤正。

（于　洋）

xiāngsū zhèngwèiwán

香苏正胃丸（xiangsu zheng-wei pills） 消导化积剂，国家药典委员会《中华人民共和国药

典·一部》(2020 年版) 方。

组成 广藿香 80g, 紫苏叶 160g, 香薷 80g, 陈皮 40g, 姜厚朴 80g, 麸炒枳壳 20g, 砂仁 20g, 炒白扁豆 40g, 炒山楂 20g, 炒六神曲 20g, 炒麦芽 20g, 茯苓 20g, 甘草 11g, 滑石 66g, 朱砂 3.3g。

规格 每丸重 3g。

用法 口服, 一次 1 丸, 一日 1~2 次; 周岁以内小儿酌减。

功用 解表化湿, 和中消食。

主治 小儿暑湿感冒, 症见头痛发热, 停食停乳, 腹痛胀满, 呕吐泄泻, 小便不利。

方义 藿香解表化湿, 且可辟秽和中而止呕; 香薷解表散寒, 祛暑化湿; 苏叶外散风寒, 且可醒脾宽中, 行气止呕; 山楂、神曲、麦芽消食和胃; 枳壳行气宽胸; 厚朴辛香温燥, 行气化湿; 陈皮、砂仁理气燥湿, 和胃止呕, 合枳壳消胀除满; 白扁豆健脾和中, 兼能渗湿消暑; 茯苓健脾渗湿止泻; 滑石体滑质重, 既可清解暑热, 又可通利水道, 合茯苓使湿热从小便而泻; 少量朱砂以重镇安神; 甘草调和诸药。

(杨力强)

jiànwèi xiāoshípiàn

健胃消食片 (jianwei xiaoshi tablets) 消导化积剂, 国家药典委员会《中华人民共和国药典·一部》(2020 年版) 方。

组成 太子参 228.6g, 陈皮 22.9g, 山药 171.4g, 炒麦芽 171.4g, 山楂 114.3g。

规格 每片重 0.8g (大片)、0.5g (小片)。

用法 口服或咀嚼, 大片一次 3 片, 一日 3 次, 小儿酌减; 小片成人一次 4~6 片, 儿童二至四岁一次 2 片, 五至八岁一次 3 片, 九至十四岁一次 4 片, 一日 3 次。

功用 健胃消食。

主治 脾胃虚弱, 消化不良, 食少难消, 脘腹痞闷, 大便溏薄, 倦怠乏力, 舌淡苔腻, 脉虚弱。

方义 山楂、麦芽消食和胃; 太子参、山药益气健脾; 陈皮理气开胃, 醒脾化湿, 既除脘腹痞闷, 又使全方补而不滞。

(杨力强)

rǔpǐxiāopiàn

乳癖消片 (rupixiao tablets) 消导化积剂, 国家药典委员会《中华人民共和国药典·一部》(2020 年版) 方。

组成 鹿角 89.02g, 蒲公英 59.35g, 昆布 231.45g, 天花粉 23.74g, 鸡血藤 59.35g, 三七 59.35g, 赤芍 17.80g, 海藻 115.73g, 漏芦 35.6g, 木香 47.48g, 玄参 59.35g, 牡丹皮 83.09g, 夏枯草 59.35g, 连翘 23.74g, 红花 35.6g。

规格 小片, 薄膜衣片每片重 0.34g、糖衣片片心重 0.32g; 大片, 薄膜衣片每片重 0.67g。

用法 口服, 小片一次 5~6 片, 大片一次 3 片, 一日 3 次。

功用 软坚散结, 活血消痈, 清热解毒。

主治 痰瘀互结之乳癖、乳痈。症见乳房结节, 数目不等, 大小不一, 质地柔软, 常于月经前或生气时加重; 或产后乳房结节, 红热疼痛, 舌红脉数。

方义 海藻、昆布消痰软坚散结。鹿角助阳活血, 散瘀消肿, 温补肝肾。木香理气止痛。三七、红花、鸡血藤活血消肿, 祛瘀止痛; 丹皮、赤芍清热凉血, 活血散瘀。夏枯草清泻肝火; 蒲公英、漏芦、连翘清热解毒; 玄参滋阴清热散结; 天花粉清热生津, 消肿排脓。

(章健)

fámùwán

伐木丸 (famu pills) 消导化积剂, 明·李时珍《本草纲目·卷十一》引《张三丰仙传方》方。

组成 苍术 (米泔水浸二宿, 同黄酒面曲四两炒赤色) 二斤, 皂矾 (醋拌晒干, 入瓶, 火煅) 一斤。

用法 上为末, 醋糊为丸, 如梧桐子大。每服三四十丸, 好酒、米汤任下, 一日二三次。

功用 燥湿运脾, 泻肝消积。

主治 脾土衰弱, 肝木气盛, 木来克土, 病心腹中满, 或黄肿如土色; 水肿腹胀, 溏泻。

方义 皂矾既入血分伐木, 又燥湿化涎, 利小便, 消食积; 苍术、黄酒曲健脾燥湿, 消积和胃, 合皂矾以扶土伐木。

(韩涛)

gěhuā jiěchéngtāng

葛花解醒汤 (gehua jiecheng decoction) 消导化积剂, 金·李杲《内外伤辨惑论·卷下》方。

组成 白豆蔻仁、缩砂仁、葛花以上各五钱, 干生姜、神曲 (炒黄)、泽泻、白术以上各二钱, 橘皮 (去白)、猪苓 (去皮)、人参 (去芦)、白茯苓以上各一钱五分, 木香五分, 莲花青皮 (去瓤) 三分。

用法 上为极细末, 称和匀, 每服三钱匕, 白汤调下, 但得微汗, 酒病去矣。

功用 消酒化湿, 理气健脾。

主治 酒积伤脾证, 头晕头痛, 发热烦渴, 呕逆吐酸, 胸膈痞闷, 食少体倦, 小便不利, 舌苔腻, 脉滑。

方义 葛花解酒醒脾, 发表疏散酒湿, 兼清湿热; 神曲消食和胃; 砂仁、蔻仁理气醒脾, 化湿除痞; 茯苓、猪苓、泽泻渗利水湿, 引酒湿从小便而解;

人参、白术健脾益气；干生姜温脾和中；木香、青皮、陈皮理气行滞。

（赵雪莹）

chánshāsǎn

蟾砂散（chansha powder）　消导化积剂，清·云川道人《绛囊撮要·卷一》方。

组成　大蟾蜍一个，砂仁不拘多少。

用法　为末，将砂仁装入蟾内令满，缝口，用泥周身封固，炭火煅红，候冷，将蟾研末，作三服，陈皮汤送下。

功用　消疳化积。

主治　气膨；并治小儿疳疾，面黄肌瘦，肚腹胀满。

方义　蟾蜍散结消积，杀虫消疳；砂仁行气消胀。

（高彦宇）

āwèi huàpǐgāo

阿魏化痞膏（awei huapi unguentum）　消导化积剂，国家药典委员会《中华人民共和国药典·一部》（2020 年版）方。

组成　香附 20g，厚朴 20g，三棱 20g，莪术 20g，当归 20g，生草乌 20g，生川乌 20g，大蒜 20g，使君子 20g，白芷 20g，穿山甲 20g，木鳖子 20g，蜣螂 20g，胡黄连 20g，大黄 20g，蓖麻子 20g，乳香 3g，没药 3g，芦荟 3g，血竭 3g，雄黄 15g，肉桂 15g，樟脑 15g，阿魏 20g。

规格　每张净重 6g、12g。

用法　外用，加温软化，贴于脐上或患处。

功用　消化癥积。

主治　气滞血凝，癥瘕痞块，脘腹疼痛，胸胁胀满。

方义　阿魏消积散痞，善治瘀血癥瘕，腹中痞块。血竭活血散瘀定痛；三棱、莪术、乳香、没药活血化瘀，软坚散结；穿山甲、蜣螂、木鳖子、蓖麻子通络消肿散结。川乌、草乌、官桂、白芷、樟脑、雄黄温经散寒止痛；芦荟、使君子泻热消积；胡黄连、大黄清热解毒，消积除胀。厚朴、香附、大蒜行气散满。当归养血活血以扶正。

（章　健）

biējiǎjiānwán

鳖甲煎丸（biejiajian pills）　消导化积剂，东汉·张仲景《金匮要略·疟病脉证并治》方。

组成　鳖甲（炙）十二分，乌扇（烧）、黄芩、鼠妇（熬）、干姜、大黄、桂枝、石韦（去毛）、厚朴、紫葳、阿胶（炙）各三分，柴胡、蜣螂（熬）各六分，芍药、牡丹皮（去心）、䗪虫（熬）各五分，蜂窠（炙）四分，赤硝十二分，桃仁、瞿麦各二分，人参、半夏、葶苈各一分。

用法　上二十三味，取煅灶下灰一斗，清酒一斛五斗，浸灰，候酒尽一半，着鳖甲于中，煮令泛烂如胶漆，绞取汁，内诸药，煎为丸，如梧桐子大。空心服七丸，日三服。

功用　软坚消癥，行气活血，祛湿化痰。

主治　疟疾日久不愈，胁下痞硬，结成疟母。以及癥块积于胁下，推之不移，腹痛，肌肉消瘦，饮食减少，时有寒热，女子闭经等。

方义　鳖甲活血化瘀，软坚消癥；赤硝、大黄攻积祛瘀；䗪虫、蜣螂、鼠妇、蜂窠、桃仁、紫葳破血逐瘀；半夏、乌扇燥湿化痰；瞿麦、葶苈、石韦利水渗湿；厚朴、柴胡理气疏肝；干姜、桂枝温经通脉；黄芩清泻胆热；丹皮清热凉血，活血化瘀；人参、阿胶、白芍补气养血。

（高彦宇）

qūchóngjì

驱虫剂（vermifugal prescriptions）　具有驱虫、杀虫或安蛔等作用，用于治疗人体寄生虫病的方剂。属于八法中之消法。以驱虫药为主组成。

驱虫剂主要用于蛔虫、绦虫、钩虫、蛲虫等消化道寄生虫病的治疗，常用代表方剂有乌梅丸、化虫丸等。驱虫剂宜空腹服用，服后忌食油腻食物；驱虫药为攻伐之品，不宜久服；老年体弱者及孕妇慎用或忌用。

（樊巧玲）

wūméiwán

乌梅丸（wumei pills）　驱虫剂，东汉·张仲景《伤寒论·辨厥阴病脉证并治》方。

组成　乌梅三百枚，细辛六两，干姜十两，黄连十六两，当归四两，附子（炮，去皮）六两，蜀椒（炒香）四两，桂枝（去皮）六两，人参六两，黄柏六两。

用法　上药各为末，合治之，以苦酒渍乌梅一宿，去核，蒸之五斗米下，饭熟，捣成泥，和药令相得，纳臼中，炼蜜为丸，如梧桐子大。每服十丸，食前以饮送下，日三服。稍加至二十丸。

功用　温脏安蛔。

主治　蛔厥证。腹痛时作，手足厥冷，时静时烦，时发时止，得食而呕，常自吐蛔，兼治久泻久痢。

方义　乌梅安蛔止痛；蜀椒、细辛、附子、干姜、桂枝温脏祛寒；黄连、黄柏清热下蛔；人参、当归益气养血。

（左铮云）

ānhuítāng

安蛔汤（anhui decoction）　驱虫剂，明·龚廷贤《万病回春·卷二》方。

组成　人参七分，白术、茯

苓各一钱，干姜（炒黑）五分，乌梅二个，花椒（去目）三分。

用法 上剉剂，水煎服。如合丸，用乌梅浸烂蒸熟捣如泥，入前药再捣如泥，每服十丸，米汤吞下。

功用 暖脾安蛔。

主治 伤寒，手足冷而吐蛔。

方义 人参、白术、茯苓、干姜益气温中健脾，以杜生蛔之源；乌梅、花椒安蛔止痛。

（闫润红）

huàchóngwán

化虫丸（huachong pills） 驱虫剂，宋·太平惠民和剂局《太平惠民和剂局方·卷十》方，异名为化虫丹（《幼幼新书·卷三十一》）。

组成 胡粉（即铅粉，炒）、鹤虱（去土）、槟榔、苦楝根（去浮皮）各五十两，白矾（枯）十二两半。

用法 上为末，以面糊为丸，如麻子大；一岁儿服五丸，温浆水入生麻油一二点，调匀下之，温米饮下亦得，不拘时候；其虫细小者皆化为水，大者自下。

功用 驱杀诸虫。

主治 虫积，腹痛时作，往来上下，其痛甚剧，呕吐清水，甚或吐蛔，四肢羸困，面色青黄，饮食虽进，不生肌肤，或寒或热。

方义 胡粉主杀诸虫；鹤虱专杀蛔虫；苦楝根既可驱杀蛔虫，又可安蛔止痛；槟榔既能杀绦虫、姜片虫，又能行气导滞，以促进虫体排出；枯矾燥湿杀虫。

（王 迪）

bùdàiwán

布袋丸（budai pills） 驱虫剂，明·庄应祺《补要袖珍小儿方论·卷五》方。

组成 夜明砂（拣净）、芜荑（炒，去皮）、使君子各二两，白

茯苓（去皮）、白术（无油者，去芦）、人参（去芦）、甘草、芦荟（研细）各半两。

用法 上为细末，汤浸蒸饼为丸，如弹子大，每服一丸，以生绢袋盛之，次用精猪肉二两，同药一处煮，候肉熟烂，提取药于当风处悬挂，将所煮猪肉并汁，令小儿食之。所悬之药，第二日依前法煮食，只待药尽为度。

功用 驱虫消疳，补养脾胃。

主治 小儿虫疳。体热面黄，肢细腹大，发焦目暗。

方义 使君子、芜荑驱虫消疳；人参、白术、茯苓、甘草补益脾气；夜明砂清肝明目，散积消疳；芦荟功能泻热通便，使虫体从大便排出；甘草兼能调和诸药。

（杨 勇）

liánméi ānhuítāng

连梅安蛔汤（lianmei anhui decoction） 驱虫剂，清·俞根初《重订通俗伤寒论·第二章》方。

组成 胡黄连一钱，炒川椒10粒，白雷丸三钱，乌梅肉二朵，生川柏八分，尖槟榔二枚（磨汁冲）。

用法 水煎服。

功用 清热安蛔。

主治 肝胃郁热，虫积腹痛，腹痛阵作，饥不欲食，食则吐蛔，甚则烦躁厥逆，面赤口燥，舌红脉数。

方义 乌梅、川椒安蛔止痛，寓"酸能安蛔，辛能伏蛔"之意；黄柏、胡黄连清热安蛔，寓"苦能下蛔"之意。槟榔、雷丸杀虫驱蛔。

（章 健）

féi'érwán

肥儿丸（fei'er pills） 驱虫剂。

宋·太平惠民和剂局《太平惠民和剂局方·卷十》方。组成：

神曲（炒）、黄连（去须）各十两，肉豆蔻（面裹，煨）、使君子（去皮）、麦蘖（炒）各五两，槟榔（不见火，细锉，晒）二十个，木香二两。用法：上为细末，猪胆为丸如粟米大。每服三十丸，量岁数加减，熟水下，空心服。功用：消积杀虫。主治：小儿疳病，日渐羸瘦，腹大发竖，不能步行，面黄口臭发热。方义：神曲、麦芽消食化积，助脾运化；黄连清热燥湿，木香理气行滞；槟榔、使君子消积杀虫；肉豆蔻温中固肠。猪胆汁与肉豆蔻、木香相配成辛开苦降之势。

明·万全《幼科发挥·卷三》方。组成：人参、白术、白茯苓、山药（蒸）、莲肉、当归（酒洗）各五钱，陈皮二钱，青皮、木香、砂仁、使君子、神曲各三钱，炙甘草、桔梗、麦芽各二钱。用法：上为末，荷叶浸水煮粳米粉糊丸。麻子大，每服十五丸、二十五丸、三十五丸、四十五丸，至五十丸。米饮送下。功用：健脾益胃，消积杀虫。主治：疳疾。小儿脾胃素弱，食少而瘦，或气强壮，偶因伤食，或因大病后瘦。

元·罗天益《卫生宝鉴·卷十九》方。组成：麦蘖（炒）、川黄连、大芜荑、神曲（炒）、胡黄连各半两。用法：上为末，猪胆汁为丸，如麻子大。每服三十丸，食前米饮送下。功用：杀虫消积，除湿止痢。主治：小儿蒸热，腹胁胀满，面色萎黄，饮食迟化，大小便不调。

（冯 泳）

lǐzhōng ānhuítāng

理中安蛔汤（lizhong anhui decoction） 驱虫剂，清·林佩琴《类证治裁》方。

组成 人参三钱，白术、茯苓、干姜各一钱半，川椒（炒）

十四粒，乌梅三个。

用法 水煎服。

功用 温中安蛔。

主治 胃中虚冷，吐蛔。

方义 干姜温助脾阳，祛散寒邪；人参补益脾气，白术温中健脾燥湿，茯苓利水渗湿，以助健脾，三药合用，以复脾胃升降之常；川椒味辛性温，辛能伏蛔，乌梅味酸制蛔，使蛔静而痛止。

（葛鹏玲）

yìxiàosǎn

一笑散（yixiao powder） 驱虫剂，清·沈金鳌《杂病源流犀烛·卷二十三》方。

组成 川椒为末，巴豆一粒。

用法 研成膏，饭和作丸，棉裹安蛀孔内，即愈。

功用 杀虫止痛。

主治 蛀虫牙痛。

方义 川椒杀虫止痛，巴豆去除蛀牙内恶肉。

（连建伟）

yǒngtùjì

涌吐剂（emetic prescriptions）

具有涌吐痰涎、宿食、毒物等作用，用于治疗痰厥、食积、误食毒物的方剂。属于八法中之吐法。以涌吐药为主组成。

涌吐剂是根据《素问·阴阳应象大论》"其高者，引而越之"的原则而立法。应用涌吐剂可使停蓄在咽喉、胸膈、胃脘的痰涎、宿食、毒物迅速由呕吐而排出，代表方剂有瓜蒂散、救急稀涎散、盐汤探吐方、参芦饮等。涌吐剂易伤胃气，应中病即止。年老体弱、妇女胎前产后、幼儿慎用。若服药后呕吐不止者，可饮姜汁少许或食冷粥、饮冷开水等以止呕。若仍呕吐不止，则应针对所用药物的不同进行解救。服药得吐后令患者避风休息，待肠胃功能恢复，再进流质饮食或易消化的食物。

（樊巧玲）

sānshèngsǎn

三圣散（sansheng powder）

涌吐剂，金·张子和《儒门事亲·卷十二》方。

组成 防风（去芦）三两，瓜蒂（剥净，碾破，以纸卷定，连纸锉细，去纸，用粗罗子罗过，另放末，将滓炒微黄，次入末，一处同炒黄用）三两，藜芦（去苗及心）加减用之，或一两，或半两，或一分。

用法 上各为粗末，每服约半两，以齑汁三茶盏，先用二盏，煎三五沸，去齑汁；次人一盏，煎至三沸，却将原二盏，同一处熬二沸，去滓，澄清，放温，徐徐服之。不必尽剂，以吐为度。

功用 涌吐风痰。

主治 中风闭证，失音闷乱，口眼㖞斜，或不省人事，牙关紧闭，脉浮滑实者。对于癫痫，浊痰壅塞胸中，上逆时发者，以及误食毒物尚停于上脘者，亦可用。

方义 瓜蒂苦寒有小毒，涌吐风热痰涎和宿食；藜芦涌吐风痰，与瓜蒂相须为用；防风祛风解表，胜湿止痛，止痉；三药合用，相辅相成，具有强烈的涌吐作用，故以"三圣"名之。

（阮时宝）

guādìsǎn

瓜蒂散（guadi powder） 涌吐剂，东汉·张仲景《伤寒论·太阳病辨证论治》方。

组成 瓜蒂（熬黄）一分，赤小豆一分。

用法 上二味，各别捣筛，为散已，合治之。取一钱匕，以香豉一合，用热汤七合，煮作稀糜，去滓，取汁和散，温顿服之。不吐者，少少加，得快吐乃止。

功用 涌吐痰涎宿食。

主治 痰涎宿食，壅滞胸脘。胸中痞鞕，懊忱不安，欲吐不出，气上冲咽喉不得息，寸脉微浮者。

方义 方中瓜蒂味苦，性升而善吐；赤小豆味苦酸，能祛湿除烦满，与瓜蒂配合，增强催吐之力；香豉轻清宣泄，利于涌吐，又可在快吐之中兼顾胃气。

（许二平）

shēnlúyǐn

参芦饮（shenlu drink） 涌吐剂，元·朱震亨《丹溪心法·卷五》方。

组成 人参芦。

用法 煎汤饮二碗，隔宿煎桔梗半两、陈皮二钱、甘草二钱。

功用 涌吐痰涎。

主治 痰涎壅盛。痰多气急，胸膈满闷，温温欲吐。

方义 参芦涌吐祛痰，且能滋补强壮。药后加桔梗、陈皮、甘草宣肺燥湿化痰以治其本。

（章健）

yántāng tàntùfāng

盐汤探吐方（yantang tantu formula） 涌吐剂，唐·孙思邈《备急千金要方·卷二十》方。

组成 食盐。

用法 用极咸盐汤三升，热饮一升，刺口令吐宿食使尽，不吐更服，吐讫复饮，三吐乃住，静止。

功用 涌吐宿食。

主治 霍乱蛊毒，宿食不消，积冷，心腹烦满，鬼气。

方义 食盐涌吐宿食。

（秦竹）

jiùjí xīxiánsǎn

救急稀涎散（jiuji xixian powder） 涌吐剂，宋·赵佶《圣济总录·卷六》方。

组成 皂荚（如猪牙肥实不蛀者削去黑皮四挺），白矾（一两通莹者）。

用法 上二味，为细末，再研极细为散。如有患者，可服半钱，重者三钱匕，温水调灌下，不大呕吐，只有微涎稀冷而出，或一升二升，当时省觉，次缓而调治。不可使大攻之，过则伤人。

功用 开关涌吐。

主治 中风闭证。痰涎壅盛，喉中痰声辘辘，气闭不通，心神瞀闷，四肢不收，或倒仆不省，或口角似喎，脉滑实有力者。亦治喉痹。

方义 皂角辛能开窍，咸能软坚，善能涤除浊腻之痰；白矾酸苦涌泄，能化顽痰，并有开闭催吐之功。二者相合，具有稀涎作用，能使冷涎微微从口中吐出。

（李 冀）

dìngtùwán

定吐丸（dingtu pills） 涌吐剂，宋·刘昉《幼幼新书·第二十七卷》方。

组成 丁香（为末）二十一枚，蝎梢四十九条，半夏（洗，焙干为末）三个。

用法 上件研匀，煮枣肉如小黍米大。每服七丸至十丸，金银煎汤吞下。如伤暑，霍乱吐泻，煎香茸散送下。

功用 息风镇惊，降逆和胃。

主治 小儿惊食，胃管不快，吐逆乳食或心胸发热。

方义 蝎梢息风镇惊安神；丁香温中降逆；半夏降逆止呕。

（韩向东）

dúshèngsǎn

独圣散（dusheng powder） 涌吐剂。

金·张子和《儒门事亲·卷十二》方。组成：瓜蒂不以多少。用法：每服一钱或二钱，齑汁调服。功用：涌吐痰涎宿食。主治：痰涎、饮食壅滞于上脘，胸中痞

硬，欲吐不得，或喉痹者。方义：瓜蒂味苦，尤善于涌吐痰涎宿食；齑汁为卤水，酸咸可吐诸痰饮宿食，以助瓜蒂之力。

元·危亦林《世医得效方·卷六》方。组成：盐五合。用法：以水一升煎消，顿服。功用：涌吐宿食。主治：脾胃不足，过食瓜果，心腹坚胀，痛闷不安。

（于 洋）

yōngyángjì

痈疡剂（prescriptions for large carbuncle） 具有散结消痈、解毒排脓、生肌敛疮等作用，用于治疗痈疽疮疡的方剂。

通常以生于躯干、四肢等体表的痈疡，称之为外痈；生于体内脏腑之痈，称之为内痈。痈疡剂是根据《素问·至真要大论》"结者散之""坚者削之"的原则立法。外痈的内治法，应当依据病情初起、成脓、溃后的不同阶段分别采取消、托、补三法。其中消法重在散结消痈，代表方剂有仙方活命饮；托法重在扶正托毒，代表方剂有透脓散；补法重在补虚敛疮，代表方剂有内补黄芪汤。内痈治法以散结消肿、逐瘀排脓为基本原则，其中治疗肠痈的代表方剂为大黄牡丹汤，治疗肺痈的代表方剂如苇茎汤。

（樊巧玲）

yìjiānsǎn

一煎散（yijian powder） 痈疡剂，清·吴谦《医宗金鉴·卷六十九》方。

组成 当归尾、穿山甲（炙，研）、甘草（生）、桃仁泥、皂角刺各二钱，川黄连一钱五分，枳壳（麸炒）、槟榔、天花粉、乌药、赤芍、生地、白芷各一钱，元明粉、大黄各三钱，红花五分。

用法 水二盅，浸一宿，次早煎一滚，空心服，俟行三、四

次，以稀粥补之。

功用 泻热清肠，消肿止痛。

主治 阳证脏毒，肛门两旁肿突，形如桃李，大便秘结，小水短赤，甚者肛门重坠紧闭，下气不通，刺痛如锥，舌苔黄腻，脉数有力。

方义 当归尾、赤芍、生地、红花、桃仁活血通络；枳壳、槟榔、乌药行气化滞；天花粉、白芷散结消肿；黄连、甘草、大黄、元明粉泻火解毒、散痈消肿；穿山甲、皂角刺消肿溃坚，性专行散，直达病所。

（连建伟）

sānpǐn yìtiáoqiāng

三品一条枪（sanpin yitiaoqiang） 痈疡剂，明·陈实功《外科正宗·瘰疬论第十九》方。

组成 明矾二两，白砒一两五钱，雄黄二钱四分，乳香一钱二分。

用法 先将矾、砒煅红，再研成细末，加雄黄、乳香二味，共研级细，厚糊调稠，搓条如线，阴干备用。

功用 祛腐消瘀，攻毒杀虫。

主治 痔疮、肛瘘、瘿瘤、疔疮、发背、脑疽、瘰疬等症。

方义 明矾攻毒收湿，化痰止血；白砒祛腐拔瘘，蚀疮杀虫；雄黄燥湿杀虫，乳香活血定痛。

（贾 波）

xiānfāng huómìngyǐn

仙方活命饮（xianfang huoming drink） 痈疡剂，明·薛己《校注妇人良方·卷二十四》方。

组成 白芷、贝母、防风、赤芍药、当归尾、甘草节、皂角刺、穿山甲（炙）、天花粉、乳香、没药各一钱，金银花、陈皮各三钱。

用法 上用酒一大碗，煎五七沸服。

功用 清热解毒，活血止痛，消肿溃坚。

主治 痈疡肿毒初起。红肿焮痛，或身热凛寒，苔薄白或黄，脉数有力。

方义 金银花清热解毒；当归尾、赤芍、乳香、没药、陈皮行气活血，通络止痛，白芷、防风疏风解毒，散结消肿，透解热毒；贝母、天花粉清热化痰，散结排脓，使脓未成而消；穿山甲、皂角刺通行经络，透脓溃坚，使脓成则溃；甘草清热解毒，调和诸药。

（杨 勇）

xiānfāng jiùmìngtāng

仙方救命汤（xianfang jiuming decoction）

痈疡剂，明·申斗垣《外科启玄·卷十一》方。

组成 大黄，栀子，牡蛎，金银花，木通，连翘，乳香，牛蒡子，没药，瓜蒌，角刺，地骨皮各等分。

用法 上锉，每剂五钱，酒、水各半煎。

功用 清热解毒，消痈散疮。

主治 疔疮走黄证。局部忽见疮顶陷黑，肿势软漫，迅速扩散；伴寒战，高热，头痛，烦躁，胸闷，瘀斑，咳喘，腹痛，黄疸等；甚则神昏。

方义 大黄泻热散瘀解毒，金银花、连翘清热解毒，消散痈疮；乳香、没药活血散瘀定痛；瓜蒌、牡蛎、牛蒡子化痰散结消肿，皂角刺破坚溃结，消散痈疮，栀子、木通清热利湿，使热毒从小便而出；地骨皮清热凉血解毒。

（杨 勇）

sìmiào yǒng'āntāng

四妙勇安汤（simiao yong'an decoction）

痈疡剂，清·鲍相璈《验方新编·卷二》方。

组成 金银花、玄参各三钱，当归二两、甘草一两。

用法 水煎服，一连十剂，用无后患。药味不可减少，减则不效，并忌抓擦为要。

功用 清热解毒，活血止痛。

主治 脱疽，热毒炽盛证。患肢暗红微肿灼热，久则溃烂腐臭，疼痛剧烈，或发热口渴，舌红脉数。

方义 金银花清热解毒；玄参泻火解毒，养阴散结，与金银花配伍，既清气分邪热，又解血分热毒，当归养血活血止痛；甘草生用，既助金银花泻火解毒，有可调和诸药。

（杨 勇）

èrwèi bádúsǎn

二味拔毒散（erwei badu powder）

痈疡剂，清·吴谦《医宗金鉴·外科心法要诀》方。

组成 明雄黄、白矾各等分。

用法 上二味为末，用茶清调化，鹅翎蘸扫患处。

功用 解毒止痒，除湿敛疮。

主治 风湿诸疮，红肿痛痒，疥癞等。

方义 雄黄解毒杀虫，燥湿止痒；明矾外敷解毒杀虫，止痒消疮。

（周永学）

shēngjī yùhónggāo

生肌玉红膏（shengji yuhong paste）

痈疡剂，明·陈实功《外科正宗·卷一》方。

组成 白芷五钱，甘草一两二钱，归身二两，瓜儿血竭、轻粉各四钱，白占二两，紫草二钱，麻油一斤。

用法 先用当归、甘草、紫草、白芷四味，入油内浸三日，大勺内慢火熬药微枯色，细绢滤清，将油复入勺内煎滚，下整血竭化尽，次下白占，微火亦化；

先用茶钟四枚，预顿水中，将膏分作四处，倾入钟内，候片时方下研极细轻粉，每钟内投和一钱搅匀，候至一伏时取起，不得加减，致取不效。

功用 活血祛腐，解毒生肌。

主治 痈疽、发背，诸般溃烂、梅毒等疮。

方义 当归、白芷行气散血，活血消肿；紫草凉血活血，除湿生肌；血竭活血散瘀敛疮，生肌止痛；轻粉化腐提毒，收湿敛疮；甘草泻火解毒，助生新肌，调和诸药；麻油、白蜡润肤生肌，兼做赋形剂。

（许二平）

shēngjīsǎn

生肌散（shengji powder）

痈疡剂，清·顾世澄《疡医大全·卷九》方。

组成 人参、西牛黄、珍珠、琥珀、熊胆、乳香（去油）、没药（去油）各二两，炉甘石（煅）、海螵蛸、龙骨、石膏（煅）、轻粉各五钱，杭粉二两。

用法 共乳极细，入冰片五分，再乳千下，瓷瓶密贮。每用少许，收口如神。

功用 生肌敛疮。

主治 痈疽而不宜收口者。

方义 人参益气血，健脾胃，生肌肉；西牛黄、熊胆、石膏清热解毒；乳香、没药化瘀止痛；炉甘石、海螵蛸、龙骨、轻粉、杭粉、珍珠、琥珀、冰片功能敛疮生肌。

（许二平）

dàidāosǎn

代刀散（daidao powder）

痈疡剂，清·王维德《外科证治全生集·卷四》方。

组成 皂角刺、绵黄芪（炒）各一两，生甘草、乳香（各末）五钱。

用法 每服三钱，酒服立溃。

功用 益气活血，溃坚排脓。

主治 痈疽脓成久不溃破，患处暗红肿痛者。

方义 皂角刺通经活络，擅能散结排脓，黄芪益气托毒，二药配伍，益气托毒，溃坚排脓；乳香活血定痛，生甘草清热解毒，调和诸药。

（杨 勇）

báijiàngdān

白降丹（baijiang pills）

痈疡剂，清·吴谦《医宗金鉴·卷六十二》方。

组成 朱砂、雄黄各二钱，水银一两，硼砂五钱，火硝、食盐、白矾、皂矾各一两五钱

用法 先将朱、雄、硼三味研细，入盐、矾、硝、皂、水银共研匀，以水银不见星为度。用阳城罐一个，放微炭火上，徐徐倒药入罐化尽，微火逼令干取起。如火大太干则汞走，如不干则药倒下无用，其难处在此。再用一阳城罐合上，用棉纸截半寸宽，将罐子泥、草鞋灰、光粉三样研细，以盐滴卤汁调极湿，一层泥一层纸，糊合口四、五层，及糊有药罐上二、三层。地下挖一小潭，用饭碗盛水放潭底。将无药罐放于碗内，以瓦挨潭口，四边齐地，恐炭灰落碗内。有药罐上以生炭火盖之，不可有空处。约三炷香，去火，冷定开看，约有一两外药矣。炼时罐上如有绿烟起，急用笔蘸罐子盐泥固之。

功用 拔毒消肿，化腐生肌。

主治 痈疽发背，一切疔毒、无名肿毒以及赘瘤、息肉、瘘管、恶疮等。

方义 朱砂、硼砂、皂矾、水银清热解毒；火硝解毒消肿；雄黄、白矾解毒杀虫；食盐引药入经。

（韩 涛）

nèituō huángqísǎn

内托黄芪散（neituo huangqi powder）

痈疡剂，清·吴谦《医宗金鉴·卷六十四》方，异名内托黄芪饮。

组成 当归、白芍（炒）、川芎、白术（土炒）、陈皮、穿山甲（炒，研）、皂刺、黄芪各一钱，槟榔三分，紫肉桂五分。

用法 水二盅，煎八分，食前服。

功用 益气养血，托里透脓。

主治 中搭手（背中部之痈疽），气血虚，疮不能发长者。

方义 黄芪、白术甘温益气，托疮生肌；当归、白芍、川芎养血活血，与黄芪相配，既补益气血，又活血通络，可透脓外泄，生肌长肉；穿山甲、皂角刺、陈皮、槟榔行气活血，止痛排脓；肉桂温运阳气，通畅气血，且可鼓舞气血生长。

（王 迪）

tuōlǐ dìngtòngsǎn

托里定痛散（tuoli dingdong powder）

痈疡剂，明·陈实功《外科正宗·卷之一》方。

组成 归身、熟地、乳香、没药、川芎、白芍、肉桂各一钱，粟壳（泡去筋膜，蜜炒）二钱。

用法 水二盅，煎八分，随病上下，食前后服之。

功用 养血活血，托里定痛。

主治 痈疽溃后，血虚疼痛不可忍者。

方义 熟地、当归、白芍、川芎养血活血；乳香、没药活血定痛；粟壳止痛；肉桂温里助阳。

（龙一梅）

tuōlǐ tòunóngtāng

托里透脓汤（tuoli tounong decoction）

痈疡剂，清·吴谦等《医宗金鉴·卷六十三》方。

组成 人参、白术（土炒）、穿山甲（炒，研）、白芷各一钱，升麻、甘草节各五钱，当归二钱，生黄芪三钱，皂角刺一钱五分，青皮（炒）五分。

用法 水三盅，煎至一盅。病在上部，先饮煮酒一盅，后热服此药；病在下部，先服药，后饮酒；疮在中部，药内兑酒半盅，热服。

功用 扶正祛邪，托里透脓。

主治 痈疽气血亏损，将溃之时，紫陷无脓，根脚散大者。

方义 人参、黄芪、白术补气健脾；穿山甲、皂角刺破坚溃脓，白芷排脓；当归养血活血，青皮行滞，以助透脓；升麻升阳；甘草解毒，兼调和诸药。

（龙一梅）

hóngshēngdān

红升丹（hongsheng pills）

痈疡剂，清·吴谦等《医宗金鉴·卷六十二》方。

组成 朱砂、雄黄各五钱，水银一两，白矾一两，火硝四两，皂矾六钱。

用法 上药经升华制成细粉储罐备用，用时鸡翎蘸丹少许，外扫疮口，亦可干掺或调敷或以药捻沾药粉使用。

功用 拔毒，祛腐，生新。

主治 一切疮疡溃后，疮口坚硬，肉暗紫黑。

方义 水银、雄黄以毒攻毒，拔毒祛腐，生肌敛疮；皂矾、白矾、火硝、朱砂解毒，其中皂矾、白矾善收湿止痒，助拔毒敛疮。

（龙一梅）

hóngmiánsǎn

红棉散（hongmian powder）

痈疡剂，明·龚廷贤《寿世保元·卷六》方。

组成 枯白矾五分，干胭脂粉二分半，麝香少许，片脑一分，熟炉甘石五分。

用法 上为末，先以棉杖子沾干脓水，用鹅翎管子送药入耳底。

功用 止痒，止痛。

主治 耳聋，流脓，疼痛，红肿，流黄水。

方义 枯白矾、干胭脂粉、炉甘石收湿止痒；以麝香、冰片消肿止痛。

（龙一梅）

bádúgāo

拔毒膏（badu ointments） 痈疡剂，国家药典委员会《中华人民共和国药典·一部》（2020 年版）方。

组成 金银花 70g，连翘 70g，大黄 70g，桔梗 70g，地黄 70g，栀子 70，黄柏 70g，黄芩 70g，赤芍 70g，当归 35g，川芎 35g，白芷 35g，白蔹 35g，木鳖子 35g，蓖麻子 35g，玄参 35g，苍术 35g，蜈蚣 5g，樟脑 28g，穿山甲 35g，没药 18g，儿茶 18g，乳香 18g，红粉 18g，血竭 18g，轻粉 18g。

规格 每张净重 0.5g。

用法 加热软化，贴于患处。隔日换药一次，溃脓时每日换药一次。

功用 清热解毒，活血消肿。

主治 热毒瘀滞肌肤所致的疮疡，肌肤红、肿、热、痛，或已成脓。

方义 大黄、黄芩、黄柏清热泻火解毒；金银花、连翘、栀子清热解毒；桔梗宣利排脓；白蔹清热解毒，散结止痛，生肌敛疮；苍术健脾燥湿；白芷祛风散结，有助热毒从外透解；蓖麻子消肿拔毒；木鳖子消肿散结解毒；蜈蚣攻毒散结，通络止痛；穿山甲活血散结，消肿溃坚；乳香、

没药活血定痛；血竭活血定痛，止血生肌；儿茶活血止血生肌敛疮；轻粉攻毒敛疮；樟脑燥湿疗疮；红粉拔毒生肌；当归、赤芍、川芎养血活血；生地黄、玄参清热滋阴凉血，合当归滋养阴血，使诸药活血清热不伤血。

（韩向东）

yìdiǎnxuě

一点雪（yidianxue） 痈疡剂，宋·吴彦夔《传信适用方·卷二》引陶赞仲方。

组成 焰硝（研细如粉）三两，白矾（溶，飞过）秤一两。

用法 上二味拌匀，以一钱掺口中，口噤不开者，用半钱入于小竹筒内，吹在鼻中；如口内血出，即用新水漱之，忌热面。

功用 清热消肿解毒。

主治 喉闭喉肿者，舌红，脉数。

方义 焰硝清热消肿者，白矾清热解毒。

（连建伟）

jiǔyīsǎn

九一散（jiuyi powder） 痈疡剂，国家药典委员会《中华人民共和国药典·一部》（2020 年版）方。

组成 石膏（煅）900g，红粉 100g。

规格 每瓶装 1.5g。

用法 外用，取本品适量均匀地撒于患处，对深部疮口及瘘管，可用含本品的纸捻条插入，疮口表面均用油膏或敷料盖贴。每日换药一次或遵医嘱。

功用 提脓拔毒，去腐生肌。

主治 热毒壅盛所致的溃疡，症见疮面鲜活、脓腐将尽。

方义 煅石膏收敛生肌，红粉善于拔毒提脓、化湿解毒、去腐生肌。

（连建伟）

mǎyīnglóng shèxiāng zhìchuānggāo

马应龙麝香痔疮膏（mayinglong shexiang zhichuang ointments） 痈疡剂，国家药典委员会《中华人民共和国药典·一部》（2020 年版）方。

组成 人工麝香，人工牛黄，珍珠，煅炉甘石粉，硼砂，冰片，琥珀。

用法 外用，涂擦患处。

功用 清热燥湿，活血消肿，去腐生肌。

主治 湿热瘀阻所致的各类痔疮、肛裂，大便出血，或疼痛、有下坠感，亦用于肛周湿疹。

方义 牛黄、冰片、珍珠、硼砂清热解毒消肿；炉甘石解毒收湿敛疮；琥珀、麝香活血散瘀止痛。

（樊巧玲）

huàzhìshuān

化痔栓（huazhi sippository） 痈疡剂，国家药典委员会《中华人民共和国药典·一部》（2020 年版）方。

组成 次没食子酸铋 200g，苦参 370g，黄柏 92.5g，洋金花 55.5g，冰片 30g。

规格 每粒重 1.7g。

用法 患者取侧卧位，置入肛门 2～2.5cm 深处，一次 1 粒，一日 1～2 次。

功用 清热燥湿，收涩止血。

主治 大肠湿热所致的内外痔、混合痔疮。

方义 苦参、黄柏清热燥湿；冰片清热止痛，防腐止痒；洋金花祛风止痛；且融入西药次没食子酸铋，使药效成分由直肠黏膜直接吸收，减少胃肠道和肝脏的分解破坏。

（王迪）

xiāoluǒwán

消瘰丸（xiaoluo pills） 痈疡剂。

清·程国彭《医学心悟·卷

四》方。组成：元参（蒸），牡蛎（煅，醋研），贝母（去心蒸）各四两。用法：共为末，炼蜜为丸。每服三钱，开水下，日二服。功用：清热滋阴，化痰散结。主治：肝肾阴虚之瘰疬初起。方义：牡蛎软坚散结；玄参养阴润燥，泻火散结；贝母化痰软坚。

清·张锡纯《医学衷中参西录》方。组成：牡蛎（煅）十两，生黄芪四两，三棱二两，莪术二两，朱血竭一两，生明乳香一两，生明没药一两，龙胆草二两，玄参三两，浙贝母二两。用法：上药十味，共为细末，蜜丸，桐子大。每服三钱，用海带五钱，洗净切丝，煎汤送下，日再服。功用：清热化痰，软坚散结。主治：痰火凝结之瘰疬痰核。

（吴红彦）

xiāoyǐngwán

消瘿丸（xiaoying pills） 痈疡剂，国家药典委员会《中华人民共和国药典·一部》（2020年版）方。

组成 昆布300g，海藻200g，蛤壳50g，浙贝母50g，桔梗100g，夏枯草50g，陈皮100g，槟榔100g。

规格 每丸重3g。

用法 口服，一次1丸，一日3次，饭前服用；小儿酌减。

功用 散结消瘿。

主治 瘿瘤初起。

方义 昆布、海藻、蛤壳软坚散结，消痰退肿；浙贝母化痰散结，夏枯草解毒消肿；桔梗宣散肺气；陈皮、槟榔行气散结导滞。

（吴红彦）

yìyǐ fùzǐ bàijiàngsǎn

薏苡附子败酱散（yiyi fuzi baijiang powder） 痈疡剂，东汉·张仲景《金匮要略·疮痈肠痈浸淫病脉证并治》方。

组成 薏苡仁十分，附子二分，败酱五分。

用法 右三味，杵为末，取方寸匕，以水二升，煎减半，顿服。小便当下。

功用 排脓消痈，温阳散结。

主治 肠痈。其身甲错，腹皮急，按之濡，如肿状，腹无积聚，身无热，脉数。

方义 重用薏苡仁利湿排脓；附子扶助阳气，以散寒湿；败酱破瘀排脓。

（高彦宇）

hǎizǎo yùhútāng

海藻玉壶汤（haizao yuhu decoction） 痈疡剂，明·陈实功《外科正宗》方。

组成 海藻一钱，昆布一钱，贝母一钱，半夏一钱，青皮一钱，陈皮一钱，当归一钱，川芎一钱，连翘一钱，甘草节一钱，独活一钱，海带五分。

用法 上药用水二盅，煎至八分，量病上下，食前后服之。

功用 化痰散结，软坚消瘿。

主治 气滞痰凝之瘿瘤初起。颈项肿块，或肿或硬，坚硬如石推之不移，未溃破者。

方义 海藻、昆布、海带化痰软坚；象贝、半夏、连翘化痰散结以消肿；青皮、陈皮疏肝理气；当归、川芎、独活活血通络；甘草调和诸药。

（吴红彦）

xiāoyǐng wǔhǎiyǐn

消瘿五海饮（xiaoying wuhai drink） 痈疡剂，明·龚信《古今医鉴·卷九》方。

组成 海带、海藻、海昆布、海蛤、海螵蛸各三两半，木香、三棱、莪术、桔梗、细辛、香附各二两，猪靥子陈壁土炒去油，焙干，七个。

用法 上为末，每服七分半，食远米汤送下。

功用 化痰消瘿。

主治 脂瘤，气瘤。

方义 海带、海藻、海昆布、海蛤、海螵蛸软坚散结，破散瘿瘤；三棱、莪术破血软坚，散结导滞；木香、桔梗行气散结；香附、细辛行气温通；猪靥子引药归经。

（吴红彦）

kūzhìsǎn

枯痔散（kuzhi powder） 痈疡剂。

明·陈实功《外科正宗·卷八》方。组成：白矾二两，蟾酥二钱，轻粉四钱，砒霜一两，天灵盖（用清泉水浸，以天灵盖煅红水内浸煅七次）四钱。用法：共研极细末，入小新铁锅内，上用粗瓷碗密盖，盐泥封固；炭火煅至二炷京香，待冷取开，将药研末搽痔上，每日辰、午、申三时用温汤洗净，上药三次，上至七八日，其痔枯黑坚硬，住药裂缝，待其自落，换洗起痔汤。功用：枯痔祛腐，敛疮生肌。主治：湿热瘀滞，蕴结后阴，筋络弛纵，肛门边生数疮肿而突出，痒痛难忍，便时出血。方义：白矾燥湿止痒，敛疮收口；砒霜蚀疮去腐；轻粉生肌敛疮，蟾酥拔毒消肿，并善止痛；天灵盖补精养神。

清·鲍相璈《验方新编·卷七》方。组成：红砒（放旧瓦上火煅，白烟将尽，取起净末）一钱，枯矾二钱，乌梅肉（烧存性）二钱，朱砂（飞净）三分。用法：共研细末。用时以口浸湿手指，蘸药，于痔头痔身上搓捻，一日三次。初敷不肿，五六日出臭水，水出尽，其痔干枯，不用上药。轻者七八日痊愈，重者半月收功，诸痔皆效。功用：枯痔化腐，收湿敛疮。主治：湿热瘀滞，蕴于后阴，筋脉阻隔，筋络弛纵，后阴有小肉突出，且痛且痒，时流脓血。

（刘蔚雯）

jīyǎngāo

鸡眼膏（jiyan unguentum） 痈疡剂，清·顾世澄《疡医大全·卷二十七》方。

组成 鲜白果外面绿皮不拘多少，捶碎。

用法 桐油熬枯去渣，滴水成珠，不散为度，加雄黄少许，搅匀收贮。先将鸡眼热水泡软，贴一伏时揭下，内有红丝拔出。

功用 解毒软坚。

主治 鸡眼。足底部刺激性疼痛，站立或行走时较甚。

方义 白果树皮性善燥湿解毒；雄黄解毒消肿；以桐油为溶媒制成软膏，使其药力缓缓渗入皮肤以软化硬结，且能减轻雄黄的毒性。

（章 健）

shénxiào chuīhóusǎn

神效吹喉散（shenxiao chuihou powder） 痈疡剂，明·陈实功《外科正宗·卷五》方。

组成 薄荷，姜蚕，青黛，朴硝，白矾，火硝，黄连，硼砂各五分。

用法 上药各为细末，腊月初一日取雄猪胆七八个，倒出胆汁，用小半和上药拌匀，复灌胆壳，以线扎头，胆外用青缸纸包裹。将地掘一孔，阔深一尺，上用竹竿悬空横吊，上用板铺用泥密盖，候至立春日取出，挂风处阴干，去胆皮、青纸，瓷罐密收，每药一两，加冰片三分同研极细，吹患上神效。

功用 清热解毒，软坚消肿。

主治 缠喉风闭塞，及乳蛾、喉痹、重舌、木舌等症。

方义 朴硝、火硝清热消肿，软坚散结；白矾、硼砂、冰片解毒消肿，防腐生肌；黄连、青黛、猪胆汁清热解毒；薄荷、姜蚕辛凉疏散风热。

（于 洋）

gùbùtāng

顾步汤（gubu decoction） 痈疡剂，清·陈士铎《辨证录》方。

组成 牛膝一两，金钗石斛一两，人参三钱，黄芪一两，当归一两，金银花三两。

用法 水煎服。

功用 大补气血，清热解毒。

主治 气血大亏，火热之毒下注，致成脚疽。

方义 金银花清热解毒；人参、黄芪补中益气，石斛、当归滋阴补血，牛膝引火下行。

（李 冀）

qīngchángyǐn

清肠饮（qingchang drink） 痈疡剂，清·陈士铎《辨证录·卷十三》方。

组成 金银花三两，当归二两，地榆一两，麦冬一两，元参一两，生甘草三钱，薏苡仁五钱，黄芩二钱。

用法 水煎服。

功用 清热解毒，消肿散结。

主治 大肠痈。腹中痛甚，手不可按，右足屈而不伸者。

方义 金银花、黄芩清热解毒，元参清热凉血，泻火解毒，散结软坚；当归养血活血，化瘀通脉而止痛；地榆凉血解毒；麦冬养阴清热；薏苡仁清肠利湿，排脓散结；生甘草清热解毒，调和诸药。

（李 冀）

tòunóngsǎn

透脓散（tounong powder） 痈疡剂，明·陈实功《外科正宗·卷一》方。

组成 黄芪四钱，山甲（炒末）一钱，川芎三钱，当归二钱，皂角针一钱五分。

用法 水二盅，煎一半，随病前后服，临入酒一杯亦好。

功用 补气养血，托毒溃痈。

主治 痈疽、诸毒内已成脓，不易外溃，漫肿无头，或酸胀热痛者。

方义 黄芪益气托毒；当归养血活血，川芎活血通络；穿山甲、皂角刺软坚溃痈。

（秦 竹）

zhūchuāng yìsǎoguāng

诸疮一扫光（zhuchuang yisao-guang pills） 痈疡剂，明·陈实功《外科正宗·卷四》方。

组成 苦参、黄柏各一斤，烟胶一升，木鳖肉、蛇床子、点红椒、明矾、枯矾、硫黄、枫子肉、樟冰、水银、轻粉各二两，白砒五钱。

用法 共为细末，熟猪油二斤四两，化开入药搅匀，作丸龙眼大，瓷瓶收贮，用时搽擦患上，二次即愈。

功用 清热燥湿，解毒杀虫。

主治 凡治痒疮，不论新久及身上下，或干或湿，异类殊形，但多痒少痛者，并宜用之，俱各有效。

方义 苦参、黄柏清热燥湿；木鳖肉、蛇床子、烟胶散结消肿；点红椒、明矾、枯矾、硫黄、枫子肉、樟冰、水银、轻粉、白砒解毒杀虫，燥湿止痒。

（秦 竹）

dī'ěryóu

滴耳油（di'er oil） 痈疡剂，清·吴谦《医宗金鉴·卷六十五》方。

组成 核桃仁研烂、拧油去渣、得油一钱，冰片二分。

用法 待脓净时每用少许，滴于耳内。

功用 清热敛疮，消肿止痛。

主治 耳疖证。耳内生疮，肿痛刺痒，破流黑色臭脓水，久不收敛。

方义 核桃油敛疮消肿止痛；冰片清热生肌敛疮。

(高长玉)

xiàkūcǎogāo

夏枯草膏 (xiakucao unguentum)

痈疡剂，国家药典委员会《中华人民共和国药典·一部》(2020 年版) 方。

组成 夏枯草 2500g。

用法 口服，一次 9g，一日 2 次。

功用 清火，散结，消肿。

主治 火热内蕴所致的头痛、眩晕、瘰疬、瘿瘤、乳痈肿痛。

方义 夏枯草清热泻火，散结消肿。

(年 莉)

xiāozhìwán

消痔丸 (xiaozhi pills)

痈疡剂，清·顾世澄《疡医大全·卷二十三》方。

组成 生地（水洗）四两，黄芩一两五钱，金银花、枳壳（麸炒）、秦艽各一两，防风、大黄（酒制）、当归、苍术（米泔浸炒）、地龙、槐花（炒）、赤芍各二两。

用法 研末，炼蜜为丸，空心白汤送下三钱。

功用 清热解毒，凉血疏风。

主治 痔疮、痔漏初起，人壮便秘，血分壅热者。

方义 生地清热凉血；银花清热解毒，黄芩清热厚肠，槐花清热凉血；大黄泻实热，荡肠浊，逐瘀血；赤芍凉血化瘀，当归养血和血；枳壳、防风、苍术、秦艽疏肠风，除肠湿，散肠滞；地龙舒经通络。

(吴红彦)

chánsūwán

蟾酥丸 (chansu pills)

痈疡剂，宋·王怀隐《太平圣惠方·卷三十四》方。

组成 蟾酥（汤浸，研）一字、麝香一字。

用法 上研为丸，如麻子大。每用一丸，以锦裹，于痛处咬之，有涎即吐却。

功用 解毒止痛，活血消肿。

主治 牙疼，口疮，积年不愈者。

方义 蟾酥解毒消肿止痛；麝香芳香开窍，通经止痛。

(高彦宇)

zǐcǎoruǎngāo

紫草软膏 (zicao ointments)

痈疡剂，国家药典委员会《中华人民共和国药典·一部》(2020 年版) 方。

组成 紫草 500g，当归 150g，防风 150g，地黄 150g，白芷 150g，乳香 150g，没药 150g。

用法 外用，摊于纱布上贴患处，每隔 1~2 日换药一次。

功用 化腐生肌，解毒止痛。

主治 热毒蕴结所致的溃疡，创面疼痛、疮色鲜活、脓腐将尽。

方义 紫草凉血活血，清热解毒；当归活血祛瘀止痛；防风、白芷疏风止痛；地黄清热凉血养阴；乳香、没药活血祛瘀止痛。

(赵雪莹)

niúbàng jiějītāng

牛蒡解肌汤 (niubang jieji decoction)

痈疡剂，清·高秉钧《疡科心得集·卷上》方。

组成 牛蒡子，薄荷，荆芥，连翘，山栀，丹皮，石斛，玄参，夏枯草。

用法 水煎服。

功用 疏风清热，消肿散结。

主治 头面风热，或颊项痰毒，风热牙痛等证。

方义 牛蒡子疏散风热，解毒消肿；连翘清热解毒，散结消肿，疏散风热，增牛蒡子解肌消肿解毒之力；薄荷、荆芥疏风散邪；丹皮、山栀清热凉血；夏枯草清热散结；石斛清热养阴；玄参养阴清热，解毒散肿。

(杨 勇)

xīhuángwán

犀黄丸 (xihuang pills)

痈疡剂，清·王维德《外科证治全生集·卷四》方。

组成 犀黄三分，麝香一钱半，乳香、没药（各去油，研极细末）各一两，黄米饭一两。

用法 捣烂为丸，忌火烘，晒干，陈酒送下三钱。患生上部，临卧服；下部，空心服。

功用 解毒消痈，化痰散结，活血祛瘀。

主治 乳岩、横痃、瘰疬、痰核、流注、肺痈、小肠痈等。

方义 牛黄清热解毒，清心豁痰；麝香开窍通络，散瘀止痛；乳香、没药活血定痛；黄米饭益阴和中。

(赵雪莹)

xiǎojīndān

小金丹 (xiaojin pills)

痈疡剂，清·王维德《外科证治全生集·医方》方。

组成 白胶香、草乌、五灵脂、地龙、木鳖各一两五钱（俱为细末），乳香、没药各去油，归身（俱净末）各七钱五分，麝香三钱，墨炭一钱二分。

用法 各研细末，用糯米粉一钱二两，同上药末，糊厚，千槌打融为丸，如芡实大，每料约二百五十粒，临用陈酒送下一丸，醉盖取汗。

功用 化痰祛瘀，除湿通络，消肿散结。

主治 寒湿痰瘀之流注、痰

核、瘰疬、乳岩、横痃、贴骨疽等，初起皮色不变，肿硬作痛。

方义 木鳖子通行经络，消肿散结，攻毒疗疮；草乌祛寒散湿，逐痰消肿；五灵脂、地龙、麝香、乳香、没药、白胶香、当归祛瘀通络，消肿定痛；墨炭色黑入血，消肿化痰；糯米粉为丸，养胃和中；陈酒送服以助药势。

（樊巧玲）

bōyúndān

拨云丹（boyun pills） 痈疡剂，清·沈金鳌《杂病源流犀烛·卷二十二》方。

组成 蔓荆子、木贼草、密蒙花、川芎各二钱，白蒺藜、当归各二钱半，甘菊二钱，薄荷五分，黄连、蝉蜕、楮实、花粉各六分，地骨皮八分，川椒七分，甘草四分。

用法 为末，空心水下。

功用 养肝明目，疏风退翳。

主治 胬肉。

方义 密蒙花清热养肝、明目退翳，蔓荆子疏散风热、清利头目；木贼草疏风明目退翳，川芎疏肝行气、祛头目风邪，白蒺藜平肝息风明目；甘菊清肝明目，黄连清热解毒，蝉蜕疏风清热、明目退翳，薄荷疏风散热、清利头目，天花粉清热生津、解毒消肿，楮实益肝明目，地骨皮清热凉血、退虚热，川椒温中止痒，当归养血柔肝明目，防诸药伤肝之阴血；甘草调和药性。

（韩向东）

bōyún tuìyìwán

拨云退翳丸（boyun tuiyi pills）

痈疡剂，元·倪维德《原机启微·卷之下》方。

组成 川芎一两五钱，菊花一两，蔓荆子二两，蝉蜕一两，蛇蜕（炙）三钱，密蒙花二两，薄荷叶半两，木贼草（去节）二

两，荆芥穗一两，黄连、楮桃仁各半两，地骨皮一两，天花粉六钱，炙草三钱，川椒皮七钱，当归、白蒺藜（去刺，炒）各一两五钱。

用法 为细末，炼蜜成剂，每两作八丸。每服一丸，食后、临睡细嚼，茶清送下。

功用 清肝明目，疏风退翳。

主治 治阳跷受邪，内眦即生赤脉缕缕，根生瘀肉，瘀肉生黄赤脂，脂横侵黑睛，渐蚀神水，锐眦亦然。

方义 密蒙花清热养肝、明目退翳，蔓荆子疏散热风、清利头目；木贼草疏风明目退翳，川芎疏肝行气、祛头目风邪；白蒺藜平肝息风明目，菊花清肝明目，黄连清热解毒，蝉蜕疏风清热、明目退翳，蛇蜕祛风解毒退翳，荆芥穗疏散上焦风热，薄荷疏风散热、清利头目，天花粉清热生津、解毒消肿，楮实子益肝明目，地骨皮清热凉血、退虚热；川椒温中止痒，当归养血明目；炙甘草益气健脾，调和诸药。

（韩向东）

yátòng yìlìwán

牙痛一粒丸（yatong yili pills）

痈疡剂，国家药典委员会《中华人民共和国药典·一部》（2020年版）方。

组成 蟾酥240g，朱砂50g，雄黄60g，甘草240g。

规格 每125丸重0.3g。

用法 每次取1至2丸，填入龋齿洞内或肿痛的齿缝处，外塞一块消毒棉花，防止药丸滑脱，并注意将含药后渗出的唾液吐出，不可咽下。

功用 镇痛消肿。

主治 各种风火牙痛，牙龈肿痛和龋齿引起的肿痛。

方义 蟾酥消肿散结止痛；

朱砂、雄黄镇惊安神；甘草调和诸药，顾护脾胃。

（范 颖）

èrxiānsǎn

二仙散（erxian powder） 痈疡剂，元·罗天益《卫生宝鉴·卷十三》方。

组成 白矾生用、黄丹各等分。一方加雄黄少许，更捷。

用法 上各另研，临用时各抄少许和匀，三棱针刺疮见血，待血尽，上药，膏药盖之，不过三易，决愈。

功用 解毒止痒，收敛生肌。

主治 疔肿恶疮。

方义 黄丹解毒止痒，收敛生肌；白矾解毒杀虫，燥湿止痒。

（周永学）

jiǔshèngsǎn

九圣散（jiusheng powder） 痈疡剂，国家药典委员会《中华人民共和国药典·一部》（2020年版）方。

组成 苍术150g，黄柏200g，紫苏叶200g，苦杏仁400g，薄荷200g，乳香120g，没药120g，轻粉50g，红粉50g。

用法 外用，用花椒油或食用植物油调敷或撒布患处。

功用 解毒消肿，燥湿止痒。

主治 湿毒瘀阻肌肤所致的湿疮、臁疮、黄水疮，症见皮肤湿烂、溃疡、渗出脓水。

方义 苍术、黄柏合用，清热燥湿；轻粉、红粉去腐止痒，乳香、没药理气和血、止痛生肌；紫苏、薄荷疏风止痒；杏仁功善宣发肺气，可引诸药达于肌肤。

（连建伟）

èrhǎiwán

二海丸（erhai pills） 痈疡剂，明·王肯堂《证治准绳·疡医》方。

组成 海藻、昆布各酒洗，晒干，各等分。

用法 上药为末，炼蜜为丸，如杏核大，稍稍咽汁，另用海藻洗净切碎，油醋热，作菜常食之。

功用 软坚散结。

主治 气瘿，胸膈满塞，咽喉颈项渐粗。

方义 海藻、昆布化痰软坚，散结消瘿。

（周永学）

索　引

条 目 标 题 汉 字 笔 画 索 引

说　明

一、本索引供读者按条目标题的汉字笔画查检条目。

二、条目标题按第一字的笔画由少到多的顺序排列，按画数和起笔笔形横（一）、竖（丨）、撇（丿）、点（、）、折（乛，包括丁乚く等）的顺序排列。笔画数和起笔笔形相同的字，按字形结构排列，先左右形字，再上下形字，后整体字。第一字相同的，依次按后面各字的笔画数和起笔笔形顺序排列。

三、以拉丁字母、希腊字母和阿拉伯数字、罗马数字开头的条目标题，依次排在汉字条目标题的后面。

一　画

一加减正气散（yijiajian zhengqi powder）　187

一阴煎（yiyin decoction）　94

一炁丹（yiqi pills）　98

一物瓜蒂汤（yiwu guadi decoction）　72

一物前胡丸（yiwu qianhu pills）　207

一贯煎（yiguan decoction）　95

一点雪（yidianxue）　227

一柴胡饮（yichaihu drink）　39

一笑散（yixiao powder）　223

一捻金（yinianjin）　216

一捻金散（yinianjin powder）　71

一清颗粒（yiqing granules）　49

一煎散（yijian powder）　224

乙肝宁颗粒（yiganning granules）　40

二　画

二丁颗粒（erding granules）　50

二气汤（erqi decoction）　34

二丹丸（erdan pills）　121

二甲复脉汤（erjia fumai decoction）　95

二仙散（erxian powder）　231

二冬汤（erdong decoction）　96

二加减正气散（erjiajian zhengqi powder）　187

二母宁嗽汤（ermu ningsu decoction）　206

二至丸（erzhi pills）　95

二阴煎（eryin decoction）　121

二辛煎（erxin decoction）　56

二陈汤（erchen decoction）　204

二妙散（ermiao powder）　189

二味拔毒散（erwei badu powder）　225

二柴胡饮（erchaihu drink）　20

二海丸（erhai pills）　231

十一味能消丸（shiyiwei nengxiao pills）　153

十五味沉香丸（shiwuwei chenxiang pills）　135

十六味冬青丸（shiliuwei dongqing pills）　138

十四友丸（shisiyou pills）　91

十灰散（shihui powder）　156

十全大补汤（shiquandabu decoction）　114

十补丸（shibu pills）　99

十枣汤（shizao decoction）　35

十味香薷散（shiwei xiangru powder）　73

十味温胆汤（shiweiwendan decoction）　124

十剂（ten kinds of prescriptions）　8

十香止痛丸（shixiang zhitong pills）　135

十香返生丸（shixiang fansheng pills）　129

十滴水（shidi decoction）　72

丁香柿蒂汤（dingxiang shidi decoction）　139

丁香柿蒂散（dingxiang shidi powder）　139

丁香透膈散（dingxiang touge powder）　139

七方（seven kinds of prescriptions）　8

七叶神安片（qiye shen'an tablets）　123

七味白术散（qiwei baizhu powder）　84

七味地黄丸（qiwei dihuang pills）　95

七制香附丸（qizhi xiangfu pills）　131

七宝美髯丹（qibao meiran pills）　100

七珍丸（qizhen pills）　121

七厘散（qili powder）　151

七福饮（qifu drink）　90

八正散（bazheng powder）　188

八仙汤（baxian decoction）　86

八阵（eight tactical arrays）　8

八味黑神散（bawei heishen powder）　79

八物汤（bawu decoction）　147

八法（eight methods）　5

八宝坤顺丸（babao kunshun pills）　90

八珍汤（bazhen decoction）　89

八珍益母丸（bazhen yimu pills）　89

八厘散（bali powder）　151

人丹（ren pills）　73

人参麦冬散（renshen maidong powder）　96

人参败毒散（renshen baidu powder）　22

人参胡桃汤（renshen hutao decoction）　85

人参养荣汤（renshen yangrong decoction）　90

人参健脾丸（renshen jianpi pills）　85

人参蛤蚧散（renshen gejie powder）　86

儿康宁糖浆（erkangning syrup）　86

儿童清肺丸（ertong qingfei pills）　45

九一散（jiuyi powder）　227

九气拈痛丸（jiuqi niantong pills）　137

九分散（jiufen powder）　152

九仙散（jiuxian powder）　116

九圣散（jiusheng powder）　231

九味羌活汤（jiuwei qianghuo decoction）　20

三　画

三七片（sanqi tablets）　152

三七伤药片（sanqi shangyao tablets）　152

三才汤（sancai decoction）　186

三才封髓丹（sancai fengsui pills）　96

三子养亲汤（sanzi yangqin decoction）　214

三子散（sanzi powder）　217

三仁汤（sanren decoction）　188

三化汤（sanhua decoction）　33

三甲复脉汤（sanjia fumai decoction）　175

三生饮（sansheng drink）　208

三加减正气散（sanjiajian zhengqi powder）　187

三圣散（sansheng powder）　223

三花神佑丸（sanhua shenyou pills）　35

三两半药酒（sanliangban wine）　194

三层茴香丸（sanceng huixiang pills）　136

三妙丸（sanmiao pills）　189

三拗汤（san'ao decoction）　19

三味蒺藜散（sanwei jili powder）　189

三物备急丸（sanwu beiji pills）　34

三金片（sanjin tablets）　53

三宝胶囊（sanbao capsules）　101

三建膏方（sanjian paste）　78

三品一条枪（sanpin yitiaoqiang）　224

三黄片（sanhuang tablets）　49

三棱煎（sanleng decoction）　155

三痹汤（sanbi decoction）　181

干姜人参半夏丸（ganjiang renshen banxia pills）　76

下乳涌泉散（xiaru yongquan powder）　134

下法（purgative method）　6

下瘀血汤（xiayuxue decoction）　148

大七气汤（daqiqi decoction）　146

大山楂丸（dashanzha pills）　215

大半夏汤（dabanxia decoction）　139

大安丸（da'an pills）　217

大防风汤（dafangfeng decoction）　194

大羌活汤（daqianghuo decoction）　20

大补阴丸（dabuyin pills）　93

大青龙加黄芩汤（daqinglong jia huangqin decoction）　19

大青龙汤（daqinglong decoction）　19

大定风珠（dadingfeng pills）　175

大建中汤（dajianzhong decoction）　76

大承气汤（dachengqi decoction）　33

大活络丹（dahuoluo pills）　171

大秦艽汤（daqinjiao decoction）　171

大柴胡汤（dachaihu decoction）　45

大陷胸丸（daxianxiong pills）　33

大陷胸汤（daxianxiong decoction）　33

大黄牡丹汤（dahuang mudan decoction）　39

大黄附子汤（dahuang fuzi decoction）　34

大黄黄连泻心汤（dahuang huanlian xiexin decoction）　53

大黄清胃丸（dahuang qingwei pills）　56

大黄䗪虫丸（dahuang zhechong pills） 154

大营煎（daying decoction） 100

万氏牛黄清心丸（wanshi niuhuang qingxin pills） 127

万通炎康片（wantong yankang tablets） 21

小儿化毒散（xiao'er huadu powder） 53

小儿化食丸（xiao'er huashi pills） 217

小儿百部止咳糖浆（xiao'er baibu zhike syrup） 213

小儿至宝丸（xiao'er zhibao pills） 47

小儿回春丹（xiao'er huichun pills） 130

小儿肝炎颗粒（xiao'er ganyan granules） 191

小儿金丹片（xiao'er jindan tablets） 46

小儿肺热咳喘口服液（xiao'er feire kechuan oral liquid） 58

小儿热速清口服液（xiao'er resuqing oral liquid） 49

小儿惊风散（xiao'er jingfeng powder） 176

小儿清热止咳口服液（xiao'er qingre zhike oral liquid） 58

小儿清热片（xiao'er qingre tablets） 56

小儿感冒茶（xiao'er ganmao tea） 22

小儿感冒颗粒（xiao'er ganmao granules） 22

小儿腹泻宁糖浆（xiao'er fuxiening syrup） 87

小儿解表颗粒（xiao'er jiebiao granules） 22

小半夏汤（xiaobanxia decoction） 139

小青龙汤（xiaoqinglong decoction） 20

小金丹（xiaojin pills） 230

小定风珠（xiaodingfeng pills） 175

小建中汤（xiaojianzhong decoction） 75

小承气汤（xiaochengqi decoction） 33

小活络丹（xiaohuoluo pills） 171

小柴胡汤（xiaochaihu decoction） 39

小陷胸汤（xiaoxianxiong decoction） 206

小营煎（xiaoying decoction） 88

小续命汤（xiaoxuming decoction） 172

小蓟饮子（xiaoji decoction） 157

口服液（oral liquid） 16

口炎清颗粒（kouyanqing granules） 53

山菊降压片（shanju jiangya tablets） 56

山楂化滞丸（shanzha huazhi pills） 217

千金止带丸（qianjin zhidai pills） 117

千柏鼻炎片（qianbai biyan tablets） 53

川贝枇杷糖浆（chuanbei pipa syrup） 70

川贝雪梨膏（chuanbei xueli paste） 183

川芎茶调散（chuanxiong chatiao powder） 171

川楝汤（chuanlian decoction） 134

丸剂（pill） 13

子龙丸（zilong pills） 213

卫生防疫宝丹（weisheng fangyibao pills） 53

女金丸（nvjin pills） 169

女真丹（nvzhen pills） 155

马应龙麝香痔疮膏（mayinglong shexiang zhichuang ointments） 227

马钱子散（maqianzi powder） 204

四　画

开关散（kaiguan powder） 129

开郁种玉汤（kaiyu zhongyu decoction） 133

开窍剂（resuscitative prescriptions） 127

天王补心丹（tianwang buxin pills） 124

天仙藤散（tianxianteng powder） 138

天台乌药散（tiantai wuyao powder） 137

天麻丸（tianma pills） 181，195

天麻钩藤饮（tianma gouteng drink） 174

天麻首乌片（tianma shouwu tablets） 174

元戎五苓散（yuanrong wuling powder） 192

无比山药丸（wubi shanyao pills） 87

木瓜丸（mugua pills） 115，188

木香大安丸（muxiang da'an pills） 135

木香分气丸（muxiang fenqi pills） 135

木香顺气散（muxiang shunqi powder） 136

木香流气饮（muxiang liuqi drink） 136

木香槟榔丸（muxiang binglang pills） 216

木通散（mutong powder） 191

五子衍宗丸（wuzi yanzong pills） 100

五仁丸（wuren pills） 34

五生丸（wusheng pills） 208

五汁饮（wuzhi drink） 48

五加减正气散（wujiajian zhengqi powder） 188

五皮饮（wupi drink） 192

五皮散（wupi powder） 192

五苓散（wuling powder） 192

五虎汤（wuhu decoction） 70

五虎散（wuhu powder） 153

五味沙棘散（wuwei shaji powder） 205

五味消毒饮（wuwei xiaodu drink） 54

五味清浊散（wuwei qingzhuo powder） 217

五味麝香丸（wuwei shexiang pills） 174

五物香薷饮（wuwu xiangru drink） 72

五积散（wuji powder） 47

五淋散（wulin powder） 190

五痹汤（wubi decoction） 195

五福化毒丹（wufu huadu pills） 51

五膈宽中散（wuge kuanzhong powder） 132

五磨饮子（wumo decoction） 133

不换金正气散（buhuanjin zhengqi powder） 188

太极丸（taiji pills） 214

牙痛一粒丸（yatong yili pills） 231

止带方（zhidai formula） 190

止嗽散（zhisou powder） 20

少林风湿跌打膏（shaolin fengshi dieda ointments） 152

少腹逐瘀汤（shaofu zhuyu decoction） 148

中成药（Chinese patent medicine） 4

中和汤（zhonghe decoction） 87

中满分消丸（zhongman fenxiao pills） 188

中满分消汤（zhongman fenxiao decoction） 76

贝母瓜蒌散（beimu gualou powder） 206

贝羚胶囊（beiling capsules） 206

内托黄芪散（neituo huangqi powder） 226

内补丸（neibu pills） 99

内补当归建中汤（neibu danggui jianzhong decoction） 76

内服法（internal treatment method） 16

水陆二仙丹（shuilu erxian pills） 117

手拈散（shounian powder） 156

午时茶颗粒（wushicha granules） 22

牛黄千金散（niuhuang qianjin powder） 176

牛黄至宝丸（niuhuang zhibao pills） 50

牛黄抱龙丸（niuhuang baolong pills） 176

牛黄降压丸（niuhuang jiangya pills） 50

牛黄承气丸（niuhuang chengqi pills） 127

牛黄消炎片（niuhuang xiaoyan tablets） 50

牛黄清心丸（niuhuang qingxin pills） 127, 181

牛黄解毒丸（niuhuang jiedu pills） 50

牛黄镇惊丸（niuhuang zhenjing pills） 127

牛蒡解肌汤（niubang jieji decoction） 230

牛膝汤（niuxi decoction） 153

气滞胃痛颗粒（qizhi weitong granules） 132

气雾剂（aerosol） 16

升阳除湿汤（shengyang chushi decoction） 118

升阳益胃汤（shengyang yiwei decoction） 85

升阳散火汤（shengyang sanhuo decoction） 40

升降散（shengjiang powder） 40

升举大补汤（shengju dabu decoction） 118

升陷汤（shengxian decoction） 86

升麻清胃汤（shengma qingwei decoction） 56

升麻葛根汤（shengma gegen decoction） 21

仁熟散（renshu powder） 123

片剂（tablet） 15

化虫丸（huachong pills） 222

化积口服液（huaji oral liquid） 217

化积丸（huaji pills） 216

化痔栓（huazhi sippository） 227

化斑汤（huaban decoction） 49

化斑解毒汤（huaban jiedu decoction） 49

化癥回生丹（huazheng huisheng pills） 154

分心气饮（fenxinqi drink） 132

分清五淋丸（fenqing wulin pills） 190

仓廪散（canglin powder） 23

月华丸（yuehua pills） 97

风引汤（fengyin decoction） 174

风湿马钱片（fengshi maqian tablets） 196

风湿骨痛胶囊（fengshi gutong capsules） 204

风寒咳嗽颗粒（fenghan kesou granules） 21

丹剂（dan） 14

丹参片（danshen tablets） 147

丹参饮（danshen drink） 147

丹栀逍遥散（danzhi xiaoyao powder） 40

乌贝散（wubei powder） 157

乌头汤（wutou decoction） 195

乌灵胶囊（wuling capsules） 124

乌鸡白凤丸（wuji baifeng pills） 91

乌药汤（wuyao decoction） 137

乌药顺气散（wuyao shunqi powder） 137

乌药散（wuyao powder） 137

乌梅丸（wumei pills） 221

六一散（liuyi powder） 72

六合定中丸（liuhe dingzhong pills） 73

六应丸（liuying pills） 54

六君子汤（liujunzi decoction） 84

六味木香散（liuwei muxiang powder） 134

六味地黄丸（liuwei dihuang pills） 92

六味安消散（liuwei anxiao powder） 216

六和汤（liuhe decoction） 187

六神丸（liushen pills） 52

六磨饮子（liumo decoction） 133

方以药成（prescription medication composition） 7

方证（prescription symptoms） 5

方剂（prescription） 2

方剂与中药（formula and Chinese medicine） 7

方剂与治法（formula and governing law） 5

方剂分类（prescription classification） 7

方剂用法（usage on priscriptions） 16

方剂剂型（forms of prescriptions） 13

方剂学（formulas of Chinese materia medica） 1

方剂组成（prescription composition） 8

方剂组成变化（modification of a prescription） 12

方剂配伍方法（compatibility method） 9

方药离合（separation and consistency of prescription drugs） 7

心宁片（xinning tablets） 155

心通口服液（xintong oral liquid） 155

孔子大圣知枕中丹（kongzi dasheng zhizhenzhong pills） 124

双丹口服液（shuangdan oral liquid） 153

双黄连口服液（oral liquid of shuanghuanglian） 21

双解汤（shuangjie decoction） 45

双解散（shuangjie powder） 45

五　画

玉女煎（yunv decoction） 57

玉泉丸（yuquan pills） 115

玉屏风散（yupingfeng powder） 85

玉真散（yuzhen powder） 172

玉液汤（yuye decoction） 182

玉液煎（yuye decoction） 57

正气天香散（zhengqi tianxiang powder） 134

正柴胡饮（zhengchaihu drink） 21

功劳去火片（gonglao quhuo tablets） 50

甘麦大枣汤（ganmai dazao decoction） 122

甘草干姜茯苓白术汤（gancao ganjiang fuling baizhu decoction） 193

甘草附子汤（gancao fuzi decoction） 195

甘草泻心汤（gancao xiexin decoction） 41

甘桔汤（ganjie decoction） 56

甘遂半夏汤（gansui banxia decoction） 35

甘露饮（ganlu drink） 97

甘露消毒丹（ganlu xiaodu pills） 189

艾附暖宫丸（aifu nuangong pills） 168

术附汤（baizhu decoction） 193

左归丸（zuogui pills） 93

左归饮（zuogui drink） 94

左金丸（zuojin pills） 55

石韦散（shiwei powder） 190

石决明散（shijueming powder） 56

石斛夜光丸（shihu yeguang pills） 96

石淋通片（shilintong tablets） 190

石膏汤（shigao decoction） 52

右归丸（yougui pills） 99

右归饮（yougui drink） 99

布袋丸（budai pills） 222

龙马自来丹（longma zilai pills） 214

龙牡壮骨颗粒（longmu zhuanggu granules） 91

龙齿镇心丹（longchi zhenxin pills） 127

龙胆泻肝汤（longdan xiegan decoction） 55

戊己丸（wuji pills） 55

平肝舒络丸（pinggan shuluo pills） 146

平补镇心丹（pingbu zhenxin pills） 123

平胃散（pingwei powder） 71，186

北豆根片（beidougen tablets） 69

归芍地黄丸（guishao dihuang pills） 93

归脾汤（guipi decoction） 88

史国公药酒（shiguogong wine） 195

四七汤（siqi decoction） 131

四乌鲗骨一藘茹丸（siwuzeigu yilvru pills） 154

四正丸（sizheng pills） 72

四生丸（sisheng pills） 157

四加减正气散（sijiajian zhengqi powder） 187

四阴煎（siyin decoction） 97

四君子汤（sijunzi decoction） 84

四妙勇安汤（simiao yong'an decoction） 225

四苓散（siling powder） 191

四味回阳饮（siwei huiyang drink） 77

四味珍层冰硼滴眼液（siwei zhenceng bingpeng eye drops） 70

四味香薷饮（siwei xiangru drink） 72

四制香附丸（sizhi xiangfu pills） 145

四物汤（siwu decoction） 87

四物补肝汤（siwu bugan decoction） 87

四物消风饮（siwu xiaofeng drink） 174

四柱散（sizhu powder） 78

四逆加人参汤（sini jia renshen decoction） 78

四逆汤（sini decoction） 77

四神散（sishen powder） 180

四海舒郁丸 (sihai shuyu wan) 134

四兽饮 (sishou drink) 40

四维散 (siwei powder) 78

四磨汤 (simo decoction) 133

生化汤 (shenghua decoction) 149

生发神效黑豆膏 (shengfa shenxiao heidou plaster) 97

生地黄汤 (shengdihuang decoction) 168

生肌玉红膏 (shengji yuhong paste) 225

生肌散 (shengji powder) 225

生脉散 (shengmai powder) 85

生姜半夏汤 (shengjiang banxia decoction) 139

生津甘露饮 (shengjin ganlu drink) 183

生津四物汤 (shengjin siwu decoction) 183

生铁落饮 (shengtieluo drink) 121

失笑散 (shixiao powder) 83, 149

代刀散 (daidao powder) 225

代抵当丸 (daididang pills) 148

代温灸膏 (dai wenjiu plaster) 82

仙方活命饮 (xianfang huoming drink) 224

仙方救命汤 (xianfang jiuming decoction) 225

白术芍药散 (baizhu shaoyao powder) 41

白术附子汤 (baizhu fuzi decoction) 83

白术散 (baizhu powder) 115

白头翁加甘草阿胶汤 (baitouweng jia gancao ejiao decoction) 57

白头翁汤 (baitouweng decoction) 57

白花蛇酒 (baihuashe wine) 173

白花蛇散 (baihuashe powder) 174

白虎加人参汤 (baihu jia renshen decoction) 48

白虎加苍术汤 (baihu jia cangzhu decoction) 48

白虎加桂枝汤 (baihu jia guizhi decoction) 48

白虎汤 (baihu decoction) 48

白虎承气汤 (baihu chengqi decoction) 39

白金丸 (baijin pills) 207

白降丹 (baijiang pills) 226

白降雪散 (baijiangxue powder) 52

白带丸 (baidai pills) 193

白通加猪胆汁汤 (baitong jia zhudanzhi decoction) 77

白通汤 (baitong decoction) 77

白散 (bai powder) 34

瓜蒂散 (guadi powder) 223

瓜蒌薤白白酒汤 (gualou xiebai baijiu decoction) 133

瓜蒌薤白半夏汤 (gualou xiebai banxia decoction) 133

瓜蒌瞿麦丸 (gualou qumai pills) 183

乐脉颗粒 (lemai granules) 151

外用法 (external treatment method) 18

处方 (prescription) 4

冬葵子散 (dongkuizi powder) 151, 204

包煎 (decoct drugs wrapped) 17

立效散 (lixiao powder) 191

冯了性风湿跌打药酒 (fengliaoxing fengshi dieda wine) 196

玄麦甘桔颗粒 (xuanmai ganju granules) 186

半夏白术天麻汤 (banxia baizhu tianma pills) 207

半夏汤 (banxia decoction) 127, 186

半夏泻心汤 (banxia xiexin decoction) 41

半夏厚朴汤 (banxia houpo decoction) 132

半硫丸 (banliu pills) 82

加味乌药汤 (jiawei wuyao decoction) 137

加味四物汤 (jiawei siwu decoction) 147

加味生化颗粒 (jiawei shenghua granules) 151

加味圣愈汤 (jiawei shengyu decoction) 90

加味阿胶汤 (jiawei ejiao decoction) 116

加味肾气丸 (jiawei shenqi pills) 98

加味香苏散 (jiawei xiangsu powder) 20

加味温胆汤 (jiawei wendan decoction) 213

加参生化汤 (jiashen shenghua decoction) 169

加减一阴煎 (jiajian yiyin decoction) 94

加减复脉汤 (jiajian fumai decoction) 95

加减麻黄汤 (jiajian mahuang decoction) 19

加减葳蕤汤 (jiajian weirui decoction) 23

圣愈汤 (shengyu decoction) 89

六　画

托里定痛散 (tuoli dingdong powder) 226

托里透脓汤 (tuoli tounong decoction) 226

老鹳草软膏 (laoguancao ointments) 196

地黄饮子 (dihuang decoction) 101

地奥心血康胶囊 (di'ao xinxuekang capsules) 155

耳聋左慈丸 (erlong zuoci pills) 96

芍药甘草汤 (shaoyao gancao decoction) 89

芍药汤 (shaoyao decoction) 57

芎归胶艾汤 (xiong gui jiao ai decoction) 168

过期饮 (guoqi drink) 88

臣药（minister drug） 9

再造散（zaizao powder） 23

西瓜霜润喉片（xiguashuang runhou tablets） 51

百令胶囊（bailing capsules） 97

百合固金汤（baihe gujin decoction） 94

百合知母汤（baihe zhimu decoction） 183

夺命散（duoming powder） 156

达原饮（dayuan drink） 41

至宝丹（zhibao pills） 128

当归丸（danggui pills） 88

当归六黄汤（danggui liuhuang decoction） 59

当归龙荟丸（danggui longhui pills） 55

当归四逆加吴茱萸生姜汤（danggui sini jia wuzhuyu shengjiang decoction） 79

当归四逆汤（danggui sini decoction） 79

当归生姜羊肉汤（danggui shengjiang yangrou decoction） 76

当归地黄饮（danggui dihuang drink） 96

当归芍药散（dangui shaoyao powder） 88

当归饮子（danggui decoction） 172

当归补血汤（danggui buxue decoction） 87

当归拈痛汤（danggui niantong decoction） 189

当归建中汤（danggui jianzhong decoction） 75

当归养血丸（danggui yangxue pills） 151

吐法（emesis method） 6

曲麦枳术丸（qumai zhizhu pills） 216

回天再造丸（huitian zaizao pills） 182

回阳救急汤（huiyang jiuji decoction） 77

朱砂安神丸（zhusha anshen pills） 121

先煎（decoct first） 17

竹叶石膏汤（zhuye shigao decoction） 48

竹叶柳蒡汤（zhuye liubang decoction） 21

竹沥汤（zhuli decoction） 205

竹沥涤痰汤（zhuli ditan decoction） 205

竹茹汤（zhuru decoction） 157，215

伐木丸（famu pills） 220

延胡索汤（yanhusuo decoction） 149

延胡索散（yanhusuo powder） 149

伤痛宁片（shangtongning tablets） 153

华山参片（huashanshen tablets） 215

华佗再造丸（huatuo zaizao pills） 169

华盖散（huagai powder） 19

血府逐瘀汤（xuefu zhuyu decoction） 147

血栓心脉宁胶囊（xueshuan xinmaining capsules）
156

血脂宁丸（xuezhining pills） 194

血脂灵片（xuezhiling tablets） 194

血康口服液（xuekang oral liquid） 156

后下（decoct later） 17

行军散（xingjun powder） 128

舟车丸（zhouche pills） 35

全天麻胶囊（quantianma capsules） 175

会厌逐瘀汤（huiyan zhuyu decoction） 148

壮骨关节丸（zhuanggu guanjie pills） 172

壮骨伸筋胶囊（zhuanggu shenjin capsules） 172

冲服（infure for oral use） 17

冲剂（granules） 15

冰硼散（bingpeng powder） 53

交泰丸（jiaotai pills） 124

产复康颗粒（chanfukang granules） 154

羊胆丸（yangdan pills） 205

灯盏细辛注射液（dengzhan xixin injection） 156

汗法（diaphoresis method） 6

汤剂（decoction） 13

安中片（anzhong tablets） 78

安老汤（anlao decoction） 117

安冲汤（anchong decoction） 91

安阳精制膏（anyang jingzhi ointments） 150

安肾丸（anshen pills） 100

安胃片（anwei tablets） 132

安胎饮（antai drink） 92

安宫牛黄丸（angong niuhuang pills） 128

安神补心丸（anshen buxin pills） 122

安神补脑液（anshen bunao oral liquid） 122

安神剂（sedative prescriptions） 120

安蛔汤（anhui decoction） 221

导气汤（daoqi decoction） 134

导水丸（daoshui pills） 35

导赤丸（daochi pills） 54

导赤承气汤（daochi chengqi decoction） 54

导赤清心汤（daochi qingxin decoction） 122

导赤散（daochi powder） 54

导痰汤（daotan decoction） 205

异功散（yigong powder） 84

阳和汤（yanghe decoction） 79

阴虚胃痛颗粒（yinxu weitong granules） 97

防己茯苓汤（fangji fuling decoction） 193

防己黄芪汤（fangji huangqi decoction） 192

防己椒目葶苈大黄丸（fangji jiaomu tingli dahuang pills）35

防风汤（fangfeng decoction）194

防风通圣散（fangfeng tongsheng powder）45

如意金黄散（ruyi jinhuang powder）52

妇炎净胶囊（fuyanjing capsules）190

妇宝颗粒（fubao granules）150

妇科十味片（fuke shiwei tablets）88

妇科千金片（fuke qianjin tablets）190

妇科分清丸（fuke fenqing pills）191

妇科调经片（fuke tiaojing tablets）89

妇科通经丸（fuke tongjing pills）150

红升丹（hongsheng pills）226

红灵散（hongling powder）129

红药贴膏（hongyao plaster）153

红棉散（hongmian powder）226

七　画

寿胎丸（shoutai pills）100

麦门冬汤（maimendong decoction）185

麦味地黄丸（maiwei dihuang pills）108

扶土抑木（nourish the soil restraint wood）12

扶桑丸（fusang pills）98

扶脾丸（fupi pills）117

赤石脂禹余粮汤（chishizhi yuyuliang decoction）116

抗骨增生丸（kanggu zengsheng pills）101

抗骨增生胶囊（kanggu zengsheng capsules）101

抗感颗粒（kanggan granules）50

护肝片（hugan tablets）44

芫花散（yuanhua powder）170

苇茎汤（weijing decoction）58

芩术汤（qinzhu decoction）58

芩连片（qinlian tablets）70

芩暴红止咳片（qinbaohong zhike tablets）206

苍耳子散（cangerzi powder）180

芪附汤（qifu decoction）82

苎根汤（zhugen decoction）168

芦根汤（lugen decoction）206

克伤痛搽剂（keshangtong liniment）152

苏子降气汤（suzi jiangqi decoction）138

苏合香丸（suhexiang pills）129

杏仁止咳合剂（xingren zhike mixture）205

杏苏散（xingsu powder）182

杞菊地黄丸（qiju dihuang pills）92

更年安片（gengnian'an tablets）98

更衣丸（gengyi pills）34

两仪膏（liangyi plaster）92

两地汤（liangdi decoction）94

医痫丸（yixian pills）208

还少丹（huanshao pills）109

连朴饮（lianpo drink）197

连理汤（lianli decoction）80

连梅汤（lianmei decoction）61

连梅安蛔汤（lianmei anhui decoction）222

连翘败毒散（lianqiao baidu powder）25

时方（non-classical prescriptions）3

吴茱萸汤（wuzhuyu decoction）76

牡丹散（mudan powder）155

牡荆油胶丸（mujingyou pills）205

牡蛎散（muli powder）116

利咽解毒颗粒（liyan jiedu granules）51

利胆排石片（lidan paishi tablets）191

何人饮（heren drink）41

佐药（assistant drug）9

身痛逐瘀汤（shentong zhuyu decoction）161

佛手散（foshou powder）90

肠宁汤（changning decoction）92

肠胃宁片（changweining tablets）117

龟鹿二仙胶（guilu erxian glue）110

龟鹿补肾丸（guilu bushen pills）110

条剂（stripe formula）15

冷哮丸（lengxiao pills）207

辛开苦降（using descending and opening with drugs bitter and pungent in flavor）11

辛夷散（xinyi powder）24

辛芩颗粒（xinqin granules）29

羌活胜湿汤（qianghuo shengshi decoction）194

沙参麦冬汤（shashen maidong decoction）186

沉香化气丸（chenxiang huaqi pills）135

沉香化滞丸（chenxiang huazhi pills）216

沉香鹿茸丸（chenxiang lurong pills）99

完带汤（wandai decoction）193

完胞饮（wanbao drink）149

良附丸（liangfu pills）133

启脾丸（qipi pills）218

启膈散（qige powder）136

补天大造丸（butian dazao pills）86

补中益气汤（buzhong yiqi decoction）　84

补气通脬饮（buqi tongpao drink）　86

补阳还五汤（buyang huanwu decoction）　149

补肝汤（bugan decoction）　82，89

补肾地黄汤（bushen dihuang decoction）　93

补肾益脑片（bushen yinao tablets）　98

补肺阿胶汤（bufei ejiao decoction）　94

补法（tonifying method）　7

补泻兼施（using complement and diarrher together）　11

补益剂（tonifying and replenishing prescriptions）　84

君药（sovereign drug）　9

灵宝护心丹（lingbao huxin pills）　170

阿胶鸡子黄汤（ejiao jizihuang decoction）　177

阿魏化痞膏（awei huapi unguentum）　221

陈氏七圣散（chenshi qisheng powder）　161

附子汤（fuzi decoction）　83

附子泻心汤（fuzi xiexin decoction）　44

附子理中丸（fuzi lizhong pills）　80

妙香散（miaoxiang powder）　123

妙济丸（miaoji pills）　196

鸡苏散（jisu powder）　74

鸡鸣散（jiming powder）　200

鸡眼膏（jiyan unguentum）　229

驱虫剂（vermifugal prescriptions）　221

纯阳正气丸（chunyang zhengqi pills）　203

纯阳真人养脏汤（chunyang zhenren yangzang decoction）　120

八　画

青叶胆片（qingdanye tablets）　203

青竹茹汤（qingzhuru decoction）　210

青州白丸子（qingzhou baiwan pills）　212

青果丸（qingguo pills）　64

青娥丸（qing'e pills）　110

青蒿鳖甲汤（qinghao biejia decoction）　63

表里双解剂（prescriptions for releasing both exterior and interior）　44

拔毒膏（badu ointments）　227

坤顺丹（kunshun pills）　150

抵当丸（didang pills）　148

抵当汤（didang decoction）　148

抱龙丸（baolong pills）　128

拨云丹（boyun pills）　231

拨云退翳丸（boyun tuiyi pills）　231

拨云散（boyun powder）　71

苦参丸（kushen pills）　197

苓甘五味姜辛汤（linggan wuwei jiangxin decoction）　210

苓桂术甘汤（ling gui zhu gan decoction）　200

板蓝根颗粒（banlangen granules）　51

松龄血脉康胶囊（songling xuemaikang capsules）　175

刺五加片（ciwujia tablets）　126

矾石丸（fanshi pills）　203

奔豚汤（bentun decoction）　41

虎潜丸（huqian pills）　108

肾气丸（shenqi pills）　109

昆明山海棠片（kunming shanhaitang tablets）　194

国公酒（guogong wine）　173

明目上清片（mingmu shangqing tablets）　51

明目地黄丸（mingmu dihuang pills）　93

易黄汤（yihuang decoction）　117

固下益气汤（guxia yiqi decoction）　106

固本咳喘片（guben kechuan tablets）　112

固冲汤（guchong decoction）　119

固阴煎（guyin decoction）　115

固经丸（gujing pills）　119

固真汤（guzhen decoction）　80

固涩剂（astringent prescriptions）　116

败毒散（baidu powder）　28

知柏地黄丸（zhibai dihuang pills）　93

和法（reconcile method）　6

和解剂（harmonizing prescriptions）　39

使药（envoy drug）　9

金水六君煎（jinshui liujun decoction）　208

金水宝胶囊（jinshuibao capsules）　112

金水相生（gold and water to help each other）　12

金刚丸（jingang pills）　108

金果含片（jinguo tablets）　185

金沸草散（jinfeicao powder）　25

金铃子散（jinlingzi powder）　142

金锁固精丸（jinsuo gujing pills）　119

金蒲胶囊（jinpu capsules）　214

金嗓利咽丸（jinsang liyan pills）　211

金嗓散结丸（jinsang sanjie pills）　64

乳块消片（rukuaixiao tablets）　143

乳疾灵颗粒（rujiling granules）　143

乳癖消片（rupixiao tablets）　220

肥儿丸（fei'er pills）　222

服用方法（methods of taking drugs）　17

服药时间（time for taking drugs）　17

服药法（methods of taking drugs）　17

狗皮膏（goupi plaster）　173

炙甘草汤（zhigancao decoction）　95

夜宁糖浆（yening syrup）　121

剂型变化（modification of preparation forms）　13

育阴汤（yuyin decoction）　107

单方（simple recipe）　2

单煎（decoct separately）　17

注射液（injection）　16

泻下剂（purgative prescriptions）　33

泻心汤（xiexin decoction）　49

泻心导赤散（xiexin daochi powder）　54

泻白散（xiebai powder）　55

泻青丸（xieqing pills）　55

泻黄散（xiehuang powder）　55

泽泻汤（zexie decoction）　192

治风剂（wind-relieving prescriptions）　171

治痢第一方（zhili diyi decoction）　57

治痢第二方（zhili di'er decoction）　58

治痢第三方（zhili disan decoction）　58

治燥剂（dryness-relieving prescriptions）　182

宝咳宁颗粒（baokening granules）　138

定吐丸（dingtu pills）　224

定志丸（dingzhi pills）　122

定坤丹（dingkun pills）　91

定喘汤（dingchuan decoction）　138

定痫丸（dingxian pills）　207

实脾散（shipi powder）　193

建瓴汤（jianling decoction）　175

承气养荣汤（chengqi yangrong decoction）　34

参芪五味子片（shenqi wuweizi tablets）　126

参芦饮（shenlu drink）　223

参苏饮（shensu drink）　27

参附汤（shenfu decoction）　80

参苓白术散（shenling baizhu powder）　104

参茸白凤丸（shenrong baifeng pills）　111

参茸保胎丸（shenrong baotai pills）　111

参精止渴丸（shenjing zhike pills）　111

线剂（thread formula）　15

组方原则（the principle of prescription）　8

驻车丸（zhuche pills）　104

经方（classical prescriptions）　3

九　画

春泽汤（chunze decoction）　74

珍珠母丸（zhenzhumu pills）　125

封髓丹（fengsui pills）　63

荆防败毒散（jingfang baidu powder）　28

茜根散（qiangen powder）　162

茵陈五苓散（yinchen wuling powder）　199

茵陈术附汤（yinchen zhufu decoction）　200

茵陈四逆汤（yinchen sini decoction）　200

茵陈蒿汤（yinchenhao decoction）　198

茴香橘核丸（huixiang juhe pills）　144

茯苓丸（fuling pills）　208

茯苓导水汤（fuling daoshui decoction）　199

茶剂（medicinal tea）　15

荡鬼汤（danggui decoction）　106

胡蜂酒（hufeng wine）　202

药力（drug dfficacy）　9

药艾条（yao'ai stick）　202

药后调护（drugs after nursing）　18

药味增减变化（modification of herbs）　12

药量增减变化（modification of dosage）　12

枯痔散（kuzhi powder）　228

相反相成（be both opposite and complementary）　10

相辅相成（be both supplementary and complementary）　10

枳术丸（zhizhu pills）　141

枳术汤（zhizhu decoction）　141

枳实芍药散（zhishi shaoyao powder）　170

枳实导滞丸（zhishi daozhi pills）　218

枳实消痞丸（zhishi xiaopi pills）　141

枳实理中丸（zhishi lizhong pills）　143

枳实薤白桂枝汤（zhishi xiebai guizhi decoction）　140

柏子仁丸（baiziren pills）　169

柏子养心丸（baizi yangxin pills）　126

柏叶汤（baiye decoction）　162

栀子金花丸（zhizi jinhua pills）　65

栀子柏皮汤（zhizi baipi decoction）　198

栀子豉汤（zhizi chi decoction）　63

柿蒂汤（shidi decoction）　71，143

柿蒂散（shidi powder）　171

酊剂（tubcture） 14

厚朴七物汤（houpo qiwu decoction） 38

厚朴三物汤（houpo sanwu decoction） 141

厚朴大黄汤（houpo dahuang decoction） 141

厚朴麻黄汤（houpo mahuang decoction） 142

厚朴温中汤（houpo wenzhong decoction） 141

牵正散（qianzheng powder） 177

胃肠安丸（weichang'an pills） 146，219

胃苓汤（weiling decoction） 199

胃康灵胶囊（weikangling capsules） 164

胃舒宁颗粒（weishuning granules） 115

咳血方（kexue prescriptions） 161

骨刺消痛片（guci xiaotong tablets） 202

钩藤饮（gouteng drink） 178

香苏正胃丸（xiangsu zhengwei pills） 219

香苏散（xiangsu powder） 24

香苏葱豉汤（xiangsu congchi decoction） 24

香连丸（xianglian pills） 62

香附丸（xiangfu pills） 144

香砂六君子汤（xiangsha liujunzi decoction） 103

香砂平胃散（xiangsha pingwei powder） 196

香砂枳术丸（xiangsha zhizhu pills） 144

香砂养胃丸（xiangsha yangwei pills） 81

香棱丸（xiangling pills） 219

香薷散（xiangru powder） 73

复元活血汤（fuyuan huoxue decoction） 161

复方（compound prescription） 3

复方大承气汤（fufang da chengqi decoction） 36

复方川贝精片（fufang chuanbeijing tablets） 211

复方丹参滴丸（fufang danshen dripping pills） 163

复方仙鹤草肠炎胶囊（fufang xianhecao changyan capsules） 202

复方瓜子金颗粒（fufang guazijin granules） 65

复方扶芳藤合剂（fufang fufangteng mixture） 112

复方皂矾丸（fufang zaofan pills） 112

复方草珊瑚含片（fufang caoshanhu buccal tablets） 29

复方牵正膏（fufang qianzheng plaster） 178

复方黄连素片（fufang huangliansu tablets） 65

复方滇鸡血藤膏（fufang dianjixueteng paste） 163

复方鲜竹沥液（fufang xianzhuli mixture） 211

顺经汤（shunjing decoction） 109

保元汤（baoyuan decoction） 104

保产无忧散（baochan wuyou powder） 107

保产神效方（baochan shenxiao prescription） 107

保阴煎（baoyin decoction） 108

保妇康栓（baofukang suppository） 163

保赤散（baochi powder） 219

保和丸（baohe pills） 218

保胎资生丸（baotai zisheng pills） 103

保济丸（baoji pills） 32

保真汤（baozhen decoction） 106

禹功散（yugong powder） 37

食疗方（therapeutic prescription） 4

胆乐胶囊（danle capsules） 143

胆宁片（danning tablets） 144

胎元饮（taiyuan drink） 109

独一味胶囊（duyiwei capsules） 163

独圣散（dusheng powder） 32，131，170，204，224

独活寄生汤（duhuo jisheng decoction） 201

急支糖浆（jizhi syrup） 211

急救回阳汤（jijiu huiyang decoction） 81

急痧至宝丹（jisha zhibao pills） 130

养心汤（yangxin decoction） 125

养阴清肺汤（yangyin qingfei decoction） 184

养金汤（yangjin decoction） 184

养精种玉汤（yangjing zhongyu decoction） 105

送子丹（songzi pills） 106

类方（similar to the prescription） 4

前列舒丸（qianlieshu pills） 112

首乌丸（shouwu pills） 112

洁白丸（jiebai pills） 197

洗心汤（xixin decoction） 62，215

活血止痛散（huoxue zhitong powder） 163

活络效灵丹（huoluo xiaoling pills） 161

济川煎（jichuan decoction） 36

济生汤（jisheng decoction） 43

洋参保肺丸（yangshen baofei pills） 120

举元煎（juyuan decoction） 103

宣白承气汤（xuanbai chengqi decoction） 36

宣毒发表汤（xuandu fabiao decoction） 27

宣痹汤（xuanbi decoction） 198

宫血宁胶囊（gongxuening capsules） 163

穿心莲片（chuanxinlian tablets） 65

冠心丹参片（guanxin danshen tablets） 163

冠心苏合丸（guanxin suhe pills） 143

祛风舒筋丸（qufeng shujin pills） 202

祛暑剂（summer heat-dispelling prescriptions） 71

祛湿剂（dampness-dispelling prescriptions） 186

祛痰剂（phlegm-dispelling prescriptions） 204

祖方（ancestral prescriptions） 3

神仙解语丹（shenxian jieyu pills） 211

神效达生散（shenxiao dasheng powder） 168

神效吹喉散（shenxiao chuihou powder） 229

神效催生丹（shenxiao cuisheng pills） 159

神解散（shenjie powder） 203

除湿蠲痹汤（chushi juanbi decoction） 201

十　画

泰山磐石散（tanshan panshi powder） 105

秦艽鳖甲散（qinjiao biejia powder） 64

珠黄散（zhuhuang powder） 60

蚕矢汤（canshi decoction） 198

蚕蛾公补片（can'e gongbu tablets） 113

盐汤探吐方（yantang tantu formula） 223

都气丸（duqi pills） 109

振颓丸（zhentui pills） 159

热炎宁颗粒（reyanning granules） 70

荷丹片（hedan tablets） 165

荷叶丸（heye pills） 165

真人养脏汤（zhenren yangzang decoction） 118

真武汤（zhenwu decoction） 199

真珠丸（zhenzhu pills） 124

桂龙咳喘宁胶囊（guilong kechuanning capsules） 145

桂附地黄丸（guifu dihuang pills） 113

桂附理中丸（guifu lizhong pills） 81

桂苓甘露饮（guiling ganlu drink） 74

桂林西瓜霜（guilin xigua frost） 65

桂枝人参汤（guizhi renshen decoction） 46

桂枝甘草龙骨牡蛎汤（guizhi gancao longgu muli decoction） 124

桂枝甘草汤（guizhi gancao decoction） 83

桂枝生姜枳实汤（guizhi shengjiang zhishi decoction） 200

桂枝加大黄汤（guizhi jia dahuang decoction） 46

桂枝加龙骨牡蛎汤（guizhi jia longgu muli decoction） 119

桂枝加芍药汤（guizhi jia shaoyao decoction） 82

桂枝加附子汤（guizhi jia fuzi decoction） 29

桂枝加厚朴杏子汤（guizhi jia houpu xingzi decoction） 23

桂枝加桂汤（guizhi jia gui decoction） 82

桂枝加黄芪汤（guizhi jia huangqi decoction） 200

桂枝加葛根汤（guizhi jia gegen decoction） 24

桂枝芍药知母汤（guizhi shaoyao zhimu decoction） 201

桂枝汤（guizhi decoction） 23

桂枝附子汤（guizhi fuzi decoction） 83

桂枝茯苓丸（guizhi fuling pills） 160

桔梗汤（jiegeng decoction） 69

桔梗散（jiegeng powder） 27

栓剂（suppository） 15

桃仁承气汤（taoren chengqi decoction） 159

桃红四物汤（taohong siwu decoction） 159

桃花汤（taohua decoction） 118

桃核承气汤（taohe chengqi decoction） 160

根痛平颗粒（gentongping granules） 164

夏天无片（xiatianwu tablets） 164

夏枯草膏（xiakucao unguentum） 230

逐瘀止血汤（zhuyu zhixue decoction） 157

顾步汤（gubu decoction） 229

柴平汤（chaiping decoction） 43

柴胡口服液（chaihu oral liquid） 29

柴胡加龙骨牡蛎汤（chaihu jia longgu muli decoction） 42

柴胡达原饮（chaihu dayuan drink） 43

柴胡枳桔汤（chaihu zhijie decoction） 43

柴胡桂枝干姜汤（chaihu guizhi ganjiang decoction） 42

柴胡桂枝汤（chaihu guizhi decoction） 42

柴胡陷胸汤（chaihu xianxiong decoction） 42

柴胡清肝饮（chaihu qinggan drink） 140

柴胡舒肝丸（chaihu shugan pills） 144

柴胡疏肝散（chaihu shugan powder） 140

柴葛解肌汤（chaige jieji decoction） 27

逍遥散（xiaoyao powder） 43

秘方（secret recipe） 3

透脓散（tounong powder） 229

健民咽喉片（jianmin yanhou tablets） 65

健步丸（jianbu pills） 113

健固汤（jiangu decoction） 103

健胃消食片（jianwei xiaoshi tablets） 220

健脾丸（jianpi pills） 219

射干麻黄汤（shegan mahuang decoction） 24

脏连丸（zanglian pills） 162

胶艾四物汤（jiao'ai siwu decoction） 105

胶艾汤（jiao'ai decoction） 105

胶囊剂（capsule） 15

脑乐静（naolejing） 126

脑立清丸（naoliqing pills） 178

脑得生片（naodesheng tablets） 164

狼疮丸（langchuang pills） 66

疳积散（ganji powder） 218

痈疡剂（prescriptions for large carbuncle） 224

资生丸（zisheng pills） 102

资生健脾丸（zisheng jianpi pills） 102

资寿解语汤（zishou jieyu decoction） 178

凉膈散（liangge powder） 61

益元散（yiyuan powder） 74

益气养血口服液（yiqi yangxue oral liquid） 113

益气清金汤（yiqi qingjin decoction） 70

益气聪明汤（yiqi congming decoction） 102

益心通脉颗粒（yixin tongmai granules） 113

益心酮片（yixintong tablets） 164

益母草膏（yimucao paste） 157

益阴煎（yiyin decoction） 107

益肾灵颗粒（yishenling granules） 113

益胃汤（yiwei decoction） 184

益黄散（yihuang powder） 102

烧伤灵酊（shaoshangling tincture） 66

烧针丸（shaozhen pills） 219

烊化（melt by heating） 17

酒剂（medicated liquor） 14

消风散（xiaofeng powder） 177

消导化积剂（clearing food stagnation prescriptions） 215

消法（resolving method） 6

消咳喘糖浆（xiaokechuan syrup） 211

消食退热糖浆（xiaoshi tuire syrup） 66

消栓通络片（xiaoshuan tongluo tablets） 164

消银片（xiaoyin tablets） 71

消痔丸（xiaozhi pills） 230

消渴灵片（xiaokeling tablets） 185

消瘰丸（xiaoluo pills） 227

消瘿丸（xiaoying pills） 228

消瘿五海饮（xiaoying wuhai drink） 228

消糜栓（xiaomi suppository） 66

海藻玉壶汤（haizao yuhu decoction） 228

涤痰汤（ditan decoction） 208

润肠丸（runchang pills） 36

润燥汤（runzao decoction） 37

涌吐剂（emetic prescriptions） 223

涌泉散（yongquan powder） 160

浚川丸（junchuan pills） 37

浚川散（junchuan powder） 38

诸疮一扫光（zhuchuang yisaoguang pills） 229

调中益气汤（tiaozhong yiqi decoction） 102

调肝汤（tiaogan decoction） 104

调经促孕丸（tiaojing cuyun pills） 114

调胃承气汤（tiaowei chengqi decoction） 36

调营丸（tiaoying pills） 168

调营散（tiaoying powder） 170

通天口服液（tongtian oral liquid） 165

通心络胶囊（tongxinluo capsules） 165

通关丸（tongguan pills） 64

通关散（tongguan powder） 131

通乳丹（tongru pills） 106

通乳颗粒（tongru granules） 114

通幽汤（tongyou decoction） 185

通脉四逆汤（tongmai sini decoction） 80

通宣理肺丸（tongxuan lifei pills） 146

通窍活血汤（tongqiao huoxue decoction） 159

通窍鼻炎片（tongqiao biyan tablets） 32

通瘀煎（tongyu decoction） 159

桑白皮汤（sangbaipi decoction） 210

桑杏汤（sangxing decoction） 184

桑菊饮（sangju drink） 27

桑菊感冒片（sangju ganmao tablets） 29

桑麻丸（sangma pills） 105

桑螵蛸散（sangpiaoxiao powder） 119

验方（experiential effective recipe） 3

十一　画

理中丸（lizhong pills） 79

理中化痰丸（lizhong huatan pills） 81

理中安蛔汤（lizhong anhui decoction） 222

理气剂（qi-regulating prescriptions） 131

理血剂（blood-regulating formula） 147

排石颗粒（paishi granules） 202

培土生金（make up the soil to nourish gold） 11

控涎丹（kongxian pills） 37

黄土汤（huangtu decoction） 162

黄氏响声丸（huangshi xiangsheng pills） 30

黄龙汤（huanglong decoction） 38

黄芩加半夏生姜汤（huangqin jia banxia shengjiang decoction） 62

黄芩芍药汤（huangqin shaoyao decoction） 62

黄芩汤（huangqin decoction） 62

黄芩泻白散（huangqin xiebai powder） 63

黄芩滑石汤（huangqin huashi decoction） 197

黄芪六一汤（huangqi liuyi decoction） 103

黄芪当归散（huangqi danggui powder） 105

黄芪汤（huangqi decoction） 115

黄芪赤风汤（huangqi chifeng decoction ） 158

黄芪建中汤（huangqi jianzhong decoction） 80

黄芪桂枝五物汤（huangqi guizhi wuwu decoction） 81

黄芪鳖甲散（huangqi biejia powder） 64

黄杨宁片（huangyangning tablets） 166

黄连羊肝丸（huanglian yanggan pills） 69

黄连汤（huanglian decoction） 44

黄连阿胶汤（huanglian ejiao decoction） 126

黄连泻心汤（huanglian xiexin decoction） 61

黄连香薷饮（huanglian xiangru drink） 74

黄连温胆汤（huanglian wendan decoction） 209

黄连解毒汤（huanglian jiedu decoction） 60

菖蒲丸（changpu pills） 131

萆薢分清饮（bixie fenqing drink） 201

萆薢渗湿汤（bixie shenshi decoction） 199

菊花茶调散（juhua chatiao powder） 176

梅花点舌丸（meihua dianshe pills） 67

救母丹（jiumu pills） 169

救急十滴水（jiuji shidishui decoction） 181

救急稀涎散（jiuji xixian powder） 223

虚寒胃痛颗粒（xuhan weitong granules） 81

野菊花栓（yejuhua suppository） 69

蛇胆川贝散（shedan chuanbei powder） 214

蛇胆陈皮散（shedan chenpi powder） 215

银杏叶片（yinxingye tablets） 165

银黄口服液（yinhuang oral liquid） 32

银翘双解栓（yinqiao shuangjie suppository） 30

银翘汤（yinqiao decoction） 26

银翘散（yinqiao powder） 26

银翘解毒丸（yinqiao jiedu pills） 30

偏方（folk prescription） 4

脱花煎（tuohua decoction） 158

猪苓汤（zhuling decoction） 199

麻子仁丸（maziren pills） 37

麻仁丸（maren pills） 38

麻仁润肠丸（maren runchang pills） 38

麻黄加术汤（mahuang jia zhu decoction） 25

麻黄汤（mahuang decoction） 18

麻黄杏仁甘草石膏汤（mahuang xinren gancao shigao decoction） 26

麻黄杏仁薏苡甘草汤（mahuang xingren yiyi gancao decoction） 25

麻黄连轺赤小豆汤（mahuang lianyao chixiaodou decoction） 46

麻黄附子甘草汤（mahuang fuzi gancao decoction） 28

麻黄附子汤（mahuang fuzi decoction） 28

麻黄细辛附子汤（mahuang xixin fuzi decoction） 28

鹿茸丸（lurong pills） 111

旋覆代赭汤（xuanfu daizhe decoction） 142

旋覆花汤（xuanfuhua decoction） 170，215

羚羊角汤（lingyangjiao decoction） 178

羚羊角胶囊（lingyangjiao capsules） 179

羚羊清肺丸（lingyang qingfei pills） 68

羚羊感冒片（lingyang ganmao tablets） 30

羚角钩藤汤（lingjiao gouteng decoction） 177

断血流颗粒（duanxueliu granules） 165

清上泻下（clear the upper diarrhea the lower） 11

清开灵注射液（qingkailing injection） 67

清中汤（qingzhong decoction） 63

清气化痰丸（qingqi huatan pills） 210

清火栀麦片（qinghuo zhimai tablets） 67

清心莲子饮（qingxin lianzi drink） 60

清心凉膈散（qingxin liangge powder） 60

清宁散（qingning powder） 63

清血养阴汤（qingxue yangyin decoction） 107

清肝止淋汤（qinggan zhilin powder） 105

清肠饮（qingchang drink） 229

清金化痰汤（qingjin huatan decoction） 210

清金制木（clear gold restraint wood） 12

清金降火汤（qingjin jianghuo decoction） 210

清肺抑火丸（qingfei yihuo pills） 212

清肺消炎丸（qingfei xiaoyan pills） 212

清法（clearing method） 6

清空膏（qingkong paste） 176

清经散（qingjing powder） 59

清带汤（qingdai decoction） 120

清胃黄连丸（qingwei huanglian pills） 67

清胃散（qingwei powder） 61

清咽丸（qingyan pills） 67

清咽甘露饮（qingyan ganlu drink） 61

清咽利膈汤（qingyan lige decoction） 62

清骨散（qinggu powder） 64

清胆汤（qingdan decoction） 61

清音丸（qingyin pills） 67

清宫汤（qinggong decoction） 61

清络饮（qingluo drink） 59

清热剂（heat-clearing prescriptions） 47

清热泻脾散（qingre xiepi powder） 62

清热调血汤（qingre tiaoxue decoction） 159

清热解毒口服液（qingre jiedu oral liquid） 68

清眩丸（qingxuan pills） 179

清脑降压片（qingnao jiangya tablets） 179

清营汤（qingying decoction） 59

清淋颗粒（qinglin granules） 203

清暑汤（qingshu decoction） 74

清暑益气汤（qingshu yiqi decoction） 74

清喉利咽颗粒（qinghou liyan granules） 68

清喉咽合剂（qinghouyan mixture） 68

清脾汤（qingpi decoction） 44

清魂散（qinghun powder） 106

清瘟败毒饮（qingwen baidu drink） 59

清瘟解毒丸（qingwen jiedu pills） 68

清震汤（qingzhen decoction） 26

清燥救肺汤（qingzao jiufei decoction） 184

淡竹茹汤（danzhuru powder） 63

颈复康颗粒（jingfukang granules） 166

十二　画

琥珀抱龙丸（hupo baolong pills） 126

琼玉膏（qiongyu paste） 184

越婢加术汤（yuebi jia zhu decoction） 25

越婢加半夏汤（yuebi jia banxia decoction） 25

越婢汤（yuebi decoction） 26

越鞠丸（yueju pills） 140

趁痛散（chentong powder） 169

搽剂（liniment） 15

散剂（powder） 13

散聚汤（sanju decoction） 141

葳蕤汤（weirui decoction） 29

葛花解酲汤（gehua jiecheng decoction） 220

葛根黄芩黄连汤（gegen huangqin huanglian decoction） 47

葱白七味饮（congbai qiwei drink） 27

葱豉汤（congchi decoction） 28

葱豉桔梗汤（cong chi jiegeng decoction） 26

葶苈大枣泻肺汤（tingli dazao xiefei decoction） 142

棕蒲散（zongpu powder） 162

硝石矾石散（xiaoshi fanshi powder） 197

雅叫哈顿散（yajiao hadun powder） 69

翘荷汤（qiaohe decoction） 184

紫苏饮（zisu drink） 139

紫金锭（zijin troches） 130

紫草软膏（zicao ointments） 230

紫雪（zixue pills） 129

暑症片（shuzheng tablets） 130

跌打活血散（dieda huoxue powder） 167

跌打镇痛膏（dieda zhentong ointments） 167

蛤蚧定喘丸（gejie dingchuan pills） 145

蛤蚧散（gejie powder） 142

黑逍遥散（heixiaoyao powder） 43

黑锡丹（heixi pills） 213

锁阳固精丸（suoyang gujing pills） 120

舒心口服液（shuxin oral liquid） 167

舒肝丸（shugan pills） 145

舒肝和胃丸（shugan hewei pills） 44

舒胸片（shuxiong tablets） 167

舒筋丸（shujin pills） 179

舒筋活络酒（shujin huoluo wine） 180

猴头健胃灵胶囊（houtou jianweiling capsules） 145

痧药（sha pills） 75

痛经丸（tongjing pills） 166

痛经宝颗粒（tongjingbao granules） 167

普济消毒饮（puji xiaodu drink） 60

普济解毒丹（puji jiedu pills） 198

温里剂（interior-warming prescriptions） 75

温法（warming method） 7

温经汤（wenjing decoction） 160

温胆汤（wendan decoction） 209

温胞饮（wenbao drink） 110

温粉（wen powder） 118

温脾汤（wenpi decoction） 36

滋心阴口服液（zixinyin oral liquid） 114

滋水清肝饮（zishui qinggan drink） 109

滋水涵木（nourish the water raised wood） 11

滋血汤（zixue decoction） 104

滋阴地黄丸（ziyin dihuang pills） 108

寒热并用 (cold and heat) 11

犀角地黄汤 (xijiao dihuang decoction) 59

犀黄丸 (xihuang pills) 230

强阳保肾丸 (qiangyang baoshen pills) 114

疏风定痛丸 (shufeng dingtong pills) 179

疏凿饮子 (shuzao decoction) 37

缓肝理脾汤 (huangan lipi decoction) 103

十三 画

摄风散 (shefeng powder) 176

蒿芩清胆汤 (haoqin qingdan decoction) 42

禁方 (disable prescription) 4

槐花散 (huaihua powder) 162

槐角丸 (huaijiao pills) 161

槐角地榆丸 (huaijiao diyu pills) 161

感冒退热颗粒 (ganmao tuire granules) 31

感冒清热颗粒 (ganmao qingre granules) 31

感冒舒颗粒 (ganmaoshu granules) 31

暖肝煎 (nuangan decoction) 83

锭剂 (pastille) 15

催生立应散 (cuisheng liying powder) 158

催生安胎救命散 (cuisheng antai jiuming powder) 158

催汤丸 (cuitang pills) 30

解肌宁嗽丸 (jieji ningsou pills) 31

解肝煎 (jiegan decoction) 140

解表剂 (exterior-releasing prescriptions) 18

解毒活血汤 (jiedu huoxue decoction) 158

解语汤 (jieyu decoction) 177

新加香薷饮 (xinjia xiangru drink) 73

新加黄龙汤 (xinjia huanglong decoction) 38

新制橘皮竹茹汤 (xinzhi jupi zhuru decoction) 142

新清宁片 (xinqingning tablets) 69

煎药方法 (methods for decocting drugs) 17

煎药火候 (firer for decocting drugs) 16

煎药用水 (water for decocting drugs) 16

煎药用具 (utensil for decocting drugs) 16

煎药法 (methods of decocting drugs) 16

满山红油胶丸 (manshanhongyou pills) 212

滚痰丸 (guntan pills) 209

十四 画

碧玉散 (biyu powder) 74

截疟七宝饮 (jienue qibao drink) 42

蔓荆子散 (manjingzi powder) 180

槟榔四消丸 (binlang sixiao pills) 218

酸枣仁汤 (suanzaoren decoction) 125

磁朱丸 (cizhu pills) 125

毓麟珠 (yulin zhu) 106

鼻炎片 (biyan tablets) 31

鼻渊舒口服液 (biyuanshu oral liquid) 31

鼻窦炎口服液 (bidouyan oral liquid) 32

膈下逐瘀汤 (gexia zhuyu decoction) 160

膏方 (paste formula) 4

膏剂 (decocted extract) 14

精制冠心颗粒 (jingzhi guanxin granules) 167

滴耳油 (di'er oil) 229

缩泉丸 (suoquan pills) 119

十五 画

增损三黄石膏汤 (zengsun sanhuang shigao decoction) 60

增损双解散 (zengsun shuangjie powder) 46

增液汤 (zengye decoction) 185

增液承气汤 (zengye chengqi decoction) 185

樗皮丸 (chupi pills) 204

震灵丹 (zhenling pills) 166

镇心牛黄丸 (zhenxin niuhuang pills) 122

镇肝熄风汤 (zhengan xifeng decoction) 177

镇惊丸 (zhenjing pills) 180

鲤鱼汤 (liyu decoction) 199

薏苡附子败酱散 (yiyi fuzi baijiang powder) 228

橘半桂苓枳姜汤 (juban guiling zhijiang decoction) 209

橘皮竹茹汤 (jupi zhuru decoction) 142

橘红丸 (juhong pills) 212

橘红痰咳液 (juhong tanke oral liquid) 212

橘核丸 (juhe pills) 140

十六 画

醒消丸 (xingxiao pills) 158

赞育丹 (zanyu pills) 110

癃清片 (longqing pills) 203

糖浆剂 (syrup) 15

十七 画

黛蛤散 (daige powder) 214

十八 画

礞石滚痰丸 (mengshi guntan powder) 209

十九　画

藿朴夏苓汤（huopo xialing decoction）　198

藿香正气散（huoxiang zhengqi powder）　197

藿胆丸（huodan pills）　75

鳖甲煎丸（biejiajian pills）　221

蟾砂散（chansha powder）　221

蟾酥丸（chansu pills）　230

癣湿药水（xuanshi solution）　179

二十一　画

露剂（medicinal rew）　14

癫狂梦醒汤（diankuang mengxing decoction）　158

麝香祛痛气雾剂（shexiang qutong aerosol）　166

麝香痔疮栓（shexiang zhichuang suppository）　71

二十三　画

蠲哮片（juanxiao tablets）　145

蠲痹汤（juanbi decoction）　201

条目外文标题索引

A

aerosol（气雾剂） 16

aifu nuangong pills（艾附暖宫丸） 168

ancestral prescriptions（祖方） 3

anchong decoction（安冲汤） 91

angong niuhuang pills（安宫牛黄丸） 128

anhui decoction（安蛔汤） 221

anlao decoction（安老汤） 117

anshen bunao oral liquid（安神补脑液） 122

anshen buxin pills（安神补心丸） 122

anshen pills（安肾丸） 100

antai drink（安胎饮） 92

anwei tablets（安胃片） 132

anyang jingzhi ointments（安阳精制膏） 150

anzhong tablets（安中片） 78

assistant drug（佐药） 9

astringent prescriptions（固涩剂） 116

awei huapi unguentum（阿魏化痞膏） 221

B

babao kunshun pills（八宝坤顺丸） 90

badu ointments（拔毒膏） 227

baidai pills（白带丸） 193

baidu powder（败毒散） 28

baihe gujin decoction（百合固金汤） 94

baihe zhimu decoction（百合知母汤） 183

baihuashe powder（白花蛇散） 174

baihuashe wine（白花蛇酒） 173

baihu chengqi decoction（白虎承气汤） 39

baihu decoction（白虎汤） 48

baihu jia cangzhu decoction（白虎加苍术汤） 48

baihu jia guizhi decoction（白虎加桂枝汤） 48

baihu jia renshen decoction（白虎加人参汤） 48

baijiang pills（白降丹） 226

baijiangxue powder（白降雪散） 52

baijin pills（白金丸） 207

bailing capsules（百令胶囊） 97

bai powder（白散） 34

baitong decoction（白通汤） 77

baitong jia zhudanzhi decoction（白通加猪胆汁汤） 77

baitouweng decoction（白头翁汤） 57

baitouweng jia gancao ejiao decoction（白头翁加甘草阿胶汤） 57

baiye decoction（柏叶汤） 162

baizhu decoction（术附汤） 193

baizhu fuzi decoction（白术附子汤） 83

baizhu powder（白术散） 115

baizhu shaoyao powder（白术芍药散） 41

baiziren pills（柏子仁丸） 169

baizi yangxin pills（柏子养心丸） 126

bali powder（八厘散） 151

banlangen granules（板蓝根颗粒） 51

banliu pills（半硫丸） 82

banxia baizhu tianma pills（半夏白术天麻汤） 207

banxia decoction（半夏汤） 127，186

banxia houpo decoction（半夏厚朴汤） 132

banxia xiexin decoction（半夏泻心汤） 41

baochan shenxiao prescription（保产神效方） 107

baochan wuyou powder（保产无忧散） 107

baochi powder（保赤散） 219

baofukang suppository（保妇康栓） 163

baohe pills（保和丸） 218

baoji pills（保济丸） 32

baokening granules（宝咳宁颗粒） 138

baolong pills（抱龙丸） 128

baotai zisheng pills（保胎资生丸） 103

baoyin decoction（保阴煎） 108

baoyuan decoction（保元汤） 104

baozhen decoction（保真汤） 106

bawei heishen powder（八味黑神散） 79

bawu decoction（八物汤） 147

baxian decoction（八仙汤） 86

bazhen decoction（八珍汤） 89

bazheng powder（八正散） 188

bazhen yimu pills（八珍益母丸） 89

be both opposite and complementary（相反相成） 10

be both supplementary and complementary（相辅相成） 10

beidougen tablets（北豆根片） 69

beiling capsules（贝羚胶囊） 206

beimu gualou powder（贝母瓜蒌散） 206

bentun decoction（奔豚汤） 41

bidouyan oral liquid（鼻窦炎口服液） 32

biejiajian pills（鳖甲煎丸） 221

bingpeng powder（冰硼散） 53

binlang sixiao pills（槟榔四消丸） 218

bixie fenqing drink（萆薢分清饮） 201

bixie shenshi decoction（萆薢渗湿汤） 199

biyan tablets（鼻炎片） 31

biyuanshu oral liquid（鼻渊舒口服液） 31

biyu powder（碧玉散） 74

blood-regulating formula（理血剂） 147

boyun pills（拨云丹） 231

boyun powder（拨云散） 71

boyun tuiyi pills（拨云退翳丸） 231

budai pills（布袋丸） 222

bufei ejiao decoction（补肺阿胶汤） 94

bugan decoction（补肝汤） 82，89

buhuanjin zhengqi powder（不换金正气散） 188

buqi tongpao drink（补气通脬饮） 86

bushen dihuang decoction（补肾地黄汤） 93

bushen yinao tablets（补肾益脑片） 98

butian dazao pills（补天大造丸） 86

buyang huanwu decoction（补阳还五汤） 149

buzhong yiqi decoction（补中益气汤） 84

C

can'e gongbu tablets（蚕蛾公补片） 113

cangerzi powder（苍耳子散） 180

canglin powder（仓廪散） 23

canshi decoction（蚕矢汤） 198

capsule（胶囊剂） 15

chaige jieji decoction（柴葛解肌汤） 27

chaihu dayuan drink（柴胡达原饮） 43

chaihu guizhi decoction（柴胡桂枝汤） 42

chaihu guizhi ganjiang decoction（柴胡桂枝干姜汤） 42

chaihu jia longgu muli decoction（柴胡加龙骨牡蛎汤） 42

chaihu oral liquid（柴胡口服液） 29

chaihu qinggan drink（柴胡清肝饮） 140

chaihu shugan pills（柴胡舒肝丸） 144

chaihu shugan powder（柴胡疏肝散） 140

chaihu xianxiong decoction（柴胡陷胸汤） 42

chaihu zhijie decoction（柴胡枳桔汤） 43

chaiping decoction（柴平汤） 43

chanfukang granules（产复康颗粒） 154

changning decoction（肠宁汤） 92

changpu pills（菖蒲丸） 131

changweining tablets（肠胃宁片） 117

chansha powder（蟾砂散） 221

chansu pills（蟾酥丸） 230

chengqi yangrong decoction（承气养荣汤） 34

chenshi qisheng powder（陈氏七圣散） 161

chentong powder（趁痛散） 169

chenxiang huaqi pills（沉香化气丸） 135

chenxiang huazhi pills（沉香化滞丸） 216

chenxiang lurong pills（沉香鹿茸丸） 99

Chinese patent medicine（中成药） 4

chishizhi yuyuliang decoction（赤石脂禹余粮汤） 116

chuanbei pipa syrup（川贝枇杷糖浆） 70

chuanbei xueli paste（川贝雪梨膏） 183

chuanlian decoction（川楝汤） 134

chuanxinlian tablets（穿心莲片） 65

chuanxiong chatiao powder（川芎茶调散） 171

chunyang zhengqi pills（纯阳正气丸） 203

chunyang zhenren yangzang decoction（纯阳真人养脏汤） 120

chunze decoction（春泽汤） 74

chupi pills（樗皮丸） 204

chushi juanbi decoction（除湿蠲痹汤） 201

ciwujia tablets（刺五加片） 126

cizhu pills（磁朱丸） 125

classical prescriptions（经方） 3

clear gold restraint wood（清金制木） 12

clearing food stagnation prescriptions（消导化积剂） 215

clearing method（清法） 6

clear the upper diarrhea the lower（清上泻下） 11

cold and heat（寒热并用） 11

compatibility method（方剂配伍方法） 9

compound prescription（复方） 3

congbai qiwei drink（葱白七味饮） 27

congchi decoction（葱豉汤） 28

cong chi jiegeng decoction（葱豉桔梗汤） 26

cuisheng antai jiuming powder（催生安胎救命散） 158

cuisheng liying powder（催生立应散） 158

cuitang pills（催汤丸） 30

D

da'an pills（大安丸） 217

dabanxia decoction（大半夏汤） 139

dabuyin pills（大补阴丸） 93

dachaihu decoction（大柴胡汤） 45

dachengqi decoction（大承气汤） 33

dadingfeng pills（大定风珠） 175

dafangfeng decoction（大防风汤） 194

dahuang fuzi decoction（大黄附子汤） 34

dahuang huanlian xiexin decoction（大黄黄连泻心汤） 53

dahuang mudan decoction（大黄牡丹汤） 39

dahuang qingwei pills（大黄清胃丸） 56

dahuang zhechong pills（大黄䗪虫丸） 154

dahuoluo pills（大活络丹） 171

daidao powder（代刀散） 225

daididang pills（代抵当丸） 148

daige powder（黛蛤散） 214

dai wenjiu plaster（代温灸膏） 82

dajianzhong decoction（大建中汤） 76

dampness-dispelling prescriptions（祛湿剂） 186

danggui buxue decoction（当归补血汤） 87

danggui decoction（当归饮子） 172

danggui decoction（荡鬼汤） 106

danggui dihuang drink（当归地黄饮） 96

danggui jianzhong decoction（当归建中汤） 75

danggui liuhuang decoction（当归六黄汤） 59

danggui longhui pills（当归龙荟丸） 55

danggui niantong decoction（当归拈痛汤） 189

danggui pills（当归丸） 88

danggui shengjiang yangrou decoction（当归生姜羊肉汤） 76

danggui sini decoction（当归四逆汤） 79

danggui sini jia wuzhuyu shengjiang decoction（当归四逆加吴茱萸生姜汤） 79

danggui yangxue pills（当归养血丸） 151

dangui shaoyao powder（当归芍药散） 88

danle capsules（胆乐胶囊） 143

danning tablets（胆宁片） 144

danshen drink（丹参饮） 147

danshen tablets（丹参片） 147

danzhi xiaoyao powder（丹栀逍遥散） 40

danzhuru powder（淡竹茹汤） 63

dan（丹剂） 14

daochi chengqi decoction（导赤承气汤） 54

daochi pills（导赤丸） 54

daochi powder（导赤散） 54

daochi qingxin decoction（导赤清心汤） 122

daoqi decoction（导气汤） 134

daoshui pills（导水丸） 35

daotan decoction（导痰汤） 205

daqianghuo decoction（大羌活汤） 20

daqinglong decoction（大青龙汤） 19

daqinglong jia huangqin decoction（大青龙加黄芩汤） 19

daqinjiao decoction（大秦艽汤） 171

daqiqi decoction（大七气汤） 146

dashanzha pills（大山楂丸） 215

daxianxiong decoction（大陷胸汤） 33

daxianxiong pills（大陷胸丸） 33

daying decoction（大营煎） 100

dayuan drink（达原饮） 41

decoct drugs wrapped（包煎） 17

decocted extract（膏剂） 14

decoct first（先煎） 17

decoction（汤剂） 13

decoct later（后下） 17

decoct separately（单煎） 17

dengzhan xixin injection（灯盏细辛注射液） 156

diankuang mengxing decoction（癫狂梦醒汤） 158

di'ao xinxuekang capsules（地奥心血康胶囊） 155

diaphoresis method（汗法） 6

didang decoction（抵当汤） 148

didang pills（抵当丸） 148

dieda huoxue powder（跌打活血散） 167

dieda zhentong ointments（跌打镇痛膏） 167

di'er oil（滴耳油） 229

dihuang decoction（地黄饮子） 101

dingchuan decoction（定喘汤） 138

dingkun pills（定坤丹） 91

dingtu pills（定吐丸） 224

dingxiang shidi decoction（丁香柿蒂汤） 139

dingxiang shidi powder（丁香柿蒂散） 139

dingxiang touge powder（丁香透膈散） 139

dingxian pills（定痫丸） 207

dingzhi pills（定志丸） 122

disable prescription（禁方） 4

ditan decoction（涤痰汤）　208

dongkuizi powder（冬葵子散）　151，204

drug dfficacy（药力）　9

drugs after nursing（药后调护）　18

dryness-relieving prescriptions（治燥剂）　182

duanxueliu granules（断血流颗粒）　165

duhuo jisheng decoction（独活寄生汤）　201

duoming powder（夺命散）　156

duqi pills（都气丸）　109

dusheng powder（独圣散）　32，131，170，204，224

duyiwei capsules（独一味胶囊）　163

E

eight methods（八法）　5

eight tactical arrays（八阵）　8

ejiao jizihuang decoction（阿胶鸡子黄汤）　177

emesis method（吐法）　6

emetic prescriptions（涌吐剂）　223

envoy drug（使药）　9

erchaihu drink（二柴胡饮）　20

erchen decoction（二陈汤）　204

erdan pills（二丹丸）　121

erding granules（二丁颗粒）　50

erdong decoction（二冬汤）　96

erhai pills（二海丸）　231

erjia fumai decoction（二甲复脉汤）　95

erjiajian zhengqi powder（二加减正气散）　187

erkangning syrup（儿康宁糖浆）　86

erlong zuoci pills（耳聋左慈丸）　96

ermiao powder（二妙散）　189

ermu ningsu decoction（二母宁嗽汤）　206

erqi decoction（二气汤）　34

ertong qingfei pills（儿童清肺丸）　45

erwei badu powder（二味拔毒散）　225

erxian powder（二仙散）　231

erxin decoction（二辛煎）　56

eryin decoction（二阴煎）　121

erzhi pills（二至丸）　95

experiential effective recipe（验方）　3

exterior-releasing prescriptions（解表剂）　18

external treatment method（外用法）　18

F

famu pills（伐木丸）　220

fangfeng decoction（防风汤）　194

fangfeng tongsheng powder（防风通圣散）　45

fangji fuling decoction（防己茯苓汤）　193

fangji huangqi decoction（防己黄芪汤）　192

fangji jiaomu tingli dahuang pills（防己椒目葶苈大黄丸）　35

fanshi pills（矾石丸）　203

fei'er pills（肥儿丸）　222

fenghan kesou granules（风寒咳嗽颗粒）　21

fengliaoxing fengshi dieda wine（冯了性风湿跌打药酒）　196

fengshi gutong capsules（风湿骨痛胶囊）　204

fengshi maqian tablets（风湿马钱片）　196

fengsui pills（封髓丹）　63

fengyin decoction（风引汤）　174

fenqing wulin pills（分清五淋丸）　190

fenxinqi drink（分心气饮）　132

firer for decocting drugs（煎药火候）　16

folk prescription（偏方）　4

forms of prescriptions（方剂剂型）　13

formula and Chinese medicine（方剂与中药）　7

formula and governing law（方剂与治法）　5

formulas of Chinese materia medica（方剂学）　1

foshou powder（佛手散）　90

fubao granules（妇宝颗粒）　150

fufang caoshanhu buccal tablets（复方草珊瑚含片）　29

fufang chuanbeijing tablets（复方川贝精片）　211

fufang da chengqi decoction（复方大承气汤）　36

fufang danshen dripping pills（复方丹参滴丸）　163

fufang dianjixueteng paste（复方滇鸡血藤膏）　163

fufang fufangteng mixture（复方扶芳藤合剂）　112

fufang guazijin granules（复方瓜子金颗粒）　65

fufang huangliansu tablets（复方黄连素片）　65

fufang qianzheng plaster（复方牵正膏）　178

fufang xianhecao changyan capsules（复方仙鹤草肠炎胶囊）　202

fufang xianzhuli mixture（复方鲜竹沥液）　211

fufang zaofan pills（复方皂矾丸）　112

fuke fenqing pills（妇科分清丸）　191

fuke qianjin tablets（妇科千金片）　190

fuke shiwei tablets（妇科十味片）　88

fuke tiaojing tablets（妇科调经片）　89

fuke tongjing pills（妇科通经丸）　150

fuling daoshui decoction（茯苓导水汤）　199

fuling pills（茯苓丸）　208

fupi pills（扶脾丸）　117

fusang pills（扶桑丸）　98

fuyanjing capsules（妇炎净胶囊）　190

fuyuan huoxue decoction（复元活血汤）　161

fuzi decoction（附子汤）　83

fuzi lizhong pills（附子理中丸）　80

fuzi xiexin decoction（附子泻心汤）　44

G

gancao fuzi decoction（甘草附子汤）　195

gancao ganjiang fuling baizhu decoction（甘草干姜茯苓白术汤）　193

gancao xiexin decoction（甘草泻心汤）　41

ganjiang renshen banxia pills（干姜人参半夏丸）　76

ganjie decoction（甘桔汤）　56

ganji powder（疳积散）　218

ganlu drink（甘露饮）　97

ganlu xiaodu pills（甘露消毒丹）　189

ganmai dazao decoction（甘麦大枣汤）　122

ganmao qingre granules（感冒清热颗粒）　31

ganmaoshu granules（感冒舒颗粒）　31

ganmao tuire granules（感冒退热颗粒）　31

gansui banxia decoction（甘遂半夏汤）　35

gegen huangqin huanglian decoction（葛根黄芩黄连汤）　47

gehua jiecheng decoction（葛花解醒汤）　220

gejie dingchuan pills（蛤蚧定喘丸）　145

gejie powder（蛤蚧散）　142

gengnian'an tablets（更年安片）　98

gengyi pills（更衣丸）　34

gentongping granules（根痛平颗粒）　164

gexia zhuyu decoction（膈下逐瘀汤）　160

gold and water to help each other（金水相生）　12

gonglao quhuo tablets（功劳去火片）　50

gongxuening capsules（宫血宁胶囊）　163

goupi plaster（狗皮膏）　173

gouteng drink（钩藤饮）　178

granules（冲剂）　15

guadi powder（瓜蒂散）　223

gualou qumai pills（瓜蒌瞿麦丸）　183

gualou xiebai baijiu decoction（瓜蒌薤白白酒汤）　133

gualou xiebai banxia decoction（瓜蒌薤白半夏汤）　133

guanxin danshen tablets（冠心丹参片）　163

guanxin suhe pills（冠心苏合丸）　143

guben kechuan tablets（固本咳喘片）　112

gubu decoction（顾步汤）　229

guchong decoction（固冲汤）　119

guci xiaotong tablets（骨刺消痛片）　202

guifu dihuang pills（桂附地黄丸）　113

guifu lizhong pills（桂附理中丸）　81

guiling ganlu drink（桂苓甘露饮）　74

guilin xigua frost（桂林西瓜霜）　65

guilong kechuanning capsules（桂龙咳喘宁胶囊）　145

guilu bushen pills（龟鹿补肾丸）　110

guilu erxian glue（龟鹿二仙胶）　110

guipi decoction（归脾汤）　88

guishao dihuang pills（归芍地黄丸）　93

guizhi decoction（桂枝汤）　23

guizhi fuling pills（桂枝茯苓丸）　160

guizhi fuzi decoction（桂枝附子汤）　83

guizhi gancao decoction（桂枝甘草汤）　83

guizhi gancao longgu muli decoction（桂枝甘草龙骨牡蛎汤）　124

guizhi jia huangqi decoction（桂枝加黄芪汤）　200

guizhi jia dahuang decoction（桂枝加大黄汤）　46

guizhi jia fuzi decoction（桂枝加附子汤）　29

guizhi jia gegen decoction（桂枝加葛根汤）　24

guizhi jia gui decoction（桂枝加桂汤）　82

guizhi jia houpu xingzi decoction（桂枝加厚朴杏子汤）　23

guizhi jia longgu muli decoction（桂枝加龙骨牡蛎汤）　119

guizhi jia shaoyao decoction（桂枝加芍药汤）　82

guizhi renshen decoction（桂枝人参汤）　46

guizhi shaoyao zhimu decoction（桂枝芍药知母汤）　201

guizhi shengjiang zhishi decoction（桂枝生姜枳实汤）　200

gujing pills（固经丸）　119

guntan pills（滚痰丸）　209

guogong wine（国公酒）　173

guoqi drink（过期饮）　88

guxia yiqi decoction（固下益气汤）　106

guyin decoction（固阴煎） 115

guzhen decoction（固真汤） 80

H

haizao yuhu decoction（海藻玉壶汤） 228

haoqin qingdan decoction（蒿芩清胆汤） 42

harmonizing prescriptions（和解剂） 39

heat-clearing prescriptions（清热剂） 47

hedan tablets（荷丹片） 165

heixiaoyao powder（黑逍遥散） 43

heixi pills（黑锡丹） 213

heren drink（何人饮） 41

heye pills（荷叶丸） 165

hongling powder（红灵散） 129

hongmian powder（红棉散） 226

hongsheng pills（红升丹） 226

hongyao plaster（红药贴膏） 153

houpo dahuang decoction（厚朴大黄汤） 141

houpo mahuang decoction（厚朴麻黄汤） 142

houpo qiwu decoction（厚朴七物汤） 38

houpo sanwu decoction（厚朴三物汤） 141

houpo wenzhong decoction（厚朴温中汤） 141

houtou jianweiling capsules（猴头健胃灵胶囊） 145

huaban decoction（化斑汤） 49

huaban jiedu decoction（化斑解毒汤） 49

huachong pills（化虫丸） 222

huagai powder（华盖散） 19

huaihua powder（槐花散） 162

huaijiao diyu pills（槐角地榆丸） 161

huaijiao pills（槐角丸） 161

huaji oral liquid（化积口服液） 217

huaji pills（化积丸） 216

huangan lipi decoction（缓肝理脾汤） 103

huanglian decoction（黄连汤） 44

huanglian ejiao decoction（黄连阿胶汤） 126

huanglian jiedu decoction（黄连解毒汤） 60

huanglian wendan decoction（黄连温胆汤） 209

huanglian xiangru drink（黄连香薷饮） 74

huanglian xiexin decoction（黄连泻心汤） 61

huanglian yanggan pills（黄连羊肝丸） 69

huanglong decoction（黄龙汤） 38

huangqi biejia powder（黄芪鳖甲散） 64

huangqi chifeng decoction（黄芪赤风汤） 158

huangqi danggui powder（黄芪当归散） 105

huangqi decoction（黄芪汤） 115

huangqi guizhi wuwu decoction（黄芪桂枝五物汤） 81

huangqi jianzhong decoction（黄芪建中汤） 80

huangqi liuyi decoction（黄芪六一汤） 103

huangqin decoction（黄芩汤） 62

huangqin huashi decoction（黄芩滑石汤） 197

huangqin jia banxia shengjiang decoction（黄芩加半夏生姜汤） 62

huangqin shaoyao decoction（黄芩芍药汤） 62

huangqin xiebai powder（黄芩泻白散） 63

huangshi xiangsheng pills（黄氏响声丸） 30

huangtu decoction（黄土汤） 162

huangyangning tablets（黄杨宁片） 166

huanshao pills（还少丹） 109

huashanshen tablets（华山参片） 215

huatuo zaizao pills（华佗再造丸） 169

huazheng huisheng pills（化癥回生丹） 154

huazhi sippository（化痔栓） 227

hufeng wine（胡蜂酒） 202

hugan tablets（护肝片） 44

huitian zaizao pills（回天再造丸） 182

huixiang juhe pills（茴香橘核丸） 144

huiyang jiuji decoction（回阳救急汤） 77

huiyan zhuyu decoction（会厌逐瘀汤） 148

huodan pills（藿胆丸） 75

huoluo xiaoling pills（活络效灵丹） 161

huopo xialing decoction（藿朴夏苓汤） 198

huoxiang zhengqi powder（藿香正气散） 197

huoxue zhitong powder（活血止痛散） 163

hupo baolong pills（琥珀抱龙丸） 126

huqian pills（虎潜丸） 108

I

infure for oral use（冲服） 17

injection（注射液） 16

interior-warming prescriptions（温里剂） 75

internal treatment method（内服法） 16

J

jiajian fumai decoction（加减复脉汤） 95

jiajian mahuang decoction（加减麻黄汤） 19

jiajian weirui decoction（加减葳蕤汤） 23

jiajian yiyin decoction（加减一阴煎） 94

jianbu pills（健步丸） 113

jiangu decoction（健固汤） 103

jianling decoction（建瓴汤） 175

jianmin yanhou tablets（健民咽喉片） 65

jianpi pills（健脾丸） 219

jianwei xiaoshi tablets（健胃消食片） 220

jiao'ai decoction（胶艾汤） 105

jiao'ai siwu decoction（胶艾四物汤） 105

jiaotai pills（交泰丸） 124

jiashen shenghua decoction（加参生化汤） 169

jiawei ejiao decoction（加味阿胶汤） 116

jiawei shenghua granules（加味生化颗粒） 151

jiawei shengyu decoction（加味圣愈汤） 90

jiawei shenqi pills（加味肾气丸） 98

jiawei siwu decoction（加味四物汤） 147

jiawei wendan decoction（加味温胆汤） 213

jiawei wuyao decoction（加味乌药汤） 137

jiawei xiangsu powder（加味香苏散） 20

jichuan decoction（济川煎） 36

jiebai pills（洁白丸） 197

jiedu huoxue decoction（解毒活血汤） 158

jiegan decoction（解肝煎） 140

jiegeng decoction（桔梗汤） 69

jiegeng powder（桔梗散） 27

jieji ningsou pills（解肌宁嗽丸） 31

jienue qibao drink（截疟七宝饮） 42

jieyu decoction（解语汤） 177

jijiu huiyang decoction（急救回阳汤） 81

jiming powder（鸡鸣散） 200

jinfeicao powder（金沸草散） 25

jingang pills（金刚丸） 108

jingfang baidu powder（荆防败毒散） 28

jingfukang granules（颈复康颗粒） 166

jinguo tablets（金果含片） 185

jingzhi guanxin granules（精制冠心颗粒） 167

jinlingzi powder（金铃子散） 142

jinpu capsules（金蒲胶囊） 214

jinsang liyan pills（金嗓利咽丸） 211

jinsang sanjie pills（金嗓散结丸） 64

jinshuibao capsules（金水宝胶囊） 112

jinshui liujun decoction（金水六君煎） 208

jinsuo gujing pills（金锁固精丸） 119

jisha zhibao pills（急痧至宝丹） 130

jisheng decoction（济生汤） 43

jisu powder（鸡苏散） 74

jiufen powder（九分散） 152

jiuji shidishui decoction（救急十滴水） 181

jiuji xixian powder（救急稀涎散） 223

jiumu pills（救母丹） 169

jiuqi niantong pills（九气拈痛丸） 137

jiusheng powder（九圣散） 231

jiuwei qianghuo decoction（九味羌活汤） 20

jiuxian powder（九仙散） 116

jiuyi powder（九一散） 227

jiyan unguentum（鸡眼膏） 229

jizhi syrup（急支糖浆） 211

juanbi decoction（蠲痹汤） 201

juanxiao tablets（蠲哮片） 145

juban guiling zhijiang decoction（橘半桂苓枳姜汤） 209

juhe pills（橘核丸） 140

juhong pills（橘红丸） 212

juhong tanke oral liquid（橘红痰咳液） 212

juhua chatiao powder（菊花茶调散） 176

junchuan pills（浚川丸） 37

junchuan powder（浚川散） 38

jupi zhuru decoction（橘皮竹茹汤） 142

juyuan decoction（举元煎） 103

K

kaiguan powder（开关散） 129

kaiyu zhongyu decoction（开郁种玉汤） 133

kanggan granules（抗感颗粒） 50

kanggu zengsheng capsules（抗骨增生胶囊） 101

kanggu zengsheng pills（抗骨增生丸） 101

keshangtong liniment（克伤痛搽剂） 152

kexue prescriptions（咳血方） 161

kongxian pills（控涎丹） 37

kongzi dasheng zhizhenzhong pills（孔子大圣知枕中丹） 124

kouyanqing granules（口炎清颗粒） 53

kunming shanhaitang tablets（昆明山海棠片） 194

kunshun pills（坤顺丹） 150

kushen pills（苦参丸） 197

kuzhi powder（枯痔散） 228

L

langchuang pills（狼疮丸） 66

laoguancao ointments（老鹳草软膏） 196

lemai granules（乐脉颗粒） 151

lengxiao pills（冷哮丸） 207

liangdi decoction（两地汤） 94

liangfu pills（良附丸） 133

liangge powder（凉膈散） 61

liangyi plaster（两仪膏） 92

lianli decoction（连理汤） 80

lianmei anhui decoction（连梅安蛔汤） 222

lianmei decoction（连梅汤） 61

lianpo drink（连朴饮） 197

lianqiao baidu powder（连翘败毒散） 25

lidan paishi tablets（利胆排石片） 191

lingbao huxin pills（灵宝护心丹） 170

linggan wuwei jiangxin decoction（苓甘五味姜辛汤） 210

ling gui zhu gan decoction（苓桂术甘汤） 200

lingjiao gouteng decoction（羚角钩藤汤） 177

lingyang ganmao tablets（羚羊感冒片） 30

lingyangjiao capsules（羚羊角胶囊） 179

lingyangjiao decoction（羚羊角汤） 178

lingyang qingfei pills（羚羊清肺丸） 68

liniment（搽剂） 15

liuhe decoction（六和汤） 187

liuhe dingzhong pills（六合定中丸） 73

liujunzi decoction（六君子汤） 84

liumo decoction（六磨饮子） 133

liushen pills（六神丸） 52

liuwei anxiao powder（六味安消散） 216

liuwei dihuang pills（六味地黄丸） 92

liuwei muxiang powder（六味木香散） 134

liuying pills（六应丸） 54

liuyi powder（六一散） 72

lixiao powder（立效散） 191

liyan jiedu granules（利咽解毒颗粒） 51

liyu decoction（鲤鱼汤） 199

lizhong anhui decoction（理中安蛔汤） 222

lizhong huatan pills（理中化痰丸） 81

lizhong pills（理中丸） 79

longchi zhenxin pills（龙齿镇心丹） 127

longdan xiegan decoction（龙胆泻肝汤） 55

longma zilai pills（龙马自来丹） 214

longmu zhuanggu granules（龙牡壮骨颗粒） 91

longqing pills（癃清片） 203

lugen decoction（芦根汤） 206

lurong pills（鹿茸丸） 111

M

mahuang decoction（麻黄汤） 18

mahuang fuzi decoction（麻黄附子汤） 28

mahuang fuzi gancao decoction（麻黄附子甘草汤） 28

mahuang jia zhu decoction（麻黄加术汤） 25

mahuang lianyao chixiaodou decoction（麻黄连轺赤小豆汤） 46

mahuang xingren yiyi gancao decoction（麻黄杏仁薏苡甘草汤） 25

mahuang xinren gancao shigao decoction（麻黄杏仁甘草石膏汤） 26

mahuang xixin fuzi decoction（麻黄细辛附子汤） 28

maimendong decoction（麦门冬汤） 185

maiwei dihuang pills（麦味地黄丸） 108

make up the soil to nourish gold（培土生金） 11

manjingzi powder（蔓荆子散） 180

manshanhongyou pills（满山红油胶丸） 212

maqianzi powder（马钱子散） 204

maren pills（麻仁丸） 38

maren runchang pills（麻仁润肠丸） 38

mayinglong shexiang zhichuang ointments（马应龙麝香痔疮膏） 227

maziren pills（麻子仁丸） 37

medicated liquor（酒剂） 14

medicinal rew（露剂） 14

medicinal tea（茶剂） 15

meihua dianshe pills（梅花点舌丸） 67

melt by heating（烊化） 17

mengshi guntan powder（礞石滚痰丸） 209

methods for decocting drugs（煎药方法） 17

methods of decocting drugs（煎药法） 16

methods of taking drugs（服药法） 17

methods of taking drugs（服用方法） 17

miaoji pills（妙济丸） 196

miaoxiang powder（妙香散） 123

mingmu dihuang pills（明目地黄丸） 93

mingmu shangqing tablets（明目上清片） 51

minister drug（臣药） 9

modification of a prescription（方剂组成变化） 12

modification of dosage（药量增减变化） 12

modification of herbs（药味增减变化） 12

modification of preparation forms（剂型变化） 13

mudan powder（牡丹散） 155

mugua pills（木瓜丸） 115，188

mujingyou pills（牡荆油胶丸） 205

muli powder（牡蛎散） 116

mutong powder（木通散） 191

muxiang binglang pills（木香槟榔丸） 216

muxiang da'an pills（木香大安丸） 135

muxiang fenqi pills（木香分气丸） 135

muxiang liuqi drink（木香流气饮） 136

muxiang shunqi powder（木香顺气散） 136

N

naodesheng tablets（脑得生片） 164

naolejing（脑乐静） 126

naoliqing pills（脑立清丸） 178

neibu danggui jianzhong decoction（内补当归建中汤） 76

neibu pills（内补丸） 99

neituo huangqi powder（内托黄芪散） 226

niubang jieji decoction（牛蒡解肌汤） 230

niuhuang baolong pills（牛黄抱龙丸） 176

niuhuang chengqi pills（牛黄承气丸） 127

niuhuang jiangya pills（牛黄降压丸） 50

niuhuang jiedu pills（牛黄解毒丸） 50

niuhuang qianjin powder（牛黄千金散） 176

niuhuang qingxin pills（牛黄清心丸） 127，181

niuhuang xiaoyan tablets（牛黄消炎片） 50

niuhuang zhenjing pills（牛黄镇惊丸） 127

niuhuang zhibao pills（牛黄至宝丸） 50

niuxi decoction（牛膝汤） 153

non-classical prescriptions（时方） 3

nourish the soil restraint wood（扶土抑木） 12

nourish the water raised wood（滋水涵木） 11

nuangan decoction（暖肝煎） 83

nvjin pills（女金丸） 169

nvzhen pills（女真丹） 155

O

oral liquid（口服液） 16

oral liquid of shuanghuanglian（双黄连口服液） 21

P

paishi granules（排石颗粒） 202

paste formula（膏方） 4

pastille（锭剂） 15

phlegm-dispelling prescriptions（祛痰剂） 204

pill（丸剂） 13

pingbu zhenxin pills（平补镇心丹） 123

pinggan shuluo pills（平肝舒络丸） 146

pingwei powder（平胃散） 71，186

powder（散剂） 13

prescription classification（方剂分类） 7

prescription composition（方剂组成） 8

prescription medication composition（方以药成） 7

prescriptions for large carbuncle（痈疡剂） 224

prescriptions for releasing both exterior and interior（表里双解剂） 44

prescription symptoms（方证） 5

prescription（处方） 4

prescription（方剂） 2

puji jiedu pills（普济解毒丹） 198

puji xiaodu drink（普济消毒饮） 60

purgative method（下法） 6

purgative prescriptions（泻下剂） 33

Q

qianbai biyan tablets（千柏鼻炎片） 53

qiangen powder（茜根散） 162

qianghuo shengshi decoction（羌活胜湿汤） 194

qiangyang baoshen pills（强阳保肾丸） 114

qianjin zhidai pills（千金止带丸） 117

qianlieshu pills（前列舒丸） 112

qianzheng powder（牵正散） 177

qiaohe decoction（翘荷汤） 184

qibao meiran pills（七宝美髯丹） 100

qifu decoction（芪附汤） 82

qifu drink（七福饮） 90

qige powder（启膈散） 136

qiju dihuang pills（杞菊地黄丸） 92

qili powder（七厘散） 151

qinbaohong zhike tablets（芩暴红止咳片） 206

qingchang drink（清肠饮） 229

qingdai decoction（清带汤） 120

qingdan decoction（清胆汤） 61

qingdanye tablets（青叶胆片） 203

qing'e pills（青娥丸） 110

qingfei xiaoyan pills（清肺消炎丸） 212

qingfei yihuo pills（清肺抑火丸） 212

qinggan zhilin powder（清肝止淋汤） 105

qinggong decoction（清宫汤） 61

qingguo pills（青果丸） 64

qinggu powder（清骨散） 64

qinghao biejia decoction（青蒿鳖甲汤） 63

qinghou liyan granules（清喉利咽颗粒） 68

qinghouyan mixture（清喉咽合剂） 68

qinghun powder（清魂散） 106

qinghuo zhimai tablets（清火栀麦片） 67

qingjing powder（清经散） 59

qingjin huatan decoction（清金化痰汤） 210

qingjin jianghuo decoction（清金降火汤） 210

qingkailing injection（清开灵注射液） 67

qingkong paste（清空膏） 176

qinglin granules（清淋颗粒） 203

qingluo drink（清络饮） 59

qingnao jiangya tablets（清脑降压片） 179

qingning powder（清宁散） 63

qingpi decoction（清脾汤） 44

qingqi huatan pills（清气化痰丸） 210

qingre jiedu oral liquid（清热解毒口服液） 68

qingre tiaoxue decoction（清热调血汤） 159

qingre xiepi powder（清热泻脾散） 62

qingshu decoction（清暑汤） 74

qingshu yiqi decoction（清暑益气汤） 74

qingwei huanglian pills（清胃黄连丸） 67

qingwei powder（清胃散） 61

qingwen baidu drink（清瘟败毒饮） 59

qingwen jiedu pills（清瘟解毒丸） 68

qingxin liangge powder（清心凉膈散） 60

qingxin lianzi drink（清心莲子饮） 60

qingxuan pills（清眩丸） 179

qingxue yangyin decoction（清血养阴汤） 107

qingyan ganlu drink（清咽甘露饮） 61

qingyan lige decoction（清咽利膈汤） 62

qingyan pills（清咽丸） 67

qingying decoction（清营汤） 59

qingyin pills（清音丸） 67

qingzao jiufei decoction（清燥救肺汤） 184

qingzhen decoction（清震汤） 26

qingzhong decoction（清中汤） 63

qingzhou baiwan pills（青州白丸子） 212

qingzhuru decoction（青竹茹汤） 210

qinjiao biejia powder（秦艽鳖甲散） 64

qinlian tablets（芩连片） 70

qinzhu decoction（芩术汤） 58

qiongyu paste（琼玉膏） 184

qipi pills（启脾丸） 218

qi-regulating prescriptions（理气剂） 131

qiwei baizhu powder（七味白术散） 84

qiwei dihuang pills（七味地黄丸） 95

qiye shen'an tablets（七叶神安片） 123

qizhen pills（七珍丸） 121

qizhi weitong granules（气滞胃痛颗粒） 132

qizhi xiangfu pills（七制香附丸） 131

quantianma capsules（全天麻胶囊） 175

qufeng shujin pills（祛风舒筋丸） 202

qumai zhizhu pills（曲麦枳术丸） 216

R

reconcile method（和法） 6

ren pills（人丹） 73

renshen baidu powder（人参败毒散） 22

renshen gejie powder（人参蛤蚧散） 86

renshen hutao decoction（人参胡桃汤） 85

renshen jianpi pills（人参健脾丸） 85

renshen maidong powder（人参麦冬散） 96

renshen yangrong decoction（人参养荣汤） 90

renshu powder（仁熟散） 123

resolving method（消法） 6

resuscitative prescriptions（开窍剂） 127

reyanning granules（热炎宁颗粒） 70

rujiling granules（乳疾灵颗粒） 143

rukuaixiao tablets（乳块消片） 143

runchang pills（润肠丸） 36

runzao decoction（润燥汤） 37

rupixiao tablets（乳癖消片） 220

ruyi jinhuang powder（如意金黄散） 52

S

san'ao decoction（三拗汤） 19

sanbao capsules（三宝胶囊） 101

sanbi decoction（三痹汤） 181

sancai decoction（三才汤） 186

sancai fengsui pills（三才封髓丹） 96

sanceng huixiang pills（三层茴香丸） 136

sangbaipi decoction（桑白皮汤） 210

sangju drink（桑菊饮）　27

sangju ganmao tablets（桑菊感冒片）　29

sangma pills（桑麻丸）　105

sangpiaoxiao powder（桑螵蛸散）　119

sangxing decoction（桑杏汤）　184

sanhua decoction（三化汤）　33

sanhuang tablets（三黄片）　49

sanhua shenyou pills（三花神佑丸）　35

sanjia fumai decoction（三甲复脉汤）　175

sanjiajian zhengqi powder（三加减正气散）　187

sanjian paste（三建膏方）　78

sanjin tablets（三金片）　53

sanju decoction（散聚汤）　141

sanleng decoction（三棱煎）　155

sanliangban wine（三两半药酒）　194

sanmiao pills（三妙丸）　189

sanpin yitiaoqiang（三品一条枪）　224

sanqi shangyao tablets（三七伤药片）　152

sanqi tablets（三七片）　152

sanren decoction（三仁汤）　188

sansheng drink（三生饮）　208

sansheng powder（三圣散）　223

sanwei jili powder（三味蒺藜散）　189

sanwu beiji pills（三物备急丸）　34

sanzi powder（三子散）　217

sanzi yangqin decoction（三子养亲汤）　214

secret recipe（秘方）　3

sedative prescriptions（安神剂）　120

separation and consistency of prescription drugs（方药离合）　7

seven kinds of prescriptions（七方）　8

shangtongning tablets（伤痛宁片）　153

shanju jiangya tablets（山菊降压片）　56

shanzha huazhi pills（山楂化滞丸）　217

shaofu zhuyu decoction（少腹逐瘀汤）　148

shaolin fengshi dieda ointments（少林风湿跌打膏）　152

shaoshangling tincture（烧伤灵酊）　66

shaoyao decoction（芍药汤）　57

shaoyao gancao decoction（芍药甘草汤）　89

shaozhen pills（烧针丸）　219

sha pills（痧药）　75

shashen maidong decoction（沙参麦冬汤）　186

shedan chenpi powder（蛇胆陈皮散）　215

shedan chuanbei powder（蛇胆川贝散）　214

shefeng powder（摄风散）　176

shegan mahuang decoction（射干麻黄汤）　24

shenfu decoction（参附汤）　80

shengdihuang decoction（生地黄汤）　168

shengfa shenxiao heidou plaster（生发神效黑豆膏）　97

shenghua decoction（生化汤）　149

shengjiang banxia decoction（生姜半夏汤）　139

shengjiang powder（升降散）　40

shengjin ganlu drink（生津甘露饮）　183

shengjin siwu decoction（生津四物汤）　183

shengji powder（生肌散）　225

shengji yuhong paste（生肌玉红膏）　225

shengju dabu decoction（升举大补汤）　118

shengma gegen decoction（升麻葛根汤）　21

shengmai powder（生脉散）　85

shengma qingwei decoction（升麻清胃汤）　56

shengtieluo drink（生铁落饮）　121

shengxian decoction（升陷汤）　86

shengyang chushi decoction（升阳除湿汤）　118

shengyang sanhuo decoction（升阳散火汤）　40

shengyang yiwei decoction（升阳益胃汤）　85

shengyu decoction（圣愈汤）　89

shenjie powder（神解散）　203

shenjing zhike pills（参精止渴丸）　111

shenling baizhu powder（参苓白术散）　104

shenlu drink（参芦饮）　223

shenqi pills（肾气丸）　109

shenqi wuweizi tablets（参芪五味子片）　126

shenrong baifeng pills（参茸白凤丸）　111

shenrong baotai pills（参茸保胎丸）　111

shensu drink（参苏饮）　27

shentong zhuyu decoction（身痛逐瘀汤）　161

shenxian jieyu pills（神仙解语丹）　211

shenxiao chuihou powder（神效吹喉散）　229

shenxiao cuisheng pills（神效催生丹）　159

shenxiao dasheng powder（神效达生散）　168

shexiang qutong aerosol（麝香祛痛气雾剂）　166

shexiang zhichuang suppository（麝香痔疮栓）　71

shibu pills（十补丸）　99

shidi decoction（十滴水）　72

shidi decoction（柿蒂汤）　71，143

shidi powder（柿蒂散）　171

shigao decoction（石膏汤） 52

shiguogong wine（史国公药酒） 195

shihui powder（十灰散） 156

shihu yeguang pills（石斛夜光丸） 96

shijueming powder（石决明散） 56

shilintong tablets（石淋通片） 190

shiliuwei dongqing pills（十六味冬青丸） 138

shipi powder（实脾散） 193

shiquandabu decoction（十全大补汤） 114

shisiyou pills（十四友丸） 91

shiwei powder（石韦散） 190

shiweiwendan decoction（十味温胆汤） 124

shiwei xiangru powder（十味香薷散） 73

shiwuwei chenxiang pills（十五味沉香丸） 135

shixiang fansheng pills（十香返生丸） 129

shixiang zhitong pills（十香止痛丸） 135

shixiao powder（失笑散） 83，149

shiyiwei nengxiao pills（十一味能消丸） 153

shizao decoction（十枣汤） 35

shounian powder（手拈散） 156

shoutai pills（寿胎丸） 100

shouwu pills（首乌丸） 112

shuangdan oral liquid（双丹口服液） 153

shuangjie decoction（双解汤） 45

shuangjie powder（双解散） 45

shufeng dingtong pills（疏风定痛丸） 179

shugan hewei pills（舒肝和胃丸） 44

shugan pills（舒肝丸） 145

shuilu erxian pills（水陆二仙丹） 117

shujin huoluo wine（舒筋活络酒） 180

shujin pills（舒筋丸） 179

shunjing decoction（顺经汤） 109

shuxin oral liquid（舒心口服液） 167

shuxiong tablets（舒胸片） 167

shuzao decoction（疏凿饮子） 37

shuzheng tablets（暑症片） 130

sihai shuyu wan（四海舒郁丸） 134

sijiajian zhengqi powder（四加减正气散） 187

sijunzi decoction（四君子汤） 84

siling powder（四苓散） 191

simiao yong'an decoction（四妙勇安汤） 225

similar to the prescription（类方） 4

simo decoction（四磨汤） 133

simple recipe（单方） 2

sini decoction（四逆汤） 77

sini jia renshen decoction（四逆加人参汤） 78

siqi decoction（四七汤） 131

sisheng pills（四生丸） 157

sishen powder（四神散） 180

sishou drink（四兽饮） 40

siwei huiyang drink（四味回阳饮） 77

siwei powder（四维散） 78

siwei xiangru drink（四味香薷饮） 72

siwei zhenceng bingpeng eye drops（四味珍层冰硼滴眼液） 70

siwu bugan decoction（四物补肝汤） 87

siwu decoction（四物汤） 87

siwu xiaofeng drink（四物消风饮） 174

siwuzeigu yilvru pills（四乌鲗骨一藘茹丸） 154

siyin decoction（四阴煎） 97

sizheng pills（四正丸） 72

sizhi xiangfu pills（四制香附丸） 145

sizhu powder（四柱散） 78

songling xuemaikang capsules（松龄血脉康胶囊） 175

songzi pills（送子丹） 106

sovereign drug（君药） 9

stripe formula（条剂） 15

suanzaoren decoction（酸枣仁汤） 125

suhexiang pills（苏合香丸） 129

summer heat-dispelling prescriptions（祛暑剂） 71

suoquan pills（缩泉丸） 119

suoyang gujing pills（锁阳固精丸） 120

suppository（栓剂） 15

suzi jiangqi decoction（苏子降气汤） 138

syrup（糖浆剂） 15

T

tablet（片剂） 15

taiji pills（太极丸） 214

taiyuan drink（胎元饮） 109

tanshan panshi powder（泰山磐石散） 105

taohe chengqi decoction（桃核承气汤） 160

taohong siwu decoction（桃红四物汤） 159

taohua decoction（桃花汤） 118

taoren chengqi decoction（桃仁承气汤） 159

ten kinds of prescriptions（十剂） 8

the principle of prescription（组方原则） 8

therapeutic prescription（食疗方）　4

thread formula（线剂）　15

tianma gouteng drink（天麻钩藤饮）　174

tianma pills（天麻丸）　181，195

tianma shouwu tablets（天麻首乌片）　174

tiantai wuyao powder（天台乌药散）　137

tianwang buxin pills（天王补心丹）　124

tianxianteng powder（天仙藤散）　138

tiaogan decoction（调肝汤）　104

tiaojing cuyun pills（调经促孕丸）　114

tiaowei chengqi decoction（调胃承气汤）　36

tiaoying pills（调营丸）　168

tiaoying powder（调营散）　170

tiaozhong yiqi decoction（调中益气汤）　102

time for taking drugs（服药时间）　17

tingli dazao xiefei decoction（葶苈大枣泻肺汤）　142

tongguan pills（通关丸）　64

tongguan powder（通关散）　131

tongjingbao granules（痛经宝颗粒）　167

tongjing pills（痛经丸）　166

tongmai sini decoction（通脉四逆汤）　80

tongqiao biyan tablets（通窍鼻炎片）　32

tongqiao huoxue decoction（通窍活血汤）　159

tongru granules（通乳颗粒）　114

tongru pills（通乳丹）　106

tongtian oral liquid（通天口服液）　165

tongxinluo capsules（通心络胶囊）　165

tongxuan lifei pills（通宣理肺丸）　146

tongyou decoction（通幽汤）　185

tongyu decoction（通瘀煎）　159

tonifying and replenishing prescriptions（补益剂）　84

tonifying method（补法）　7

tounong powder（透脓散）　229

tubcture（酊剂）　14

tuohua decoction（脱花煎）　158

tuoli dingdong powder（托里定痛散）　226

tuoli tounong decoction（托里透脓汤）　226

U

usage on priscriptions（方剂用法）　16

using complement and diarrher together（补泻兼施）　11

using descending and opening with drugs bitter and pungent in flavor（辛开苦降）　11

utensil for decocting drugs（煎药用具）　16

V

vermifugal prescriptions（驱虫剂）　221

W

wanbao drink（完胞饮）　149

wandai decoction（完带汤）　193

wanshi niuhuang qingxin pills（万氏牛黄清心丸）　127

wantong yankang tablets（万通炎康片）　21

warming method（温法）　7

water for decocting drugs（煎药用水）　16

weichang'an pills（胃肠安丸）　146，219

weijing decoction（苇茎汤）　58

weikangling capsules（胃康灵胶囊）　164

weiling decoction（胃苓汤）　199

weirui decoction（葳蕤汤）　29

weisheng fangyibao pills（卫生防疫宝丹）　53

weishuning granules（胃舒宁颗粒）　115

wenbao drink（温胞饮）　110

wendan decoction（温胆汤）　209

wenjing decoction（温经汤）　160

wenpi decoction（温脾汤）　36

wen powder（温粉）　118

wind-relieving prescriptions（治风剂）　171

wubei powder（乌贝散）　157

wubi decoction（五痹汤）　195

wubi shanyao pills（无比山药丸）　87

wufu huadu pills（五福化毒丹）　51

wuge kuanzhong powder（五膈宽中散）　132

wuhu decoction（五虎汤）　70

wuhu powder（五虎散）　153

wujiajian zhengqi powder（五加减正气散）　188

wuji baifeng pills（乌鸡白凤丸）　91

wuji pills（戊己丸）　55

wuji powder（五积散）　47

wuling capsules（乌灵胶囊）　124

wuling powder（五苓散）　192

wulin powder（五淋散）　190

wumei pills（乌梅丸）　221

wumo decoction（五磨饮子）　133

wupi drink（五皮饮）　192

wupi powder（五皮散）　192

wuren pills（五仁丸） 34

wusheng pills（五生丸） 208

wushicha granules（午时茶颗粒） 22

wutou decoction（乌头汤） 195

wuwei qingzhuo powder（五味清浊散） 217

wuwei shaji powder（五味沙棘散） 205

wuwei shexiang pills（五味麝香丸） 174

wuwei xiaodu drink（五味消毒饮） 54

wuwu xiangru drink（五物香薷饮） 72

wuyao decoction（乌药汤） 137

wuyao powder（乌药散） 137

wuyao shunqi powder（乌药顺气散） 137

wuzhi drink（五汁饮） 48

wuzhuyu decoction（吴茱萸汤） 76

wuzi yanzong pills（五子衍宗丸） 100

X

xiakucao unguentum（夏枯草膏） 230

xianfang huoming drink（仙方活命饮） 224

xianfang jiuming decoction（仙方救命汤） 225

xiangfu pills（香附丸） 144

xianglian pills（香连丸） 62

xiangling pills（香棱丸） 219

xiangru powder（香薷散） 73

xiangsha liujunzi decoction（香砂六君子汤） 103

xiangsha pingwei powder（香砂平胃散） 196

xiangsha yangwei pills（香砂养胃丸） 81

xiangsha zhizhu pills（香砂枳术丸） 144

xiangsu congchi decoction（香苏葱豉汤） 24

xiangsu powder（香苏散） 24

xiangsu zhengwei pills（香苏正胃丸） 219

xiaobanxia decoction（小半夏汤） 139

xiaochaihu decoction（小柴胡汤） 39

xiaochengqi decoction（小承气汤） 33

xiaodingfeng pills（小定风珠） 175

xiao'er baibu zhike syrup（小儿百部止咳糖浆） 213

xiao'er feire kechuan oral liquid（小儿肺热咳喘口服液） 58

xiao'er fuxiening syrup（小儿腹泻宁糖浆） 87

xiao'er ganmao granules（小儿感冒颗粒） 22

xiao'er ganmao tea（小儿感冒茶） 22

xiao'er ganyan granules（小儿肝炎颗粒） 191

xiao'er huadu powder（小儿化毒散） 53

xiao'er huashi pills（小儿化食丸） 217

xiao'er huichun pills（小儿回春丹） 130

xiao'er jiebiao granules（小儿解表颗粒） 22

xiao'er jindan tablets（小儿金丹片） 46

xiao'er jingfeng powder（小儿惊风散） 176

xiao'er qingre tablets（小儿清热片） 56

xiao'er qingre zhike oral liquid（小儿清热止咳口服液） 58

xiao'er resuqing oral liquid（小儿热速清口服液） 49

xiao'er zhibao pills（小儿至宝丸） 47

xiaofeng powder（消风散） 177

xiaohuoluo pills（小活络丹） 171

xiaojianzhong decoction（小建中汤） 75

xiaoji decoction（小蓟饮子） 157

xiaojin pills（小金丹） 230

xiaokechuan syrup（消咳喘糖浆） 211

xiaokeling tablets（消渴灵片） 185

xiaoluo pills（消瘰丸） 227

xiaomi suppository（消糜栓） 66

xiaoqinglong decoction（小青龙汤） 20

xiaoshi fanshi powder（硝石矾石散） 197

xiaoshi tuire syrup（消食退热糖浆） 66

xiaoshuan tongluo tablets（消栓通络片） 164

xiaoxianxiong decoction（小陷胸汤） 206

xiaoxuming decoction（小续命汤） 172

xiaoyao powder（逍遥散） 43

xiaoying decoction（小营煎） 88

xiaoying pills（消瘿丸） 228

xiaoying wuhai drink（消瘿五海饮） 228

xiaoyin tablets（消银片） 71

xiaozhi pills（消痔丸） 230

xiaru yongquan powder（下乳涌泉散） 134

xiatianwu tablets（夏天无片） 164

xiayuxue decoction（下瘀血汤） 148

xiebai powder（泻白散） 55

xiehuang powder（泻黄散） 55

xieqing pills（泻青丸） 55

xiexin daochi powder（泻心导赤散） 54

xiexin decoction（泻心汤） 49

xiguashuang runhou tablets（西瓜霜润喉片） 51

xihuang pills（犀黄丸） 230

xijiao dihuang decoction（犀角地黄汤） 59

xingjun powder（行军散） 128

xingren zhike mixture（杏仁止咳合剂） 205

xingsu powder（杏苏散） 182

xingxiao pills（醒消丸） 158

xinjia huanglong decoction（新加黄龙汤） 38

xinjia xiangru drink（新加香薷饮） 73

xinning tablets（心宁片） 155

xinqingning tablets（新清宁片） 69

xinqin granules（辛芩颗粒） 29

xintong oral liquid（心通口服液） 155

xinyi powder（辛夷散） 24

xinzhi jupi zhuru decoction（新制橘皮竹茹汤） 142

xiong gui jiao ai decoction（芎归胶艾汤） 168

xixin decoction（洗心汤） 62，215

xuanbai chengqi decoction（宣白承气汤） 36

xuanbi decoction（宣痹汤） 198

xuandu fabiao decoction（宣毒发表汤） 27

xuanfu daizhe decoction（旋覆代赭汤） 142

xuanfuhua decoction（旋覆花汤） 170，215

xuanmai ganju granules（玄麦甘桔颗粒） 186

xuanshi solution（癣湿药水） 179

xuefu zhuyu decoction（血府逐瘀汤） 147

xuekang oral liquid（血康口服液） 156

xueshuan xinmaining capsules（血栓心脉宁胶囊） 156

xuezhiling tablets（血脂灵片） 194

xuezhining pills（血脂宁丸） 194

xuhan weitong granules（虚寒胃痛颗粒） 81

Y

yajiao hadun powder（雅叫哈顿散） 69

yangdan pills（羊胆丸） 205

yanghe decoction（阳和汤） 79

yangjin decoction（养金汤） 184

yangjing zhongyu decoction（养精种玉汤） 105

yangshen baofei pills（洋参保肺丸） 120

yangxin decoction（养心汤） 125

yangyin qingfei decoction（养阴清肺汤） 184

yanhusuo decoction（延胡索汤） 149

yanhusuo powder（延胡索散） 149

yantang tantu formula（盐汤探吐方） 223

yao'ai stick（药艾条） 202

yatong yili pills（牙痛一粒丸） 231

yejuhua suppository（野菊花栓） 69

yening syrup（夜宁糖浆） 121

yichaihu drink（一柴胡饮） 39

yidianxue（一点雪） 227

yiganning granules（乙肝宁颗粒） 40

yigong powder（异功散） 84

yiguan decoction（一贯煎） 95

yihuang decoction（易黄汤） 117

yihuang powder（益黄散） 102

yijiajian zhengqi powder（一加减正气散） 187

yijian powder（一煎散） 224

yimucao paste（益母草膏） 157

yinchenhao decoction（茵陈蒿汤） 198

yinchen sini decoction（茵陈四逆汤） 200

yinchen wuling powder（茵陈五苓散） 199

yinchen zhufu decoction（茵陈术附汤） 200

yinhuang oral liquid（银黄口服液） 32

yinianjin powder（一捻金散） 71

yinianjin（一捻金） 216

yinqiao decoction（银翘汤） 26

yinqiao jiedu pills（银翘解毒丸） 30

yinqiao powder（银翘散） 26

yinqiao shuangjie suppository（银翘双解栓） 30

yinxingye tablets（银杏叶片） 165

yinxu weitong granules（阴虚胃痛颗粒） 97

yiqi congming decoction（益气聪明汤） 102

yiqing granules（一清颗粒） 49

yiqi pills（一炁丹） 98

yiqi qingjin decoction（益气清金汤） 70

yiqi yangxue oral liquid（益气养血口服液） 113

yishenling granules（益肾灵颗粒） 113

yiwei decoction（益胃汤） 184

yiwu guadi decoction（一物瓜蒂汤） 72

yiwu qianhu pills（一物前胡丸） 207

yixian pills（医痫丸） 208

yixiao powder（一笑散） 223

yixin tongmai granules（益心通脉颗粒） 113

yixintong tablets（益心酮片） 164

yiyi fuzi baijiang powder（薏苡附子败酱散） 228

yiyin decoction（一阴煎） 94

yiyin decoction（益阴煎） 107

yiyuan powder（益元散） 74

yongquan powder（涌泉散） 160

yougui drink（右归饮） 99

yougui pills（右归丸） 99

yuanhua powder（芫花散） 170

yuanrong wuling powder（元戎五苓散） 192

yuebi decoction（越婢汤） 26

yuebi jia banxia decoction（越婢加半夏汤） 25

yuebi jia zhu decoction（越婢加术汤） 25

yuehua pills（月华丸） 97

yueju pills（越鞠丸） 140

yugong powder（禹功散） 37

yulin zhu（毓麟珠） 106

yunv decoction（玉女煎） 57

yupingfeng powder（玉屏风散） 85

yuquan pills（玉泉丸） 115

yuye decoction（玉液煎） 57

yuye decoction（玉液汤） 182

yuyin decoction（育阴汤） 107

yuzhen powder（玉真散） 172

Z

zaizao powder（再造散） 23

zanglian pills（脏连丸） 162

zanyu pills（赞育丹） 110

zengsun sanhuang shigao decoction（增损三黄石膏汤） 60

zengsun shuangjie powder（增损双解散） 46

zengye chengqi decoction（增液承气汤） 185

zengye decoction（增液汤） 185

zexie decoction（泽泻汤） 192

zhengan xifeng decoction（镇肝熄风汤） 177

zhengchaihu drink（正柴胡饮） 21

zhengqi tianxiang powder（正气天香散） 134

zhenjing pills（镇惊丸） 180

zhenling pills（震灵丹） 166

zhenren yangzang decoction（真人养脏汤） 118

zhentui pills（振颓丸） 159

zhenwu decoction（真武汤） 199

zhenxin niuhuang pills（镇心牛黄丸） 122

zhenzhumu pills（珍珠母丸） 125

zhenzhu pills（真珠丸） 124

zhibai dihuang pills（知柏地黄丸） 93

zhibao pills（至宝丹） 128

zhidai formula（止带方） 190

zhigancao decoction（炙甘草汤） 95

zhili di'er decoction（治痢第二方） 58

zhili disan decoction（治痢第三方） 58

zhili diyi decoction（治痢第一方） 57

zhishi daozhi pills（枳实导滞丸） 218

zhishi lizhong pills（枳实理中丸） 143

zhishi shaoyao powder（枳实芍药散） 170

zhishi xiaopi pills（枳实消痞丸） 141

zhishi xiebai guizhi decoction（枳实薤白桂枝汤） 140

zhisou powder（止嗽散） 20

zhizhu decoction（枳术汤） 141

zhizhu pills（枳术丸） 141

zhizi baipi decoction（栀子柏皮汤） 198

zhizi chi decoction（栀子豉汤） 63

zhizi jinhua pills（栀子金花丸） 65

zhonghe decoction（中和汤） 87

zhongman fenxiao decoction（中满分消汤） 76

zhongman fenxiao pills（中满分消丸） 188

zhouche pills（舟车丸） 35

zhuanggu guanjie pills（壮骨关节丸） 172

zhuanggu shenjin capsules（壮骨伸筋胶囊） 172

zhuche pills（驻车丸） 104

zhuchuang yisaoguang pills（诸疮一扫光） 229

zhugen decoction（苎根汤） 168

zhuhuang powder（珠黄散） 60

zhuli decoction（竹沥汤） 205

zhuli ditan decoction（竹沥涤痰汤） 205

zhuling decoction（猪苓汤） 199

zhuru decoction（竹茹汤） 157，215

zhusha anshen pills（朱砂安神丸） 121

zhuye liubang decoction（竹叶柳蒡汤） 21

zhuye shigao decoction（竹叶石膏汤） 48

zhuyu zhixue decoction（逐瘀止血汤） 157

zicao ointments（紫草软膏） 230

zijin troches（紫金锭） 130

zilong pills（子龙丸） 213

zisheng jianpi pills（资生健脾丸） 102

zisheng pills（资生丸） 102

zishou jieyu decoction（资寿解语汤） 178

zishui qinggan drink（滋水清肝饮） 109

zisu drink（紫苏饮） 139

zixinyin oral liquid（滋心阴口服液） 114

zixue decoction（滋血汤） 104

zixue pills（紫雪） 129

ziyin dihuang pills（滋阴地黄丸） 108

zongpu powder（棕蒲散） 162

zuogui drink（左归饮） 94

zuogui pills（左归丸） 93

zuojin pills（左金丸） 55

内 容 索 引

说 明

一、本索引是本卷条目和条目内容的主题分析索引。索引款目按汉语拼音字母顺序并辅以汉字笔画、起笔笔形顺序排列。同音时，按汉字笔画由少到多的顺序排列，笔画数相同的按起笔笔形横（一）、竖（丨）、撇（丿）、点（丶）、折（乛，包括丁乚𡿨等）的顺序排列。第一字相同时，按第二字，余类推。索引标目中夹有拉丁字母、希腊字母、阿拉伯数字和罗马数字的，依次排在相应的汉字索引款目之后。标点符号不作为排序单元。

二、设有条目的款目用黑体字，未设条目的款目用宋体字。

三、不同概念（含人物）具有同一标目名称时，分别设置索引款目；未设条目的同名索引标目后括注简单说明或所属类别，以利检索。

四、索引标目之后的阿拉伯数字是标目内容所在的页码，数字之后的小写拉丁字母表示索引内容所在的版面区域。本书正文的版面区域划分如右图。

a	c	e
b	d	f

A

阿魏化痞膏（awei huapi unguentum） 221a

艾附暖宫丸（aifu nuangong pills） 168d

安冲汤（anchong decoction） 91f

安宫牛黄丸（angong niuhuang pills） 128b

安蛔汤（anhui decoction） 221f

安老汤（anlao decoction） 117f

安神补脑液（anshen bunao oral liquid） 122c

安神补心丸（anshen buxin pills） 122b

安神剂（sedative prescriptions） 120f

安神丸（《三因极一病证方论·卷十三》） 100a

安神丸（《太平惠民和剂局方·卷五》） 100b

安肾丸（anshen pills） 100a

安胎饮（antai drink） 92e

安胃片（anwei tablets） 132a

安阳精制膏（anyang jingzhi ointments） 150f

安中片（anzhong tablets） 78e

B

八宝坤顺丸（babao kunshun pills） 90e

八法（eight methods） 5f

八厘散（bali powder） 151f

八味黑神散（bawei heishen powder） 79a

八物汤（bawu decoction） 147d

八仙汤（baxian decoction） 86e

八阵（eight tactical arrays） 8d

八珍汤（bazhen decoction） 89d

八珍益母丸（bazhen yimu pills） 89e

八正散（bazheng powder） 188e

拔毒膏（badu ointments） 227a

白带丸（baidai pills） 193b

白虎承气汤（baihu chengqi decoction） 39a

白虎加苍术汤（baihu jia cangzhu decoction） 48c

白虎加桂枝汤（baihu jia guizhi decoction） 48d

白虎加人参汤（baihu jia renshen decoction） 48b

白虎汤（baihu decoction） 48a

白花蛇酒（baihuashe wine） 173e

白花蛇散（baihuashe powder） 174a

白降丹（baijiang pills） 226a

白降雪散（baijiangxue powder） 52f

白金丸（baijin pills） 207f

白散（bai powder） 34c

白术附子汤（baizhu fuzi decoction） 83d

白术散（baizhu powder） 115b

白术芍药散（baizhu shaoyao powder） 41a

白通加猪胆汁汤（baitong jia zhudanzhi decoction） 77b

白通汤（baitong decoction） 77a

白头翁加甘草阿胶汤（baitouweng jia gancao ejiao decoction） 57e

白头翁汤（baitouweng decoction） 57d

百合固金汤（baihe gujin decoction） 94c

百合知母汤（baihe zhimu decoction） 183a

百令胶囊（bailing capsules） 97e

柏叶汤（baiye decoction） 162d

柏子仁丸（baiziren pills） 169d

柏子养心丸（baizi yangxin pills） 126b

败毒散（baidu powder） 28e

板蓝根颗粒（banlangen granules） 51c

半硫丸（banliu pills） 82f

半夏白术天麻汤（banxia baizhu tianma pills） 207b

半夏白术天麻汤（《脾胃论·卷下》） 207b

半夏白术天麻汤（《医学心悟·卷三》） 207c

半夏厚朴汤（banxia houpo decoction） 132e

半夏汤（banxia decoction） 127b，186d

半夏泻心汤（banxia xiexin decoction） 41c

包煎（decoct drugs wrapped） 17c

宝咳宁颗粒（baokening granules） 138d

保产神效方（baochan shenxiao prescription） 107c

保产无忧散（baochan wuyou powder） 107b

保赤散（baochi powder） 219d

保妇康栓（baofukang suppository） 163a

保和丸（baohe pills） 218e

保和丸（《丹溪心法·卷三》） 218e

保和丸（《古今医鉴·卷四》） 218f

保和丸（《杂病源流犀烛·卷十四》） 218f

保济丸（baoji pills） 32e

保胎资生丸 102e

保胎资生丸（baotai zisheng pills） 103f

保阴煎（baoyin decoction） 108e

保阴煎（《顾松园医镜·卷十一》） 108f

保阴煎（《景岳全书·卷五十一》） 108e

保元汤（baoyuan decoction） 104b

保真汤（baozhen decoction） 106d

抱龙丸（baolong pills） 128e

北豆根片（beidougen tablets） 69d

贝羚胶囊（beiling capsules） 206a

贝母瓜蒌散（beimu gualou powder） 206f

奔豚汤（bentun decoction） 41b

《本草纲目拾遗》 15a

《本草纲目·序例》 3b

《本草衍义》 8c

鼻窦炎口服液（bidouyan oral liquid） 32b

鼻炎片（biyan tablets） 31e

鼻渊舒口服液（biyuanshu oral liquid） 31f

萆薢分清饮（bixie fenqing drink） 201a

萆薢渗湿汤（bixie shenshi decoction） 199f

碧玉散（biyu powder） 74f

表里双解剂（prescriptions for releasing both exterior and interior） 44f

鳖甲煎丸（biejiajian pills） 221c

槟榔四消丸（binlang sixiao pills） 218b

冰硼散（bingpeng powder） 53c

拨云丹（boyun pills） 231a

拨云散（boyun powder） 71e

拨云退翳丸（boyun tuiyi pills） 231b

补法（tonifying method） 7b

补肺阿胶汤（bufei ejiao decoction） 94e

补肝汤（bugan decoction） 82d，89c

补脾散 102d

补脾益肺 11e

补气通脬饮（buqi tongpao drink） 86d

补肾地黄汤（bushen dihuang decoction） 93c

补肾益脑片（bushen yinao tablets） 98d

补天大造丸（butian dazao pills） 86b

补天大造丸（《医学心悟·卷三》） 86b

补天大造丸（《杂病源流犀烛·脏腑门·卷九》） 86c

补泻兼施（using complement and diarrher together） 11c

补阳还五汤（buyang huanwu decoction） 149a

补益肝肾 11f

补益剂（tonifying and replenishing prescriptions） 84a

补中益气汤（buzhong yiqi decoction） 84f

不换金正气散（buhuanjin zhengqi powder） 188a

布袋丸（budai pills） 222b

C

蚕蛾公补片（can'e gongbu tablets） 113f

蚕矢汤（canshi decoction） 198c

仓廪散（canglin powder） 23b

苍耳子散（cangerzi powder） 180b

茶剂（medicinal tea） 15a

搽剂（liniment） 15f

柴葛解肌汤（chaige jieji decoction） 27c

柴胡达原饮（chaihu dayuan drink） 43b

柴胡桂枝干姜汤（chaihu guizhi ganjiang decoction） 42d

柴胡桂枝汤（chaihu guizhi decoction） 42e

柴胡加龙骨牡蛎汤（chaihu jia longgu muli decoction） 42c

柴胡口服液（chaihu oral liquid） 29e

柴胡清肝饮（chaihu qinggan drink） 140c

柴胡升麻汤（《兰室秘藏·卷下》） 40c

柴胡升阳汤（《证治准绳·类方》） 40c

柴胡舒肝丸（chaihu shugan pills） 144e

柴胡疏肝散（chaihu shugan powder） 140b

柴胡陷胸汤（chaihu xianxiong decoction） 42f

柴胡枳桔汤（chaihu zhijie decoction） 43a

柴平汤（chaiping decoction） 43c

蟾砂散（chansha powder） 221a

蟾酥丸（chansu pills） 230c

产复康颗粒（chanfukang granules） 154e

菖蒲丸（changpu pills） 131a

肠宁汤（changning decoction） 92c

肠溶性胶囊 16a

肠胃宁片（changweining tablets） 117b

臣药（minister drug） 9d

沉香化气丸（chenxiang huaqi pills） 135c

沉香化滞丸（chenxiang huazhi pills） 216b

沉香鹿茸丸（chenxiang lurong pills） 99e

陈氏七圣散（chenshi qisheng powder） 161b

趁痛散（chentong powder） 169f

成方 2d

成无己 39d

成药 4d

承气养荣汤（chengqi yangrong decoction） 34e

赤石脂禹余粮汤（chishizhi yuyuliang decoction） 116f

冲服（infure for oral use） 17d

冲剂（granules） 15d

樗皮丸（chupi pills） 204b

除湿蠲痹汤（chushi juanbi decoction） 201f

处方（prescription） 4b

川贝枇杷糖浆（chuanbei pipa syrup） 70f

川贝雪梨膏（chuanbei xueli paste） 183b

川楝汤（chuanlian decoction） 134b

川芎茶调散（chuanxiong chatiao powder） 171b

穿心莲片（chuanxinlian tablets） 65d

春泽汤（chunze decoction） 74d

纯阳真人养脏汤 118e

纯阳真人养脏汤（chunyang zhenren yangzang decoction） 120d

纯阳正气丸（chunyang zhengqi pills） 203f

磁朱丸（cizhu pills） 125a

刺五加片（ciwujia tablets） 126c

葱白七味饮（congbai qiwei drink） 27f

葱豉桔梗汤（cong chi jiegeng decoction） 26b

葱豉汤（congchi decoction） 28a

催生安胎救命散（cuisheng antai jiuming powder） 158c

催生立应散（cuisheng liying powder） 158b

催汤丸（cuitang pills） 30f

D

达原饮（dayuan drink） 41e

大安丸（da'an pills） 217f

大半夏汤（dabanxia decoction） 139c

大补阴丸（dabuyin pills） 93e

大柴胡汤（dachaihu decoction） 45a

大承气汤（dachengqi decoction） 33b

大定风珠（dadingfeng pills） 175b

大防风汤（dafangfeng decoction） 194e

大黄附子汤（dahuang fuzi decoction） 34a

大黄黄连泻心汤（dahuang huanlian xiexin decoction） 53d

大黄䗪虫丸（dahuang zhechong pills） 154a

大黄牡丹汤（dahuang mudan decoction） 39b

大黄清胃丸（dahuang qingwei pills） 56e

大活络丹（dahuoluo pills） 171f

大建中汤（dajianzhong decoction） 76b

大七气汤（daqiqi decoction） 146d

大羌活汤（daqianghuo decoction） 20d

大秦艽汤（daqinjiao decoction） 171c

大青龙加黄芩汤（daqinglong jia huangqin decoction） 19f

大青龙汤（daqinglong decoction） 19d

大山楂丸（dashanzha pills） 215f

大陷胸汤（daxianxiong decoction） 33d

大陷胸丸（daxianxiong pills） 33e

大营煎（daying decoction） 100e

代刀散（daidao powder） 225f

代抵当丸（daididang pills） 148e

代温灸膏（dai wenjiu plaster） 82a

黛蛤散（daige powder） 214a

丹参片（danshen tablets） 147c

丹参饮（danshen drink） 147c

丹剂（dan） 14d

丹砂 14d

丹药 14d

丹栀逍遥散 （danzhi xiaoyao powder） 40d

单方 （simple recipe） 2e

单煎 （decoct separately） 17d

单行 10a

胆乐胶囊 （danle capsules） 143f

胆宁片 （danning tablets） 144a

淡竹茹汤 （danzhuru powder） 63f

当归补血汤 （danggui buxue decoction） 87f

当归地黄饮 （danggui dihuang drink） 96c

当归建中汤 （danggui jianzhong decoction） 75f

当归建中汤 （《千金翼方·卷六》） 76c

当归六黄汤 （danggui liuhuang decoction） 59a

当归龙荟丸 （danggui longhui pills） 55f

当归拈痛汤 （danggui niantong decoction） 189e

当归芍药散 （dangui shaoyao powder） 88a

当归生姜羊肉汤 （danggui shengjiang yangrou decoction） 76a

当归四逆加吴茱萸生姜汤 （danggui sini jia wuzhuyu shengjiang decoction） 79c

当归四逆汤 （danggui sini decoction） 79b

当归丸 （danggui pills） 88d

当归养血丸 （danggui yangxue pills） 151d

当归饮子 （danggui decoction） 172b

荡鬼汤 （danggui decoction） 106f

导赤承气汤 （daochi chengqi decoction） 54f

导赤清心汤 （daochi qingxin decoction） 122d

导赤散 （daochi powder） 54c

导赤丸 （daochi pills） 54d

导气汤 （daoqi decoction） 134e

导水丸 （daoshui pills） 35f

导痰汤 （daotan decoction） 205a

灯盏细辛注射液 （dengzhan xixin injection） 156a

滴耳油 （di'er oil） 229f

涤痰汤 （ditan decoction） 208d

抵当汤 （didang decoction） 148d

抵当丸 （didang pills） 148c

地奥心血康胶囊 （di'ao xinxuekang capsules） 155f

地黄饮子 （dihuang decoction） 101d

地黄饮子 （《丹溪心法·卷三》） 101e

地黄饮子 （《黄帝素问宣明论方·卷二》） 101d

癫狂梦醒汤 （diankuang mengxing decoction） 158d

跌打活血散 （dieda huoxue powder） 167d

跌打镇痛膏 （dieda zhentong ointments） 167e

丁香柿蒂散 （dingxiang shidi powder） 139a

丁香柿蒂汤 （dingxiang shidi decoction） 139a

丁香透膈散 （dingxiang touge powder） 139b

酊剂 （tubcture） 14e

定喘汤 （dingchuan decoction） 138c

定坤丹 （dingkun pills） 91b

定吐丸 （dingtu pills） 224a

定痫丸 （dingxian pills） 207d

定志丸 （dingzhi pills） 122a

锭剂 （pastille） 15b

冬葵子散 （dongkuizi powder） 151c， 204d

都气丸 （duqi pills） 109b

独活寄生汤 （duhuo jisheng decoction） 201b

独圣散 （dusheng powder） 32f， 131c， 170d， 204d， 224b

独圣散 （《妇人大全良方》） 170d

独圣散 （《儒门事亲·卷十二》） 224b

独圣散 （《世医得效方·卷六》） 224c

独圣散 （《外科精要·卷下》） 170e

独圣散 （《验方新编·卷三》） 170e

独圣散 （《医宗金鉴·中册》） 170e

独一味胶囊 （duyiwei capsules） 163f

断血流颗粒 （duanxueliu granules） 165e

夺命散 （duoming powder） 156d

E

阿胶鸡子黄汤 （ejiao jizihuang decoction） 177c

儿康宁糖浆 （erkangning syrup） 86d

儿童清肺丸 （ertong qingfei pills） 45d

耳聋左慈丸 （erlong zuoci pills） 96f

二柴胡饮 （erchaihu drink） 20c

二陈汤 （erchen decoction） 204f

二丹丸 （erdan pills） 121e

二丁颗粒 （erding granules） 50b

二冬汤 （erdong decoction） 96a

二海丸 （erhai pills） 231f

二加减正气散 （erjiajian zhengqi powder） 187d

二甲复脉汤 （erjia fumai decoction） 95c

二妙散 （ermiao powder） 189c

二母宁嗽汤 （ermu ningsu decoction） 206e

二气汤 （erqi decoction） 34f

二十四剂　8d

二味拔毒散（erwei badu powder）　225c

二仙散（erxian powder）　231e

二辛煎（erxin decoction）　56e

二阴煎（eryin decoction）　121e

二至丸（erzhi pills）　95d

F

伐木丸（famu pills）　220e

矾石丸（fanshi pills）　203d

反佐药　9e

方剂（prescription）　2b

方剂分类（prescription classification）　7f

方剂剂型（forms of prescriptions）　13a

方剂配伍方法（compatibility method）　9f

方剂学（formulas of Chinese materia medica）　1a

方剂用法（usage on priscriptions）　16c

方剂与治法（formula and governing law）　5d

方剂与中药（formula and Chinese medicine）　7c

方剂组成（prescription composition）　8e

方剂组成变化（modification of a prescription）　12d

方书之祖　2d

方药离合（separation and consistency of prescription drugs）　7e

方以药成（prescription medication composition）　7d

方与药合　7e

方与药离　7e

方证（prescription symptoms）　5b

防风汤（fangfeng decoction）　194f

防风通圣散（fangfeng tongsheng powder）　45b

防己茯苓汤（fangji fuling decoction）　193a

防己黄芪汤（fangji huangqi decoction）　192e

防己椒目葶苈大黄丸（fangji jiaomu tingli dahuang pills）　35e

肥儿丸（fei'er pills）　222d

肥儿丸（《太平惠民和剂局方·卷十》）　222d

肥儿丸（《卫生宝鉴·卷十九》）　222f

肥儿丸（《幼科发挥·卷三》）　222e

肺肾同治　12c

肺肾相生　12c

分清五淋丸（fenqing wulin pills）　190a

分心气饮（fenxinqi drink）　132b

分心气饮（《太平惠民和剂局方·宝庆新增方》）　132b

分心气饮（《太平惠民和剂局方·续添诸局经验秘方》）　132d

风寒咳嗽颗粒（fenghan kesou granules）　21b

风湿骨痛胶囊（fengshi gutong capsules）　204a

风湿马钱片（fengshi maqian tablets）　196a

风引汤（fengyin decoction）　174f

封髓丹（fengsui pills）　63c

冯了性风湿跌打药酒（fengliaoxing fengshi dieda wine）　196b

佛手散（foshou powder）　90b

扶脾丸（fupi pills）　117a

扶桑丸（fusang pills）　98a

扶土抑木（nourish the soil restraint wood）　12b

服药法（methods of taking drugs）　17e

服药时间（time for taking drugs）　17e

服用方法（methods of taking drugs）　17f

茯苓导水汤（fuling daoshui decoction）　199e

茯苓丸（fuling pills）　208e

妇宝颗粒（fubao granules）　150a

妇科调经片（fuke tiaojing tablets）　89b

妇科分清丸（fuke fenqing pills）　191a

妇科千金片（fuke qianjin tablets）　190f

妇科十味片（fuke shiwei tablets）　88f

妇科通经丸（fuke tongjing pills）　150b

妇炎净胶囊（fuyanjing capsules）　190e

附子理中丸（fuzi lizhong pills）　80c

附子汤（fuzi decoction）　83b

附子汤（《备急千金要方·卷七》）　83c

附子汤（《伤寒论·辨少阴病脉证并治》）　83b

附子泻心汤（fuzi xiexin decoction）　44a

复方（compound prescription）　3a

复方草珊瑚含片（fufang caoshanhu buccal tablets）　29d

复方川贝精片（fufang chuanbeijing tablets）　211c

复方大承气汤（fufang da chengqi decoction）　36a

复方丹参滴丸（fufang danshen dripping pills）　163b

复方滇鸡血藤膏（fufang dianjixueteng paste）　163c

复方扶芳藤合剂（fufang fufangteng mixture）　112d

复方瓜子金颗粒（fufang guazijin granules） 65a

复方黄连素片（fufang huangliansu tablets） 65c

复方牵正膏（fufang qianzheng plaster） 178d

复方仙鹤草肠炎胶囊（fufang xianhecao changyan capsules） 202a

复方鲜竹沥液（fufang xianzhuli mixture） 211d

复方皂矾丸（fufang zaofan pills） 112e

复元活血汤（fuyuan huoxue decoction） 161c

G

干姜人参半夏丸（ganjiang renshen banxia pills） 76d

甘草附子汤（gancao fuzi decoction） 195b

甘草干姜茯苓白术汤（gancao ganjiang fuling baizhu decoction） 193c

甘草泻心汤（gancao xiexin decoction） 41d

甘桔汤（ganjie decoction） 56a

甘露消毒丹（ganlu xiaodu pills） 189a

甘露饮（ganlu drink） 97c

甘麦大枣汤（ganmai dazao decoction） 122e

甘遂半夏汤（gansui banxia decoction） 35b

肝胆实火上炎证 55f

肝火犯肺 12b

肝经湿热下注证 55f

疳积散（ganji powder） 218d

感冒清热颗粒（ganmao qingre granules） 31b

感冒舒颗粒（ganmaoshu granules） 31c

感冒退热颗粒（ganmao tuire granules） 31a

膏方（paste formula） 4f

膏剂（decocted extract） 14b

膏滋 4f，5b，14b

葛根黄芩黄连汤（gegen huangqin huanglian decoction） 47b

葛花解酲汤（gehua jiecheng decoction） 220e

蛤蚧定喘丸（gejie dingchuan pills） 145d

蛤蚧散（gejie powder） 142c

膈下逐瘀汤（gexia zhuyu decoction） 160c

根痛平颗粒（gentongping granules） 164b

更年安片（gengnian'an tablets） 98b

更衣丸（gengyi pills） 34e

功劳去火片（gonglao quhuo tablets） 50a

宫血宁胶囊（gongxuening capsules） 163d

钩藤饮（gouteng drink） 178d

狗皮膏（goupi plaster） 173b

骨刺消痛片（guci xiaotong tablets） 202e

固本咳喘片（guben kechuan tablets） 112a

固冲汤（guchong decoction） 119e

固经丸（gujing pills） 119f

固涩剂（astringent prescriptions） 116b

固下益气汤（guxia yiqi decoction） 106a

固阴煎（guyin decoction） 115d

固真汤（guzhen decoction） 80d

顾步汤（gubu decoction） 229c

瓜蒂散（guadi powder） 223d

瓜蒌瞿麦丸（gualou qumai pills） 183c

瓜蒌薤白白酒汤（gualou xiebai baijiu decoction） 133e

瓜蒌薤白半夏汤（gualou xiebai banxia decoction） 133c

冠心丹参片（guanxin danshen tablets） 163a

冠心苏合丸（guanxin suhe pills） 143c

《广瘟疫论》 6d

归脾汤（guipi decoction） 88e

归芍地黄丸（guishao dihuang pills） 93d

龟鹿补肾丸（guilu bushen pills） 110e

龟鹿二仙胶（guilu erxian glue） 110d

桂附地黄丸（guifu dihuang pills） 113b

桂附理中丸（guifu lizhong pills） 81d

桂林西瓜霜（guilin xigua frost） 65f

桂苓甘露饮（guiling ganlu drink） 74c

桂龙咳喘宁胶囊（guilong kechuanning capsules） 145a

桂枝茯苓丸（guizhi fuling pills） 160f

桂枝附子汤（guizhi fuzi decoction） 83e

桂枝甘草龙骨牡蛎汤（guizhi gancao longgu muli decoction） 124e

桂枝甘草汤（guizhi gancao decoction） 83a

桂枝加大黄汤（guizhi jia dahuang decoction） 46e

桂枝加附子汤（guizhi jia fuzi decoction） 29b

桂枝加葛根汤（guizhi jia gegen decoction） 24a

桂枝加桂汤（guizhi jia gui decoction） 82b

桂枝加厚朴杏子汤（guizhi jia houpu xingzi decoction） 23d

桂枝加黄芪汤（guizhi jia huangqi decoction） 200e

桂枝加龙骨牡蛎汤（guizhi jia longgu muli decoction） 119d

桂枝加芍药汤（guizhi jia shaoyao decoction） 82c

桂枝人参汤（guizhi renshen decoction） 46d

桂枝芍药知母汤（guizhi shaoyao zhimu decoction） 201e

桂枝生姜枳实汤（guizhi shengjiang zhishi decoction） 200a

桂枝汤（guizhi decoction） 23e

滚痰丸（guntan pills） 209d

国公酒（guogong wine） 173d

过期饮（guoqi drink） 88c

H

海藻玉壶汤（haizao yuhu decoction） 228c

寒膈 133a

寒热并用（cold and heat） 11a

《汉书·艺文志·方技略》 2c

汗法（diaphoresis method） 6b

蒿芩清胆汤（haoqin qingdan decoction） 42a

何人饮（heren drink） 41f

和法（reconcile method） 6c

和解剂（harmonizing prescriptions） 39c

荷丹片（hedan tablets） 165a

荷叶丸（heye pills） 165b

黑锡丹（heixi pills） 213c

黑逍遥散（heixiaoyao powder） 43e

红灵散（hongling powder） 129a

红棉散（hongmian powder） 226f

红升丹（hongsheng pills） 226e

红药贴膏（hongyao plaster） 153c

猴头健胃灵胶囊（houtou jianweiling capsules） 145b

后下（decoct later） 17b

厚朴大黄汤（houpo dahuang decoction） 141f

厚朴麻黄汤（houpo mahuang decoction） 142b

厚朴七物汤（houpo qiwu decoction） 38b

厚朴三物汤（houpo sanwu decoction） 141d

厚朴温中汤（houpo wenzhong decoction） 141e

胡蜂酒（hufeng wine） 202c

虎潜丸（huqian pills） 108d

琥珀抱龙丸（hupo baolong pills） 126e

护肝片（hugan tablets） 44d

华盖散（huagai powder） 19b

华山参片（huashanshen tablets） 215b

华佗再造丸（huatuo zaizao pills） 169e

化斑解毒汤（huaban jiedu decoction） 49c

化斑解毒汤（《医宗金鉴·卷六十七》） 49c

化斑解毒汤（《证治准绳·幼科》） 50e

化斑汤（huaban decoction） 49b

化虫丹（《幼幼新书·卷三十一》） 222a

化虫丸（huachong pills） 222a

化积口服液（huaji oral liquid） 217a

化积丸（huaji pills） 216f

化癥回生丹（huazheng huisheng pills） 154c

化痔栓（huazhi sippository） 227e

槐花散（huaihua powder） 162e

槐角地榆丸（huaijiao diyu pills） 161f

槐角丸（huaijiao pills） 161e

还魂丹 157e

还少丹（huanshao pills） 109d

缓肝理脾汤（huangan lipi decoction） 103b

皇甫谧 1a

黄连阿胶汤（huanglian ejiao decoction） 126a

黄连解毒汤（huanglian jiedu decoction） 60c

黄连汤（huanglian decoction） 44b

黄连温胆汤（huanglian wendan decoction） 209c

黄连香薷饮（huanglian xiangru drink） 74e

黄连泻心汤（huanglian xiexin decoction） 61d

黄连羊肝丸（huanglian yanggan pills） 69a

黄龙汤（huanglong decoction） 38e

黄芪鳖甲散（huangqi biejia powder） 64c

黄芪赤风汤（huangqi chifeng decoction） 158d

黄芪当归散（huangqi danggui powder） 105a

黄芪桂枝五物汤（huangqi guizhi wuwu decoction） 81b

黄芪建中汤（huangqi jianzhong decoction） 80a

黄芪六一汤（huangqi liuyi decoction） 103c

黄芪汤（huangqi decoction） 115c

黄芩滑石汤（huangqin huashi decoction） 197d

黄芩加半夏生姜汤（huangqin jia banxia shengjiang decoction） 62e

黄芩芍药汤（huangqin shaoyao decoction） 62f

黄芩汤（huangqin decoction） 62e

黄芩泻白散（huangqin xiebai powder） 63a

黄氏响声丸（huangshi xiangsheng pills） 30d

黄土汤（huangtu decoction） 162c

黄杨宁片（huangyangning tablets） 166c

回天再造丸（huitian zaizao pills） 182a

回阳救急汤（huiyang jiuji decoction） 77c

茴香橘核丸（huixiang juhe pills） 144b

会厌逐瘀汤（huiyan zhuyu decoction） 148a

恚膈 132f

活络效灵丹（huoluo xiaoling pills） 161b

活血祛瘀剂 147b

活血止痛散（huoxue zhitong powder） 163e

藿胆丸（huodan pills） 75b

藿朴夏苓汤（huopo xialing decoction） 198a

藿香正气散（huoxiang zhengqi powder） 197c

J

鸡鸣散（jiming powder） 200d

鸡苏散（jisu powder） 74a

鸡眼膏（jiyan unguentum） 229a

急救回阳汤（jijiu huiyang decoction） 81a

急救回阳汤（《医林改错·卷下》） 81a

急救回阳汤（《医学衷中参西录·上篇·卷七》） 81a

急痧至宝丹（jisha zhibao pills） 130a

急支糖浆（jizhi syrup） 211e

剂型变化（modification of preparation forms） 13a

济川煎（jichuan decoction） 36e

济生汤（jisheng decoction） 43d

加参生化汤（jiashen shenghua decoction） 169a

加减复脉汤（jiajian fumai decoction） 95b

加减麻黄汤（jiajian mahuang decoction） 19c

加减葳蕤汤（jiajian weirui decoction） 23c

加减一阴煎（jiajian yiyin decoction） 94f

加味阿胶汤（jiawei ejiao decoction） 116a

加味肾气丸（jiawei shenqi pills） 98e

加味生化颗粒（jiawei shenghua granules） 151b

加味圣愈汤（jiawei shengyu decoction） 90a

加味四物汤（jiawei siwu decoction） 147d

加味温胆汤（jiawei wendan decoction） 213e

加味乌药汤（jiawei wuyao decoction） 137f

加味香苏散（jiawei xiangsu powder） 20e

煎膏 14b

煎剂 13d

煎药法（methods of decocting drugs） 16d

煎药方法（methods for decocting drugs） 17a

煎药火候（firer for decocting drugs） 16f

煎药用具（utensil for decocting drugs） 16e

煎药用水（water for decocting drugs） 16e

建瓴汤（jianling decoction） 175e

健步丸（jianbu pills） 113a

健固汤（jiangu decoction） 103d

健民咽喉片（jianmin yanhou tablets） 65e

健脾丸（jianpi pills） 219a

健胃消食片（jianwei xiaoshi tablets） 220b

交泰丸（jiaotai pills） 124e

胶艾四物汤（jiao'ai siwu decoction） 105c

胶艾汤（jiao'ai decoction） 105b

胶囊剂（capsule） 15f

胶丸 16a

洁白丸（jiebai pills） 197a

截疟七宝饮（jienue qibao drink） 42b

解表剂（exterior-releasing prescriptions） 18e

解毒活血汤（jiedu huoxue decoction） 158a

解肝煎（jiegan decoction） 140a

解肌宁嗽丸（jieji ningsou pills） 31d

解肌汤（《普济方·卷三六九》） 21f

解语汤（jieyu decoction） 177d

金沸草散（jinfeicao powder） 25b

金刚丸（jingang pills） 108b

金果含片（jinguo tablets） 185e

《金匮心典·徐序》 3e

金铃子散（jinlingzi powder） 142a

金蒲胶囊（jinpu capsules） 214a

金嗓利咽丸（jinsang liyan pills） 211b

金嗓散结丸（jinsang sanjie pills） 64e

金水宝胶囊（jinshuibao capsules） 112b

金水六君煎（jinshui liujun decoction） 208f

金水相生（gold and water to help each other） 12c

金锁固精丸（jinsuo gujing pills） 119a

浸膏 14b

禁方 3c

禁方（disable prescription） 4f

经方（classical prescriptions） 3d

荆防败毒散（jingfang baidu powder） 28b

精制冠心颗粒（jingzhi guanxin granules） 167f

颈复康颗粒（jingfukang granules） 166a

《景岳全书》 8d

《景岳全书·新方八略引》 8d

《景岳全书·新方八阵》 39d

九分散（jiufen powder） 152a

九气拈痛丸（jiuqi niantong pills） 137a

九圣散（jiusheng powder） 231e

九味羌活汤（jiuwei qianghuo decoction） 20a

九仙散（jiuxian powder） 116e

九一散（jiuyi powder） 227d

酒剂（medicated liquor） 14c

酒醴 14c

救急十滴水（jiuji shidishui decoction） 181e

救急稀涎散（jiuji xixian powder） 223f

救母丹（jiumu pills） 169c

桔梗散（jiegeng powder） 27b

桔梗汤（jiegeng decoction） 69e

桔梗汤（《伤寒论·辨少阴病脉证并治》） 69e

桔梗汤（《严氏济生方》） 69f

菊花茶调散（juhua chatiao powder） 176d

橘半桂苓枳姜汤（juban guiling zhijiang decoction） 209c

橘核丸（juhe pills） 140d

橘红痰咳液（juhong tanke oral liquid） 212d

橘红丸（juhong pills） 212c

橘皮竹茹汤（jupi zhuru decoction） 142c

举元煎（juyuan decoction） 103b

蠲痹汤（juanbi decoction） 201d

蠲哮片（juanxiao tablets） 145f

君药（sovereign drug） 9d

浚川散（junchuan powder） 38a

浚川丸（junchuan pills） 37f

K

开关散（kaiguan powder） 129e

开窍剂（resuscitative prescriptions） 127c

开郁种玉汤（kaiyu zhongyu decoction） 133f

抗感颗粒（kanggan granules） 50b

抗骨增生胶囊（kanggu zengsheng capsules） 101c

抗骨增生丸（kanggu zengsheng pills） 101b

柯韵伯 5c

颗粒剂 15d

咳血方（kexue prescriptions） 161d

克伤痛搽剂（keshangtong liniment） 152f

孔子大圣知枕中丹（kongzi dasheng zhizhenzhong pills） 124b

控涎丹（kongxian pills） 37d

口服液（oral liquid） 16b

口炎清颗粒（kouyanqing granules） 53c

枯痔散（kuzhi powder） 228e

枯痔散（《外科正宗·卷八》） 228e

枯痔散（《验方新编·卷七》） 228f

苦参丸（kushen pills） 197b

苦参丸（《太平圣惠方·卷十五》） 197b

苦参丸（《证治准绳·疡医》） 197b

坤顺丹（kunshun pills） 150d

昆明山海棠片（kunming shanhaitang tablets） 194d

L

狼疮丸（langchuang pills） 66e

老鹳草软膏（laoguancao ointments） 196c

乐脉颗粒（lemai granules） 151c

类方（similar to the prescription） 4a

《类经·论治类·治有缓急方有奇偶》 3a

冷哮丸（lengxiao pills） 207a

李时珍 3a

理气剂（qi-regulating prescriptions） 131c

理血剂（blood-regulating formula） 147a

理中安蛔汤（lizhong anhui decoction） 222f

理中化痰丸（lizhong huatan pills） 81e

理中丸（lizhong pills） 79f

鲤鱼汤（liyu decoction） 199b

立效散（lixiao powder） 191c

利胆排石片（lidan paishi tablets） 191e

利咽解毒颗粒（liyan jiedu granules） 51e

连理汤（lianli decoction） 80b

连梅安蛔汤（lianmei anhui decoction） 222c

连梅汤（lianmei decoction） 61c

连朴饮（lianpo drink） 197e

连翘败毒散（lianqiao baidu powder） 25d

炼丹 14d

良附丸（liangfu pills） 133e

凉膈散（liangge powder） 61a

凉开剂 127c

《梁书·陆襄传》 2b

两地汤（liangdi decoction） 94d

两仪膏（liangyi plaster） 92b

灵宝护心丹（lingbao huxin pills） 170e

苓甘五味姜辛汤（linggan wuwei jiangxin decoction） 210f

苓桂术甘汤（ling gui zhu gan decoction） 200f

羚角钩藤汤（lingjiao gouteng decoction） 177e

羚羊感冒片（lingyang ganmao tablets） 30a

羚羊角胶囊（lingyangjiao capsules） 179b

羚羊角汤（lingyangjiao decoction） 178c

羚羊清肺丸（lingyang qingfei pills） 68e

另炖 17d

另煎 17d

流浸膏 14b

六合定中丸（liuhe dingzhong pills） 73a

六合汤 187b

六和汤（liuhe decoction） 187b

六君子汤（liujunzi decoction） 84d

六磨饮子（liumo decoction） 133c

六神丸（liushen pills） 52d

六味安消散（liuwei anxiao powder） 216e

六味地黄丸（liuwei dihuang pills） 92d

六味木香散（liuwei muxiang powder） 134c

六一散 74b

六一散（liuyi powder） 72f

六应丸（liuying pills） 54b

龙齿镇心丹（longchi zhenxin pills） 127a

龙胆泻肝汤（longdan xiegan decoction） 55e

龙马自来丹（longma zilai pills） 214d

龙牡壮骨颗粒（longmu zhuanggu granules） 91d

癃清片（longqing pills） 203b

芦根汤（lugen decoction） 206c

鹿茸丸（lurong pills） 111a

露剂（medicinal rew） 14f

蔄茹 154e

《论衡·定贤》 2c

M

麻黄附子甘草汤（mahuang fuzi gancao decoction） 28c

麻黄附子汤（mahuang fuzi decoction） 28d

麻黄加术汤（mahuang jia zhu decoction） 25c

麻黄连翘赤小豆汤（mahuang lianyao chixiaodou decoction） 46a

麻黄汤（mahuang decoction） 18f

麻黄细辛附子汤（mahuang xixin fuzi decoction） 28d

麻黄杏仁甘草石膏汤（mahuang xinren gancao shigao decoction） 26c

麻黄杏仁薏苡甘草汤（mahuang xingren yiyi gancao decoction） 25a

麻仁润肠丸（maren runchang pills） 38d

麻仁丸（maren pills） 38c

麻子仁丸（maziren pills） 37a

马脾风 216c

马钱子散（maqianzi powder） 204c

马应龙麝香痔疮膏（mayinglong shexiang zhichuang ointments） 227e

麦门冬汤（maimendong decoction） 185d

麦味地黄丸（maiwei dihuang pills） 108a

满山红油胶丸（manshanhongyou pills） 212e

蔓荆子散（manjingzi powder） 180c

梅花点舌丸（meihua dianshe pills） 67a

礞石滚痰丸（mengshi guntan powder） 209f

《孟子·离娄上》 2c

秘方（secret recipe） 3c

妙济丸（miaoji pills） 196d

妙香散（miaoxiang powder） 123c

妙香散（《太平惠民和剂局方·卷五》） 123c

妙香散（《杂病源流犀烛·卷七》） 123d

明目地黄丸（mingmu dihuang pills） 93a

明目上清片（mingmu shangqing tablets） 51a

缪希雍 8c

牡丹散（mudan powder） 155b

牡荆油胶丸（mujingyou pills） 205c

牡蛎散（muli powder） 116c

牡蛎散（《备急千金要方·卷十》） 116d

牡蛎散（《太平惠民和剂局方·卷八》） 116c

牡蛎散（《太平圣惠方·卷二十九》） 116d

木瓜丸（mugua pills） 115f, 188d

木火刑金 12b

木通散（mutong powder） 191f

木侮金 12b

木香槟榔丸（muxiang binglang pills） 216d

木香大安丸（muxiang da'an pills） 135e

木香分气丸（muxiang fenqi pills） 135f

木香流气饮（muxiang liuqi drink） 136b

木香顺气散（muxiang shunqi powder） 136a

N

脑得生片（naodesheng tablets） 164f

脑乐静（naolejing） 126d

脑立清丸（naoliqing pills） 178f

内补当归建中汤（neibu danggui jianzhong decoction） 76c

内补当归汤（《鸡峰·卷十六》）　76c

内补建中汤（《产科发蒙·卷三》）　76c

内补丸（neibu pills）　99f

内服法（internal treatment method）　16c

内托黄芪散（neituo huangqi powder）　226c

内托黄芪饮　226c

内痈　224c

牛蒡解肌汤（niubang jieji decoction）　230d

牛黄抱龙丸（niuhuang baolong pills）　176a

牛黄承气丸（niuhuang chengqi pills）　127e

牛黄降压丸（niuhuang jiangya pills）　50c

牛黄解毒丸（niuhuang jiedu pills）　50e

牛黄解毒丸［《中华人民共和国药典·一部》（2020
　年版）］　50f

牛黄千金散（niuhuang qianjin powder）　176b

牛黄清心丸（niuhuang qingxin pills）　127e，181b

牛黄清心丸（《太平惠民和剂局方·卷一》）　181b

牛黄清心丸［《中华人民共和国药典·一部》（2020
　年版）］　181d

牛黄消炎片（niuhuang xiaoyan tablets）　50d

牛黄镇惊丸（niuhuang zhenjing pills）　127f

牛黄至宝丸（niuhuang zhibao pills）　50f

牛膝汤（niuxi decoction）　153f

女金丸（nvjin pills）　169b

女真丹（nvzhen pills）　155a

暖肝煎（nuangan decoction）　83c

P

排石颗粒（paishi granules）　202f

培土生金（make up the soil to nourish gold）　11e

赔赈散（《伤寒温疫条辨·卷四》引《二分晰义》）
　40e

片剂（tablet）　15c

偏方（folk prescription）　4f

平补镇心丹（pingbu zhenxin pills）　123d

平肝舒络丸（pinggan shuluo pills）　146e

平胃散（pingwei powder）　71d，186f

平胃散（《博济方·卷二》）　187a

平胃散（《太平惠民和剂局方·卷三》）　186f

普济解毒丹（puji jiedu pills）　198b

普济消毒饮（puji xiaodu drink）　60b

Q

七宝美髯丹（qibao meiran pills）　100c

七方（seven kinds of prescriptions）　8a

七福饮（qifu drink）　90c

七厘散（qili powder）　151e

七情　10a

七味白术散（qiwei baizhu powder）　84e

七味地黄丸（qiwei dihuang pills）　95f

七叶神安片（qiye shen'an tablets）　123b

七珍丸（qizhen pills）　121b

七制香附丸（qizhi xiangfu pills）　131e

芪附汤（qifu decoction）　82e

气膈　133a

气雾剂（aerosol）　16a

气滞胃痛颗粒（qizhi weitong granules）　132a

杞菊地黄丸（qiju dihuang pills）　92e

启膈散（qige powder）　136d

启脾丸（qipi pills）　218a

千柏鼻炎片（qianbai biyan tablets）　53e

《千金翼方》　5c

千金止带丸（qianjin zhidai pills）　117d

牵正散（qianzheng powder）　177b

前列舒丸（qianlieshu pills）　112c

茜根散（qiangen powder）　162b

羌活胜湿汤（qianghuo shengshi decoction）
　194b

强阳保肾丸（qiangyang baoshen pills）　114d

翘荷汤（qiaohe decoction）　184b

芩暴红止咳片（qinbaohong zhike tablets）　206d

芩连片（qinlian tablets）　70c

芩术汤（qinzhu decoction）　58e

秦艽鳖甲散（qinjiao biejia powder）　64c

青娥丸（qing'e pills）　110a

青果丸（qingguo pills）　64f

青蒿鳖甲汤（qinghao biejia decoction）　63e

青叶胆片（qingdanye tablets）　203e

青州白丸子（qingzhou baiwan pills）　212f

青竹茹汤（qingzhuru decoction）　210d

清肠饮（qingchang drink）　229c

清带汤（qingdai decoction）　120e

清胆汤（qingdan decoction）　61f

清法（clearing method）　6f

清肺消炎丸（qingfei xiaoyan pills）　212b

清肺泻肝　12a

清肺抑火丸（qingfei yihuo pills）　212a

清肝止淋汤（qinggan zhilin powder）　105e

清宫汤（qinggong decoction） 61b

清骨散（qinggu powder） 64a

清喉利咽颗粒（qinghou liyan granules） 68b

清喉咽合剂（qinghouyan mixture） 68c

清魂散（qinghun powder） 106a

清火栀麦片（qinghuo zhimai tablets） 67c

清金化痰汤（qingjin huatan decoction） 210a

清金降火汤（qingjin jianghuo decoction） 210b

清金制木（clear gold restraint wood） 12a

清经散（qingjing powder） 59e

清开灵注射液（qingkailing injection） 67b

清空膏（qingkong paste） 176f

清淋颗粒（qinglin granules） 203a

清络饮（qingluo drink） 59f

清脑降压片（qingnao jiangya tablets） 179a

清宁散（qingning powder） 63c

清脾汤（qingpi decoction） 44e

清气化痰丸（qingqi huatan pills） 210e

清热调血汤（qingre tiaoxue decoction） 159a

清热剂（heat-clearing prescriptions） 47e

清热解毒口服液（qingre jiedu oral liquid） 68a

清热泻脾散（qingre xiepi powder） 62b

清上泻下（clear the upper diarrhea the lower） 11c

清暑汤（qingshu decoction） 74a

清暑益气汤（qingshu yiqi decoction） 74f

清暑益气汤（《脾胃论·卷中》） 75a

清暑益气汤（《温热经纬·卷五》） 74f

清胃黄连丸（qingwei huanglian pills） 67e

清胃散（qingwei powder） 61e

清瘟败毒饮（qingwen baidu drink） 59d

清瘟解毒丸（qingwen jiedu pills） 68d

清心莲子饮（qingxin lianzi drink） 60e

清心凉膈散（qingxin liangge powder） 60d

清眩丸（qingxuan pills） 179a

清血养阴汤（qingxue yangyin decoction） 107e

清咽甘露饮（qingyan ganlu drink） 61f

清咽利膈汤（qingyan lige decoction） 62a

清咽丸（qingyan pills） 67d

清音丸（qingyin pills） 67f

清营汤（qingying decoction） 59b

清燥救肺汤（qingzao jiufei decoction） 184a

清震汤（qingzhen decoction） 26f

清中汤（qingzhong decoction） 63b

琼玉膏（qiongyu paste） 184f

曲麦枳术丸（qumai zhizhu pills） 216a

驱虫剂（vermifugal prescriptions） 221e

祛风舒筋丸（qufeng shujin pills） 202b

祛湿剂（dampness-dispelling prescriptions） 186e

祛暑剂（summer heat-dispelling prescriptions） 71f

祛痰剂（phlegm-dispelling prescriptions） 204e

全天麻胶囊（quantianma capsules） 175c

R

热膈 133a

热结旁流证 33c

热入血室证 39e

热炎宁颗粒（reyanning granules） 70a

人丹（ren pills） 73b

人参败毒散（renshen baidu powder） 22f

人参蛤蚧散（renshen gejie powder） 86a

人参胡桃汤（renshen hutao decoction） 85e

人参健脾丸（renshen jianpi pills） 85e

人参麦冬散（renshen maidong powder） 96b

人参养荣汤（renshen yangrong decoction） 90d

仁熟散（renshu powder） 123f

溶化 17c

如意金黄散（ruyi jinhuang powder） 52b

乳疾灵颗粒（rujiling granules） 143c

乳块消片（rukuaixiao tablets） 143b

乳癖消片（rupixiao tablets） 220c

软膏 14b

软胶囊 16a

润肠丸（runchang pills） 36f

润肠丸（《丹溪心法·卷一》） 37a

润肠丸（《卫生宝鉴·卷十七》） 36f

润肠丸（《严氏济生方·卷四》） 36f

润燥汤（runzao decoction） 37c

S

塞药 15d

三拗汤（san'ao decoction） 19a

三宝胶囊（sanbao capsules） 101e

三痹汤（sanbi decoction） 181a

三补 92e

三才封髓丹（sancai fengsui pills） 96c

三才汤（sancai decoction） 186a

三层茴香丸（sanceng huixiang pills） 136e

三花神佑丸（sanhua shenyou pills） 35c

三化汤（sanhua decoction） 33f

三黄片（sanhuang tablets） 49f

三加减正气散（sanjiajian zhengqi powder） 187e

三甲复脉汤（sanjia fumai decoction） 175c

三建膏方（sanjian paste） 78d

三金片（sanjin tablets） 53a

三棱煎（sanleng decoction） 155c

三两半药酒（sanliangban wine） 194c

三妙丸（sanmiao pills） 189d

三品一条枪（sanpin yitiaoqiang） 224e

三七片（sanqi tablets） 152c

三七伤药片（sanqi shangyao tablets） 152d

三仁汤（sanren decoction） 188f

三生饮（sansheng drink） 208a

三圣散（sansheng powder） 223c

三味蒺藜散（sanwei jili powder） 189c

三物白散 34c

三物备急丸（sanwu beiji pills） 34a

三泻 92e

三子散（sanzi powder） 217e

三子养亲汤（sanzi yangqin decoction） 214e

散剂（powder） 13e

散聚汤（sanju decoction） 141a

桑白皮汤（sangbaipi decoction） 210c

桑菊感冒片（sangju ganmao tablets） 29e

桑菊饮（sangju drink） 27a

桑麻丸（sangma pills） 105a

桑螵蛸散（sangpiaoxiao powder） 119c

桑杏汤（sangxing decoction） 184c

沙参麦冬汤（shashen maidong decoction） 186b

痧药（sha pills） 75c

山菊降压片（shanju jiangya tablets） 56c

山楂化滞丸（shanzha huazhi pills） 217d

《伤寒论类方》 5c

《伤寒论翼·阳明病解第二》 5c

《伤寒明理论》 39d

《伤寒明理论》 8c

《伤寒明理论·药方论序》 3a

伤寒少阳证 39e

《伤寒杂病论》 1c，2d

伤痛宁片（shangtongning tablets） 153b

烧伤灵酊（shaoshangling tincture） 66d

烧针丸（shaozhen pills） 219b

芍药甘草汤（shaoyao gancao decoction） 89c

芍药汤（shaoyao decoction） 57c

少腹逐瘀汤（shaofu zhuyu decoction） 148a

少林风湿跌打膏（shaolin fengshi dieda ointments）
152e

蛇胆陈皮散（shedan chenpi powder） 215a

蛇胆川贝散（shedan chuanbei powder） 214c

舍里别 15a

射干麻黄汤（shegan mahuang decoction） 24e

摄风散（shefeng powder） 176e

麝香祛痛气雾剂（shexiang qutong aerosol）
166e

麝香痔疮栓（shexiang zhichuang suppository）
71a

身痛逐瘀汤（shentong zhuyu decoction） 161a

神白散 74b

神解散（shenjie powder） 203c

神仙解语丹（shenxian jieyu pills） 211a

神效吹喉散（shenxiao chuihou powder） 229b

神效催生丹（shenxiao cuisheng pills） 159b

神效达生散（shenxiao dasheng powder） 168b

肾气丸（shenqi pills） 109f

升降散（shengjiang powder） 40e

升举大补汤（shengju dabu decoction） 118c

升麻葛根汤（shengma gegen decoction） 21f

升麻清胃汤（shengma qingwei decoction） 56f

升麻散（《斑疹备急》） 21f

升麻汤（《活人书·卷十六》） 21f

升陷汤（shengxian decoction） 86f

升阳除湿汤（shengyang chushi decoction） 118a

升阳除湿汤（《兰室秘藏·卷中》） 118b

升阳除湿汤（《脾胃论·卷下》） 118b

升阳调经汤（《医学入门·卷四》） 118b

升阳散火汤（shengyang sanhuo decoction） 40c

升阳益胃汤（shengyang yiwei decoction） 85a

生地黄汤（shengdihuang decoction） 168c

生发神效黑豆膏（shengfa shenxiao heidou plaster）
97d

生化汤（shenghua decoction） 149c

生肌散（shengji powder） 225e

生肌玉红膏（shengji yuhong paste） 225d

生姜半夏汤（shengjiang banxia decoction） 139e

生津甘露饮（shengjin ganlu drink）183e

生津四物汤（shengjin siwu decoction）183d

生脉散（shengmai powder）85d

生铁落饮（shengtieluo drink）121c

《圣济经·审剂篇》8c

圣愈汤（shengyu decoction）89f

失笑散（shixiao powder）83f，149d

十补丸（shibu pills）99c

十补丸（《太平惠民和剂局方·卷五》）99c

十补丸（《杂病源流犀烛》）99e

十滴水（shidi decoction）72e

十二剂 8c

十灰散（shihui powder）156e

十剂（ten kinds of prescriptions）8b

十六味冬青丸（shiliuwei dongqing pills）138f

十全大补汤（shiquandabu decoction）114f

十四友丸（shisiyou pills）91a

十味温胆汤（shiweiwendan decoction）124c

十味香薷散（shiwei xiangru powder）73d

十五味沉香丸（shiwuwei chenxiang pills）135a

十香返生丸（shixiang fansheng pills）129c

十香止痛丸（shixiang zhitong pills）135d

十一味能消丸（shiyiwei nengxiao pills）153d

十枣汤（shizao decoction）35a

石膏汤（shigao decoction）52e

石斛夜光丸（shihu yeguang pills）96d

石决明散（shijueming powder）56b

石淋通片（shilintong tablets）190c

石韦散（shiwei powder）190c

时方（non-classical prescriptions）3e

实脾散（shipi powder）193d

食疗方（therapeutic prescription）4d

史国公药酒（shiguogong wine）195c

使药（envoy drug）9e

柿蒂散（shidi powder）171a

柿蒂汤（shidi decoction）71d，143a

手拈散（shounian powder）156e

首乌丸（shouwu pills）112f

寿胎丸（shoutai pills）100f

舒肝和胃丸（shugan hewei pills）44c

舒肝丸（shugan pills）145c

舒筋活络酒（shujin huoluo wine）180a

舒筋丸（shujin pills）179f

舒心口服液（shuxin oral liquid）167a

舒胸片（shuxiong tablets）167c

疏风定痛丸（shufeng dingtong pills）179d

疏凿饮子（shuzao decoction）37e

暑症片（shuzheng tablets）130d

术附汤（baizhu decoction）193b

栓剂（suppository）15d

双丹口服液（shuangdan oral liquid）153a

双黄连口服液（oral liquid of shuanghuanglian）21e

双解散 74b

双解散（shuangjie powder）45f

双解散（《仁斋直指·卷二十三》）45f

双解散（《医方集解·表里之剂》）46a

双解汤（shuangjie decoction）45e

双解汤（《普济方·卷二九零》）45f

水陆二仙丹（shuilu erxian pills）117c

顺经汤（shunjing decoction）109c

四海舒郁丸（sihai shuyu wan）134a

四加减正气散（sijiajian zhengqi powder）187f

四君子汤（sijunzi decoction）84b

四苓散（siling powder）191f

四妙勇安汤（simiao yong'an decoction）225b

四磨汤（simo decoction）133a

四逆加人参汤（sini jia renshen decoction）78a

四逆汤（sini decoction）77e

四七汤（siqi decoction）131d

四神散（sishen powder）180e

四生丸（sisheng pills）157a

四生丸（《妇人大全良方·卷七》）157a

四生丸（《太平惠民和剂局方·卷一》）157a

四兽饮（sishou drink）40a

四维散（siwei powder）78b

四味回阳饮（siwei huiyang drink）77d

四味香薷饮（siwei xiangru drink）72a

四味香薷饮（《医方集解·卷四》）72a

四味香薷饮（《医学心悟·卷三》）72b

四味珍层冰硼滴眼液（siwei zhenceng bingpeng eye drops）70d

四乌鲗骨一藘茹丸（siwuzeigu yilvru pills）154d

四物补肝汤（siwu bugan decoction）87e

四物汤（siwu decoction）87d

四物消风饮（siwu xiaofeng drink）174e

四阴煎（siyin decoction）97b

四正丸（sizheng pills）72c

四制香附丸 （sizhi xiangfu pills） 145f

四柱散 （sizhu powder） 78c

松龄血脉康胶囊 （songling xuemaikang capsules） 175f

送子丹 （songzi pills） 106c

苏合香丸 （suhexiang pills） 129b

苏子降气汤 （suzi jiangqi decoction） 138b

《素问·阴阳应象大论》 6a

《素问·至真要大论》 3a，6a，8a

酸枣仁汤 （suanzaoren decoction） 125f

《隋书·经籍志》 2c

孙思邈 5c

缩泉丸 （suoquan pills） 119b

锁阳固精丸 （suoyang gujing pills） 120b

参附汤 （shenfu decoction） 80e

参精止渴丸 （shenjing zhike pills） 111e

参苓白术散 （shenling baizhu powder） 104c

参芦饮 （shenlu drink） 223e

参芪五味子片 （shenqi wuweizi tablets） 126d

参茸白凤丸 （shenrong baifeng pills） 111b

参茸保胎丸 （shenrong baotai pills） 111d

参苏饮 （shensu drink） 27e

T

胎元饮 （taiyuan drink） 109c

太白散 74b

太极丸 （taiji pills） 214d

泰山磐石散 （tanshan panshi powder） 105e

汤剂 （decoction） 13d

汤液 13d

糖浆剂 （syrup） 15a

桃核承气汤 （taohe chengqi decoction） 160e

桃红四物汤 （taohong siwu decoction） 159c

桃花汤 （taohua decoction） 118f

桃仁承气汤 （taoren chengqi decoction） 159d

天麻钩藤饮 （tianma gouteng drink） 174c

天麻首乌片 （tianma shouwu tablets） 174d

天麻丸 （tianma pills） 181f，195c

天水散 74b

天台乌药散 （tiantai wuyao powder） 137b

天王补心丹 （tianwang buxin pills） 124a

天仙藤散 （tianxianteng powder） 138a

条剂 （stripe formula） 15b

葶苈大枣泻肺汤 （tingli dazao xiefei decoction）
142e

通关散 （tongguan powder） 131b

通关丸 （tongguan pills） 64b

通脉四逆汤 （tongmai sini decoction） 80f

通窍鼻炎片 （tongqiao biyan tablets） 32d

通窍活血汤 （tongqiao huoxue decoction） 159e

通乳丹 （tongru pills） 106b

通乳颗粒 （tongru granules） 114c

通天口服液 （tongtian oral liquid） 165c

通心络胶囊 （tongxinluo capsules） 165d

通宣理肺丸 （tongxuan lifei pills） 146a

通幽汤 （tongyou decoction） 185c

通瘀煎 （tongyu decoction） 159c

痛经宝颗粒 （tongjingbao granules） 167b

痛经丸 （tongjing pills） 166f

透脓散 （tounong powder） 229d

吐法 （emesis method） 6e

托里定痛散 （tuoli dingdong powder） 226d

托里透脓汤 （tuoli tounong decoction） 226d

脱花煎 （tuohua decoction） 158e

调肝汤 （tiaogan decoction） 104f

调和药 9f

调经促孕丸 （tiaojing cuyun pills） 114a

调经升麻除湿汤 （《兰室秘藏·卷中》） 118b

调经升阳除湿汤 （《普济方·卷三三零》） 118b

调胃承气汤 （tiaowei chengqi decoction） 36b

调营散 （tiaoying powder） 170c

调营丸 （tiaoying pills） 168a

调中益气汤 （tiaozhong yiqi decoction） 102a

调中益气汤 （《兰室秘藏·卷上》） 102a

调中益气汤 （《卫生宝鉴·卷五》） 102b

W

外痈 224c

外用法 （external treatment method） 18b

外用剂 18c

外用药 18b

丸剂 （pill） 13f

完胞饮 （wanbao drink） 149b

完带汤 （wandai decoction） 193e

万氏牛黄清心丸 （wanshi niuhuang qingxin pills）
127d

万通炎康片 （wantong yankang tablets） 21c

王充 2c

葳蕤汤（weirui decoction） 29a

卫生防疫宝丹（weisheng fangyibao pills） 53b

苇茎汤（weijing decoction） 58f

胃肠安丸（weichang'an pills） 146c，219e

胃康灵胶囊（weikangling capsules） 164a

胃苓汤（weiling decoction） 199a

胃舒宁颗粒（weishuning granules） 115a

魏伯阳 14d

温胞饮（wenbao drink） 110b

温胆汤（wendan decoction） 209a

温胆汤（《三因极一病证方论·卷九》） 209b

温胆汤（《外台秘要·卷十七》引《集验方》） 209a

温法（warming method） 7a

温粉（wen powder） 118d

温经汤（wenjing decoction） 160a

温开剂 127c

温里剂（interior-warming prescriptions） 75d

温脾汤（wenpi decoction） 36d

温证解毒散（《羊毛瘟症论》） 40e

文火 16f

乌贝散（wubei powder） 157d

乌鸡白凤丸（wuji baifeng pills） 91c

乌灵胶囊（wuling capsules） 124d

乌梅丸（wumei pills） 221e

乌头汤（wutou decoction） 195e

乌药散（wuyao powder） 137e

乌药顺气散（wuyao shunqi powder） 137d

乌药汤（wuyao decoction） 137c

乌鲗骨 154e

无比山药丸（wubi shanyao pills） 87c

吴茱萸汤（wuzhuyu decoction） 76d

吴茱萸汤（《伤寒论·辨阳明病脉证并治》） 76d

吴茱萸汤（《外台秘要·卷十九》引许仁则） 76e

五痹汤（wubi decoction） 195f

五福化毒丹（wufu huadu pills） 51f

五膈 132f

五膈宽中散（wuge kuanzhong powder） 132f

五虎散（wuhu powder） 153f

五虎汤（wuhu decoction） 70e

五积散（wuji powder） 47c

五加减正气散（wujiajian zhengqi powder） 188a

五淋散（wulin powder） 190b

五苓散（wuling powder） 192a

五磨饮子（wumo decoction） 133b

五皮散（wupi powder） 192d

五皮饮（wupi drink） 192c

五仁丸（wuren pills） 34d

五生丸（wusheng pills） 208c

《五十二病方》 2d

五味清浊散（wuwei qingzhuo powder） 217b

五味沙棘散（wuwei shaji powder） 205c

五味麝香丸（wuwei shexiang pills） 174b

五味消毒饮（wuwei xiaodu drink） 54a

五物香薷饮（wuwu xiangru drink） 72b

五汁饮（wuzhi drink） 48f

五汁饮（《证治汇补·卷五》） 48f

五汁饮（《重订通俗伤寒论·伤寒夹证》） 48f

五子衍宗丸（wuzi yanzong pills） 100f

午时茶颗粒（wushicha granules） 22a

武火 16f

戊己丸（wuji pills） 55d

X

西瓜霜润喉片（xiguashuang runhou tablets） 51d

犀黄丸（xihuang pills） 230e

犀角地黄汤（xijiao dihuang decoction） 59c

洗心汤（xixin decoction） 62d，215a

下法（purgative method） 6d

下乳涌泉散（xiaru yongquan powder） 134f

下瘀血汤（xiayuxue decoction） 148c

夏枯草膏（xiakucao unguentum） 230a

夏天无片（xiatianwu tablets） 164b

仙方活命饮（xianfang huoming drink） 224f

仙方救命汤（xianfang jiuming decoction） 225a

先煎（decoct first） 17b

线剂（thread formula） 15e

相恶 10b

相反 10b

相反相成（be both opposite and complementary） 10e

相辅相成（be both supplementary and complementary） 10d

相杀 10b

相使 10a

相畏 10a

相须 10a

香附丸（xiangfu pills） 144c

香棱丸（xiangling pills） 219c

香连丸（xianglian pills） 62c

香薷散（xiangru powder） 73e

香砂六君子汤（xiangsha liujunzi decoction） 103e

香砂平胃散（xiangsha pingwei powder） 196f

香砂养胃丸（xiangsha yangwei pills） 81c

香砂枳术丸（xiangsha zhizhu pills） 144d

香苏葱豉汤（xiangsu congchi decoction） 24f

香苏散（xiangsu powder） 24d

香苏正胃丸（xiangsu zhengwei pills） 219f

逍遥散（xiaoyao powder） 43f

消导化积剂（clearing food stagnation prescriptions） 215e

消法（resolving method） 6e

消风散（xiaofeng powder） 177a

消咳喘糖浆（xiaokechuan syrup） 211f

消渴灵片（xiaokeling tablets） 185f

消瘰丸（xiaoluo pills） 227f

消瘰丸（《医学心悟·卷四》） 227f

消瘰丸（《医学衷中参西录》） 228a

消糜栓（xiaomi suppository） 66c

消食导滞剂 215e

消食退热糖浆（xiaoshi tuire syrup） 66b

消栓通络片（xiaoshuan tongluo tablets） 164d

消银片（xiaoyin tablets） 71b

消瘿丸（xiaoying pills） 228a

消瘿五海饮（xiaoying wuhai drink） 228d

消癥化积剂 215f

消痔丸（xiaozhi pills） 230b

硝石矾石散（xiaoshi fanshi powder） 197f

小半夏汤（xiaobanxia decoction） 139d

小柴胡汤（xiaochaihu decoction） 39e

小承气汤（xiaochengqi decoction） 33c

小定风珠（xiaodingfeng pills） 175a

小儿百部止咳糖浆（xiao'er baibu zhike syrup） 213e

小儿肺热咳喘口服液（xiao'er feire kechuan oral liquid） 58c

小儿腹泻宁糖浆（xiao'er fuxiening syrup） 87a

小儿肝炎颗粒（xiao'er ganyan granules） 191c

小儿感冒茶（xiao'er ganmao tea） 22b

小儿感冒颗粒（xiao'er ganmao granules） 22c

小儿化毒散（xiao'er huadu powder） 53f

小儿化食丸（xiao'er huashi pills） 217c

小儿回春丹（xiao'er huichun pills） 130f

小儿解表颗粒（xiao'er jiebiao granules） 22e

小儿金丹片（xiao'er jindan tablets） 46f

小儿惊风散（xiao'er jingfeng powder） 176c

小儿清热片（xiao'er qingre tablets） 56d

小儿清热止咳口服液（xiao'er qingre zhike oral liquid） 58d

小儿热速清口服液（xiao'er resuqing oral liquid） 49d

小儿至宝丸（xiao'er zhibao pills） 47d

小活络丹（xiaohuoluo pills） 171e

小蓟饮子（xiaoji decoction） 157c

小建中汤（xiaojianzhong decoction） 75e

小金丹（xiaojin pills） 230f

小青龙汤（xiaoqinglong decoction） 20b

小陷胸汤（xiaoxianxiong decoction） 206b

小续命汤（xiaoxuming decoction） 172c

小营煎（xiaoying decoction） 88b

邪实 11d

泻白散（xiebai powder） 55a

泻黄散（xiehuang powder） 55b

泻青丸（xieqing pills） 55a

泻下剂（purgative prescriptions） 33a

泻心导赤散（xiexin daochi powder） 54e

泻心汤（xiexin decoction） 49a

心宁片（xinning tablets） 155d

心通口服液（xintong oral liquid） 155e

辛开苦降（using descending and opening with drugs bitter and pungent in flavor） 11b

辛芩颗粒（xinqin granules） 29c

辛夷散（xinyi powder） 24c

辛夷散（《寿世保元·卷六》） 24c

辛夷散（《严氏济生方·鼻门》） 24c

新加黄龙汤（xinjia huanglong decoction） 38f

新加香薷饮（xinjia xiangru drink） 73f

新清宁片（xinqingning tablets） 69d

新制橘皮竹茹汤（xinzhi jupi zhuru decoction） 142f

行军散（xingjun powder） 128d

醒消丸（xingxiao pills） 158f

杏仁止咳合剂（xingren zhike mixture） 205b

杏苏散（xingsu powder） 182e

芎归胶艾汤（xiong gui jiao ai decoction） 168f，105b

虚寒胃痛颗粒（xuhan weitong granules） 81f

徐大椿 3e，8e

徐思鹤 8c

宣白承气汤（xuanbai chengqi decoction） 36c

宣痹汤（xuanbi decoction） 198e

宣毒发表汤（xuandu fabiao decoction） 27d

玄麦甘桔颗粒（xuanmai ganju granules） 186c

旋覆代赭汤（xuanfu daizhe decoction） 142e

旋覆花汤（xuanfuhua decoction） 170c，215c

旋覆花汤（《赤水玄珠·卷四》） 215d

旋覆花汤（《济生方·卷二》） 215c

癣湿药水（xuanshi solution） 179c

血府逐瘀汤（xuefu zhuyu decoction） 147e

血康口服液（xuekang oral liquid） 156c

血栓心脉宁胶囊（xueshuan xinmaining capsules） 156b

血脂灵片（xuezhiling tablets） 194a

血脂宁丸（xuezhining pills） 194a

Y

牙痛一粒丸（yatong yili pills） 231d

雅叫哈顿散（yajiao hadun powder） 69c

延胡索散（yanhusuo powder） 149f

延胡索散（《太平圣惠方·卷七十一》） 149f

延胡索散（《证治准绳·女科》） 150a

延胡索汤（yanhusuo decoction） 149e

芫花散（yuanhua powder） 170a

盐汤探吐方（yantang tantu formula） 223f

验方（experiential effective recipe） 3b

羊胆丸（yangdan pills） 205f

阳和汤（yanghe decoction） 79d

阳明腑实证 33b

洋参保肺丸（yangshen baofei pills） 120a

烊化（melt by heating） 17c

养金汤（yangjin decoction） 184e

养精种玉汤（yangjing zhongyu decoction） 105d

养心汤（yangxin decoction） 125d

养心汤（《丹溪心法·卷四》） 125e

养心汤（《傅青主女科歌括·产后编·卷下》） 125e

养心汤（《校注妇人良方·卷三》） 125d

养阴清肺汤（yangyin qingfei decoction） 184d

姚思廉 2b

药艾条（yao'ai stick） 202d

药方 4b

药后调护（drugs after nursing） 18a

药酒 14c

药力（drug dfficacy） 9b

药力判定公式 9c

药量 12f

药量增减变化（modification of dosage） 12f

药露 14f

药捻 15b

药膳 4e

药味增减变化（modification of herbs） 12e

药线 15e

药性 9d

野菊花栓（yejuhua suppository） 69a

夜宁糖浆（yening syrup） 121f

一柴胡饮（yichaihu drink） 39f

一点雪（yidianxue） 227c

一贯煎（yiguan decoction） 95e

一加减正气散（yijiajian zhengqi powder） 187c

一煎散（yijian powder） 224d

一捻金（yinianjin） 216c

一捻金散（yinianjin powder） 71a

一奓丹（yiqi pills） 98e

一清颗粒（yiqing granules） 49e

一物瓜蒂汤（yiwu guadi decoction） 72d

一物前胡丸（yiwu qianhu pills） 207f

一笑散（yixiao powder） 223a

一阴煎（yiyin decoction） 94b

《医家全书》 8c

医圣 3e

医痫丸（yixian pills） 208b

《医学心悟·医门八法》 6a

《医学源流论·方药离合论》 8e

《医学源流论·金匮论》 3e

乙肝宁颗粒（yiganning granules） 40b

异功散（yigong powder） 84c

易黄汤（yihuang decoction） 117e

益黄散（yihuang powder） 102d

益母草膏（yimucao paste） 157d

益母草膏（《惠直堂经验方·卷四》） 157e

益母草膏［《中华人民共和国药典·一部》（2020年版）］ 157e

益母膏 157e

益气聪明汤（yiqi congming decoction） 102c

益气清金汤 （yiqi qingjin decoction） 70b

益气养血口服液 （yiqi yangxue oral liquid） 113c

益气左金汤 70b

益肾灵颗粒 （yishenling granules） 113d

益胃汤 （yiwei decoction） 184e

益胃汤（《医级·卷八》） 85b

益心通脉颗粒 （yixin tongmai granules） 113e

益心酮片 （yixintong tablets） 164e

益阴煎 （yiyin decoction） 107f

益元散 （yiyuan powder） 74b

薏苡附子败酱散 （yiyi fuzi baijiang powder） 228b

阴虚胃痛颗粒 （yinxu weitong granules） 97f

茵陈蒿汤 （yinchenhao decoction） 198d

茵陈术附汤 （yinchen zhufu decoction） 200c

茵陈四逆汤 （yinchen sini decoction） 200b

茵陈五苓散 （yinchen wuling powder） 199d

银黄口服液 （yinhuang oral liquid） 32c

银翘解毒丸 （yinqiao jiedu pills） 30c

银翘散 （yinqiao powder） 26d

银翘双解栓 （yinqiao shuangjie suppository） 30b

银翘汤 （yinqiao decoction） 26e

银杏叶片 （yinxingye tablets） 165f

引经药 9f

硬膏 14c

硬胶囊 16a

痈疡剂 （prescriptions for large carbuncle） 224c

涌泉散 （yongquan powder） 160d

涌吐剂 （emetic prescriptions） 223b

忧膈 132f

右归丸 （yougui pills） 99a

右归饮 （yougui drink） 99b

禹功散 （yugong powder） 37c

玉女煎 （yunv decoction） 57a

玉屏风散 （yupingfeng powder） 85c

玉泉丸 （yuquan pills） 115e

玉液煎 （yuye decoction） 57b

玉液汤 （yuye decoction） 182f

玉真散 （yuzhen powder） 172d

育阴汤 （yuyin decoction） 107d

毓麟珠 （yulin zhu） 106e

元戎五苓散 （yuanrong wuling powder） 192b

月华丸 （yuehua pills） 97a

越婢加半夏汤 （yuebi jia banxia decoction） 25e

越婢加术汤 （yuebi jia zhu decoction） 25f

越婢汤 （yuebi decoction） 26a

越鞠丸 （yueju pills） 140f

Z

再造散 （zaizao powder） 23a

赞育丹 （zanyu pills） 110c

脏连丸 （zanglian pills） 162a

泽泻汤 （zexie decoction） 192c

增损三黄石膏汤 （zengsun sanhuang shigao decoction） 60a

增损双解散 （zengsun shuangjie powder） 46b

增液承气汤 （zengye chengqi decoction） 185b

增液汤 （zengye decoction） 185a

张介宾 8d

张仲景 1c

赵佶 8c

针剂 16c

《针灸甲乙经·序》 1a

珍珠母丸 （zhenzhumu pills） 125c

真人养脏汤 （zhenren yangzang decoction） 118e

真武汤 （zhenwu decoction） 199f

真珠丸 （zhenzhu pills） 124f

振颓丸 （zhentui pills） 159f

震灵丹 （zhenling pills） 166c

镇肝熄风汤 （zhengan xifeng decoction） 177f

镇惊丸 （zhenjing pills） 180e

镇心牛黄丸 （zhenxin niuhuang pills） 122f

正柴胡饮 （zhengchaihu drink） 21a

正气天香散 （zhengqi tianxiang powder） 134d

知柏地黄丸 （zhibai dihuang pills） 93b

栀子柏皮汤 （zhizi baipi decoction） 198f

栀子豉汤 （zhizi chi decoction） 63d

栀子金花丸 （zhizi jinhua pills） 65c

止带方 （zhidai formula） 190d

止嗽散 （zhisou powder） 20f

止血剂 147b

纸捻 15b

枳实导滞丸 （zhishi daozhi pills） 218c

枳实理中丸 （zhishi lizhong pills） 143e

枳实芍药散 （zhishi shaoyao powder） 170b

枳实消痞丸 （zhishi xiaopi pills） 141b

枳实薤白桂枝汤 （zhishi xiebai guizhi decoction） 140e

枳术汤 （zhizhu decoction） 141c